PRACTICAL CLINICAL PATHOLOGY

实用临床病理学

主　编　彭善友　曾　智　刘　琳
副主编　袁静萍　黄亚冰

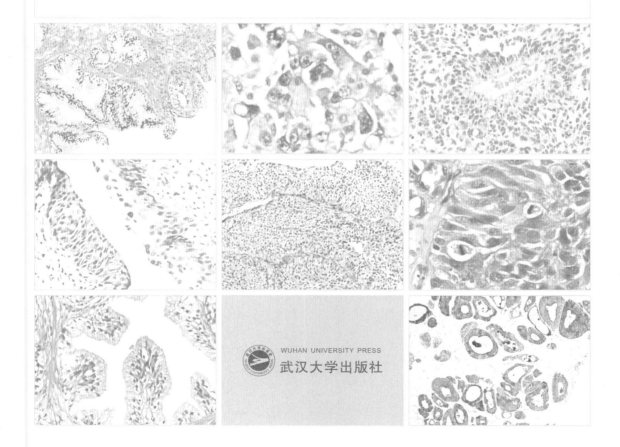

WUHAN UNIVERSITY PRESS
武汉大学出版社

编　委　会

前　言

作者在长期临床病理实践工作中，遇到棘手问题就查阅国内、外相关文献，并结合临床实际，将所思所感记录成工作笔记。《实用临床病理学》正是在此基础上，参考国内、外最新进展及专业书籍编写而成。书中肺肿瘤和中枢神经系统肿瘤分别以 WHO 2015 年、2016 年的内容和分类为准。书中介绍了 WHO 2017 年新增加的头颈部五种肿瘤及甲状腺交界性肿瘤；在皮肤肿瘤中介绍了 WHO 2018 年基底细胞癌的新分类；并介绍了 2019 年至 2021 年 WHO 肿瘤病理学分类的部分内容。在乳腺癌中介绍了 FISH 的基本原理与检测方法；此外，在消化系统疾病中介绍了 ESD 和 Lynch 综合征的检查方法；在肺腺癌中介绍了 ALK 基因的免疫组织化学检测方法。每一大类恶性肿瘤均附有临床治疗原则，可供病理医师参考。

本书在内容编写上侧重于工作实际；侧重于读者查阅方便、快捷、实用；侧重于常见病、多发病。文字叙述力争简明扼要、条理清楚、重点突出。全书共分十三章，有彩图590 幅，插图 6 张。

参加本书编写的主要人员及分工如下：彭善友，编写第 1~2 章、第 8~11 章、第 13章，负责全书的组织及统稿工作；曾智、黄亚冰，编写第 3~4 章，第 6~7 章，负责全书的统稿工作及消化系统、内分泌系统、肺胸膜和纵隔常见疾病、眼耳鼻喉口腔及涎腺部分、皮肤的审校工作；刘琳，编写第 5 章，负责女性生殖系统、泌尿及男性生殖系统的审校工作；袁静萍，负责乳腺系统、淋巴造血系统的审定工作；詹娜，负责中枢神经系统的编撰及审校工作。

本书面向全国各医院病理医师，对病理专业规范化培训医师、住院医师、研究生、进修生及临床医师均有参考价值。

在本书编写过程中，我院美术设计室麦果等同志及病理科汤永飞、任俊奇、吴昊三位同志给予支持和帮助，在此一并表示感谢。

由于我们的学识水平有限，本书难免存在一些不足之处，敬请读者指正。

彭善友　曾智　刘琳

武汉大学人民医院、湖北省人民医院

2022 年 10 月

目 录

第一章　乳腺常见疾病

第一节　易与乳腺癌混淆的疾病[①]

一　乳头腺瘤

因乳头腺瘤(乳头部导管腺瘤)的瘤细胞可呈旺炽性增生，可排列呈梁状、结节状及条索状有假浸润并偶见小灶性坏死，肿瘤无包膜，易误诊为乳腺癌。

乳头腺瘤有五大特点：

(1)部位在乳头下或乳晕；

(2)肿块最大直径小于等于2厘米(≤2cm)；

(3)腺上皮细胞间有肌上皮存在(肌上皮细胞核深染，胞质透亮或淡红，还可做免疫组化将肌上皮标记出来)；

(4)增生上皮细胞间有散在受压的腺管结构，病灶周边可见残留导管；

(5)增生的上皮细胞异型性不明显，排列有极向性，无筛状结构。

二　乳腺腺病伴普通导管上皮增生或非典型导管上皮增生

乳腺腺病伴普通导管上皮增生的导管上皮有时可呈实性、筛状、乳头状或肾小球样，但都位于导管内。鉴别要点有以下几点：

(1)看细胞核是否呈单一的圆形、椭圆形，并布满一个或多个导管。

(2)看细胞核的极向性是否在某一管腔内完全消失。

(3)看筛孔是否为圆形或椭圆形。

(4)看有无坏死。若有两个或两个以上的导管充满完全单一的圆形细胞即使无坏死，也要考虑低级别导管原位癌。若某一导管内增生的上皮细胞核不圆或是圆形与短梭形混合，形态不单一则考虑普通增生或非典型增生。普通导管增生也可有明显核仁和核分裂，但多位于基底膜内侧增生的上皮细胞。

普通导管上皮增生的上皮细胞核为椭圆形或短梭形，排列有极向性，排列呈鱼群样或漩涡状。ER、PR，高分子角蛋白如CK5/6、CK14、34βE12，肌上皮标记物如P63均为阳性。CK5/6、CK14比34βE12敏感。

非典型导管上皮增生的上皮细胞核部分为圆形，形态单一，分布均匀，核仁不明显，

[①]　避免将本节所列乳腺疾病误诊为乳腺癌。

核分裂少见，呈片状分布，无极向性；其中有部分细胞核为短梭形，极向性部分存在，多贴近导管壁；或细胞核质量改变够原位癌标准，但数量上不够原位癌的标准。细胞排列形式多样：实性、筛状、微乳头等。ER、PR 和肌上皮标记物如 P63 阳性，CK5/6、CK14、34βE12 阴性，见图 1-1 和图 1-2。

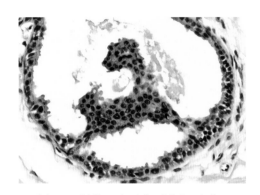 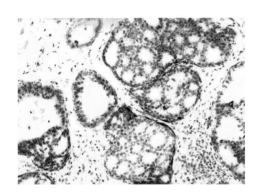

图 1-1 导管上皮不典型增生（中倍）　　图 1-2 导管上皮不典型增生 CK5/6 阴性

三 乳腺多发性导管内乳头状瘤伴假浸润

假浸润常发生于乳头状瘤附近，被挤压的腺管呈条索状分布，类似硬化性腺病的假癌浸润。被挤压的腺上皮细胞有极向性，无异型性，腺上皮细胞核长轴与附近纤维组织长轴平行，其周围常有肌上皮存在；用 P63 染色可以显示肌上皮细胞核。

导管内乳头状瘤按发生部位分为中央型（位于乳晕下区大导管即泌乳管内）和外周型。中央型常为单发孤立性病变，其直径一般小于 1cm。

显微镜观察

可见导管呈囊状扩张，上皮呈乳头状增生，乳头外形宽而钝，乳头轴心为疏松的纤维血管，形成复杂分支（图 1-3），常伴有导管上皮增生形成类似乳腺增生病的结构。中央型导管内乳头状瘤较少癌变。外周型导管内乳头状瘤，发生于乳腺外周小导管，常为多发，故又称多发性导管内乳头状瘤，WHO 2003 年建议不用"乳头状瘤病"，类似病变可归入普通型导管增生。外周型导管内乳头状瘤癌变率高于中央型，即较易癌变。免疫组织化学，简称免疫组化，染色显示肌上皮存在（P63+）。根据 2012 年 WHO：如果有局部（<3mm）肌上皮明显减少或肌上皮缺失，则考虑不典型导管内乳头状瘤。导管内乳头状瘤伴局灶性不典型增生，肌上皮缺失范围的比例不再作为推荐标准使用。导管内乳头状瘤伴导管原位癌则肌上皮缺失范围应≥3mm 或出现中高级别核异型性。

导管内乳头状瘤按组织学分为普通型与复杂型。普通型，可见树枝状分枝乳头，其轴心为纤维血管组织，上皮有两种即腺上皮及肌上皮，二者均可增生（图 1-3）。腺上皮可发生大汗腺、鳞状上皮或柱状上皮化生。细胞分化成熟，核分裂少见。复杂型，乳头纤维血管轴心分散或形成细长分枝状；覆盖上皮增生明显，上皮相互融合形成实性或腺管结构，常见二者混合。少数病例乳头轴心及导管周围间质明显增生，使上皮的实性、腺

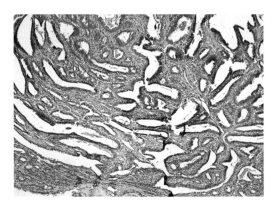

图 1-3　导管内乳头状瘤（中倍）

管结构位于纤维组织之间形成假浸润。但仍有腺上皮和肌上皮两种上皮也可见大汗腺或鳞状上皮化生。

导管内乳头状瘤，乳头内及导管周围肌上皮存在（P63＋连续），灶性不典型增生处 CK5/6 阴性，P63 阴性，ER 阳性。

四　浆细胞性乳腺炎

乳腺导管扩张时，如果导管扩张严重，管壁可能破裂，导管内容物外溢，引起导管周围组织炎症反应，可出现大量巨噬细胞和浆细胞浸润。因此，至少一些较早文献中称为"浆细胞性乳腺炎"。其病灶中有纤维组织增生，有较多组织细胞及成片分布的浆细胞被纤维组织分隔成巢样结构（图 1-4），在快速切片中类似癌巢。但用高倍显微镜仔细检查仍有核偏位等浆细胞的特征，细胞核无异型性，而且常有较多淋巴细胞浸润。病变晚期可见纤维组织增生，导管壁增厚，可致部分管腔闭塞（引自《阿克曼外科病理学》，2014 年中文版，下卷 1663-1664）。

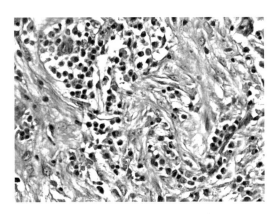

图 1-4　浆细胞性乳腺炎（中倍）

五 乳腺脂肪坏死

该病多见于老年人脂肪多的乳房皮下，硬结常与皮肤粘连导致皮肤下陷，乳头歪斜及内陷，类似乳腺癌。其发生原因有三：①乳腺导管扩张或乳腺纤维囊肿病中扩张的导管或囊肿壁破裂，内容物溢出管外或囊肿外，此时病变位于乳腺实质内；②乳腺外伤，引起皮下脂肪细胞破裂坏死，此时病变位于皮下脂肪；③放射治疗引起的脂肪细胞坏死。

显微镜观察

可见病灶中常有脂肪细胞崩解，融合为大空泡，其周围有较多组织细胞、泡沫细胞及纤维组织增生伴少量炎性细胞。有时组织细胞、泡沫细胞核增大，深染，核形不规则，在快速切片中易误为乳腺癌。但病灶背景为脂肪组织并有皂化现象即脂肪组织坏死崩解形成灰蓝色无细胞结构均质性物质，其周围常有大量组织细胞、泡沫细胞，有时可见多核巨细胞。陈旧性病变可见异物巨细胞和明显纤维化。乳腺癌一般无皂化现象，无大量组织细胞、泡沫细胞、异物巨细胞围绕皂化物质或大空泡。

免疫组化

癌细胞表达 EMA、CK、ER、PR；而大核泡沫细胞多呈组织细胞性质，表达 CD68，不表达 EMA、CK。

六 乳腺硬化性大汗腺腺病

乳腺硬化性大汗腺腺病又称硬化性腺病伴大汗腺化生或大汗腺性腺病，该病变组织显微镜观察与硬化性腺病相似，但有较多大汗腺化生，大汗腺化生成分要大于等于50%（图1-5）。有时化生的大汗腺上皮细胞核增大，核深染，核形不规则，有时可见小核仁；胞质呈深红色，颗粒状，量多，具有大汗腺上皮细胞特征。此外还有硬化性腺病病变。若出现明显核异型性，核仁大或多个核仁，可诊断为不典型大汗腺腺病。

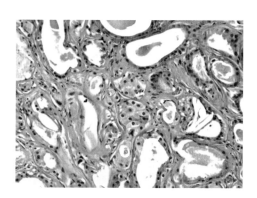

图 1-5 乳腺大汗腺腺病(中倍)

七 乳腺硬化性腺病

该病变组织在低倍显微镜（物镜 10 倍，目镜 10 倍）下观察呈散在结节状，小叶轮廓可见，结节中心细胞密集，部分排列呈短条索状，周边有时可见少量散在扩张的小管。高倍显微镜(物镜40倍，目镜10倍)下见结节中心为增生的成纤维细胞，肌上皮细胞及受挤压的小腺管。腺管上皮细胞无异型性，细胞核长轴与腺管长轴平行，无坏死。部分病例肌上皮细胞增生明显，呈实性片状，甚至占病变主要成分，可做免疫组化(P63染色)检测证实。2014年中文版《阿克曼外科病理学》下册1578页写道：乳腺硬化性腺病偶尔可浸润神经或静脉壁(非恶性依据)。乳腺癌细胞核有不同程度的异型性，无极向性或细胞核长轴与附近的纤维细胞核垂直。

八 乳腺放射瘢痕/复杂硬化性病变

此病又称硬结性乳腺病、导管硬化病，病变一般小于1cm，结节中心为放射状瘢痕组织及散在扭曲的小管，类似小管癌。瘢痕组织周围是密集普通增生的导管(图1-6)，有时导管上皮呈旺炽性增生，其中心有时可见坏死，似高级别导管内癌。但免疫组化检测肌上皮多数情况都存在。坏死组织周围是普通增生的上皮细胞，非癌细胞。

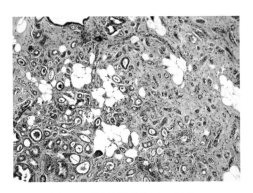

图1-6 硬结性乳腺病(低倍)

第二节 乳腺癌

一 乳腺原位癌

(一)导管原位癌

1. 普通型导管原位癌

(1)低级别导管内原位癌诊断的质量标准是：导管上皮全部呈形态单一的圆形、卵圆形，核仁不明显，核增大为正常小淋巴细胞核的1.5倍以上，无坏死。数量标准是：要累及两个或两个以上彼此分离的导管，若累及一个导管则该导管病变的直径大于或等于两毫米(≥2mm)，见图1-7。癌细胞ER、PR阳性，Her-2常阴性，CK5/6、CK14均阴性，Ki-67增殖指数较低。

（2）高级别导管内原位癌诊断的质量标准是：导管上皮异型增生并出现较多坏死（图1-8）。上皮细胞核增大大约为正常小淋巴细胞核的 2.5 倍，呈圆形、椭圆形或核形不规则。核深染或空泡状，大部分有核仁，核分裂易见，核的极向性消失（癌细胞 ER、PR 均阳性，CK5/6、CK14 部分病例为阳性。Her-2 常为阳性，Ki-67 增殖指数较高）。

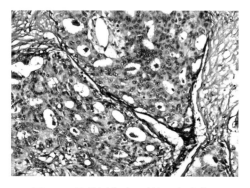 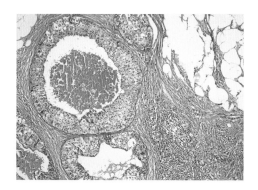

図 1-7　导管原位癌　低级别（中倍）　　　　图 1-8　导管原位癌　高级别（中倍）

（3）中级别导管原位癌介于上二者之间，导管上皮细胞部分有核固缩，坏死较少，少数增生的上皮细胞核有核仁。数量标准同上。癌细胞 ER、PR、Her-2 轻度阳性，CK5/6 阴性，Ki-67 增殖指数介于中间。

凡在质量或数量方面不够上述诊断标准但有部分细胞类似原位癌病变，这些病例应归为导管上皮非典型增生。

导管原位癌依据组织形态及排列方式可分为以下几种。

① 粉刺型，高级别导管原位癌，管腔中心癌细胞有坏死。

② 实性型，相当于低级别导管原位癌，癌细胞无坏死。

③ 筛状型，管腔内的癌细胞之间出现许多圆形、椭圆形大小一致的孔，形如筛状。

④ 乳头型，又称乳头状导管原位癌。是导管内乳头结构被覆恶性腺上皮细胞，肌上皮细胞消失；有纤维血管轴心；常伴有不同程度导管扩张。若以乳头结构为主可称为导管内乳头状癌。

⑤ 微乳头型，原位癌的癌细胞形成低而小、无纤维轴心的乳头，突向腔内。

⑥ 附壁型（贴壁型），原位癌的癌细胞贴附于扩张的导管壁上，可见单个癌细胞坏死。有时可见胞突突向腔面。

2. 特殊型导管原位癌

（1）导管内乳头状癌，又称乳头状导管原位癌，常位于扩张的导管内，它分Ⅰ型和Ⅱ型。

Ⅰ型以肿瘤性乳头结构为主（图 1-9～图 1-11），有≥90%的肿瘤性乳头肌上皮完全消失或有极少散在存在（要经免疫组化证实）。乳头表面上皮细胞异型性可明显或不明显，有的可为单层上皮细胞还可见胞突；异型性明显时乳头表面上皮可呈低级别导管原位癌图像。

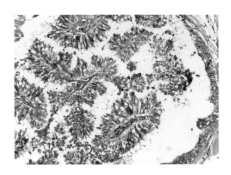
图 1-9　导管内乳头状癌 I 型（中倍）

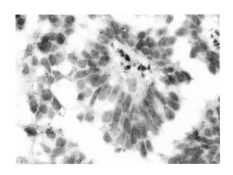
图 1-10　导管内乳头状癌 I 型 CK5/6 阴性

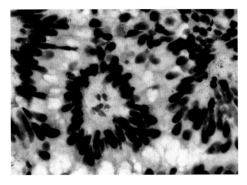
图 1-11　导管内乳头状癌 ER 阳性

Ⅱ型以实性结构为主，要有≥90%的区域为低级别导管原位癌的组织学特点（可为实性、筛状或微乳头状等类型），见图 1-12～图 1-17。乳头血管轴常见散在横断面，上皮明显增生并相互融合形成实性结构；其中有时可见部分 I 型乳头状癌结构，有网状的纤维血管轴心；其周围的癌细胞常呈栅栏状排列。要有免疫组化证实病变导管内肿瘤细胞之间肌上皮（P63）完全消失或有极少散在存在，但导管周围的肌上皮细胞存在，肿瘤细胞 CK5/6阴性。

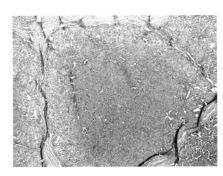
图 1-12　导管内乳头状癌Ⅱ型（低倍）

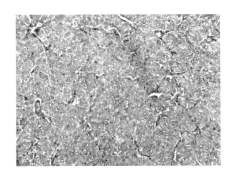
图 1-13　导管内乳头状癌Ⅱ型（中倍）

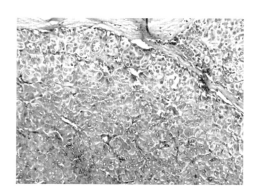

图 1-14　导管内乳头状癌Ⅱ型(高倍)

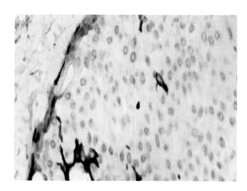

图 1-15　导管乳头状癌Ⅱ型 CK5/6 阴性

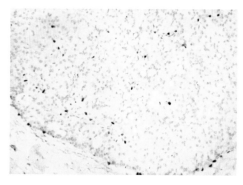

图 1-16　导管内乳头状癌Ⅱ型 P63

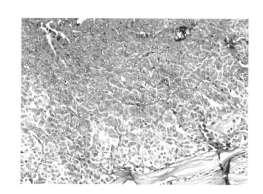

图 1-17　导管内乳头状癌Ⅱ型高倍

如果导管周围的肌上皮细胞消失,而且癌细胞有神经内分泌分化则称为"实体性乳头状癌"此癌多见于老年女性,偶见局部复发,预后好。

如果导管周围的肌上皮细胞消失,癌细胞无神经内分泌分化则称包裹性乳头状癌或囊内乳头状癌(囊壁无肌上皮,有时可见埋入的上皮巢)。

肌上皮标记物有 P63、SMA、CD10,其中 P63 最好,因其特异性和敏感性都较好,而且阳性部位在细胞核呈点状,易观察。

导管内乳头状癌与导管内乳头状瘤的鉴别主要靠免疫组化标记肌上皮细胞。乳头状瘤肌上皮存在,乳头状癌肌上皮消失。二者在 HE 切片鉴别困难,在冰冻切片不能鉴别,对此要小心谨慎。

(2)乳腺导管内癌的其他特殊类型,有梭形细胞型、大汗腺型(要具备90%以上的癌细胞有大汗腺细胞的特点)、神经内分泌型(其中有 50%以上的癌细胞有神经内分泌分化 Syn$^{(+)}$)、印戒细胞型、透明细胞型、鳞状细胞型、基底细胞型、小细胞型等。这些类型都非常少见。

（二）小叶原位癌

小叶原位癌(指经典型)常见于绝经前的妇女。诊断标准有以下四条。

第一，小叶单位腺泡充满形态单一的圆形、椭圆形细胞，无极向性，无腺管结构，无坏死。

第二，小叶内有二分之一以上的腺泡呈实性膨胀，体积增大。但小叶轮廓存在(图1-18~图1-20)。

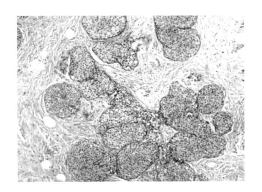 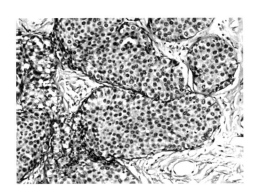

图1-18　乳腺小叶原位癌(低倍)　　　　图1-19　小叶癌原位癌(中倍)

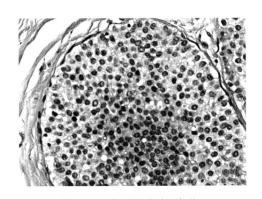

图1-20　小叶原位癌(高倍)

第三，癌细胞分 A、B 两型。A 型细胞较小，无核仁常位于腺泡中心。B 型细胞较大，有核仁，位于腺泡周边。部分病例只有其中一种细胞。

第四，上述病变最少要累及一个完整小叶，可以累及多个小叶，但小叶周围肌上皮存在。

前三条是质量标准，第四条是数量标准，以上四条同时具备才能诊断。

非经典型小叶原位癌与导管原位癌相似，要靠免疫组化鉴别。

有时导管原位癌与小叶原位癌可同时存在于一个小叶单位或不同的小叶单位，称导管-小叶原位癌。

小叶原位癌与小叶非典型增生的鉴别。后者特点如下。

(1)小叶内腺泡不增大或增大的腺泡数量未达到二分之一。

(2)小叶腺泡内增生的上皮细胞核有圆形和短梭形，形态不单一，部分细胞核有极向性。

(3)小叶腺泡内增生的上皮细胞未充满整个腺泡，有裂隙或腺管存在。

以上三项有其中一项就应诊断为小叶非典型增生。

二 乳腺微小浸润癌

乳腺微小浸润癌(早期浸润癌)是指导管原位癌或小叶原位癌有部分癌细胞突破导管或小叶的基膜进入周围间质。其范围标准为单个浸润灶最大直径不能大于1mm，多个浸润灶以最大的为准。

有时需要做免疫组化检测小癌灶旁是否有肌上皮，若肌上皮消失(P63阴性)证明是浸润。

三 乳腺浸润癌

(一)乳腺非特殊型浸润癌(浸润性导管癌，非特殊型)

浸润性导管癌，2012年版WHO更名为非特殊型浸润癌即非特殊型浸润性导管癌，是指不能归入特殊组织类型的癌，是乳腺浸润癌中最常见的癌，约占乳腺浸润癌的80%。浸润灶>1mm者都属于浸润性导管癌。WHO推荐的分级系统，依据癌细胞形成腺管多少、核的异型性大小及核分裂多少分为三级。腺管数量以浸润癌的总面积为基数，核异型性以肿瘤内异型性最明显的区域为检测部位，核分裂计数以肿瘤内核分裂最活跃的区域为标准。测量时，根据高倍视野的直径或面积来确定数值(图1-21~图1-24)。

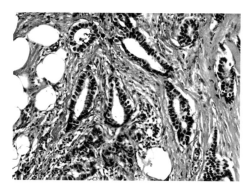

图1-21 乳腺非特殊浸润癌Ⅰ级(中倍)

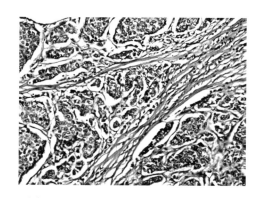

图1-22 乳腺非特殊浸润癌Ⅱ级(中倍)

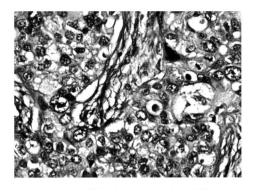

图 1-23 非特殊浸润癌Ⅲ级(中倍)

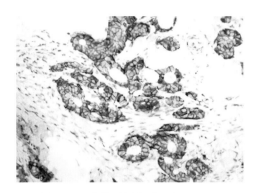

图 1-24 非特殊浸润癌Ⅰ级 Her-2+

乳腺浸润癌 Nottingham 组织学分级(主要指浸润性导管癌)标准见下表。

分级	腺管数量	核异型性	核分裂(个/10HPF)
Ⅰ级(Grade 1)	占 75% 以上	核形规则, 略大于正常	0~5
Ⅱ级(Grade2)	介于 1 级与 3 级之间	介于 1 级与 3 级之间	介于 1 级与 3 级之间
Ⅲ级(Grade3)	少于 10%	异型性明显, 核大于正常 3 倍	大于 11

说明:

(1)评判腺管和腺泡时, 要有明确的中心空腔时, 才能被计数。采用视野直径 0.44mm 的物镜。

(2)评判细胞核异型性和核大小时以肿瘤周围正常乳腺上皮细胞核为准, 核仁大小及数量是重要的附加特征。

(3)核分裂计数, 应在瘤细胞增生最活跃区域进行, 凋亡细胞核固缩不能计入核分裂。

(4)非特殊型浸润性导管癌常伴有其他成分。

① 非特殊型浸润性导管癌伴有特殊型癌, 非特殊型浸润性导管癌应>90%, 即应占肿瘤的主要成分; 如果未达肿瘤总量的 90% 则称混合型癌。乳腺特殊型癌是指小管癌、浸润性筛状癌、髓样癌、黏液癌、浸润性乳头状癌等, 可以是其中一种或两种同时存在。

② 非特殊浸润性导管癌有时可伴有破骨巨细胞成分或绒癌成分(癌细胞 HCG 阳性)或黑色素瘤成分。

③ 非特殊型浸润性导管癌常伴有导管原位癌, 如果导管原位癌的数量是浸润性导管癌的 4 倍以上则称"导管内癌为主型浸润性导管癌"。

④ 非特殊型浸润性导管癌有时伴有灶性神经内分泌分化或肉瘤分化。

(5)肿瘤内见大量多形性异型性明显的瘤巨细胞, 其数量超过肿瘤的一半; 另一小部分为腺癌或腺癌伴有梭形细胞或鳞状细胞分化, 二者混合排列。此时称多形性癌。

免疫组化

ER 阳性约 80%，PR 阳性约 70%，Her-2 阳性 15%～30%；E-cadherin 和 P120 细胞膜阳性，Ki-67 和 GCDFP-15 各例阳性不同。

（二）浸润性小叶癌

经典型浸润性小叶癌的特点如下。

（1）细胞有四少：胞质少，核仁少，核异型少，核分裂少。

（2）结构有三无：无腺管，无团块，无坏死。

（3）癌细胞排列呈单行或围绕导管呈靶环样（图 1-25～图 1-27）。

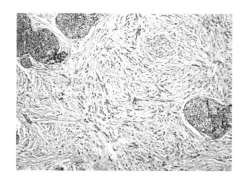
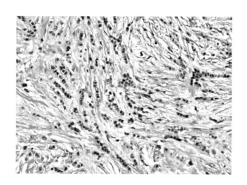

图 1-25　浸润性小叶癌（低倍）　　　　图 1-26　浸润性小叶癌（中倍）

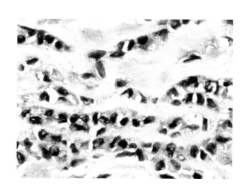

图 1-27　浸润性小叶癌（高倍）

非经典型浸润性小叶癌则可见腺管或团块，癌细胞核可有异型性或核分裂或有坏死、钙化，但必须有经典型浸润性小叶癌成分或免疫组化证实符合小叶癌。

浸润性小叶癌的鉴别诊断

浸润性导管癌、淋巴瘤、硬化性腺病、乳腺慢性炎症及乳腺转移性印戒细胞癌等，依据上述思路结合相应免疫组化指标可帮助鉴别。

免疫组化

ER、PR 多数阳性，非经典型阳性率低，Her-2 多数阴性，E-cadherin 阴性，P120 细胞浆阳性，可与非特殊浸润性导管癌鉴别。此外，AR 可阳性，GCDFP-15 多数阳性，Ki-67 阳性指数各例不同。

（三）小管癌

小管癌是低度恶性浸润性癌中的一种，其形态特点如下。

（1）小管大小近似于小叶间导管的管腔，散在杂乱浸润于小叶间和小叶内的纤维间质中。

（2）管腔大小不等，多数形状较规则，少数管腔有尖角形成，管腔开放，腔内空空，极少有分泌物（图 1-28~图 1-30）。

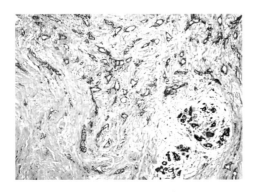

图 1-28　小管癌（低倍）

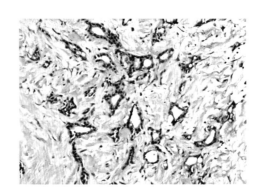

图 1-29　乳腺小管癌（中倍）

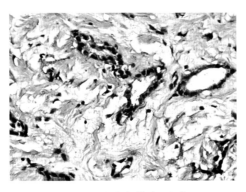

图 1-30　乳腺小管癌（高倍）

（3）管壁内衬单层立方状、柱状上皮细胞；异型性不明显，无明显核仁，无核分裂，无坏死，其外无肌上皮（要做免疫组化证实）。

（4）小管癌常与导管癌或小叶癌等混合存在，只有当小管癌成分大于 90% 才能诊断为小管癌。

以上四条同时具备才能诊断小管癌。

小管癌常与浸润性导管癌或其他类型的浸润性癌混合，小管结构明显大于90%为单纯型小管癌；小管结构为10%~90%称混合性小管癌；小管结构小于10%则称为浸润性导管癌或其他的浸润性癌。

乳腺小管癌的鉴别诊断

(1)腺管型浸润性导管癌，其腺管大小形状明显不规则。癌细胞核大，大小不等，异型性明显。病灶周围常可找到浸润性导管癌或导管原位癌病变。

(2)微腺型腺病，其腺管单个散在或呈簇不规则生长，腺管为单层腺上皮，无肌上皮，这些与乳腺小管癌相似。但微腺性腺病腺管较小，形状规则，大小一致，部分腺腔不明显。多数腺腔内含有红色分泌物。腺管排列密集成簇。常伴有其他乳腺良性增生性病变。

(四)浸润性乳头状癌

浸润性乳头状癌是一种有乳头结构的浸润性癌。实际工作中首先要确定有导管内(或囊内)乳头状癌；然后看其周围是否有小条索、小团块呈出芽或卫星样分布的癌细胞并经免疫组化检测证实这些病灶周围肌上皮消失才能定为浸润性乳头状癌。浸润性乳头状癌常与乳腺浸润性导管癌或导管原位癌或各种乳腺浸润癌混合存在，而且多种乳腺浸润癌均可出现一定数量的乳头结构，而单纯浸润性乳头状癌少见。

(五)乳腺神经内分泌癌

乳腺神经内分泌癌多见于老年妇女。多数病例癌细胞异型性较小，可为圆形、椭圆形、短梭形、梭形或浆细胞样。可排列呈菊形团样、腺样或大不等的巢状、梁索状。巢索周边的癌细胞可呈栅栏状排列，可出现小细胞型(类似肺小细胞癌，可见坏死)或大细胞型，癌细胞中等大，胞浆丰富，核异型性较明显，核分裂多，可见坏死。有的类似浸润性导管癌的组织结构。免疫组化检测必须有癌细胞弥漫一致表达一种或多种神经内分泌标记物才能诊断(图1-31和图1-32)；否则归为某种乳腺癌(如浸润性导管癌、黏液癌等)伴神经内分泌分化。

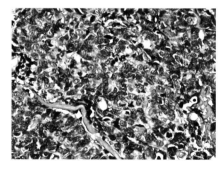

图1-31　乳腺神经内分泌癌(高倍)

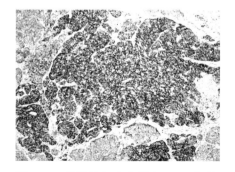

图1-32　乳腺神经内分泌癌 CD56 阳性

免疫组化

CD56、CgA、Syn、NSE 一般均阳性。CgA 阳性率高于 Syn。乳腺小细胞癌 NSE 和 E-cadherin 是 100% 阳性，CgA、Syn 是 50% 阳性，TTF-1 有 20% 阳性；CK7、CK8、CK19 可阳性，CK20 阴性。绝大部分高分化乳腺神经内分泌肿瘤和 50% 以上的乳腺小细胞癌 ER、PR 阳性。大约有 33% 的乳腺神经内分泌癌 Her-2 阳性。GCDFP-15 部分阳性。

（六）乳腺黏液癌

多见于老年女性，是低度恶性肿瘤，预后较好。显微镜观察可见大量细胞外黏液被纤维组织分隔成大小不等的黏液湖。黏液成分应大于 90%，癌细胞胞浆内黏液稀少或无。癌细胞呈岛状或条索状分布于黏液湖中，细胞排列呈巢状、梁状、筛状等（图 1-33 和图 1-34）。癌细胞核呈圆形或卵圆形，深染或空泡状，异型性不明显，无核仁或核仁不明显，核分裂罕见。可与导管原位癌并存。部分病例可伴有神经内分泌分化。少数病例癌细胞胞浆内黏液较多呈印戒样细胞。ER、PR 阳性，Her-2 多阴性，Ki-67 指数低。伴神经内分泌细胞分化时，癌细胞 Syn、CgA 均阳性。

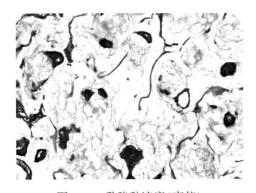

图 1-33　乳腺黏液癌（高倍）

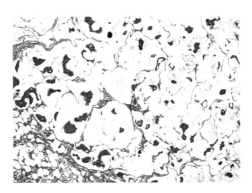

图 1-34　乳腺黏液癌（低倍）

（七）乳腺髓样癌

该肿瘤细胞异型性明显，常有出血、坏死，易误诊为高级别的浸润性导管癌。但它预后比浸润性导管癌好。因此有必要掌握其诊断标准。

（1）低倍显微镜下观察，肿瘤界限清楚，因肿瘤是推挤式膨胀性生长。肿瘤细胞分布呈较大的实性团块状，其中无腺管结构，无导管原位癌成分。

（2）癌细胞为多边形，胞质丰富，嗜酸性红染，界限不清类似合体滋养叶细胞。合体型癌细胞数量要占肿瘤细胞总数 3/4 以上。细胞浆内无黏液分泌。有时可见梭形细胞或/和奇异形细胞。

（3）癌细胞核多为中度异型性，核松亮，核仁明显（图 1-35 和图 1-36），有时可见多个核仁，可见巨核或多核癌细胞。

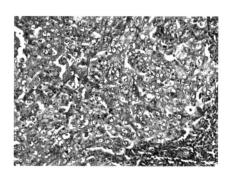

图 1-35 乳腺髓样癌(中倍)

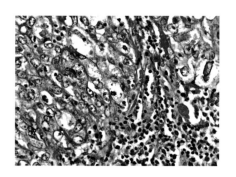

图 1-36 乳腺髓样癌(高倍)

(4)核分裂易见,可见病理性核分裂。

(5)癌细胞团块之间的间质较少而疏松,其中有大量密集的淋巴细胞、浆细胞浸润。
以上五条同时具备才能诊断。

如果肿瘤边缘淋巴细胞稀少或无淋巴细胞,则归入浸润性导管癌。有学者诊断为"不典型髓样癌"。

(八)富脂细胞癌、富糖原的透明细胞癌、分泌性癌

富脂细胞癌又称脂质分泌性癌,肿瘤内 90%癌细胞胞浆内含有中性脂肪。富糖原的透明细胞癌,肿瘤内 90%以上的癌细胞胞浆内含丰富糖原,而透亮。分泌性癌,细胞内、外均有许多含分泌物的微囊。

富脂细胞癌、富糖原透明细胞癌、分泌性癌三者的鉴别表

指标	富脂细胞癌	富糖原的透明细胞癌	分泌性癌
细胞形态及排列方式	细胞浆透明或泡沫状。核异型性明显,核仁大。排列呈片状或条索状	细胞浆多而透明,界限清楚。核异型性明显,核仁大。排列呈大小不等的巢状	细胞质多而淡染或红染。核异型性不明显,核仁小。排列呈微囊、小管或实性。囊内有红色分泌物
特殊染色	脂肪染色阳性,黏液染色阴性,糖原染色阴性	糖原染色阳性,黏液染色阴性,脂肪染色阴性	黏液染色阳性,脂肪染色阴性,糖原染色阴性
免疫组化	ER、PR 多数阴性,SMA、S-100 及 GCDFP-15 均阴性	ER50%阳性,PR 阴性,P63、SMA 阴性,GCDFP-15 阳性	ER 多数阴性,EMA、S-100 多阳性,GCDFP-15 阳性或弱阳性

(九)乳腺浸润性筛状癌

浸润性乳腺癌的筛状结构在整个肿瘤成分中要大于 90%才能诊断浸润性筛状癌。因为浸润性导管癌经常出现筛状结构;如果筛状结构占 10%~90%,则称为浸润性导管癌与

筛状癌混合型或浸润性导管癌伴筛状癌分化。若筛状结构小于等于10%则诊断为浸润性导管癌。筛状结构是指癌细胞形成实性岛状或梁索状，在实性团块中有多个筛孔；非密集的腺管结构。癌细胞小，形态单一，异型性不明显，核分裂少见，胞浆少，腔面有顶浆分泌现象，所以筛孔内有淡红色分泌物。

浸润性筛状癌与腺样囊性癌的鉴别见下表。

指标	浸润性筛状癌	腺样囊性癌
排列	癌巢不规则，常见条索状	癌巢常呈大团块状
伴随病变	常伴随有小管癌	不伴随小管癌
肌上皮	筛孔周围无肌上皮	筛孔周围有肌上皮
免组组化	ER、PR(+)，CD117(−)	ER、PR(−)，CD117(+)
PAS染色	阳性	PAS阴性(Alcian阳性)

间质为中等量纤维母细胞偶见多核巨细胞。浸润性筛状癌可伴有筛状导管原位癌或小管癌的成分。

(十)乳腺腺样囊性癌

因为乳腺和汗腺是同源性组织，所以在乳腺癌中有少数病例见到与汗腺和涎腺相同的癌，如腺样囊性癌、黏液表皮样癌、大汗腺癌等。

腺样囊性癌：多位于乳晕下方，呈单个硬结，切面灰白或灰红，可见囊腔形成，囊内有黏液样暗红色液体。

光学显微镜观察

瘤细胞有两种。

① 肌上皮细胞，细胞大小一致，卵圆形、梭形，胞浆少，着色淡；核染色深，无核仁。此种细胞排列呈实性团块，团块内有大小不等的筛孔状结构，孔内有淡红色分泌物，孔壁为肌上皮细胞(图1-37和图1-38)。此为主要成分。

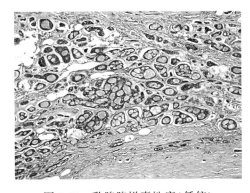

图1-37 乳腺腺样囊性癌(低倍)

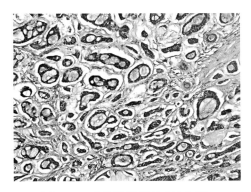

图1-38 乳腺腺样囊性癌(中倍)

② 腺上皮细胞，排列呈真腺管结构。肿瘤内有时可见少量条索结构或小管结构。

与黏液表皮样癌鉴别：乳腺黏液表皮样癌少见，好发于老年女性，形态同涎腺黏液表皮样癌。

（十一）乳腺梭形细胞癌

乳腺梭形细胞癌是很少见的，可以伴有原位癌。其特点是癌细胞主要为梭形，无腺癌成分，PCK、CK5/6、P63、34BE12、Vimentin 阳性。其中，PCK 和 P63 同时阳性是梭形细胞癌的特点，HE 切片可找到灶性鳞状上皮分化。而比较多见的是腺癌伴梭形细胞分化，其特点是有腺癌成分，梭形细胞与腺癌有过渡，二者同属腺上皮特征（CK7、CK8、CK18 均阳性，而 CK5/6、HCK、P63 均阴性），无鳞癌或间叶组织特征。而肌上皮癌是P63 和 SMA 弥漫阳性，PCK 阴性或弱阳性。梭形细胞鳞癌表达 CK5/6、CK14、P63，但Vimentin(−)。综上所述，诊断乳腺梭形细胞癌时一定要做免疫组化，排除梭形细胞鳞癌、肌上皮癌，还要注意排除间叶组织来源的各种肉瘤。

（十二）乳腺炎性癌

乳腺炎性癌又称急性乳腺癌、癌性乳腺炎，多见于绝经期妇女或妊娠期、哺乳期妇女。临床表现为整个乳腺红、肿、痛、热，似急性乳腺炎。病理表现为乳腺皮肤真皮淋巴管内广泛出现癌栓。此癌治疗效果欠佳，预后不好。

（十三）乳腺 Paget 病

主要发生在乳头部，所以又称乳头 Paget 病。临床表现为乳头部出现渗出性湿疹样病变，而后出现乳头部结痂，所以称"湿疹样癌"。

病理表现为乳腺乳头部表皮内有成团或散在的腺癌细胞（又称 Paget 细胞）。表皮中、下部较多，也可见于表皮上部。Paget 细胞的特点如下：①胞体较大，胞浆丰富而透亮或淡染；核大，核仁明显。②细胞周围有时可见裂隙。③癌细胞多呈实性团块或单个散在，偶见形成腺泡结构。④有时可完全取代或破坏表皮。⑤癌细胞内偶见黑色素颗粒，此时要与恶性黑色素瘤鉴别。表皮下的乳腺癌多为导管内原位癌，可伴有或不伴有浸润癌。此病要与乳腺皮肤恶性黑色素瘤、鲍温氏病鉴别。

乳腺 Paget 病癌细胞黏液染色和糖原色可阳性也可阴性。乳腺外的 Paget 病黏液染色均阳性。

免疫组化

癌细胞表达 CK(L)、EMA、CEA；有 50% 表达 GCDFP-15，而 S-100 阴性。

（十四）男性乳腺癌

男性乳腺癌比较少见，约占乳腺癌的 1%，它的发生与男性乳腺肥大或前列腺癌用雌激素治疗有一定关系。多见于老年人，表现为乳晕部硬结，有乳头溢液或溢血。组织学方面，女性乳腺癌的所有类型都可发生于男性，但比较而言，浸润性小叶癌较少，而浸润性导管癌最常见，Paget 病男性比女性稍多见。免疫组化同女性乳腺癌。

男性乳腺癌的预后较女性乳腺癌差。

(十五)乳腺浸润癌的免疫组化、Her-2、FISH 简介

肌上皮细胞标记物：P63、Calponin、SMA 等，其中以 P63 最好。因为其敏感性和特异性较高，而且阳性部位在细胞核，便于观察。

乳腺浸润癌必须检测的指标：ER、PR、Her-2、Ki-67。

ER、PR 阳性标准 2010 年 ASCO/CAP 确定 ER、PR 核阳性细胞数分别≥1%为阳性。ER/PR(+)率：浸润性导管约 70%~80 %，浸润性小叶癌的 50%~60%。浸润性小叶癌还可见 AR(+)、CK8(+)、特殊染色 AB/PAS(+)。

大多数 PR(+)的乳腺癌，ER 也为阳性，有小于 10%的乳腺癌 PR 阳性而 ER 阴性。单独 ER 阳性患者对内分泌治疗有反应者占 55%；ER、PR 都是阳性者对内分泌治疗有反应者占 75%~80%，效果最好；相反，ER、PR 都为阴性者效果差。ER 阳性者预后比阴性好。

ER、PR 的表达在乳腺癌原发灶与转移灶中不完全相同。有报道 ER 的变化率为 17.7%，其中 9.7%由阳性转为阴性，8.0%由阴性转为阳性。PR 变化率为 37.3%，均为阳性转为阴性。所以对乳腺癌的转移灶有必要重新检测 ER、PR 以为治疗提供依据。

转移或复发的乳腺癌需要重新做 Her-2 或 FISH 检测。因为原发灶与转移灶或复发灶之间 Her-2 基因状态存在有统计学意义的差异(《中外医疗》，2014 年，第 10 期，作者李海平、刘薇)。

另外残留的乳腺导管 ER、PR 也是阳性。

关于 Her-2 即 CerbB-2：

3+表示阳性癌细胞>10%，而且阳性细胞膜呈褐色、连续、均匀。

2+表示阳性癌细胞至少有>10%，阳性细胞膜完整，中等强度着色，或着色不均匀。另一种情况是阳性细胞膜呈褐色、连续、均匀着色，但阳性细胞数量≤10%。

1+表示阳性癌细胞>10%，但阳性细胞膜着色不完整，或着色微弱。

0 表示癌细胞膜完全不着色或阳性癌细胞数<10%。3+为阳性可直接用靶向药物治疗。1+或 0 为阴性。2+为不确定阳性，需要进一步作 FISH 检测以确定是否有 Her-2 基因扩增，有扩增者可做靶向治疗。对于 ER、PR 阴性伴 Her-2 阴性即三阴病人，其中大约有 3%的病人可能有 Her-2 扩增，所以也应做 FISH 检测。

Her-2 过度表达提示乳腺癌患者预后不良，有独立的预后价值。现在认为 Her-2 过度表达的患者对环磷酰胺等合并化疗产生抵抗性；对曲妥珠单抗(赫赛丁)治疗效果较好。乳腺癌细胞 ER、PR 阳性患者内分泌治疗有较好的疗效。但若 Her-2 同时阳性则对内分泌治疗效果产生负面影响。

据文献报道，有 25%~30%的浸润性乳腺癌癌细胞有 Her-2 基因扩增和 Her-2 蛋白过度表达。这种乳腺癌患者生存期较短，预后较差，对激素治疗和常规化疗不敏感。用曲妥

珠单抗(赫赛丁)做靶向治疗可使患者生存期显著延长。

关于 FISH(fluorescence in situ hybridization)荧光原位杂交:

原理:用已知标记的单链核酸为探针,按照碱基互补原则,与待检标本中未知的单链核酸进行异性结合,形成可被检测的杂交双链核酸。由于 DNA 分子在染色体上是沿着染色体纵轴呈线性排列,因而可用探针直接与染色体进行杂交。从而将特定基因在染色体上定位。

方法步骤:组织切片经过脱蜡、预处理/酶消化、探针配制、探针加样、变性及杂交和杂交后处理等步骤。

结果判读:HER2 和 CEP17 双探针 FISH 的判读标准分为以下 5 种情况:①第 1 组,HER2/CEP17 比值≥2.0,且平均 HER2 拷贝数/细胞≥4.0:此种情况判为 FISH 阳性。若众多 HER2 信号连接成簇时可直接判断为 FISH 阳性。②第 2 组,HER2/CEP17 比值≥2.0,平均 HER2 拷贝数/细胞<4.0:建议对此种情况增加计数细胞,如果结果维持不变,则判为 FISH 阴性。建议在报告中备注:在现有的临床试验数据中,缺乏充分依据显示此部分患者能从抗 HER2 靶向治疗中获益,对此组特殊人群尚需积累更多循证医学依据。③第 3 组,HER2/CEP17 比值<2.0,平均 HER2 拷贝数/细胞≥6.0:建议对此种情况增加计数细胞,如果结果维持不变,则判为 FISH 阳性。研究显示,若采用第 17 号染色体上的其他探针替代 CEP17,此组病例中相当一部分的检测结果转变为 HER2/第 17 号染色体替代探针的比值>2.0,平均 HER2 拷贝数/细胞≥6.0。此组特殊人群宜有更多循证医学依据的积累。④第 4 组,HER2/CEP17 比值<2.0,平均 HER2 拷贝数/细胞≥4.0,且<6.0,现有的循证医学依据显示,若 HER2 的 IHC 结果非 3+,此类 FISH 结果的患者能否从抗 HER2 靶向治疗中获益,目前尚不确定,需等待更充分的循证医学依据。此种情况建议重新计数至少 20 个细胞核中的信号,如果结果改变,则对两次结果进行综合判断分析。如仍为上述情况,需要在 FISH 报告中备注:此类患者 HER2 状态的判断需结合 IHC 结果,若 IHC 结果为 3+,HER2 状态判为阳性。若 IHC 结果为 0、1+或 2+,HER2 状态应判为阴性。⑤第 5 组,HER2/CEP17 比值<2.0,平均 HER2 拷贝数/细胞<4.0:此种情况判为 FISH 阴性。其标准和原理见图 1-39 和图 1-40。

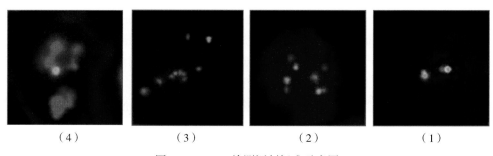

|（4）|（3）|（2）|（1）|

图 1-39 FISH 检测评判标准示意图

图(1)(2)为阴性,(3)为阳性,(4)为阳性(红色为 HER2,绿色为 CEP17)。

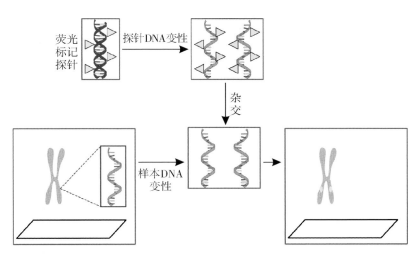

图 1-40　FISH 检测原理示意图

关于 Ki-67 细胞增殖指数：

一般认为 Ki-67 指数高者病人预后差。但高和低以什么标准划分？有人提出在乳腺癌中 Ki-67 小于 14% 为低，大于 14% 为高。有人认为该数值得商榷。因为目前尚无统一而标准的测量方法，同一切片不同的病理医师测量 Ki-67 数值经常不一致，很难精确确定大于或小于 14%。但还是需要有个数量标准，以便操作。有人建议用 20% 即 1/5 可能比 14% 更好操作些。

目前乳腺癌患者治疗方案设计和预后判断主要依据患者年龄，肿瘤大小、类型、级别、切缘及淋巴结情况以及 ER、PR、Her-2 表达状态。但临床观察发现上述情况相同的患者用相同治疗方案其效果不同。

2011 年"圣加伦早期乳癌初始治疗国际专家共识"将 Ki-67 等引入新分子分型，将乳腺癌分为腔上皮 A 型、腔上皮 B 型、Her-2 过度表达型和基底细胞样型。提出的乳腺癌新分子分型已在临床开始应用，现介绍如下。

乳腺癌分子分型、治疗及预后见下表。

分子分型	ER	PR	Her-2	Ki-67	治疗及预后
腔上皮 A 型	+	±	−	低表达	仅需内分泌治疗，预后好
腔上皮 B 型	+	±	+	任何水平	化疗±抗 Her-2 治疗及内分泌治疗。预后中等
	+	±	−	高表达	
Her-2 过表达	−	−	+	高表达>20%	化疗±抗 Her-2 治疗，预后差
基底样型	−	−	−	任何水平	化疗，预后最差

乳腺癌常用的免疫组化标记物如下。

GATA3，阳性部位在细胞核（尿路上皮癌、间皮瘤也可阳性）。

Mammaglobin，阳性部位在细胞质。

GCDFP-15，阳性部位在细胞质（顶浆分泌腺、泪腺等腺上皮也表达）。

以上三项有两项同时阳性可以考虑为乳腺原发癌，若加上 ER 和/或 PR（+）则可以确定为乳腺原发癌。

E-cadherin，原位或浸润性导管癌为细胞膜（+）；小叶非典型增生、原位或浸润性小叶癌均为（−）。

P120，浸润性导管癌为细胞膜（+）；浸润性小叶癌为细胞浆（+）。

上述两项指标在鉴别导管癌与小叶癌方面有价值。

CK5/6，普通导管上皮增生 88%～100%（+）；非典型增生 80%～92% 弱（+）或（−）；导管原位癌 96%～100%（−），约 5%（+）。

另外 ER、PR、Her-2 三阴时 CK5/6 多数为（+）。

34βE12，导管上皮普通增生 90%～100%（+）；导管上皮非典型增生、导管原位癌及浸润性导管癌大部分病例（−），少数也可（+）；浸润性小叶癌也见细胞浆（+）；部分小管癌也呈（+）。

此外还有 CD31、CD34 为血管内皮细胞标记物；CD31 较好。

D2-40 为淋巴管内皮细胞标记物，细胞膜（+）。

HER-2 在乳腺神经内分泌癌中有 33%（+）。

GCDFP-15 在乳腺高、中分化神经内泌癌中常（+）。

乳腺小细胞神经内分泌癌 CK7（+）、CK19（+）、CK8/18（+）、CK20（−），有 100% E-cadherin（+），20%TTF-1（+）。

肺小细胞神经内分泌癌则肺部有原发灶 CK7（+）或（−），CK20（−）。

乳腺神经内分泌癌免疫组化要有大于 50% 的肿瘤细胞表达一种或多种神经内分泌标记物。其分化不同，各标记物表达也不同，神经内分泌标记物表达与乳腺神经内分泌癌分化程度关系见下表。

指标	NET，G1	NET，G2	NEC
CgA	50%（+）	50%～80%（+）	50%～80%（+）
Syn	16%（+）	16%（+）	约 50%（+）
NSE	？	？	和 E-cadherin100%（+）
CD56	可（+）	可（+）	可（+）
ER、PR	80%（+）	50%～80%（+）	约 50%（+）

（十六）乳腺小细胞性肿瘤和梭形细胞肿瘤诊断思路

1. 乳腺小细胞肿瘤的诊断思路

首先要排除良性疾病，如乳腺慢性炎症、硬化性腺病及组织细胞反应性增生。后者组织细胞可吞噬脂质、黏液、隆乳的硅胶等形成印戒样细胞，呈分散或成片状分布，易误诊为癌。但组织细胞无异型性，做免疫组化 CD68(+)，PCK(-)，癌细胞相反。

排除良性疾病之后在恶性肿瘤中依次考虑下列情况。

① 小细胞型浸润性导管癌。

② 浸润性小叶癌。

③ 印戒细胞癌(原发? 转移?)。

原发印戒细胞癌：CK7(+)，CK20(-)，ER(+)，PR(+)，GATA-3(+)，GCDFP-15(+)。

转移性胃肠道印戒细胞癌：CK20(+)，CK7(+)，CDX2(+)，上述其余均为(-)。

④ 小细胞性神经内分泌癌(原发? 转移?)

原发的小细胞癌部分病例：ER、PR(+)，部分病例 Her-2(+)。

转移性肺小细胞癌：肺有原发灶，ER、PR、Her-2 均(-)。

⑤ 淋巴瘤及造血系统恶性肿瘤，要 HE、IHC、临床三结合鉴别。

⑥ 小细胞型恶性黑色素瘤：S-100、HMB45、Melan-A 均(+)。

⑦ 乳腺颗粒细胞瘤：S-100 强(+)，CK、ER、PR 均(-)。

⑧ 小细胞性软组织肉瘤，如胚胎性横纹肌肉瘤等，要 HE、IHC、临床三结合鉴别。

2. 乳腺梭形细胞肿瘤诊断思路

乳腺梭形细胞肿瘤恶性的多，良性的少。但千万不能将良性肿瘤诊断为恶性肿瘤，也不能将恶性肿瘤断为良性肿瘤。

（1）乳腺梭形细胞良性肿瘤有以下几种。

① 腺肌上皮瘤：常见于老年妇女，肿瘤界限清楚呈多结节状；由腺管及增生的肌上皮构成，细胞无异型性。免疫组化：肌上皮标记(+)、腺管的腺上皮标记(+)。

② 肌上皮瘤及平滑肌瘤：SMA、Desmin 均(+)。

（2）乳腺梭形细胞恶性肿瘤有以下 6 种。

① 梭形细胞癌；

② 梭形细胞神经内分泌癌；

③ 肉瘤样癌(化生性癌)；

④ 恶性肌上皮瘤(肌上皮癌)；

⑤ 腺癌伴梭形细胞分化；

⑥ 梭形细胞鳞癌。

（3）类似良性梭形细胞病变的乳腺癌。

① 结节筋膜炎样梭形细胞癌：梭形癌细胞 CK(+)，Vimentin(+)。

② 纤维瘤病样梭形细胞癌：胶原纤维间梭形细胞 CK(+)。

③ 肌母细胞型组织细胞样癌：CD68（-）、CK（+）、GCDFP-15（+）。

④ 低级别腺鳞癌：似乳腺腺病但腺管肌上皮（-）常有鳞化。

附：乳腺浸润性导管癌，非特殊型的病理报告模式举例如下。

（右侧）乳腺非特殊型浸润性导管癌2级。

肿瘤最大直径为3cm，（右侧）腋窝淋巴结见有转移癌（5/21）。未发现脉管内癌栓。免疫组化检测癌细胞结果：ER（+90%，强阳性），PR（+70%，中等强度），HER-2（3+），Ki-67（+25%）。

在条件允许，时间不紧的情况下，应先对本病例主要病变进行描述，然后再写诊断报告，就更规范些。

四 乳腺癌治疗原则

（一）手术治疗

有根治术、改良根治术、单纯乳腺切除术、保乳术、前哨淋巴结活检术、乳房重建术。目前比较常用的是改良根治术。

单纯乳腺切除术只切除整个乳腺和部分皮肤，不清扫腋窝淋巴结；只适用于乳腺导管原位癌或小叶原位癌以及预防性乳腺切除。

保乳术只适用于有真实的保乳意愿，有相应适应证而无禁忌证的病例；若前哨淋巴结活检无癌转移，可不清扫腋窝淋巴结；若有转移，则应清扫患侧腋窝淋巴结。若淋巴结阳性达4个或更多，保乳手术后应做放射治疗。淋巴结阳性为1~3个者，参照4个阳性治疗。

前哨淋巴结活检术适用于临床腋窝淋巴结阴性的乳腺癌。前哨淋巴结是乳腺癌淋巴结转移必经的第一站淋巴结，可为一个或数个。如果前哨淋巴结无转移，理论上引流区域中的淋巴结也不会发生转移。

改良根治术一般适用于Ⅰ期、Ⅱ期浸润性乳腺癌，术后用化疗或抗Her-2药物治疗或用内分泌治疗。

乳房重建术适用于乳腺切除术后或保乳术后乳房严重变形的患者，分为即刻重建（Ⅰ期重建）和延期重建（Ⅱ期重建）即术后数月或数年后重建二种。

（二）化疗

有术前新辅助化疗、术后辅助化疗、转移或复发的化疗三种。

术前新辅助化疗可使不能手术的局部晚期乳腺癌变为可以手术切除；使不能保乳的患者，在肿瘤缩小后可争取保乳。

术后辅助化疗主要是清除亚临床转移灶，可提高患者生存率，降低复发率和死亡率。

转移或复发的化疗适用于激素受体阴性、伴有症状的内脏转移；或激素受体阳性但对于内分泌治疗耐药的患者。

(三)放疗

包括乳腺癌保乳后、乳腺切除术后的胸壁和区域淋巴结的辅助放疗，局部晚期患者的放疗，以及转移或复发患者的姑息性放疗。双侧卵巢放射去势可作为内分泌治疗方法之一。

(四)内分泌治疗

适用于 ER、PR 阳性患者；激素受体阴性的转移性乳腺癌可试用内分泌治疗，因为受体阴性的患者仍有 10% 左右内分泌治疗有效。绝经前一般用三苯氧胺(他莫昔芬)或托瑞米芬。绝经后可用芳香化酶抑制剂如阿诺新(属甾体类)或瑞宁得(属非甾体类)；也可用三苯氧胺、或托瑞米芬等药物。三苯氧胺的化学结构与雌激素相似，其作用机制是与雌激素(雌二醇)在靶器官内争夺受体，从而阻断雌激素进入癌细胞。三苯氧胺对 ER 阳性、绝经后的患者疗效优于化疗，服用三苯氧胺可降低对侧乳腺癌发生率，可降低复发率和死亡率，延缓骨质疏松，降低总胆固醇，改善阴道干涩；而且价格便宜，副作用比化疗和放疗小；一般治疗要持续 5 年，长期服用有可能促进子宫内膜增生，有导致子宫内膜癌的风险；治疗期间要注意避孕。另外还可手术切除双侧卵巢或用放疗，通过使双侧卵巢去势，治疗乳腺癌。

(五)靶点药物治疗

一般适用于 Her-2 是 3+，FISH 检测 Her-2 基因有扩增的患者。常用药物是"曲妥珠单抗"即赫赛丁，主要用于原发或转移的乳腺癌；它还能逆转三苯氧胺的耐药性，可用于三苯氧胺有耐药性的患者。但常出现输液反应、心功能受损等副作用。

第三节　乳腺其它疾病

一　乳腺叶状肿瘤

乳腺叶状肿瘤以前称叶状囊肉瘤。好发于 40~50 岁妇女，多为单个无痛性肿块，有短期内快速生长的病史；肿瘤界限清，但无包膜，表面多呈结节状。病变以间质增生为主，上皮增生为辅。组织形态似纤维腺瘤。增生的间质细胞常位于腺管周围，细胞呈圆形、椭圆形或短梭形，细胞有程度不同的异型性，核分裂可见。间质细胞分布密度不均匀；部分区域细胞密度高，细胞异型性也较明显；部分区域细胞稀疏，细胞异型性不明显；部分病例上皮增生形成较规则腺管，细胞异型性不明显；部分病例上皮增生，有复层化并形成大小不等形状不规则的长裂隙或腺管，管腔扩张，管壁有粗乳头突向腔内形成叶状结构。腺管分布不均匀，稀疏部分最少有一个低倍视野(物镜 4 倍，目镜 10 倍)无腺管成分是该肿瘤特征之一。有的可见灶性鳞状上皮化生。目前叶状肿瘤分良性、交界性及恶性三种类型。

良性：间质细胞较纤维腺瘤丰富，但细胞分布比较均匀，异型性不明显，核分裂少于 5/10HPF，无坏死(图 1-41 和图 1-42)。

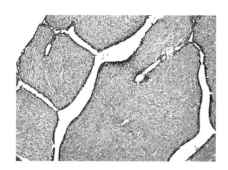

图 1-41 乳腺良性叶状肿瘤(低倍)

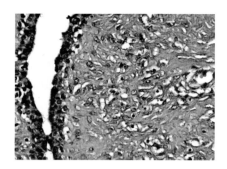

图 1-42 乳腺良性叶状肿瘤(高倍)

交界性：间质细胞有中度异型性，有肿瘤周围浸润，坏死极少或不明显。核分裂 5/10HPF~9/10HPF(图 1-43 和图 1-44)。

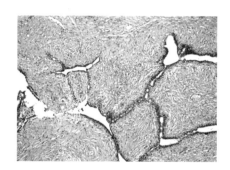

图 1-43 乳腺交界性叶状肿瘤(低倍)

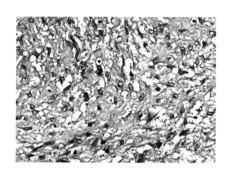

图 1-44 乳腺交界性叶状肿瘤(高倍)

恶性：间质细胞有明显异型性，似纤维肉瘤。常浸润肿瘤周围乳腺组织及脂肪组织，界限不清，出血坏死明显，核分裂大于 10/10HPF；见后面(图 1-45 和图 1-46)。少数叶状肿瘤腺体有结构异常，表现为腺腔扩大，导管上皮增生，明显复层化，核大，核仁明显，可见核分裂，甚至可见导管原位癌或小叶原位癌或浸润性导管癌或浸润性小叶癌。此时若间质也呈肉瘤改变，则形成癌肉瘤。还可出现广泛大汗腺和/或鳞状上皮化生。

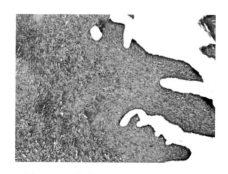

图 1-45 乳腺恶性叶状肿瘤(低倍)

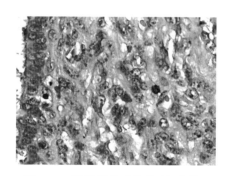

图 1-46 乳腺恶性叶状肿瘤(高倍)

部分叶状肿瘤病例可见其他肉瘤成分，如脂肪肉瘤、平滑肌肉瘤、横纹肌肉瘤、软骨肉瘤或骨肉瘤等。因良性叶状肿瘤也可复发，所以有建议采用低级别(含良性、交界性)及高级别(恶性)两级分类；避免"良性"二字误导临床及病人。

作者的具体操作是：先用低倍显微镜找出该例切片中，腺管周围间质细胞密度最高的区域，再用高倍显微镜仔细观察30个或50个视野，计出核分裂总数，分别除以3或5，取平均值。

叶状肿瘤的鉴别诊断

纤维腺瘤：纤维腺瘤界限清楚无浸润现象。幼年型(发病年龄在20岁以下)纤维腺瘤腺管周围的间质细胞可以较密集但分布均匀，无细胞密集区与细胞疏松区相间排列，细胞无异型性，无核分裂。

低度恶性导管周围间质肉瘤：2019年，WHO将它归为叶状肿瘤，所以不列入鉴别诊断。

二　乳腺纤维腺瘤

乳腺纤维腺瘤为腺体和间质结节状增生，形成界限清楚或有包膜的良性肿瘤，多见于20~35岁女性，绝经前后也可发生。常单发，也可多发或双侧发生。肿瘤多数有包膜，少数界限清楚无包膜。临床检查有较大活动度。经典型纤维腺瘤诊断并不难，但有下列少见情况应该注意。

腺体可局灶旺炽性增生形成筛状、乳头状或实性结构，有时可见少量核分裂，但细胞核不圆，而且无坏死，不像原位癌。有时可见大汗腺化生或鳞化。腺体可恶变成小叶原位癌、浸润性小叶癌、导管原位癌、浸润性导管癌。但恶变率只有0.1%。

少数病例，间质可呈玻璃样变、钙化或骨化。可见出血、梗死。有时可见化生的脂肪、平滑肌或软骨组织。纤维腺瘤内有时部分区域可见腺病的病变，此时只要整个病灶界限清楚或有包膜仍称纤维腺瘤。纤维腺瘤可与腺病同时发生，有时二者界限不清或有过渡，此时可称腺病伴纤维腺瘤样增生。

记住：诊断纤维腺瘤时别忘记与叶状肿瘤鉴别！

三　乳腺腺病

乳腺腺病是一组乳腺良性增生性病变，好发于中年妇女，单侧或双侧乳腺出现与月经有关的周期胀痛。有时可触及界限不清的小结节，常为多个，也可为单个。依其病变的不同可分为早期、中期、晚期三个阶段。早期病变仅有小叶内腺管增生，无或只有轻微纤维间质增生，如小叶增生；晚期病变则见广泛纤维化，导管和小叶萎缩，仅有少量导管残留，如乳腺纤维硬化病。其余均为中期病变。依其病变特点可分为乳腺小叶增生、盲管腺病、旺炽性腺病、微腺型腺病、小管腺病、腺肌上皮腺病、结节型腺病、硬化性腺病、硬化性大汗腺腺病、乳腺纤维硬化病等。其中除微腺型腺病无肌上皮外，其余各型均有肌上皮。

(1)乳腺小叶增生。指乳腺小叶数量增多，即每个低倍视野(物镜4倍，目镜10倍)，小叶数量>5个和/或小叶内腺管增多，即每个小叶的腺管数量>30个。

(2)盲管腺病。小叶内终末导管增生明显，管腔纵切面顶端呈钝圆形，故称盲管腺病。部分腺管可呈微囊状扩张，管腔内常有分泌物。小叶体积增大，形状不规则，融合不明显。

（3）旺炽性腺病。小叶变形，常出现融合。纤维组织增生，腺管受挤压变形。小叶内腺管结构复杂，腺管拥挤、扭曲；腺上皮细胞丰富，生长活跃，细胞核增大，有轻度异型性，可见小核仁，有时可见核分裂。偶见神经和/或血管浸润及小灶性坏死。

（4）微腺型腺病。小导管散在或呈簇的分布于纤维组织和/或脂肪组织中。

小导管大小一致，形状规则，呈圆形或椭圆形，管腔开放，腔内常有嗜酸性分泌物（PAS+），偶见分泌物钙化。管壁内衬单层立方状上皮，分化良好，核圆，无核仁。胞浆透亮或淡红色。其特征是腺上皮细胞外无肌上皮。小导管周围有基底膜（laminin+，Ⅳ胶原+）。若小导管上皮复层化，管腔消失，细胞出现异型性或出现筛状结构则称不典型微腺型腺病。微腺型腺病易癌变，可视为癌前病变。微腺型腺病要与小管癌鉴别。因二者都有小管结构，均无肌上皮。但小管癌呈无序的浸润性生长，常浸润周围脂肪组织或其他组织。部分小导管大小不等，形状不规则，有尖角形成。约2/3的小管癌可与导管内癌或其他乳腺浸润癌并存。

（5）小管腺病。其组织学结构与微腺型腺病相似。但小管内衬双层上皮，除腺上皮外还有肌上皮成分。

（6）腺肌上皮型腺病。圆形或不规则形小管弥漫分布，管腔较大而开放。管壁内衬柱状上皮，可伴有大汗腺化生。腺上皮细胞外有显著肌上皮增生；有时增生的肌上皮可有核异型或核仁，可演变为腺肌上皮瘤。

（7）结节型腺病。小叶内增生的小腺管被小叶周围增生的纤维包绕，形成界限清楚的结节，它可能是硬化性腺病的早期阶段。

（8）硬化性腺病。低倍显微镜下见小叶轮廓存在，偶见小叶融合。小叶中心为增生的纤维组织及受压变长的小管或腺腔（图1-47、1-48），挤压严重时腺腔闭塞或呈单行排列。常伴有肌上皮增生形成实性梭形细胞区或围绕小叶中心形成漩涡结构。小叶周边为扩张的小管或腺泡。可伴有上皮增生、大汗腺化生和腺腔内微钙化。上皮增生严重时可出现不典型增生或原位癌。有时可见增生小管"浸润"病灶周围脂肪组织或累及神经、血管。

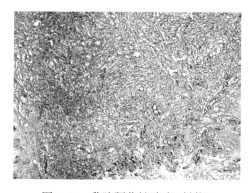

图1-47　乳腺硬化性腺病（低倍）

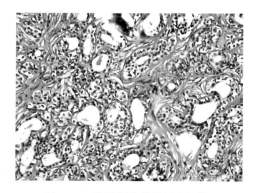

图1-48　乳腺硬化性腺病（高倍）

（9）硬化性大汗腺腺病。当大汗腺化生性病变占整个病变≥50%时则称硬化性大汗腺腺病或大汗腺腺病或腺病伴大汗腺化生。其病变特点是，有硬化性腺病的背景。增生腺管不规则，内衬细胞具有大汗腺细胞特点：细胞呈多边形或柱状，界限清楚。细胞体积较大，胞浆丰富，呈嗜酸性颗粒状。腔面侧可见胞突或有断头分泌现象，管腔内有嗜酸性分泌物。细胞核圆形或卵圆形，大小形状与成熟小淋巴细胞核相似。如果出现大汗腺细胞核明显增大，超过或等于正常大汗腺细胞核的 3 倍，核形不规则，核仁增大（正常核仁为单个，直径<3μm）或出现多核仁；胞浆透明化或空泡化；偶见核分裂或坏死；其病灶范围<4mm 称不典型大汗腺腺病。

（10）乳腺纤维硬化病。光学显微镜观察可见乳腺小叶内腺泡萎缩消失；残存的导管散在分布，或呈裂隙状，其周围可见少量淋巴细胞浸润。残存导管之间的间质广泛纤维化。

四 纤维性囊性乳腺病

纤维性囊性乳腺病（乳腺增生病）在组织学上有七个特点。

① 纤维组织增生，主要是指小叶内特殊纤维间质被普通纤维组织取代直至透明性变。轻度增生时，小叶轮廓存在。继而，小叶内与小叶间纤维组织融合，使小叶变形、界限不清。最后，纤维化加重，小叶轮廓逐渐消失，纤维化向玻璃样变发展；小叶内腺泡萎缩，只残留少量萎缩的导管。

② 囊腔形成，其大小不一，大者肉眼可见，小者在显微镜下才能发现。囊腔越大被覆上皮越扁，甚至消失，只剩纤维组织。囊腔破裂，其内容物进入间质，可引起炎症反应，出现大量泡沫细胞和胆固醇结晶。

③ 小叶增生，一般认为，低倍显微镜下，每个视野小叶个数大于 5 个为小叶数目增多。每个小叶的导管和腺泡的数目大于 30 个为小叶内管泡增生。

④ 导管上皮增生，主要是小叶内或小叶外的小导管上皮增生，可呈乳头状，但乳头无纤维轴心，可相互融合形成筛网状，或增生上皮充满管腔形成实性增生。上述各种增生只是上皮增生程度不同，上皮细胞无异型性，上皮外伴有肌上皮增生、基底膜增厚。若出现上皮细胞不典型增生，应说明其程度和范围大小。

⑤ 大汗腺化生，很常见，多发生于较大的导管或囊状扩张的导管。管腔内衬大汗腺细胞，胞体大，胞浆丰富，嗜酸性，呈颗粒状，常有顶浆分泌现象；细胞核圆，中等大，核仁明显。

⑥ 间质内炎细胞浸润，主要为淋巴细胞、浆细胞、泡沫样组织细胞。可能是自身免疫或囊腔内容物进入间质所致，与感染无关。

⑦ 纤维腺瘤样改变，纤维组织增生有时可形成结节状，其中可夹杂部分被挤压的小导管，形成纤维腺瘤样结构，但界限不清，无包膜，所以不是真正的纤维腺瘤。

乳腺病变中有一组常见的非炎症、非肿瘤性以乳腺实质和间质不同程度增生为主要表现的病变。这类病变组织形态变化多样，结构复杂，诊断名称繁多各书不一，有乳腺结构不良、囊肿病、囊性乳腺病、慢性囊性乳腺炎、囊性纤维腺瘤病、乳腺良性囊性病等。其本质是乳腺实质与间质非炎症、非肿瘤增生性改变。作者赞同用"乳腺增生病"作为诊断名称。乳腺增生病，从广义上讲除了包含纤维性囊性乳腺病以外，应该还包含乳腺腺病。

五 男性乳腺发育

男性乳腺发育是患者体内雌激素水平相对升高所致，可以是内源性或外源性雌激素增加，或雄激素减少，也可二者都有。25 岁以前的男性乳腺发育多与青春期激素变化有关；25 岁以后出现的男性乳腺发育多为出现分泌激素的肿瘤（如睾丸间质细胞瘤等）所致，还有肝硬化及医源性（如使用了洋地黄、利血平等药物）所致。另有部分病例原因不明。

男性乳腺发育临床表现有两种：①雌激素长期刺激所致的男性乳腺发育，称真性男性乳腺发育，其外观类似青春期少女的乳腺，而且有同样的硬度；②表现为乳晕下盘状硬块，体积小，可自由移动，边缘规则，与皮肤无粘连，此型称乳腺增殖。二者组织结构相同。

光学显微镜观察

可见乳腺导管呈不同程度增生，周围间质水肿黏液变，可见小叶形成。早期以上皮增生和间质水肿为主，晚期以间质纤维化为主，少数上皮增生明显可误诊为癌。

六 乳腺囊性病变

乳腺囊性病变（不伴乳腺上皮增生的囊肿）包括乳腺导管扩张、乳汁潴留囊肿、单纯囊肿及乳头状囊肿，鉴别见下表。

指标	乳腺导管扩张	乳汁潴留囊肿	单纯囊肿	乳头状囊肿
年龄	多见于绝经前经产妇	多见于哺乳期或其后	不定	不定
部位	多在乳头附近	多在乳晕附近	不定	不定
数目	常多个	单个或多个	常单个	常单个
显微镜下	内衬单层扁平或立方状上皮呈浆细胞乳腺炎图像无上皮增生	内衬单层扁平或立方状上皮，内衬上皮可有可无，囊外呈慢性炎	同左	单扁或单立方状上皮伴内衬上皮小乳头状增生，可呈嗜酸变
临床	常有乳头收缩似癌，常有乳头溢液	病灶呈囊性与皮肤无粘连、囊内为乳汁或奶酪样物	囊肿界限清楚，能活动	其本质与导管扩张相似

参 考 文 献

1. Lakhani S R，Ellis I O，Schnitt S J，et al. WHO Classification of Tumours of the Breast ［M］. 4th ed. Lyon：IARC Press，2012.

2. Deyarmin B，Kane J L，Valente A L，et al. Effect of ASCO/CAP Guidelines for Determining ER Status on Molecular Subtype［J］. Ann Surg Oncol，2013，20：87-93.

3. Edge S B，Byrd D R，Compton C C，et al. AJCC Cancer Staging Manual［M］. 7th ed. New York：Springer，2009，347-376.

4. ［意］Rosai. Rosai&Ackeman' Surgical Pathology［M］. tenth edition. 郑杰，主译. 北京：北京大学医学出版社，2014.

5. 刘彤华. 诊断病理学［M］. 北京：人民卫生出版社，2015.

6. 李海平，刘薇. 乳腺癌原发灶与转移灶 Her-2 基因状态研究［J］. 中外医疗，2014，2：44-46.

7. 丁华野，杨光之. 乳头腺瘤的诊断及鉴别诊断［J］. 临床与实验病理学杂志，2010，46(1)：7-9.

8. 杨光之，李静，丁华野. 乳头部腺瘤的临床病理观察［J］. 中华病理学杂志，2009，38(9)：614-616.

9. 陈振东，王雅杰，唐金海，等. 肿瘤综合治疗学［M］. 合肥：安徽科学技术出版社，2015.

第二章　女性生殖系统常见疾病

第一节　外阴、阴道、宫颈常见疾病

一　外阴、阴道、宫颈非肿瘤性疾病

(一)外阴皮肤非肿瘤性白色病变

外阴白斑或营养不良之名称现已废用。外阴白色病变中有1%~5%为鳞癌，不在本记录中。本病多见于40岁以上绝经期前妇女。临床主要表现为外阴皮肤、黏膜有白色斑块，瘙痒。

外阴白色病变是临床诊断，在病理方面含以下五种疾病。

1. 非特异性慢性炎

光学显微镜观察，可见真皮有明显慢性炎性细胞浸润，可伴有角化过度或上皮层萎缩。

2. 萎缩硬化性苔藓(硬化性苔藓)

此病常见，约占外阴白色病变的30%。光学显微镜观察有以下特点。

(1)表皮棘层萎缩变薄伴角质层增厚，上皮脚消失，有时见灶性棘层肥厚(图2-1)。

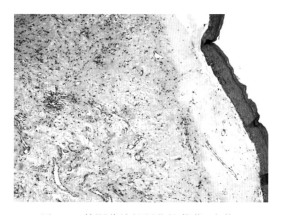

图 2-1　外阴萎缩性硬化性苔藓(中倍)

(2)基底层细胞空泡变性或水肿液化。

(3)早期真皮浅层充血、水肿或有水泡形成；晚期真皮浅层纤维组织增生伴玻璃样变

性即硬化性病变；有时可见淋巴细胞为主的慢性炎性细胞浸润。

（4）真皮浅层有时可见色素失禁(因基底细胞空泡变性，色素脱入真皮被组织细胞吞噬)。

3. 慢性单纯苔藓(神经性皮炎)

慢性单纯苔藓又称神经性皮炎此病约占外阴白色病变的20%，其病变特点如下。

（1）表皮角化过度，可有角化不全。

（2）棘层增厚伴上皮脚延长，有时可见棘层海绵形成(图2-2)。

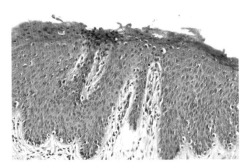

图2-2 外阴慢性单纯性苔藓(中倍)

（3）真皮浅层小血管周围可见少量以淋巴细胞为主的炎细胞浸润。

诊断前应排除外阴慢性炎引起的皮肤继发性病变及外阴表皮内肿瘤(VIN)。

4. 白色角化病

其病变特点是表皮增生变厚伴明显角化过度，真皮无明显慢性炎性细胞浸润。

以上四种疾病均应注意有无表皮不典型增生，若有应注明其程度及范围。

5. 外阴白癜风

光学显微镜观察可见病变区域表皮基底层色素减少或消失，非病变区域表皮基底层色素增加。真皮病变不明显。

（二）外阴/阴道息肉、囊肿和尿道肉阜

1. 外阴纤维上皮性息肉

多见于成年人外阴皮肤、小阴唇、阴道下段侧壁，偶见于儿童。光学显微镜观察可见息肉表面被覆鳞状上皮。间质为纤维血管组织伴广泛水肿。有时，尤其是妊娠时，间质的纤维细胞可出现异型性，核大，深染，核形不规则，偶见多核。此时需要与横纹肌肉瘤鉴别，后者 Desmin(+)，MyoD1(+)，Myogenin(+)。而且葡萄状横纹肌肉瘤在上皮层下有短梭形细胞密集排列的生发层。

2. 巴氏腺囊肿

巴氏腺囊肿即前庭大腺囊肿，是最常见的囊肿。位于阴道外口外下方。实质是前庭大腺潴留囊肿。囊内含黏液，囊壁内衬单层立方状、柱状上皮、扁平上皮、移行上皮。可见鳞状上皮化生。囊壁可见残留巴氏腺的腺泡或小导管。

3. 午非氏管残留囊肿

位于小阴唇外侧或阴蒂旁，为 0.5~1cm 单发小囊肿，内含水样液体。囊壁内衬单层立方状上皮或"鞋钉样"细胞，无黏液分泌，偶见鳞化，囊壁可见少量平滑肌。

4. 表皮样囊肿

表皮样囊肿内衬鳞状上皮，囊内有角化物质。

5. 黏液囊肿

位于阴道前庭，由前庭部小黏液腺导管阻塞所致，囊壁内衬单层立方状或黏液柱状上皮，可发生鳞化，囊壁内无平滑肌。

6. 尿道肉阜

尿道肉阜是女性尿道口炎症性增生病变。肉眼呈豆状小息肉样。

光学显微镜观察可见息肉表面覆盖移行上皮或鳞状上皮，上皮下常有增生的移行上皮巢。间质有纤维组织及血管增生，伴多少不等慢性炎性细胞浸润。按组织形态可分为乳头瘤型、血管瘤型、肉芽肿型。

（三）外阴表皮内肿瘤

外阴表皮内肿瘤（VIN）是指外阴鳞状上皮异型增生到原位癌之间的病变。其特点是表皮细胞核出现异型性，表皮分层不明显，排列紊乱。病变从基底层向上逐渐扩展，按病变扩展范围分 VIN Ⅰ级、Ⅱ级、Ⅲ级，与宫颈 CIN Ⅰ级Ⅱ级Ⅲ级相似。有人将其分为未分化型、分化型两种。前者细胞较小，类似基底细胞，其中有时可见挖空细胞，与 HPV 感染有关。后者细胞分化较好，有细胞间桥，但在基底层或副基底层出现不良角化细胞或角化珠。它可以是外阴鳞癌的癌旁或癌前病变。

（四）宫颈息肉

宫颈息肉有炎症型、宫颈腺体增生型（息肉间质内宫颈腺体增多，部分腺体呈囊状扩张）、宫颈腺与子宫内膜腺混合增生型、纤维型、血管型、假蜕膜型（息肉间质呈明显假性蜕膜样变）及假肉瘤样型。后者也可见上述纤维上皮性息肉间质病变，要与胚胎性横纹肌肉瘤鉴别。胚胎性横纹肌肉瘤有生发层，组织水肿，有幼稚的短梭形间质细胞，核分裂易见。有时，部分间叶性肿瘤肉眼也呈息肉状，其实质是肿瘤，它不同于一般的宫颈息肉。

（五）宫颈尖锐湿疣

宫颈尖锐湿疣的诊断要严格按照标准，并要结合临床；否则，可能会影响家庭和睦或引起医疗纠纷。从临床方面讲，尖锐湿疣常是多部位（外阴、阴道、宫颈）发病，同一部位也常是多灶性病变。病灶外观可呈颗粒状斑块状或菜花样，或为混合型，并且要结合病人年龄等综合分析。

光学显微镜观察可见典型挖空细胞的特征是核明显增大，核形不规则，有时可见双核，核周有明显空晕。该细胞位于鳞状上皮的中层或浅层，散在或成簇分布（图 2-3 和图 2-4）。其中核增大是以同一张切片，同一组织，同一水平病灶旁的中棘层或浅棘层正常细胞核为标准。典型挖空细胞，不是个别的而是成群的。若临床情况、肉眼所见及显微镜下所见均符合则可诊断为尖锐湿疣。若病变不典型但又不能排除，则描述并请临床查HPV或再送标本复检。挖空细胞要与鳞状上皮细胞空泡变性鉴别，后者细胞核大小与正常鳞状上皮中棘层或浅棘层细胞核相似。

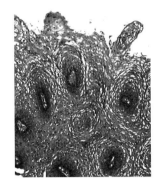

图 2-3　宫颈尖锐湿疣(低倍)

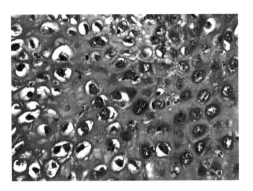

图 2-4　宫颈尖锐湿疣(高倍)

二　宫颈鳞状上皮的癌前病变及恶性肿瘤

(一)宫颈鳞状上皮内肿瘤(cervical intraepithelial neoplasia，CIN)

CINⅢ级WHO规定包括鳞状上皮重度异型增生及原位癌。
其中有两点要进行鉴别
1. CINⅢ累及腺体与腺体不成熟鳞化的鉴别。后者细胞核较小，大小一致，细胞核无异型性，胞质较少，细胞排列有层次，腺体中心常见黏液柱状上皮细胞呈单层排列(图2-5)。CINⅢ细胞排列无层次，细胞核大小不等，核形状不规则，瘤细胞团中心无黏液细胞，但常可见腺体侧面有残留的黏液柱状上皮(图2-6)。各级CIN均可累及腺体但以CINⅢ级更常见。

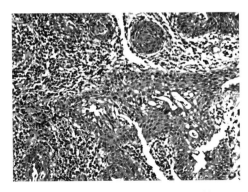

图 2-5　宫颈腺体不成熟鳞化(中倍)

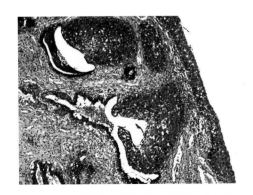

图 2-6　宫颈CINⅢ级累及腺体(中倍)

2. CINⅢ级与黏膜表面覆盖腺上皮鳞化的鉴别。后者鳞化上皮细胞层次较少，细胞胞质少，细胞核大小一致，分布均匀，无异型性。其表面常有单层黏液柱状上皮覆盖(图2-7)。CINⅢ细胞异型性明显，核增大，大小不等，排列紊乱，表面一般无黏液柱状上皮覆盖。

CINⅢ，Ki-67全层(+)，P16(+)。

未成熟鳞化 Ki-67(+)细胞稀少，P16(-)。

CINⅠ级是指异型鳞状上皮细胞位于鳞状上皮层下 1/3。

CINⅡ级是指异型鳞状上皮细胞位于鳞状上皮层中下 1/2 至 2/3 左右。

CINⅢ级指异型鳞状上皮细胞到达鳞状上皮层上 2/3 以上甚至全层。

注：2014 年，WHO 将 CINⅡ、CINⅢ、原位癌三者合为高级别，CINⅠ称低级别。

(二)宫颈微浸润性鳞癌

宫颈锥切或单纯全子宫切除标本，宫颈鳞癌应注意检查癌细胞浸润深度和宽度并在病理报告中注明。因为这与临床分期及治疗有关。深度不超过 5mm，宽度不超过 7mm 为微浸润性鳞癌，见图 2-8(以黏膜鳞状上皮基底膜为起点，垂直向下测量)。

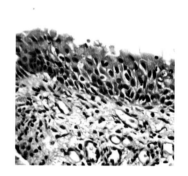

图 2-7　宫颈管覆盖上皮鳞化(中倍)

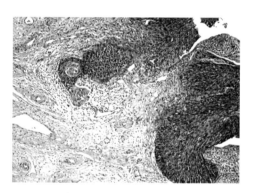

图 2-8　宫颈原位鳞癌伴微小浸润(中倍)

(三)宫颈浸润性鳞癌

1. 组织学特点

宫颈浸润性鳞癌有鳞状上皮分化特征，异型性明显。组织病理学可分为Ⅰ级(高分化)癌细胞有角化现象；Ⅱ级(中分化)癌细胞分化介于Ⅰ级与Ⅲ级之间(图 2-9)；Ⅲ级(低分化)癌细胞无角化，细胞核大，深染，形状不规则，或核小，核深染，似基底细胞。

2. 宫颈鳞癌分期(FIGO，2018)

0 期，原位癌。

Ⅰ期　限于宫颈。

ⅠA　浸润深度≤5mm。

ⅠB　浸润深度>5mm，但肿瘤限于宫颈。

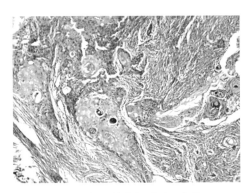

图 2-9　宫颈鳞状细胞癌(中倍)

Ⅱ期　肿瘤超越子宫，但未达阴道下 1/3 或未达骨盆壁。

Ⅲ期　肿瘤累及阴道下 1/3 和/或骨盆壁和/或引起肾盂积水或肾无功能和/或累及盆腔和/或主动脉旁淋巴结。

Ⅳ期　癌瘤侵犯膀胱黏膜或直肠黏膜(活检证实)和/或超出骨盆。

此外宫颈鳞癌中还有疣状癌、湿疣样癌、乳头状鳞状-移行细胞癌、淋巴上皮瘤样癌(显微镜下观察似鼻咽部淋巴上皮癌)等少见类型。

(四)宫颈腺癌

宫颈腺癌理论上分原位腺癌、微小浸润腺癌及浸润性腺癌。但在宫颈活检的小标本中首先只能确定是否为腺癌或疑为腺癌，上述具体分类待宫颈锥切或子宫全切除后再确定。大体检查时，全子宫标本先确定前后，从宫颈管前 0 点纵行切开，顺时针方向从 1 点到 12 点由内向外作放射状全层取材，每点取一块，将宫颈管全部取完，在显微镜下依次仔细观察。若是锥形切除标本，临床应注明前后。宫颈腺癌的诊断比鳞癌要困难，综合有关文献归纳如下。

1. 宫颈腺癌类型

(1)黏液腺癌，在宫颈腺癌中最常见(图 2-10~图 2-12)，可分为宫颈管型、肠型、印戒细胞型、微偏离型、绒毛管状型等五种。

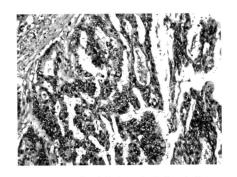

图 2-10　宫颈腺癌　中分化(中倍)

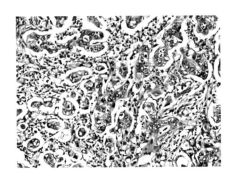

图 2-11　宫颈腺癌低分化(中倍)

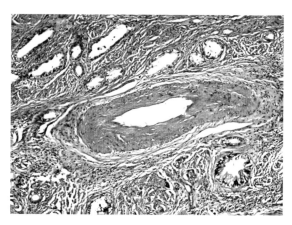

图 2-12　宫颈腺癌浸润深部组织(中倍)

(2)子宫内膜样腺癌。

(3)透明细胞腺癌。

(4)浆液性腺癌。

(5)中肾管型腺癌。

2. 宫颈腺癌的诊断标准(作者体会5点：看腺体形状、大小、密度、位置、细胞异型性)

(1)腺体形状结构异常，腺体复层化不明显，但腺腔大小悬殊。腺体失去正常结构，形状复杂。可呈小管状、微囊状、乳头状或筛状。部分病例显微镜下可见腺腔细长或呈迷宫样，或呈细长不规则花藤状。部分病例腺腔为小圆形，椭圆形，有的腺腔有尖角形成。有时可见条索状或散在印戒样细胞。有的腺体大小悬殊，可相差十倍以上，小腺体仅有3~5个腺上皮细胞。

(2)腺体分布异常，正常宫颈腺体分布均匀，分布的深度一般不超过一个最低倍视野(物镜×4，目镜×10)。腺癌分布不均匀。同一病例或同一切片，部分腺体密集成簇，另一区域腺体稀疏。有的则是杂乱无序地分布。腺癌生长深度常超过正常范围(正常宫颈腺体分布深度平均为3.4mm，见陈忠年《妇科病理学》71页)。有的腺体位置特别浅，紧贴宫颈鳞状上皮。

(3)多数病例腺癌细胞有不同程度的异型性，表现为细胞核增大，着色深，核形状不规则，核仁明显，有时可见核分裂。

(4)部分病例可见腺癌细胞极向性紊乱，有大核细胞上顶。

(5)检查切除大标本，常见血管、神经周围有腺癌侵犯。

以上五条中有两条或两条以上同时具备，数量方面要大于或等于一个低倍视野(目镜×10，物镜×10)就可以诊断。宫颈腺癌多为高分化型、中分化型癌；高分化型可为单层细胞但核有异型性。低分化型腺癌较少。癌细胞多为黏液柱状，还有子宫内膜样、透明细胞样及浆液性或鞋钉样。

3. 宫颈腺癌的鉴别诊断

(1)宫颈微腺体增生，该病常见于生育期妇女。显微镜观察可见腺体小而密，形状规则，细胞无异型性，无核分裂，无乳头结构、无浸润现象。Ki-67<11%，P53(-)。

宫颈腺癌 Ki-67≥11%，P53(+)>50%。

(2)宫颈中肾管增生，中肾管增生可形成腺管结构，可成簇或散在分布。有时也可见乳头状、网状或裂隙样结构。腺管上皮呈鞋钉样或透明细胞样，细胞无异型性，无核分裂，黏液染色及糖原染色均阴性。

(3)妊娠期宫颈上皮 A-S 反应，妊娠期宫颈腺体增生，腺上皮细胞核可增大，着色深，核形不规则，胞浆透明。但腺腔较规则，无实性条索，无核分裂，无浸润现象，临床有妊娠史。

(4)宫颈腺癌与子宫内膜腺癌的鉴别，宫颈腺癌与子宫内膜腺癌的免疫组化鉴别见下表。

指标	宫颈腺癌	子宫内膜样腺癌(主要指 I - II 级)
vimentin	(-)或灶(+)	弥漫(+)
CEA(单克隆)	弥漫(+)	(-)或灶(+)
Bcl-2	(-)	(+)
ER、PR	均(-)	弥漫(+)
P16	弥漫(+)(指宫颈管型黏液腺癌)	(-)(鳞化灶可阳性)
PAS 染色	高分化多数(+)，低分化(-)	多数(-)，少数腔面(±)

宫颈腺癌与子宫内膜腺癌的组织形态鉴别见下表。

指标	宫颈腺癌	子宫内膜腺癌
腺体分布	腺体分布稀散(宫内膜型除外)	腺体排列紧密，有背靠背或共壁
腺体形状	腺体分枝较多	腺体分枝较少
腺上皮分泌黏液	有或多数有	无黏液(黏液型内膜腺癌除外)
与宫颈腺过渡	有或可找到	无
宫内膜诊刮	无内膜癌	有内膜腺癌
癌旁病变	癌旁为宫颈腺，间质为纤维或平滑肌	癌旁为子宫内膜腺体，间质为子宫内膜间质
全切子宫	见原发灶根部在宫颈	原发灶根部在子宫腔
黏液染色	(+)	(-)但黏液型内膜腺癌除外

此外宫颈腺癌诊断前应排除卵巢、消化道等部位腺癌转移的可能性。

（五）宫颈癌的治疗原则

（1）宫颈低级别 CIN（CIN Ⅰ级）一般用非手术治疗。

（2）宫颈高级别 CIN 其中 CIN Ⅱ级一般做 Leep 刀或宫颈锥切，对切缘阳性者可做单纯子宫切除。CIN Ⅲ级原则上应做单纯子宫切除。

（3）微浸润的宫颈癌（深度 3～5mm，宽≤7mm）或浸润范围超过此标准但仍局限于宫颈者，一般做广泛子宫切除加盆腔淋巴结清扫；对于年轻患者要尽量保留卵巢。对于有生育要求的患者可做根治性宫颈切除加盆腔淋巴结清扫。

（4）浸润性宫颈癌，肿瘤直径小于 4cm 的患者可做广泛子宫切除加盆腔淋巴结清扫，术中进行淋巴结快速病理诊断，若淋巴结无癌转移则不做腹膜后淋巴结清扫。

（5）肿瘤直径大于 4cm 或浸润宫旁组织，一般选择放疗。

第二节　子宫内膜及子宫壁常见疾病

一　与妊娠有关的疾病

（一）妊娠的诊断

子宫内妊娠在诊刮标本中若见到胚胎，则肉眼即可诊断。若未见到胚胎一定要见到胎盘绒毛或滋养叶细胞。只要能确定为胎盘绒毛，哪怕只有一个就可以诊断（图 2-13 和图 2-14）。若未见胎盘绒毛，见到滋养叶细胞成群分布或散在分布，免疫组化 HPL 和 CK 均（+），同时有妊娠蜕膜组织也可诊断。若仅有妊娠蜕膜组织则可能是子宫外孕或口服孕激素药物等因素所致。如果仅见间质细胞轻度蜕膜样改变、红色纤维素样物，或腺上皮有 A-S 现象，细胞核呈毛玻璃样改变可能为非妊娠性改变。

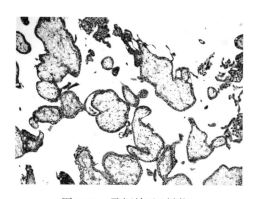

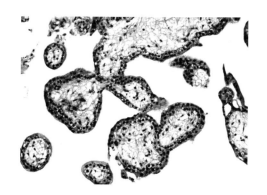

图 2-13　孕娠绒毛（低倍）　　　　图 2-14　孕娠绒毛示双层细胞（高倍）

(二)水泡状胎块

1. 完全性水泡状胎块

完全性水泡状胎块又称完全性葡萄胎，诊断标准是：①滋养叶细胞增生，②绒毛水肿有中心池形成，③间质血管消失。三条同时具备而且数量上要占绒毛总数的全部或绝大多数(>95%)(图 2-15)。HCG 大于 100000U /L，P57(+)。部分葡萄胎 HCG 数值小于完全葡萄胎，通常为 60000~80000U/L，P57 也可(+)。正常孕 10 周 HCG 2 万~4 万 U/L，12 周开始下降。

2. 部分性水泡状胎块

部分性水泡状胎块又称部分葡萄胎，显微镜下可见部分为滋养叶细胞增生的绒毛(数量应>75%)，可见少数正常绒毛、水肿绒毛，有时还可见胚胎成分(图 2-16)。

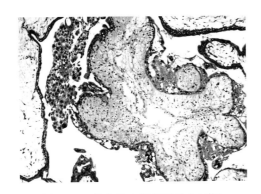

图 2-15　完全性水泡状胎块(中倍)

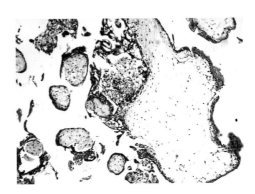

图 2-16　部分水泡状胎块(中倍)

正常绒毛、水肿绒毛、葡萄胎的绒毛三者鉴别见下表。

指标	正常绒毛	水肿绒毛	葡萄胎的绒毛
滋养叶细胞	单、双层细胞可见灶性滋养叶细胞增厚	滋养细胞变性萎缩，多为单层合体细胞	滋养细胞增生覆盖绒毛表面大部分有异型性
绒毛形状	圆或椭圆无凹陷	圆或椭圆无凹陷	绒毛表面常有凹陷，形成港湾或地图样
间质	黏液样，有散在小血管	水肿可见不典型中央池，与正常绒毛伴随	水肿有中央池形成，血管消失

3. 侵袭性水泡状胎块

侵袭性水泡状胎块是指滋养叶细胞异型增生的绒毛侵入子宫肌层或血管内(图 2-17)。

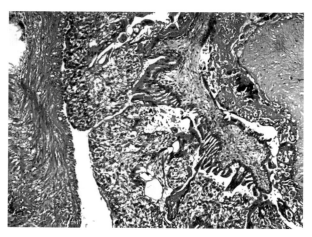

图 2-17　侵袭性水泡状胎块(中倍)

4. 转移性水泡状胎块

转移性水泡状胎块是指子宫外的血管或组织内如肺、阴道等处发现水泡状胎块。

滋养叶细胞种类

(1)合体滋养层细胞，细胞体较大，细胞质多，嗜酸性红色，界限不清。细胞核呈长椭圆形，大小不等，着色深(图 2-18)，有时可见多核。正常情况不见核分裂。妊娠 4 个月以后绒毛表面只有合体滋养层细胞。

(2)细胞滋养层细胞，细胞体较小，细胞质较少而透亮或淡染，界限清楚。细胞核呈圆形，着色淡。正常情况可见核分裂。妊娠三个月以内，绒毛表面可见细胞滋养层细胞、合体滋养细胞两种细胞。

(3)中间型滋养细胞，细胞核圆形着色深，无多核；胞浆量多，但着色淡或透亮，界限清楚(图 2-19)。HPL(胎盘促乳素)(+)是其特征。

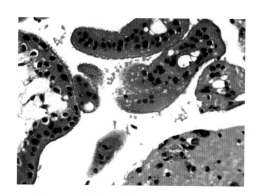

图 2-18　图中示合体滋养细胞(高倍)

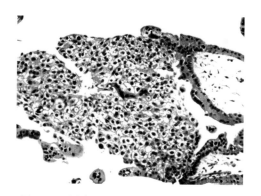

图 2-19　图中央示中间型滋养细胞(中倍)

(三)滋养层细胞肿瘤

1. 妊娠绒癌

妊娠绒癌的诊断标准如下。

(1)癌细胞常聚集成团块状、条索状,团块外层为异型合体滋养细胞,其内为异型细胞滋养层细胞和/或中间型滋养细胞。

(2)肿瘤内无明显血管纤维间质。

(3)肿瘤组织内无绒毛(图2-20)。

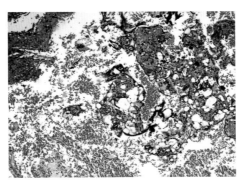

图2-20 孕娠绒毛膜上皮癌(中倍)

(4)肿瘤内出血坏死明显,并可见血管浸润。

(5)临床上表现为血或尿中HCG水平明显升高,升高速度更快。

以上五条同时具备可以诊断。

注意:

(1)绒癌常侵犯血管,易经血流转移至肺等部位;

(2)刮宫标本诊断绒癌要慎重;

(3)血或尿中HCG水平升高并不是妊娠绒癌所特有的,如卵巢或睾丸的生殖细胞肿瘤、部分恶性黑色素瘤等HCG也高;

(4)绒癌恶性程度高但化疗效果较好。

2. 胎盘床滋养细胞瘤

胎盘床滋养细胞瘤(PSTT)又名胎盘原位滋养细胞瘤,该病较少见,生物行为难定。该肿瘤肉眼可见宫内息肉或肌内结节,直径5cm左右,界限清楚,少数可侵及子宫浆膜。

光学显微镜观察

可见:①肿瘤细胞为形态单一的中间型滋养细胞和细胞滋养层细胞,合体滋养细胞缺乏或极少,偶见多核细胞;②瘤细胞以散在分布为主,也可见少量小片状或条索样分布于平滑肌之间(图2-21);③瘤细胞异型性不明显,出血坏死不明显,可见较多纤维素沉积,可浸润血管壁,无绒毛结构;④核分裂像<2/10HPF,病变局限于子宫的,可手术治愈,预后较好,如果透明细胞多,核分裂像>5/10HPF,出血坏死多,侵及子宫浆膜有子宫穿孔者,提示恶性,预后较差。

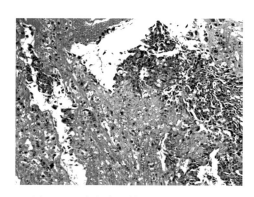

图 2-21　胎盘床滋养细胞肿瘤(中倍)

免疫组化

瘤细胞 HPL(胎盘促乳素)强(+)，HCG 灶(+)或弱(+)，子宫绒癌则相反。PSTT 瘤细胞 P63(-)，Inhibin(+)，Ki-67(+)约 10%。

鉴别诊断

①上皮样滋养细胞瘤，瘤细胞完全是片状、梁状、巢状分布，无散在分布；

②绒癌，癌细胞异型性更明显，而且癌细胞团中有较多合体滋养细胞。

3. 上皮样滋养细胞瘤

上皮样滋养细胞瘤(ETT)较少见，肉眼观察为散在出血性实性或囊性病变，可见于宫底、宫颈等部位。

光学显微镜观察

可见：①瘤细胞主要为形态较单一的中间型滋养细胞，为圆形、椭圆形或短梭形，细胞浆较多，淡红色；②细胞核异型性不明显，似上皮细胞；③分布呈片状、巢状、梁状或少数散在分布于间质，类似鳞癌，可见出血坏死；④无合体滋养细胞，无绒毛结构；⑤无绒癌的细胞双向性，无 PSTT 的散在浸润性；⑥生物学行为介于绒癌与 PSTT 之间。

免疫组化

HPL、PLAP、HCG 灶(+)，a-inhibin(+)，E-cadherin 和 EGFR 强(+)，Ki-67(+)>10%。

(四)非肿瘤非葡萄胎滋养细胞疾病

非肿瘤非葡萄胎滋养细胞疾病包括以下两种疾病。

(1)胎盘床扩大(EPS)。以前称合体细胞性子宫内膜炎又名胎盘部位过度反应。

肉眼观察无肿块形成，无出血、无坏死。可发生于正常妊娠、流产、葡萄胎。

显微镜下观察有胎盘绒毛或妊娠蜕膜。在胎盘床底蜕膜或平滑肌之间有散在而广泛的滋养细胞(主要是中间型滋养细胞)浸润，但无细胞团块，无坏死，无核分裂(图 2-22)。滋养细胞 CK、PLAP、HPL 强阳，HCG 灶阳，P63(-)，Ki-67(+)≤1%。

(2)胎盘床结节或斑块(PSNP)。在子宫内膜或浅表子宫肌层中可见单个或多个结节，界限清楚。

光学显微镜观察

可见结节内为广泛玻璃样变的间质，其中有散在(少数呈索状)浸润的中间型滋养叶细胞，细胞核着色深，形状不规则，无核分裂，细胞浆丰富，着色淡(图2-23)。

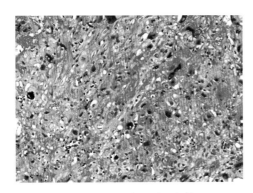
图2-22　胎盘床扩大(中倍)

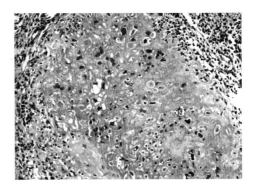
图2-23　胎盘床结节(高倍)

免疫组化

滋养细胞 CK、PLAP、P63 强阳，HCG(±)、HPL(-)；
Inhibin(+)，E-cad(+)，Ki-67<8%。

胎盘分泌激素：

HCG　绒毛膜促性腺激素　　　　HCT　绒毛膜促甲状腺激素
HCP　绒毛膜催乳激素　　　　　 HPL　胎盘促乳激素

说明：① HCG 有 α-HCG、β-HCG，β-HCG 为滋养细胞肿瘤所特有，诊断价值较大；②绒癌有妊娠性还有来源于生殖细胞肿瘤的非妊娠性。

HCG 升高除了葡萄胎、绒癌以外，在肺、肾、乳腺等部位的某些癌症中，以及部分恶性黑色素瘤、淋巴瘤中均可有异位 HCG 产生(引自陈乐真主编，《妇科病理学》，556 页)。

(五)胎盘粘连、胎盘植入、穿透性胎盘

正常情况下，胎盘绒毛与子宫肌层之间有底蜕膜组织隔开，当某些原因(如剖宫产或多次刮宫等)引起底蜕膜完全或部分缺失，绒毛直接生长在子宫肌层，则称胎盘粘连。若绒毛侵入肌层达一个低倍视野，则称胎盘植入。若绒毛穿透肌层，称为穿透性胎盘。胎盘粘连和胎盘植入可以是局灶性，也可是多灶性。穿透性胎盘可致子宫破裂出血。

(六)滋养细胞肿瘤的治疗原则

葡萄胎一般进行吸宫术 1~2 次即可，一周一次，吸宫后一般 2 个月内血 HCG 会降至正常(≤18kU/L)，吸宫术 2 次后若 HCG 不降或出血不止可进行刮宫术，个别高危者要作预防性化疗。

恶性葡萄胎和绒癌对全身化疗很敏感，其中低危组可用单药化疗；高危组要多药联合化疗和/或放疗。PSTT 及 ETT 应首选手术治疗。低危无转移的滋养细胞肿瘤患者有生育要求的，可尽量满足。

临床判断低危、高危的重要指标之一是 HCG 值；正常妊娠 10 周左右达最高峰，12

周后逐渐下降。葡萄胎患者血 HCG 在停经 12 周后仍继续升高，而且明显高于正常值。完全葡萄胎患者 HCG 常高于 100000U/L，而部分葡萄胎患者 HCG 一般低于此数值。葡萄胎吸宫术后 2 个月内该值多会降至正常范围内。

二 子宫内膜常见疾病

(一)子宫内膜增生与"功能性出血"

子宫内膜增生分单纯增生、复合增生及非典型增生三种。

1. 单纯增生

腺腔明显大小不一，可相差三倍以上。腺上皮轻度复层化，细胞无异型性。间质与腺体增生同步，腺体之间的距离较大。

2. 复合增生

以前称腺瘤性增生；腺上皮明显复层化，细胞异型性不明显，极向性存在。腺体增生明显多于间质；腺体排列密集，部分可形成背靠背，但腺体之间仍有少量间质。

3. 不典型增生

在复合增生的基础上出现腺上皮细胞明显异型性，核增大，变圆，核仁明显，上皮细胞极向性紊乱。可出现腺体结构异型性，腺体过度弯曲或出现腺内粗大不分枝乳头，但无间质浸润。以前子宫内膜不典型增生分轻、中、重三级，WHO 2014 年版不分级。

4. 功能性出血

临床称"功能性出血"实为卵巢内分泌失调所致的子宫内膜病变，多见于生育期妇女，或更年期妇女。其病变主要有以下几种。

(1)无排卵月经，临床刮宫时间应是月经期。显微镜观察可见子宫内膜腺体、间质均呈增生期改变，但有部分腺体松懈，形成新月状或条索状；其附近的间质有水肿及松解现象，类似月经期改变。

(2)黄体分泌的孕激素不足，临床刮宫时间应是分泌期，腺体有分泌现象，但不充分不明显仅有少量核下空泡或核上空泡；或腺体有分泌但弯曲不明显；或腺体变化与间质变化不同步。

(3)不规则脱屑，临床表现为月经时间明显延长达 2 周以上，刮宫时间应是月经期的第 6 天或第 7 天，显微镜下可见子宫内膜腺体部分呈分泌期改变，部分呈增生期改变。正常是月经期第 5 天以后子宫内膜分泌期改变消失。

(4)更年期改变，内膜变薄，腺体变少，部分腺体萎缩变小，或个别腺体轻度扩张，部分腺体有分泌不足表现；部分间质萎缩有纤维化现象。除上述原因外还有垂体病变，子宫内膜炎症性病变等都可能引起子宫内膜病变。有时临床资料不全，只有如实描述。要说明的是，在子宫内膜见到中性粒细胞较多时，不能轻易诊断为急性子宫内膜炎！见到部分淋巴细胞时，不能轻易诊断为慢性子宫内膜炎，一定要见到成片密集的浆细胞才能诊断慢性子宫内膜炎。

5. 子宫内膜腺上皮化生

子宫内膜腺上皮可发生成熟或不成熟鳞状上皮化生。黏液上皮化生，即内膜腺上皮变为类似子宫颈的黏液上皮或小肠黏液上皮。嗜酸性细胞化生，即内膜腺上皮变为胞浆丰富，强嗜酸性，细胞界限不清楚或清楚。纤毛细胞化生，即内膜腺上皮变为似输卵管的纤毛柱状上皮，细胞表面有纤毛。也可化生为鞋钉样细胞，细胞呈梨形，尖端朝向腺腔壁，胞浆嗜酸性，核位于顶端。也可化生为透明细胞，胞浆丰富而透明。

6. 正常月经周期子宫内膜

生育期正常子宫内膜腺上皮细胞有周期性变化，在增生期早期为单层立方状，中期为单层柱状，胞浆淡红，核椭圆，着色深；增生期的晚期，上皮变为假复层柱状上皮，胞浆丰富淡染，核增大椭圆，可见小核仁，偶见少量散在核下空泡。分泌期早期可见胞浆内有核下空泡密集排列围绕腺腔；分泌期中期，可见核上空泡，假复层柱状变为单层柱状或立方状，有顶浆分泌（断头分泌）现象，腔面不整齐，腔内有嗜酸性分泌物。核圆，着色淡。分泌期晚期，腺体弯曲更明显，有时可见腺内粗短乳头。腺上皮细胞为立方状或低柱状，腔面不整齐，顶浆分泌现象明显，腺腔内分泌物多。间质内螺旋小动脉增生增多，间质细胞一部分逐渐变为蜕膜细胞，另一部分变为颗粒细胞。月经期，月经第一天，腺体呈晚期分泌期改变；部分腺体塌陷，上皮细胞变为立方状，细胞核浓缩；部分腺体破碎，崩解为单个散在或呈排状、条状。内膜间质充血、出血、水肿并有较多粒细胞浸润；部分间质细胞变性坏死，崩解，离散与腺体分离。

（二）子宫内膜瘤样病变

1. 子宫内膜息肉

诊断标准三条：①子宫内膜组织至少三面有表面上皮覆盖；②间质内有不同程度纤维化，不是正常短梭形的内膜间质细胞；③间质内有厚壁小血管。其中，①是必备，②和③具备其中一条即可。息肉内腺体可有功能性变化，也可无功能性改变，也可出现增生性结构上的改变（图2-24）。

2. 腺肌瘤样息肉和非典型息肉样腺肌纤维瘤（APA）

后者又称非典型息肉样腺肌瘤。腺肌瘤样息肉为息肉间质内有较多平滑肌组织及纤维组织，内膜腺体无异型性。间质包括纤维组织、子宫内膜间质、平滑肌组织。上皮和间质数量之比，各个病例不同，有的腺体多，间质少；有的腺体少，而间质多（图2-25）。

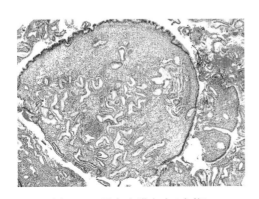

图2-24　子宫内膜息肉（中倍）

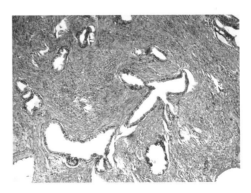

图2-25　子宫内膜腺肌瘤样息肉（中倍）

非典型息肉样腺肌纤维瘤与腺肌瘤样息肉的不同之处是：前者腺体上皮细胞有异型性，腺体结构与内膜腺体复合增生类似，而且数量要占病变面积30%以上，常伴有鳞状上皮化生；腺肌瘤样息肉无上述特征。

（三）子宫内膜异位

子宫内膜异位包括子宫腺肌病与子宫腺肌瘤。子宫腺肌病为子宫肌层内子宫内膜异位，从子宫内膜与肌层交界面垂直向下测量，深度要超过一个低倍视野（物镜×10，目镜×10）直径的肌层内出现子宫内膜腺体和间质。子宫腺肌病肉眼观察病变处呈不均匀增厚，界限不清，其内常有散在小出血点，病变可为单灶性或多灶性。如果病变局限，与周围界限清楚，形成较明显的肿块，与平滑肌瘤相似，则称子宫腺肌瘤。除子宫壁发生子宫内膜异位外，卵巢、子宫韧带、输卵管、腹壁、肠壁等部位也可发生子宫内膜异位。若子宫均匀而明显增大，肌层厚度>2.5cm，厚壁血管增多，无子宫内膜异位，称子宫肥大。

（四）子宫内膜癌

1. 子宫内膜样腺癌（Ⅰ型即雌激素依赖型）

子宫内膜样腺癌占子宫内膜癌80%，其诊断标准如下。

（1）子宫内膜腺体相互融合形成筛状结构，筛孔在5个或5个以上；或筛状病灶最大直径≥3mm。

（2）子宫内膜腺体相互融合形成环套结构，环孔在5个或5个以上。

（3）子宫内膜腺腔高度变形，形成复杂分枝及迷宫结构，最大直径达一个低倍视野（物镜×10，目镜×10）的一半。

（4）子宫内膜腺腔高度变形，见有复杂分枝（≥2级）的腺内乳头或腺外乳头。数量标准与上述第（3）条相同（图2-26～图2-28）。

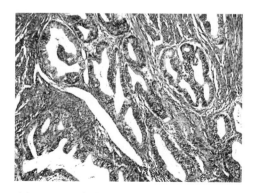

图2-26 子宫内膜样腺癌 高分化（中倍）

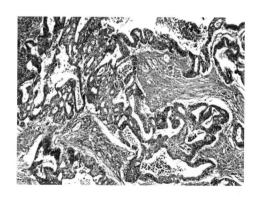

图2-27 子宫内膜样腺癌中分化（中倍）

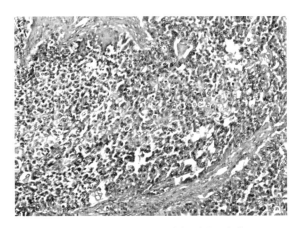

图 2-28　子宫内膜样腺癌低分化（中倍）

（5）子宫内膜间质内见有实性癌细胞团块或条索。病灶最大直径达一个高倍视野（物镜×40，目镜×10）的直径。

部分病例由上述两种或两种以上结构混合。

以上 5 条具备其中一条即可诊断。

子宫内膜样腺癌（Ⅰ型）分级（WHO，2014）：

G1　高分化：以腺样结构为主，实性区≤5%；

G2　中分化：实性区占 6%～50%；

G3　低分化：实性区>50%。

注意：

（1）鳞化区不属实性区，应作为腺样结构计算。

（2）若腺体结构异型性不大，但高度核异型细胞>50%，则将肿瘤升高一级，如结构为 G2 则升为 G3，结构为 G1 升为 G2。

（3）子宫内膜癌肉眼观察分局限型、弥漫型两种。

子宫内膜腺癌分期指癌浸润的范围，包括子宫肌层浸润深度、淋巴管内有无癌栓、是否累及子宫下段和宫颈。子宫内膜与肌层交界处呈波浪状，起伏相互伸入。测量子宫肌层浸润深度的起点应是波谷交界线。要结合肉眼观察，在癌浸润最深处从内膜至浆膜进行全层取材。

（4）子宫内膜样腺癌按组织学形态可分：伴鳞状上皮分化型、绒毛腺管状型、分泌细胞型、纤毛细胞型等四种。

子宫内膜癌的分期（FIGO 2009）：

Ⅰ期　肿瘤局限于子宫

A 癌浸润肌层在 1/2 以内或 1/2；

B 癌浸润肌层在 1/2 以外。

Ⅱ期　癌累及宫颈间质但仍限于子宫

Ⅲ期

A　癌累及子宫浆膜和/或附件；

B　癌累及阴道和/或宫旁；

C1　癌转移至盆腔淋巴结；

C2　癌转移至腹主动脉旁淋巴结。

Ⅳ期

A　癌浸润膀胱和/或直肠黏膜；

B　癌远处转移包括腹股沟淋巴结转移。

免疫组化

癌细胞表达 PCK、CK7、CK8/18、ER、PR、Vim；部分病例表达 ß-catenin；CEA（灶+或-）；p16（灶+或-），不表达 P53；Ki-67 指数多为低到中。

鉴别诊断

（1）子宫内膜样腺癌 1 级要与子宫内膜不典型增生鉴别。

（2）子宫内膜样腺癌Ⅲ级要与片状增生的其他肿瘤鉴别。

子宫内膜样腺癌病理报告模式举例如下。

子宫局限型内膜样腺癌，高分化（G1），伴灶性鳞状上皮分化；

FIGO 分期，ⅠA 浸润深度<1/2 肌层，肿瘤最大直径 3cm，淋巴管内未见癌栓，送检标本未见淋巴结。

免疫组化检测癌细胞：ER（+70% 中等强度），PR（+50% 中等强度）。

如果时间不紧，应先描述病变，然后再写诊断更规范些。

2. 子宫内膜黏液性腺癌（属Ⅰ型）的诊断条件（此型不分级）

（1）黏液上皮细胞≥50%，因为小于 50% 可能是子宫内膜样腺癌伴灶性黏液上皮化生。

（2）黏液性腺癌病理变化与宫颈或卵巢黏液腺癌相同（图 2-29）。

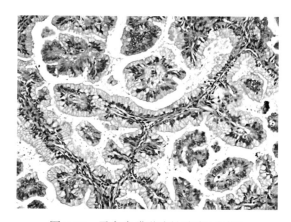

图 2-29　子宫内膜黏液性腺癌（中倍）

（3）子宫内膜黏液腺癌要在排除宫颈黏液腺癌、黏液化生及宫颈小腺体增生后才能诊断，鉴别要点见本章第一节"宫颈腺癌"有关内容。

3. 子宫内膜浆液性腺癌的诊断条件(属Ⅱ型即非雌激素依赖型)

(1)子宫内膜浆液性腺癌又名浆液性乳头状癌，可与子宫内膜样腺癌混合存在，其浆液性腺癌成分应>25%(子宫全切标本才能评估)。

(2)病变与卵巢浆液性癌相似，排列常呈乳头状(乳头粗而短，纤维血管轴宽广，乳头表面常有纯上皮的微乳头)、微乳头状、筛状、裂隙样、或实性团块、条索。常见砂粒体形成(图 2-30)。

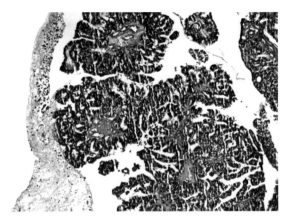

图 2-30　子宫内膜浆液性腺癌(中倍)

(3)癌细胞异型性明显，细胞核大而圆，核仁嗜酸性。常有复层化。

(4)此癌肉眼病变有时不明显，但侵袭性强。极易侵犯子宫肌层及宫外组织和淋巴管。

(5)此癌要与绒毛腺管状子宫内膜样腺癌鉴别。后者乳头细长，乳头表面平滑，无微绒毛，细胞分化较好，临床预后较好。

4. 子宫内膜透明细胞癌的诊断条件(此癌属Ⅱ型)

(1)癌细胞胞浆透明，富含糖原，并有部分鞋钉样细胞及嗜酸性细胞。癌细胞异型性明显(图2-31和图 2-32)。

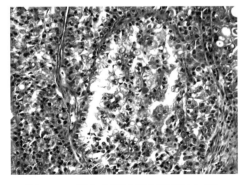 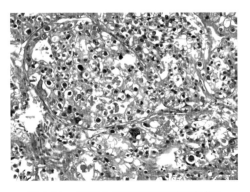

图 2-31　子宫内膜透明细胞癌(中倍)　　　　图 2-32　子宫内膜透明细胞癌(高倍)

（2）癌细胞排列呈实性片状，或腺管状、迷宫样、可见少量乳头结构。

（3）子宫内膜透明细胞癌应与浆液性腺癌鉴别，二者均有相似的乳头结构，但透明细胞癌的癌细胞胞浆透明或呈"鞋钉样"；排列除乳头以外还有较多腺管、微囊结构；而且常伴有明显淋巴细胞浸润。

5. 子宫内膜混合型腺癌

指Ⅰ型和Ⅱ型内膜癌混合，其中每一种成分应大于10%。此外还有腺癌、鳞状细胞癌、小细胞癌、未分化癌等混合细胞癌。

（五）子宫内膜癌治疗原则（主要指子宫内膜样腺癌）

Ⅰ期：首先手术治疗，1A 期术后无复发危险者可观察。Ⅰ B 期患者术后可以考虑进行辅助放疗；对于有生育要求的患者可行内分泌治疗。

Ⅱ期：首先手术治疗，术后都要加辅助放疗，必要时可加化疗。

Ⅲ~Ⅳ期：手术尽量切除肿瘤（减瘤术），术后进行化疗，有的可辅以放疗。无法手术者可进行姑息性化疗、放疗或内分泌治疗。

三　子宫壁间叶组织肿瘤

（一）平滑肌肿瘤（良性、交界性、肉瘤）

1. 良性平滑肌瘤

经典型良性平滑肌瘤，瘤细胞呈长梭形，胞浆中等量嗜酸性，细胞核呈杆状，两端钝圆；排列呈束状。细胞分化良好，无异型性，无核分裂。

除经典平滑肌瘤外有以下几种少见类型：

（1）上皮样平滑肌瘤（又称透明细胞平滑肌瘤、平滑肌母细胞瘤）：肿瘤体积较小，直径多为 4~6cm，常为单发。少数病例可见出血坏死。瘤细胞核较大而圆，居中。细胞胞浆丰富嗜酸或透明为多角形或圆形，非梭形。界限清楚的上皮样细胞占主要成分，应>50%；细胞排列呈片或巢索状。常能找到与经典平滑肌瘤移行现象（图 2-33）。有时可见灶性奇形怪状核、脂肪成分或静脉内生长。有时可见有性索成分。

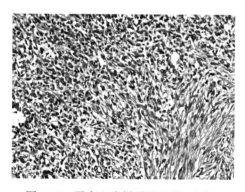

图 2-33　子宫上皮样平滑肌瘤（中倍）

（2）黏液样平滑肌瘤：肿瘤常小于5cm，界限清楚，切面呈胶冻样。肿瘤主要成分为黏液样基质，其中有星网状幼稚间叶细胞，细胞成分少。瘤细胞呈短梭形或裸核，胞浆很少。瘤细胞大小一致，无异型性，无核分裂（图2-34）。在细胞较丰富区域可以找到少量成束排列典型平滑肌细胞。

（3）脂肪平滑肌瘤：平滑肌瘤中常见到散在少量脂肪细胞。只有见到大量成片的脂肪细胞才称脂肪平滑肌瘤。

（4）多形性平滑肌瘤：又名奇异型平滑肌瘤或平滑肌瘤伴奇异型核细胞，多见于生育期妇女。肿瘤较小，83%的病例肿瘤直径<5.5cm，2/3的病例伴有典型平滑肌瘤。显微镜观察可见瘤细胞异型性明显，呈奇形怪状的、分叶核、多核、核着色深，部分核内可见嗜酸性假包涵体。很像肉瘤，与肉瘤不同的是异型细胞呈灶性或片状散布于普通平滑肌瘤之间，核分裂少，无凝固性坏死（图2-35）。

（5）转移性平滑肌瘤：子宫转移性平滑肌瘤其组织形态是良性平滑肌瘤，但出现远处转移，常见的转移部位是肺。

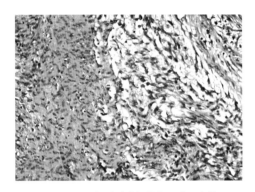 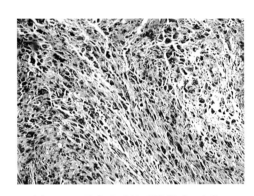

图2-34 子宫黏液样平滑肌瘤（中倍）　　　　图2-35 子宫多形性平滑肌瘤（中倍）

2. 交界性或低度恶性平滑肌瘤或非典型平滑肌瘤

从字义上讲，非典型平滑肌瘤，其病变应比低度恶性或交界性平滑肌瘤轻。但WHO描述其病变与低度恶性平滑肌瘤相同。其病变可分以下三种情况：

（1）瘤细胞核分裂像≤10/10HPF，有中度异型性（弥漫或多灶），无凝固性坏死。

（2）瘤细胞局灶性核分裂像10~15/10HPF，无异型性，无凝固性坏死。

（3）上皮样或黏液样平滑肌瘤细胞有一定异型性，或瘤细胞增殖活，性质介于良性恶性之间。

注：核分裂像>15/10HPF（局灶性）、无异型性、无坏死，称为核分裂活跃的平滑肌瘤（WHO）。

以上三种情况有其中之一者属交界性平滑肌瘤或非典型平滑肌瘤。

恶性潜能不能确定的平滑肌瘤（SMTUMP）：瘤细胞异型性小，核分裂少，但组织类型不明确（上皮样，黏液样，梭形？）；或瘤细胞异型性明显，但核分裂少，凝固性坏死不确定。

3. 平滑肌肉瘤

普通型子宫平滑肌肉瘤病变可分以下几种情况。

（1）瘤细胞核分裂像≥10/10HPF，异型性重度，有凝固性坏死。

（2）瘤细胞核分裂像≥10/10HPF，异型性中度，有凝固性坏死。

（3）瘤细胞核分裂像5~9/10HPF，异型性重度，有凝固性坏死。

（4）瘤细胞核分裂像>15/10HPF，不论异型性轻重，不论有无坏死。

以上四条具备其中一条即可诊断为普通型平滑肌肉瘤（图2-36）。

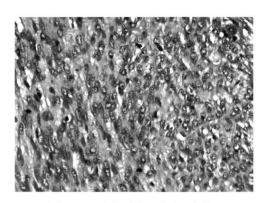

图2-36　子宫平滑肌肉瘤（中倍）

免疫组化

Caldesmon、Desmin、SMA均弥漫（+）；P16和P53弥漫强阳性，在排除奇异型平滑肌瘤之后，提示倾向平滑肌肉瘤。上皮样平滑肌肿瘤除表达肌源性标记物外还表达CK、EMA；部分平滑肌肿瘤表达CD10；部分平滑肌肉瘤表达ER、PR、AR、CD117；Ki-67指数较高。

子宫特殊型平滑肌肉瘤有以下3种：

（1）上皮样平滑肌肉瘤，是指瘤细胞形态和组织结构类似上皮样平滑肌瘤，排列呈巢或条索状；WHO 2020年提出其核分裂指数≥4/10HPF加上瘤细胞核中到重度异型性，或有肿瘤细胞凝固性坏死。此诊断标准明显低于普通型平滑肌肉瘤。

注释：上皮样平滑肌瘤若直径>6cm，核分裂像<3/10HPF，瘤细胞核中度异型性，有坏死，则称有恶性潜能的上皮样平滑肌瘤，应密切随访。

（2）黏液样平滑肌肉瘤，是指黏液样平滑肌瘤出现下列情况之一可考虑黏液样平滑肌肉瘤：①肿瘤部分区域瘤细胞的核分裂像1~2/10HPF伴有瘤细胞核轻至中度异型性；②肿瘤组织呈破坏性浸润周围的肌层或血管、瘤细胞有不同程度异型性；③肿瘤细胞有不同程度异型性伴凝固性坏死。

（3）普通型平滑肌肉瘤伴有较多破骨细胞样多核巨细胞，非常少见。

注释

（1）瘤细胞核分裂计数应在本例切片中选择细胞密度最大、生长最活跃的区域数10个高倍视野直接计数，或用高倍镜（物镜×40，目镜×10）连续观察30个视野累计数再除

3，取平均值。

（2）取核分裂要确切，不能将核固缩、裸核、染料渣等当成核分裂。

（3）凝固性坏死，坏死组织可见细胞影子，一般无炎细胞反应，与未坏死组织之间界限清楚。

（4）中度、重度异型性是指分别用中倍、低倍镜便可发现瘤细胞异型性。

（二）子宫内膜间质肿瘤

1. 子宫内膜间质结节

多见于绝经前妇女。大小为4~5cm，少数可达15cm。膨胀性生长，界限清楚。细胞似增生期子宫内膜间质细胞，其中有较多散在分布的螺旋小动脉，可见局灶性索成分，或少量平滑肌。核分裂像≤10/10HPF（图2-37）。

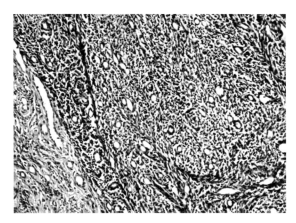

图2-37　子宫内膜间质结节（中倍）

间质结节可见卫星结节，但其数目≤3个，可呈舌形或指状伸入肌层，但其数量≤3个，其深度都≤3mm。若超过上述界限或呈不规则条索状侵入肌层则应归为低级别间质肉瘤，后者有时可浸润肌层血管。

子宫富细胞平滑肌瘤与间质结节的鉴别见下表

	间质结节	富细胞平滑肌瘤
生长方式	膨胀式挤压周围平滑肌	界限较清楚但非挤压
细胞形态	似宫内膜间质细胞	瘤细胞部分似间质细胞，部分似平滑肌
	核圆、卵圆、无核仁	与平滑肌有移行
	细胞质少，界限不清	瘤细胞多数比间质细胞长
	排列弥散不成束	可见局灶性束状排列
核分裂	多数病例<10/10HPF	核分裂<5/10HPF

续表

	间质结节	富细胞平滑肌瘤
间质	有较多的小动脉	常见厚壁血管
IHC	CD10(+)	灶(+)或(-)
	SMA 灶(+)或弱(+)	弥漫(+)
	Desmin 同 SMA	同上
	Caldesmon(-)	同上
Oxyphylin	(-)	弥(+)

2. 低度恶性子宫内膜间质肉瘤

此病较常见。显微镜观察:与子宫内膜间质结节相似,区别在于间质肉瘤呈浸润性生长,界限不清。肉瘤细胞呈不规则条索状伸入周围平滑肌束(图 2-38),甚至伸入肌层小静脉或淋巴管内。肿瘤内有时可见骨样胶原基质、灶性泡沫细胞、蜕膜样变、透明细胞变、横纹肌样或平滑肌分化。还可见灶性或广泛的上皮样或性索样分化,形成条索、网状、或小管结构。肿瘤内偶见子宫内膜样腺体,当腺体增多、腺腔扩张,腺周出现致密的间质细胞套时,则称腺肉瘤。若腺体增多并有异型性,则称癌肉瘤。鉴别诊断包括子宫腺肌症、淋巴瘤、转移性乳腺小叶癌等。

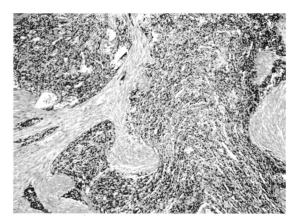

图 2-38　子宫内膜间质肉瘤低级别(中倍)

免疫组化

SMA、CD99、a-Inhibin、Keratin 均可(+)。

注:腺肉瘤、癌肉瘤(又称恶性 Müllerian 混合瘤或恶性中胚叶混合瘤)、子宫内膜样间质肉瘤、未分化子宫内膜肉瘤均可发生于卵巢。

3. 未分化子宫内膜肉瘤(又称未分化子宫肉瘤)

未分化子宫肉瘤与子宫内膜间质肉瘤的区别是该肉瘤有以下特点:

（1）肿瘤细胞无内膜间质细胞一致的短梭形特征，细胞多呈圆形或小多角形弥漫分布（图 2-39）。

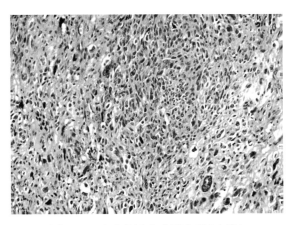

图 2-39　未分化子宫内膜肉瘤（中倍）

（2）瘤细胞间无特征性小螺旋动脉。

（3）瘤细胞核分像>10/10HPF，部分病例瘤细胞异型性明显。

（4）前者恶性程度较高，发病率较低，孕激素治疗无效；后者相反。

4. 子宫内膜间质-平滑肌肿瘤（又称间质肌瘤）

诊断标准是：每一种成分均应>30%，因为这两种成分可以互相转化，所以量少不能诊断为子宫内膜间质-平滑肌瘤。

（三）子宫内膜上皮和间质混合性肿瘤

1. 癌肉瘤

癌肉瘤又称恶性 Müllerian 混合瘤，较常见，好发于绝经后妇女。显微镜观察可见上皮和间质均为恶性，恶性上皮成分多为子宫内膜癌（含子宫内膜样癌、浆液性癌、透明细胞癌等）恶性间质成分可为平滑肌肉瘤或间质肉瘤或未分化肉瘤。部分病例伴有异源分化，可出现横纹肌肉瘤、软骨肉瘤或骨肉瘤等。

2. 腺癌纤维瘤

上皮成分为恶性，间质成分为良性。部分腺癌纤维瘤可伴有鳞状上皮化生或分化。

3. 腺肉瘤

腺上皮成分为良性，常形成腺样结构或裂隙状结构；间质成分多为低级别间质肉瘤，围绕在腺样或裂隙状结构周围。若高级别肉瘤成分占整个肿瘤 1/4 以上则诊断为腺肉瘤伴肉瘤成分过度生长。

4. 腺纤维瘤

腺上皮成分和间质成分均为良性。

注意：

（1）恶性 Müllerian 混合瘤不仅发生于卵巢和子宫内膜，也可发生于子宫颈、阴道、输卵管等其他女性生殖道部位。

（2）2006 年，WHO 将子宫内膜间质结节归为良性，将子宫内膜间质肉瘤和未分化子宫内膜肉瘤都归为恶性。到 2014 年又将后二者分开，恢复原来的 3 种分类即子宫内膜间质结节、低度恶性子宫内膜间质肉瘤、未分化子宫内膜肉瘤。

（3）单纯子宫全切除标本如何鉴别子宫前后。

① 看子宫颈下面的前唇和后唇，后唇较长，前唇较短。

② 输卵管根部在子宫底部浆膜面后上方，根部粗而长，中间有腔。圆韧带根部在前上方，根部小而圆，中间无腔。

（四）子宫平滑肌肉瘤及内膜间质肉瘤治疗原则

子宫平滑肌肉瘤治疗原则：

Ⅰ期（肿瘤局限于子宫）：手术切除肿瘤及子宫，可保留附件，术后定期随访即可；也可进行盆腔放疗。

Ⅱ～ⅣA 期（肿瘤侵犯盆腔和腹腔）：手术切除肿瘤、子宫及双附件，术后要做放疗和化疗。

ⅣB 期（肿瘤侵犯盆腔腹腔并有远处转移）：不能手术，只能化疗加放疗。

子宫内膜间质肉瘤治疗原则：

Ⅰ期：手术切除子宫，术后定期随访即可，也可辅以内分泌治疗。

Ⅱ期以上：手术切除子宫，术后要作内分泌治疗，也可作联合化疗。

附件是否保留，淋巴结是否要清扫均有待观察。若术中发现肿大淋巴结应予以清除。35 岁以下、Ⅰ期到Ⅱ期、肿瘤直径小于 3cm，可保留卵巢。不能手术者可作放疗、化疗、内分泌治疗。

第三节　卵巢常见疾病

一　卵巢上皮性肿瘤

（一）卵巢良性及交界性上皮性肿瘤

浆液性、黏液性、子宫内膜样、浆-黏液性肿瘤。

1. 卵巢良性上皮肿瘤的共同特点

①细胞分化良好，无异型性；②细胞排列多为单层；③无间质浸润。依据细胞特点分为**浆液性**，常见囊内有不分支乳头，有时可见砂粒体。上皮可为立方状或低柱状，胞浆内无黏液，部分上皮可有纤毛。可为单房或多房，囊内为水样液体，有时可混有黏液。**黏液性**：囊内一般无乳头，囊壁覆盖上皮为单纯黏液高柱状上皮似宫颈黏液上皮，部分病例为肠型黏液上皮含有杯状细胞。可为单房或多房，囊内为黏液；偶见合并皮样囊肿。**浆-黏液性囊腺瘤**其中有浆液性和黏液性两种上皮，混杂分布。**子宫内膜样囊腺瘤**其上皮似增生期子宫内膜腺上皮，胞浆淡红色，无乳头，常伴有鳞化。**透明细胞腺纤维瘤**，腺腔或囊腔内

衬细胞为胞浆含糖原的透明细胞或鞋钉样细胞及嗜酸性细胞。

2. 交界性上皮肿瘤诊断标准：

（1）上皮细胞层次 2~5（人工斜切或腺体转弯不算），或见上皮呈簇状出芽样排列。细胞核有中度异型性。可见核分裂像，但 MI<5/10HPF，一般为 0~3/10HPF，无病理性核分裂，无间质浸润。上述病变面积占整个肿瘤 10% 至 60% 为交界性病变；不足 10% 称局灶性交界性病变；若大于 60% 则要多取材，反复仔细观察，寻找有无间质浸润及明显坏死（坏死灶大于一个高倍视野）等，排除癌变的可能。

（2）组织形态为良性，但有卵巢或肿瘤表面的外生性乳头。

（3）组织形态为良性，但临床见有腹膜种植或腹水或偶有淋巴结转移。

（4）组织形态为良性，但有少量肿瘤细胞坏死，坏死灶<1 个高倍视野。

（5）囊内或腺内单层上皮，但上皮细胞形成腺内或囊内网状结构，或细胞核有中度异型性。

（6）囊内或腺内上皮呈乳头状增生，乳头分级≥2，乳头表面上皮细胞有轻度异型性。上皮可为浆液性（图 2-40）、黏液性等。

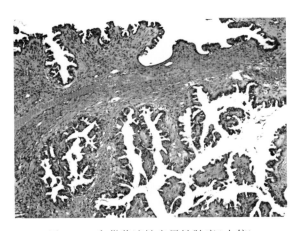

图 2-40　卵巢浆液性交界性肿瘤（中倍）

（7）囊内出现粗短乳头，表面形成纯上皮性微乳头、筛状或实性细胞团。2014 年，WHO 提出：浆液性交界性肿瘤-微乳头型/非浸润性低级别浆液性癌（微乳头和/或筛状结构≥10%肿瘤）。

（8）间质内出现微小浸润灶，最大直径<5mm，病灶多少不限（WHO，2014）。

作者体会：以上 8 条具备其中一条即可诊断为交界性肿瘤。

（9）卵巢浆液性交界性肿瘤可见卵巢外扩散，偶见淋巴结转移。

（10）卵巢浆液性交界性肿瘤累及淋巴结不影响预后（WHO，2014）。

间质浸润是多种卵巢癌诊断的重要条件，间质浸润分两种。

（1）破坏性浸润即异型腺上皮细胞单个散在、三五成堆；或为不规则条索；或为细胞明显异型，形状不规则的小腺体，杂乱浸润纤维间质内。浸润灶直径>3mm。

（2）膨胀性浸润即间质内异型腺体相互融合形成腺体共壁、筛状结构、微乳头结构或实性团块。病灶直径>5mm。

卵巢肿瘤出现外生性乳头有四种情况：交界性浆液性囊腺瘤、卵巢表面浆液性乳头状瘤、浆液性囊腺癌、黏液性囊腺癌。

(二)卵巢浆液性腺癌的诊断条件(体会：良恶看结构，分级看细胞)

WHO(2014)将浆液性腺癌分高级别、低级别其区别见下表。

指标	高级别	低级别
细胞核异型性	重度	轻度
细胞核大小	明显不一，相差≥3	较一致
核分裂	>12/10HPF	<12/10HPF
坏死	常有	无
P53	弥漫(+)	(−)或灶(+)
P16	弥漫(+)	同上
Ki-67	中−高	低
ER/PR	弱+/−	中+/弱+
发病率	约95%	约5%
临床	多见于老年，预后较差	常见于年轻人预后较好

诊断时，下面第1条为必备，加上有下面2、3、4，其中一条就可诊断。

(1)有间质浸润。

(2)腺体结构异常明显，可呈腺管状、筛状、乳头状、裂隙状、微囊状、微乳头状、实性等。

(3)癌细胞为浆液性，异型性中至重度，层次2~4。细胞可为立方状、柱状或不规则形。胞质淡红色，无黏液(图 2-41 和图 2-42)。

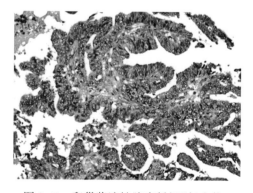

图 2-41 卵巢浆液性腺癌低级别(中倍)

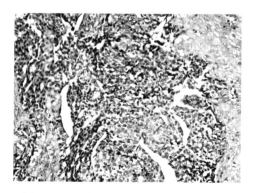

图 2-42 卵巢浆液性腺癌高级别(中倍)

(4)微乳头或分支乳头结构和/或砂粒体比较多见。

（三）卵巢黏液性腺癌的诊断条件

(1)有间质浸润。

(2)腺体形状明显异常，腺管常有出芽，也可呈实性条索状、团块状、腺管状、或腺体开口于间质即呈"C字"形。

(3)癌细胞为纯黏液柱状细胞，胞浆内有黏液。有时为宫颈黏柱状上皮间混有肠型上皮(含杯状细胞、吸收细胞)。细胞核异型性轻度至重度，有复层化2~4层(图2-43)。黏液柱状上皮间可混有少量浆液性细胞。

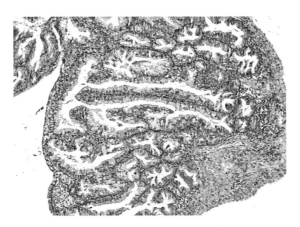

图2-43 卵巢黏液性腺癌(中倍)

(4)少数病例间质内可见肉瘤样结节或软组织巨细胞瘤样病变。

注意：

(1)黏液性肿瘤常形成囊腔，其内可见单个或多个附壁结节。结节可以为癌、癌肉瘤、肉瘤、或良性炎性病变。

(2)黏液性肿瘤可形成腹膜假黏液瘤(良性、交界性、恶性)。此时要结合临床病史，鉴别是卵巢原发肿瘤还是消化系统肿瘤转移。

(3)少数黏液性肿瘤可有三种或三种以上的上皮如黏液性、浆液性、输卵管纤毛柱状、子宫内膜等上皮。因卵巢表面上皮和苗勒氏管都来自胚胎体腔上皮。

(4)良性黏液性肿瘤，肉眼检查若见囊内有实性部分或囊液为血性，应在该处多取材，排除局部恶变。约有5%黏液性肿瘤与畸胎瘤并存。

（四）卵巢浆-黏性肿瘤

2014年，WHO分类中新增加的一类包括以下几种。
(1)浆-黏性良性肿瘤(浆-黏液性囊腺瘤、浆-黏液性腺纤维瘤)。
(2)浆-黏性交界性肿瘤/不典型增生性浆-黏性肿瘤。
(3)恶性含浆-黏性癌、未分化癌。

注释

（1）浆-黏性肿瘤其上皮主要是浆液性上皮、宫颈管黏液上皮，也可有子宫内膜腺上皮、鳞状上皮，少见透明细胞、移行上皮细胞。前四者中应有≥2种的上皮种类，每种上皮数量≥10%。

（2）交界性浆-黏液性肿瘤/不典型增生性浆-黏性肿瘤其特点为上皮呈复杂的乳头分枝，上皮有异型性，但无间质浸润。

IHC：CK7（+），CK20（-），CDX2（-），ER/PR（+），WT1多数（-）。

（3）浆-黏性癌其诊断条件是有间质浸润。浸润方式常是膨胀性即腺体融合形成共壁、筛状。其余与交界性相似。

（五）卵巢子宫内膜样腺癌的诊断条件

（1）有间质浸润。

（2）腺管有异型性和复层化，可呈乳头状或实性巢状生长。高分化者与子宫内膜腺体非典型增生相似；有时与浆液性癌相似。子宫内膜样癌以腺管结构为主，乳头数量较少，乳头的覆盖上皮为高柱状，细胞核以长形或椭圆形为主，着色深（图2-44）。而浆液性癌乳头数量多，乳头的覆盖上皮为立方状或低柱状，细胞核以圆形为主。

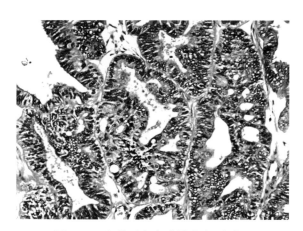

图2-44　卵巢子宫内膜样腺癌（中倍）

（3）卵巢子宫内膜样腺癌约50%伴有鳞化；约1/3合并有卵巢子宫内膜异位；有15%~20%合并子宫之子宫内膜样腺癌。此时卵巢子宫内膜样癌要鉴别原发？继发？若卵巢肿瘤在先，并且在卵巢肿瘤中发现有子宫内膜腺体向子宫内膜样腺癌过渡则考虑卵巢原发。卵巢子宫内膜样癌常合并有透明细胞癌成分。

（4）少数卵巢子宫内膜样腺癌呈实性和微管状结构类似卵巢成人型颗粒细胞瘤。有的像支持细胞-Leydig细胞瘤。

IHC：CK、Vimentin、EMA、ER、PR均（+），a-Inhibin（-）。

（5）卵巢子宫内膜样癌分级标准与子宫内膜样腺癌分级标准相同。见前面子宫内膜样腺癌分级（WHO，2014）。

(六)卵巢透明细胞肿瘤

(1)良性,卵巢透明细胞囊腺瘤/腺纤维瘤。腺体或囊腔内衬上皮可为透明细胞、鞋钉样细胞、嗜酸性细胞;腺体或囊腔在纤维瘤样间质内生长,细胞无异型性。

(2)交界性,卵巢透明细胞交界性肿瘤。它是透明细胞腺纤维瘤伴上皮细胞中至重度异型性,但无间质浸润。透明细胞肿瘤中良性、交界性均少见,大多数为恶性。

(3)恶性,卵巢透明细胞癌;它是由异型的透明细胞、鞋钉样细胞、嗜酸性细胞等,形成管状、囊状、乳头状和/或实性团块构成的癌。有间质浸润。卵巢透明细胞癌常合并有卵巢子宫内膜样腺癌成分或卵巢子宫内膜异位。

临床常伴有卵巢或盆腔子宫内膜异位症和/或高血钙和静脉血栓。

(七)卵巢 Brenner 瘤

1. 良性 Brenner 瘤

良性 Brenner 瘤是无异型性、形态温和、类似正常尿路上皮的细胞巢状结构。细胞质透明或淡染,细胞核有核沟。部分细胞巢中央有腔隙,内衬黏液柱状上皮或立方状上皮。细胞巢之间为广阔而致密的纤维瘤样间质,形成纤维背景,其中见散在上皮巢的图像,所以又称纤维上皮瘤。卵巢 Brenner 瘤良性最多见,交界性较少,恶性更少;良性、恶性情况与透明细胞肿瘤相反。

2. 交界性 Brenner 瘤

交界性 Brenner 瘤上皮巢中的黏液上皮多数消失。尿路上皮层次增多并有异型性,可形成乳头,但无间质浸润,类似非浸润性尿路上皮癌。

3. 恶性 Brenner 瘤

显微镜下观察恶性 Brenner 瘤,可见浸润性尿路上皮癌(低级别、高级别)伴有良性或交界性的 Brenner 瘤成分。

注:2014 年,WHO 取消移行细胞肿瘤,将它归为 Brenner 瘤。

(八)混合性上皮肿瘤

该肿瘤含两种或两种以上的上皮成分,每种成分均在 10%以上,而且根据优势原则分类有困难者,列入此类。依据瘤细胞异型性及有无间质浸润也分良性、交界性、恶性。

(九)卵巢癌的治疗原则

(1)卵巢癌治疗以手术为主,可进行剖腹探查+全子宫及双附件切除,同时进行全面分期手术(切除大网膜、盆腔可疑肿瘤、盆腔淋巴结及腹膜后淋巴结)。

(2)晚期患者尽量进行肿瘤减灭术(尽量切除盆腔、腹腔肉眼可见的肿瘤,力求使残留肿瘤病灶直径<1cm),然后再用化疗、内分泌治疗(如用他莫昔芬等)、新靶点药物(如贝伐珠单抗等)。

（3）有选择的Ⅰ期病例可用腹腔镜手术，其疗效与传统手术相同；但术中出血量少，术后疼痛轻、并发症少，恢复快。

注：CA125 可作为卵巢癌复发的参考指标，从 CA125 升高到临床出现复发病灶的时间为 2~6 个月或 1~2 年，临床实践证明 CA125 升高后立即用化疗并不能改善预后，但可用内分泌治疗替代化疗。

二　卵巢生殖细胞肿瘤

（一）卵巢未成熟性畸胎瘤

WHO 2020 年卵巢未成熟性畸胎瘤的分级标准：

按照有神经管的低倍视野数/任一切片来分级。

Ⅰ级　有神经管的区域≤1 个低倍视野（40 倍视野）。

Ⅱ级　有神经管的区域为>1 但≤3 个低倍视野（40 倍视野）。

Ⅲ级　有神经管的区域>3 个低倍视野（40 倍视野）。

0 级　腹膜胶质瘤病即成熟神经组织种植于腹膜（良性）。

注意：

（1）神经管的组织特点为放大的真菊形团，其周围常伴有成熟或未成熟脑组织（图 2-45 和图 2-46）。

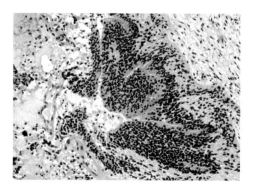 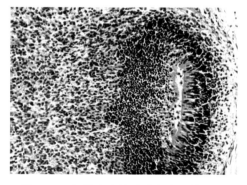

图 2-45　卵巢未成熟畸胎瘤神经管（中倍）　　　图 2-46　卵巢未成熟畸胎瘤典型神经管

（2）40 倍视野是物镜用 4 倍的，目镜用 10 倍的低倍视野。

（3）WHO 2006 年分级标准是：Ⅰ级<1 个 40 倍视野，Ⅱ级为 1~3 个 40 倍视野，Ⅲ级为>3 个 40 倍视野。2014 年分级标准是：Ⅰ级<1，Ⅱ级为 1~4，Ⅲ级为>4。

（4）Ⅰ级为良性，但有恶性潜能，可随访观察，不用化疗；Ⅱ级、Ⅲ级术后要用化疗。所以有学者将Ⅰ级定为低级别；Ⅱ级和Ⅲ级合称为高级别。

（5）发病年龄多见于 11~30 岁。

（6）任一切片，作者工作中选的是含神经管最多的一张切片。

（二）卵巢成熟型畸胎瘤

卵巢成熟型畸胎瘤是畸胎瘤中最常见的一种，多见于 21~40 岁的女性。常含有外、中、内二个到三个胚层来源组织。外胚层为皮肤及其附属器组织，常含较多毛发；中胚层常为脂肪、肌肉、软骨及骨组织等；内胚层可为呼吸系统、消化系统中一个或多个器官的部分组织。卵巢成熟型畸胎瘤临床多数为皮样囊肿，囊壁含皮肤、毛发，可见一个或多个头节。头节内常见脂肪、牙齿、软骨、骨、肠黏膜及成熟脑组织等。部分为囊实性肿物。少数为单胚层畸胎瘤，如卵巢甲状腺肿、卵巢类癌、皮脂腺肿瘤等。卵巢甲状腺肿偶见甲状腺功能亢进症状或出现腹膜良性种植、腹水。若出现灶性甲状腺乳头状癌或滤泡癌则称卵巢恶性甲状腺肿。

（三）卵巢畸胎瘤恶变

卵巢畸胎瘤恶变多见于绝经后妇女，少见于年轻女性。癌检出几率由大到小依次为：鳞癌、腺癌、恶性黑色素瘤、甲状腺癌、类癌、基底细胞癌、未分化癌及肉瘤变。多出现于畸胎瘤的局部，恶变部位以头节处较多。

（四）卵巢内胚窦瘤与胚胎性癌的鉴别

卵巢内胚窦瘤又称卵黄囊瘤，其病变有以下特点。
（1）有网状结构，瘤细胞胞浆突相互连接形成疏松网状结构。网眼大小不等，呈圆形、卵圆形、腊肠型，散在或成片分布（图 2-47）。
（2）有嗜酸性小体及基膜样物。瘤细胞胞浆内或细胞外的囊腔内有圆形嗜酸性小体（图 2-48），小体比红细胞大 3 倍到 4 倍，大小不等，直径为 2~30μm；颜色与血液中的红细胞相近或略深。基膜样物，形状不规则，呈小片状或条索状；位于瘤细胞间或囊内；其染色特性与上述嗜酸性小体相同。

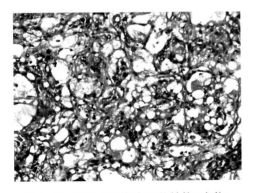

图 2-47　卵巢内胚窦瘤网状结构（中倍）

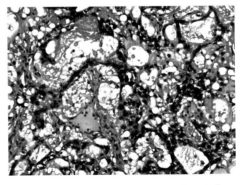

图 2-48　卵巢内胚窦瘤嗜酸性小体（中倍）

（3）有内胚窦样结构。横断面中心为扩张的毛细血管，血管外有一圈疏松纤维间质，再外面是瘤细胞套可为单层或多层瘤细胞，密集排列呈放射状。瘤细胞异型性明显，可见核仁、核分裂。有的在瘤细胞套外还有类似肾小球囊的囊腔。

（4）有多囊性卵黄囊样结构。病变为散在分布大小不等的囊腔，内衬单层黏液柱状上皮，部分为立方上皮或扁平上皮。同一囊内，可见不同上皮。囊腔外为较密的短梭形细胞。

（5）内胚窦瘤非特征性结构有腺泡结构、腺管结构、实性结构、乳头结构，这四种结构多见于胚胎性癌。有1/3的卵黄囊瘤可见灶性肺、肠、肝分化。少数胚胎癌可见灶性合体滋养叶细胞。

注释

（1）上述前四条是卵黄囊瘤特有的病变，一般不见于胚胎性癌。其中前两条检出率几乎100%，第三条检出率约60%，第四条检出率约30%。上述第⑤条中的病变，卵黄囊瘤和胚胎性癌都可以出现。

（2）AFP：原发卵黄囊瘤（+），转移灶（-）或灶（+），胚胎癌灶（+）。

SALL4：卵黄囊瘤原发灶（+），转移灶（+），胚胎癌（+），非生殖细胞肿瘤则呈阴性。

CD30：卵黄囊瘤，灶（+），胚胎癌90%强（+），（+部位在细胞膜）。

（3）卵黄囊瘤常发生在卵巢，很少发生在睾丸。胚胎性癌常发生在睾丸，很少发生在卵巢。

（五）卵巢无性细胞瘤

卵巢无性细胞瘤相当于睾丸精原细胞瘤。瘤细胞较大，大小一致。胞质丰富，淡染或透亮。细胞核大，呈圆形、卵圆形，核染色较浅或呈泡状，核仁嗜酸性，核分裂易见。瘤细胞排列呈实性团块状，或梁索状（图2-49和图2-50）。偶见瘤细胞异型性明显，可见怪核细胞、多核细胞、巨核细胞，散在分布于大而圆而单一的瘤细胞之间。团索之间为较窄的纤维间质，其中有较多淋巴细胞浸润，偶有淋巴滤泡形成。间质内有时可见干酪样坏死或结核样肉芽肿，易误诊为结核。约5%病例在瘤细胞间可见合体滋养细胞。无性细胞瘤可合并有畸胎瘤、卵黄囊瘤、胚胎性癌或性腺母细胞瘤。

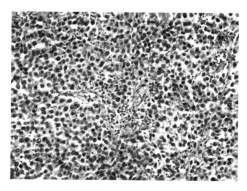 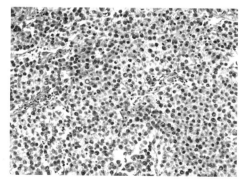

图2-49　卵巢无性细胞瘤间质有淋巴细胞　　　　图2-50　卵巢无性细胞瘤（高倍）

性腺母细胞瘤，见后面"三母"比较。

生殖细胞肿瘤常用标记物：OCT4、PLAP、CD117、HCG、SALL4。

（六）卵巢生殖细胞肿瘤治疗原则

由于多数病例化疗敏感，常是手术加化疗。

（1）以手术治疗为主；术后化疗可以治愈大多数生殖细胞肿瘤，甚至是晚期肿瘤。所以对于所有类型和所有临床期别的生殖细胞肿瘤，若有生育要求均可进行保守性手术，术后用化疗。

（2）卵巢未成熟畸胎瘤Ⅰ级，进行保守性手术后不用化疗，只随访观察。未成熟畸胎瘤Ⅱ级，手术后化疗能否改善预后还有争议。无性细胞瘤对化疗极敏感，对放疗也敏感。Ⅰ期无性细胞瘤做患侧附件切除，健康侧卵巢可以保留，术后可随访观察。若肿瘤病灶超出卵巢，则术后应辅助化疗。内胚窦瘤对化疗敏感，手术后应予辅助化疗。

三　性索-间质肿瘤

由卵巢颗粒细胞、卵泡膜细胞、支持细胞、Leydig 细胞和成纤维细胞单独或混合构成，临床常有内分泌功能表现。

（一）颗粒细胞瘤

为低度恶性肿瘤。主要或完全由颗粒细胞构成，或在纤维卵泡膜瘤背景上，颗粒细胞成分>10%，均应归颗粒细胞瘤。

颗粒细胞体积较小，大小一致，呈圆形、椭圆形，胞浆含类脂而透亮。细胞核有核沟呈咖啡豆样或葵花籽样。细胞核形态单一，但排列方式复杂。可排列呈巨滤泡型、小滤泡型、巢状或岛状、带状或梁状、管状型、脑回样、弥漫肉瘤样等。同一肿瘤内，常见多种排列方式混合。

发病年龄：青春期前约5%，绝经后约60%，从幼年到老年都可发生。依据病变特点和发病年龄分成人型（AGCT）、幼年型（JGCT）两种。

1. 成人型颗粒细胞瘤（AGCT）

常见于中年或老年妇女，为潜在恶性肿瘤，可伴有绝经后出血。瘤细胞核有核沟，形态一致。排列方式多样可呈梁索状（图 2-51）、或网状、脑回状，有的呈小腺管状或花环样，中央有一小腔，腔内有淡染的蛋白物质和少许固缩的细胞核。这种结构称卡尔小体（Call Exner）。它与腺瘤或腺癌不同；瘤细胞 CK（-）、EMA（-）、a-Inhibin（+）、CD99（+）、Calretinin（+），而且细胞无异型性，无坏死或偶见极少的小灶性坏死；核分裂像≤2/10HPF。

2. 幼年型颗粒细胞瘤（JGCT）

常见于 30 岁以下的妇女。多为低度恶性；约80%临床有高雌激素症状，可出现性早熟。瘤细胞多呈弥漫肉瘤样排列，其中可见散在大小不等、形状不一的巨滤泡结构。瘤细胞核有一定异型性，无核沟，瘤细胞核分裂常>5/10HPF。间质为卵泡膜细胞和成纤维细胞。此瘤要与卵巢小细胞癌鉴别，二者发病年龄相似。但卵巢小细胞癌患者临床上有血钙升高，无高雌激素症状。显微镜观察可见卵巢小细胞癌有较多坏死组织，a-Inhibin（-）、EMA（+）；而 JGCT 则相反。

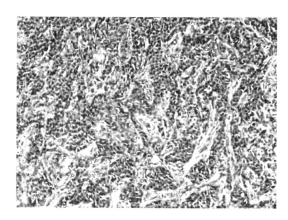

图 2-51　卵巢颗粒细胞瘤(中倍)

(二)卵泡膜细胞瘤

多见于绝经后妇女。典型卵泡膜细胞瘤诊断不困难。卵泡膜细胞为成纤维细胞样梭形细胞,胞质中等量,着色淡(图 2-52),有时可见小空泡,脂肪染色阳性。以卵泡膜细胞为主称卵泡膜细胞瘤。以成纤维细胞为主,则称纤维瘤。若二者数量约各占 50% 则称纤维性卵泡膜瘤。偶见纤维卵泡膜瘤含少量支持细胞形成的小管结构。若细胞成分密集并可见<3/10HPF 核分裂者,称富细胞性纤维瘤。细胞异型性明显,核分裂>5/10HPF 者,称纤维肉瘤。若在典型卵泡膜细胞瘤背景上出现单个或成簇成片的黄素化细胞,称黄素化的卵泡膜细胞瘤。

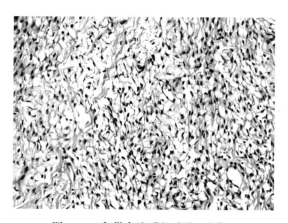

图 2-52　卵巢卵泡膜细胞瘤(中倍)

(三)硬化性间质瘤

多见于 20 岁到 30 岁年轻妇女。临床表现为良性。显微镜观察可见瘤细胞略呈结节状分布，结节内、外均见较多管腔扩张的小血管。结节内瘤细胞呈圆形，细胞核圆形或卵圆形，胞浆中等量，因含有脂质而淡染或透明(图2-53)；因含有脂质，也可呈印戒状，细胞无异型性，无核分裂。有时可见灶性成簇分布的黄素化瘤细胞。若印戒状细胞占主要成分称印戒细胞间质瘤。结节内还有数量不等的短梭形细胞。间质为纤维细胞及胶原纤维并可发生玻璃样变。此瘤应与卵巢 Krukenberg 瘤鉴别。后者多有消化系统癌瘤病史，而且瘤细胞核增大，有异型性，胞浆丰富内含黏液。间质内也常有黏液。免疫组化检查：癌细胞 EMA、CK、CEA 均(+)。黏液染色见细胞内有(+)黏液。而硬化性间质瘤 Calretinin、α-Inhibin、SMA、Vimentin 均(+)，黏液染色(−)CK7、EMA 均(−)。

（四）Sertoli-Leydig 细胞瘤

Sertoli-Leydig 细胞瘤又称(男性母细胞瘤)有以下几种类型。

（1）高分化型：由柱状上皮样分化较好的支持细胞形成较多管状结构和与其相连的实性片状、梁索状结构。纤维间质内见较多成簇或散在的 Leydig 细胞，胞浆多而嗜酸性。瘤细胞无异型性，无核分裂。

（2）中分化型：支持细胞以巢状、结节状、条索状为主，偶见小腺管结构。细胞巢索或结节之间见散在 Leydig 细胞(图2-54)。部分瘤细胞有异型性，核分裂像平均为 5/10HPF。

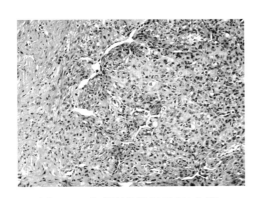

图 2-53　卵巢硬化性间质瘤(中倍)

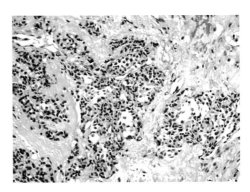

图 2-54　卵巢支持细胞-间质细胞瘤中分化

（3）低分化型：肿瘤细胞呈短梭形，排列成肉瘤样。瘤细胞异型性明显，核分裂像大于 7/10HPF，有时可达 20/10HPF，部分区域见支持细胞构成的巢索结构。其间仅见少量的 Leydig 细胞。

（4）网状型 Sertoli-Leydig 细胞瘤：迁曲裂隙样结构的数量在整个肿瘤中≥90%者称网状型 Sertoli-Leydig 细胞瘤，裂隙样结构的数量占整个肿瘤 10%~80%者称具有网状成分的中-低分化型 Sertoli-Leydig 细胞瘤。肿瘤裂隙和微囊内衬扁平状、立方状、柱状的 Sertoli 细胞。

（5）伴异源成分的 Sertoli-Leydig 细胞瘤：中分化型、低分化型、网状型三种 Sertoli-Leydig 细胞瘤，有的含有非性索-间质成分，如胃肠黏液上皮(多为良性，少数为交界性、恶性)等上皮成分和/或软骨、骨骼肌细胞等间叶组织。偶见灶性肝细胞分化。

（五）支持细胞瘤（Sertoli 细胞瘤）

在支持细胞瘤又称（Sertoli 细胞瘤）中，分化成熟的支持细胞为肿瘤基本成分，有时可见少量不明显间质细胞。显微镜观察可见支持细胞形成管状结构，巢索结构，核分裂像≤1/10HPF，但年轻患者有时可达 9/10HPF。免疫组化瘤细胞表达：a-Inhibin、Calretinin CD99、WT-1、SF-1、Vimentin；不表达 EMA、CK7、OCT4。

该肿瘤多数为良性，少数伴有明显瘤细胞核异型和核分裂增多者，可向卵巢外扩散。

（六）男性间质细胞瘤

间质-Leydig 细胞瘤，由 Leydig 细胞即睾丸间质细胞构成，并有红色棒状 Reinke 结晶（红色条状长约为间质细胞核直径 3 倍以上）。临床常有男性化表现。本瘤为良性，但罕见。

除上述以外还有伴异源成分（如黏液上皮、软骨等）的男性细胞瘤、环状小管性索瘤、类固醇细胞瘤（以往称脂质细胞瘤）等。

（七）三母鉴别

三母即男性母细胞瘤、两性母细胞瘤、性腺母细胞瘤。三者各自特征如下：
1. 男性母细胞瘤
又称睾丸母细胞瘤即支持-间质细胞瘤（Sertoli-Leydig cell tumor）。
2. 两性母细胞瘤
既含有男性支持细胞瘤和间质细胞瘤又含有女性颗粒细胞瘤及卵泡膜细胞瘤成分的肿瘤。其中每种肿瘤成分要大于或等于 10%，多数为良性。
3. 性腺母细胞瘤（gonadoblastoma）
含有生殖细胞瘤和性索成分即生殖细胞-性索-间质混合性肿瘤。生殖细胞瘤中常见的是无性细胞瘤。性索中常见的是支持细胞或颗粒细胞。间质中常有 Leydig 样细胞或黄体细胞样细胞，并常见钙化灶。也可合并未成熟畸胎瘤、卵黄囊瘤、胚胎性癌、绒癌等。

性索-间质肿瘤常用标记物：Calretinin、a-Inhibin、CD10、CD99、A103、Vimentin、SF-1（类固醇生成因子 1）。

（八）卵巢性索间质肿瘤治疗原则

（1）颗粒细胞瘤Ⅰ期，手术切除后可不用化疗或放疗。Ⅱ期和Ⅲ期，手术后应用辅助化疗。对放疗中度敏感，可用于复发或转移灶治疗。
（2）Leydig 细胞瘤，对无生育要求的患者可进行全子宫加双附件切除；对有生育要求的患者可进行保留生育功能的手术。

四 卵巢瘤样病变

1. 滤泡囊肿
囊腔直径≥1cm，囊壁内衬为颗粒细胞。直径<1cm 者为囊性滤泡。

2. 黄体囊肿

囊腔最大直径≥2cm，囊壁内衬黄体细胞。陈旧病变，在黄体细胞层内侧有一薄层纤维组织。黄体细胞的核直径：胞浆宽≤1：（4~5），胞浆含脂质而透亮或呈泡沫状，细胞排列呈簇或结节状。

3. 囊性黄体

囊腔最大直径<2cm，囊壁内衬黄体细胞。

4. 妊娠黄体瘤

妊娠黄体瘤不是肿瘤，而是妊娠后期黄体细胞呈结节状增生。临床上多数无症状，偶见孕妇出现男性化伴血清睾丸酮升高，分娩后卵巢结节及男性化表现可自然消退。多在剖宫产或输卵管结扎时偶尔发现单侧或双侧卵巢呈单个或多个结节增生，结节直径自2~10cm不等，可为囊性或实性。显微镜观察可见结节内为增生之黄体细胞，有明显核仁及核分裂，有时可见嗜酸性透明小体。瘤细胞α-Inhibin阳性。

5. 孤立性黄素化滤泡囊肿

囊腔最大直径≥2cm，囊壁内衬颗粒细胞及卵泡膜细胞均黄素化。该细胞的核直径：胞浆宽度约为1：3，胞浆略透亮，细胞排列弥漫。

6. 多发性黄素化滤泡囊肿

囊肿数目多，大小不等，其余与孤立性黄素化滤泡囊肿相同。临床常见于葡萄胎或绒癌患者。

7. 白体囊肿

囊肿直径>3cm，囊壁为白体常伴玻璃样变。

8. 单纯囊肿

囊肿直径>3cm，囊壁为纤维组织，内表面无上皮细胞。

9. 生发上皮包涵囊肿

囊肿直径<1cm，多发性，囊壁内衬立方或扁平上皮，也可为输卵管上皮、子宫内膜上皮、宫颈管上皮。多见于老年妇女无症状无临床意义。

10. 多囊卵巢

常见于20~30岁妇女，常有继发性闭经、不孕、多毛。双侧卵巢比正常增大2~5倍。切面可见多个0.2~0.5cm小囊分布于卵巢包膜下呈串珠样排列。囊壁内衬颗粒层细胞。

11. 卵巢子宫内膜异位囊肿

此囊肿很常见，可为单个或多个，囊腔直径大小不等，小者为5cm左右，大者可到20cm左右。囊壁内衬子宫内膜腺上皮细胞和内膜间质细胞，有时可见间质内有子宫内膜腺体，囊壁的内衬上皮或腺上皮可化生为输卵管的纤毛柱状上皮。有时囊壁内衬上皮可全部或部分脱落，留下内膜间质伴含铁血黄素沉积。囊内容物多为陈旧性出血而呈巧克力样黏稠液体，所以也称巧克力囊肿。

12. 输卵管-卵巢囊肿

输卵管-卵巢囊肿多为输卵管-卵巢脓肿，脓液被吸收而形成输卵管-卵巢囊肿或是输卵管积水的囊腔与卵巢囊肿互相沟通形成一个腔。其囊壁可见部分输卵管上皮。有时上皮消失，只剩输卵管壁的纤维组织夹杂散在平滑肌组织中，部分区域可见卵巢组织。

13. 卵巢间质增生

常见于绝经后妇女，双侧卵巢呈中等大结节状增生。显镜镜下可见结节内为增生之卵巢间质短梭形细胞，核大，卵圆形。其中可见散在黄素化细胞，基本上无胶原纤维。

14. 卵巢表面 Brenner 细胞巢

来源于卵巢表面生发上皮或副中肾管残留上皮。组织形态与输卵管壁 Walthard 细胞巢相似。上皮巢界限清楚，巢内细胞类似移行上皮细胞或鳞状上皮细胞但无角化层及基底细胞层，无细胞间桥，细胞浆透明（图 2-55），有时可见核沟，巢中心可见黏液柱状上皮构成的小腺腔。

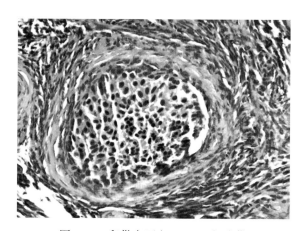

图 2-55　卵巢表面之 Brenner 细胞巢

五　卵巢原发癌与转移癌的鉴别

1. 卵巢癌与转移性胃癌的鉴别

指标	卵巢癌	转移性胃癌
CK7/CK20	95%CK7（+）/CK20（−） 肠型黏液癌 CK7（+）CK20（+）	37%CK7（−）/CK20（+）， 25%CK7（+）/CK20（−）
CA125	非黏液癌（+）	卵巢之胃肠转移癌（−）

2. 卵巢透明细胞癌与转移性肾透明细胞癌的鉴别

肾透明细胞癌 CD10、RCC、Vimentin 均阳性；

卵巢透明细胞癌 CD10、RCC、Vimentin 均阴性；

卵巢透明细胞癌 CK7（+）、CA125（+），ER、PR 可能阳性。

3. 卵巢癌与转移性结直肠癌的鉴别

注：下表中的卵巢癌指浆液性癌和子宫内膜样癌。

指标	卵巢癌	转移性结直肠癌
CK7/CK20	95%CK7(+)/CK20(-)（肠型黏液癌除外）	95%CK7(-)/CK20(+)
CDX2	(-)	弥漫(+)
CA125	浆液癌、内膜样癌(+)	(-)
MUC5AC	(+)	(-)

4. 卵巢癌与转移性肺腺癌的鉴别

指标	卵巢癌	肺腺癌
TTF1	浆液性癌、内膜样癌局灶(+)	75%非黏液型肺腺癌(+)
SPA	(-)	45%(+)
ER/PR	40%(+)	(-)

5. 卵巢癌与转移性乳腺癌的鉴别

指标	卵巢癌	乳腺癌
GATA3	?	(+)
GCDFP-15	(-)	多数(+)少数(-)
Mammaglobin	?	(+)
WT1	浆液性癌(+)	(-)
PAX-8	60%~100%(+)	(-)

6. 卵巢癌与转移性胰腺癌的鉴别
卵巢癌 Dpc4(+)，胰腺癌 55%Dpc4(-)，45%(+)。
7. 卵巢癌与转移性宫颈腺癌的鉴别

指标	卵巢癌	宫颈腺癌
P16	卵巢癌弱(+)，良性、交界性(-)	弥漫(+)，微偏型(-)
ER/PR	浆液癌、内膜样癌均(+)	(-)

8. 卵巢浆液性腺癌与恶性间皮瘤的鉴别

指标	卵巢浆液性癌	恶性间皮瘤
ER	50%~100%(+)	多数（-）
MOC-31	弥漫强(+)	多数(-)
Ber-EP4	50%~100%(+)	灶(+)或(-)

第四节　输卵管及阔韧带常见疾病

一　输卵管常见疾病

(一)输卵管妊娠

临床有停经史伴妊娠反应。输卵管中部肿大，管腔内有血块，其中可见散在白色短线状组织。在该处取材，显微镜观察可见胎盘绒毛、滋养叶细胞，偶见小胚胎。

(二)输卵管子宫内膜异位

输卵管任何部位均可发生子宫内膜异位，可致输卵管堵塞、积血、纤维化。显微镜观察可见异位的子宫内膜腺体及间质。

(三)慢性输卵管炎

1. 滤泡性输卵管炎

慢性输卵管炎，有时输卵管皱壁相互粘连将管腔分隔成多房。房内可积脓或积水。输卵管壁各层均有较多慢性炎细胞浸润。此时输卵管常与卵巢及其周围组织有粘连，病变常累及双侧输卵管。

2. 慢性间质性输卵管炎

与滤泡性输卵管炎本质相同，只有程度不同。前者间质内纤维组织增生更明显，形成腺瘤样或腺肌瘤样图像。有时可见腺体伸入肌层或浆膜层，易误诊为癌。但腺上皮无异型性并且间质内有较多慢性炎细胞浸润。

3. 峡部结节性输卵管炎

有人认为是瘤样病变，可能与子宫内膜异位有关。使输卵管峡部管壁增厚，管腔狭窄并被分隔成多个小管或小囊。小管间为增生肌纤维，也呈腺肌瘤样图像。但间质内无慢性炎细胞浸润，也无子宫内膜间质。若有内膜间质则属子宫内膜异位症。

4. 输卵管积水或输卵管卵巢积水

多为输卵管积脓或输卵管卵巢粘连积脓，脓液吸收后形成积水。

5. 输卵管 Walthard 细胞巢

在输卵管浆膜面或输卵管系膜内，见单发或多发性粟米样小结节，临床常误诊为转移癌或结核。显微镜观察可见病变为结节状，结节内为分化好的鳞状上皮样细胞团，无细胞间桥、无基底层细胞、无表层角化细胞(图 2-56)。有时在上述细胞团中央有内衬柱状上皮形成的腺腔或小囊腔，腔内含黏液样物质，似 Brenner 上巢。它是胚胎时期苗勒氏管残余组织。

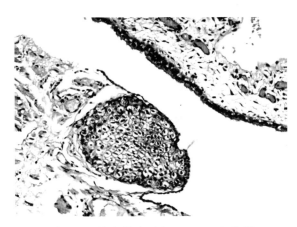

图 2-56　输卵管表面之 Walthard 细胞巢

(四)输卵管癌

输卵管癌转移性癌较多，原发癌少。在诊断原发癌之前要排查邻近器官尤其是卵巢癌、子宫癌转移的可能。鉴别方法有两种：①看大小，若输卵管癌灶较小，子宫、卵巢无癌，或癌瘤比输卵管癌更小，则输卵管癌考虑是原发；反之是转移的。②看输卵管癌与输卵管上皮异型增生、原位癌之间是否有逐渐移行，有则是原发，无则是转移的。所有卵巢癌的组织类型都可能在输卵管发生。最常见的是浆液性癌，其次是子宫内膜样癌和黏液性癌。输卵管浆液性原位癌诊断标准如下。

(1)细胞核增大，比周围正常无纤毛细胞核大两倍以上。

(2)细胞核变圆，核呈空泡状，核仁明显。

(3)细胞核明显多形性，核染色质增粗。

(4)核分裂≥1/10HPF。

(5)上皮细胞复层化大于 2 层。

上述指标中有 2 项或以上、数量上要大于 10 个无纤毛细胞间距(约相当一个低倍视野直径的一半)再加上 P53(+)的细胞>75%、Ki-67(+)>10%，4 条同时具备方可诊断。

输卵管上皮重度异型增生与原位癌鉴别困难，但临床治疗原则相同，故可报告为可疑原位癌或重度异型增生。

原位癌如果发现有输卵管壁的间质浸润即为浸润性癌。有人将输卵管浸润癌分为以下三级。

Ⅰ级以乳头结构为主。

Ⅱ级是乳头和腺管结构混合，二者数量大致相等。

Ⅲ级是以实性巢状、索状结构为主(图 2-57 和图 2-58)。

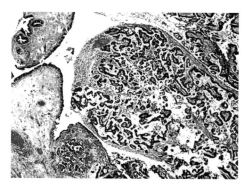
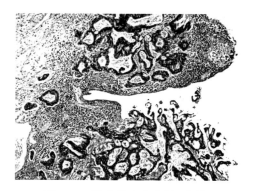

图 2-57　输卵管癌浆液性(低倍)　　　图 2-58　输卵管癌浆液性(中倍)

二　阔韧带囊肿

胚胎第 5 周时，尿生殖嵴中部体腔上皮下陷形成中肾管即午菲氏管。第 6 周时，尿生殖嵴外侧体腔上皮下陷形成副中肾管即苗勒氏管。

46，XX，女性染色体时，在基因调控下使副中肾管逐渐发育成输卵管、子宫体、子宫颈、阴道上 1/3。中肾管逐渐退化。

46，XY，男性染色体时，在基因调控下使中肾管逐渐发育形成睾丸输出管、附睾管、输精管、射精管、精囊。副中肾管逐渐退化。

凡位于输卵管系膜、阔韧带、卵巢门的囊肿可统称阔韧带囊肿。依其来源分为：副中肾管源性，包括输卵管泡状附件、输卵管壁浆膜下囊肿、输卵管旁囊肿、部分卵巢冠囊肿，其中多数囊肿体积较大，少数囊肿可恶变为腺癌；中肾管源性，包括卵巢旁囊肿、卵巢网囊肿、部分卵巢冠囊肿，这些囊肿体积较小，很少恶变。两种来源的囊肿鉴别见下表。

起源	部位	上皮排列	纤毛	基膜	管壁平滑肌	发病率
副中肾管源性	靠近输卵管和子宫	不整齐高低起伏	有	无	少或无	很高
中肾管源性	远离输卵管和子宫	整齐高低一样	无	有	较多	少

此外，阔韧带内有时可发生平滑肌瘤等疾病。

参 考 文 献

1. Ridley C M，Frankman O，Jones I S C，et al．New Nomenclature for Vulvar Disease：International Society for the Study of Vulvar Disease[J]．Hum Pathol，1989，20：495-496.

2. Fox H，well M．Resent advances in the pathology of the vulva[J]．Histopathology，2003，42：209-216.

3. Fattaneh A．Tavassoli Peter Devilee et al．WHO Classification of Tumours of the Breast and Femal Genital Organs[M]．4th．Lyon：IARC Press，2012.

4. 刘彤华主编．诊断病理学[M]．第三版．北京：人民卫生出版社，2015.

5. 张建民．子宫平滑肌肿瘤病理学进展[J]．中华病理学杂志，1996，25：313-319.

6. Seidman J D，Russell P，Kurman R J．Surface epithelial tumours of the ovary∥Kurman R J．Blausteins Pathology of the Female Genital Tract[M]．5th．New York：Springer，2002：791-904.

7. 郭丽娜等．子宫平滑肌肉瘤病理诊断标准的探讨[J]．中华病理学杂志，1996，25：266-269.

8. 郭丽娜，刘彤华．子宫内膜癌的病理∥连利娟．林巧稚妇科肿瘤学[M]．第三版．北京：人民卫生出版社，2000.

第三章　内分泌系统常见疾病

第一节　甲状腺和甲状旁腺常见疾病

一　甲状腺癌

（一）甲状腺乳头状癌

甲状腺乳头状癌占甲状腺癌的 60%~70%，女性较多，生长缓慢，以淋巴道转移为主，晚期可见血道转移。甲状腺乳头状癌颈部淋巴结转移率可高达 75%，但颈部淋巴结转移不一定意味着预后不好；10 年生存率达 90%。

1. 甲状腺乳头状癌分类

按肿瘤大小及浸润范围可分为以下几种。

（1）微小乳头状癌（癌灶最大直径<1cm），又称隐性癌或隐性硬化性癌，癌灶可单发、多发或伴有颈淋巴结转移。

（2）甲状腺腺内乳头状癌，指未穿破甲状腺被膜的乳头状癌，又称包裹性乳头状癌，有时可见颈淋巴结转移。

（3）甲状腺腺外乳头状癌，指乳头状癌穿破甲状腺被膜，侵入甲状腺邻近组织，此型乳头状癌确诊时常有颈淋巴结广泛转移，少数病例可见肺或骨的转移。

甲状腺乳头状癌按其细胞形态和组织结构可分以下几种亚型：滤泡型、弥漫硬化型、柱状细胞型、嗜酸性细胞型、筛状型、透明细胞型、实性型等。

2. 甲状腺乳头状癌的诊断

乳头状癌诊断的主要标准如下。

（1）细胞核增大为正常核的 2~3 倍，检出率约 90%。

（2）细胞核呈椭圆形或卵圆形，不是圆形，检出率约 90%。

（3）细胞核大小不等，排列不规则，有拥挤、重叠现象，其检出率约为 90%（图3-1和图 3-2）。

（4）细胞核见纵行核沟，检出率约 80%。

（5）细胞核呈毛玻璃样，检出率约 60%。

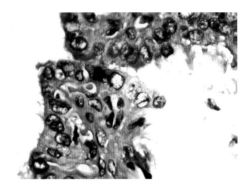
图 3-1　甲状腺乳头状癌(高倍)

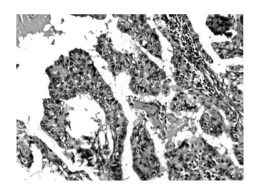
图 3-2　甲状腺乳头状癌(低倍)

(6)细胞核见核内假包涵体，检出率约 50%(图 3-3)。

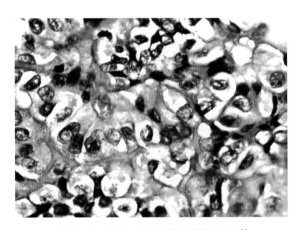
图 3-3　甲状腺乳头状癌核内假包涵体

(7)砂粒体的出现，检出率约 40%。

以上 7 条具备其中 3 条或 3 条以上方可诊断。

2017 年，WHO 提出甲状腺乳头状癌诊断标准是肿瘤细胞核有乳头状癌细胞核的形态特点或是有浸润性生长的肿瘤性乳头。

乳头状癌诊断的参考标准：

(1)乳头分支在 2 级或 2 级以上。

(2)乳头僵硬，排列密集。

(3)滤泡变窄而长，形状不规则。

(4)滤泡内无胶质或胶质颜色加深呈紫红色。

3. 乳头状癌的免疫组化

CK19：弥漫强(+)，阳性部位在胞浆，检出率约 90%(图 3-4)。

Galectin-3：阳性强度和部位同 CK19，检出率约 70%（图 3-5）。

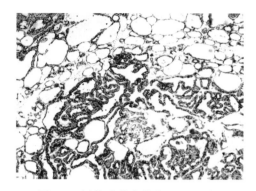

图 3-4　甲状腺乳头状癌 CK19 阳性

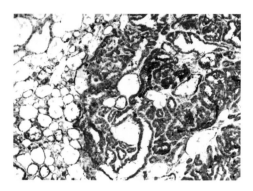

图 3-5　甲状腺乳头状癌 galectin-3（+）

TPO（甲状腺过氧化酶）：甲状腺癌（-），良性增生（+）。

P27：甲状腺良性病变中的表达明显高于甲状腺癌，与 HBME-1 相反。

TTF-1：乳头状癌阳性检出率为 96%（图 3-6），滤泡癌阳性检出率为 100%，髓样癌阳性检出率为 90%，阳性部位在细胞核。

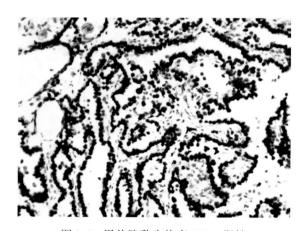

图 3-6　甲状腺乳头状癌 TTF-1 阳性

CK（H）：在甲状腺乳头状癌（+），甲状腺良性增生（-）或灶（+）。

Bcl-2（+），Cyclin D1 低表达，TG 甲状腺乳头状癌和滤泡癌均阳性。

Ki-67 多数病例<10%。

4. 甲状腺乳头状癌特殊类型

（1）滤泡型。多数是整个肿瘤均为滤泡结构，偶尔找到极少"流产"型乳头。少数病例为甲状腺腺瘤的包膜下有散在多个滤泡型乳头状癌结节。其特点是细胞核具有典型乳头状癌的特征。

（2）弥漫硬化型。癌细胞形成不典型乳头、微乳头或实性巢状。细胞核有乳头状癌特点，常有砂粒体形成及鳞化。癌细胞之间有大量增生的纤维组织伴淋巴细胞浸润，有时纤维组织呈玻璃样变性。

（3）高柱状细胞型。常形成明显的腺管结构，管壁为高柱状上皮，其高度是宽度的 2~3 倍或 3 倍以上。细胞核有乳头状癌特征。

（4）嗜酸性乳头状癌。癌细胞浆像嗜酸性细胞腺瘤，细胞核有乳头状癌的特点。此外，还有透明细胞型、筛状型、实性型、结节性筋膜炎型等。

5. 甲状腺乳头状癌的鉴别诊断

（1）与滤泡上皮良性乳头状增生鉴别，后者光学显微镜下可见乳头状增生，细胞核可呈不同程度增大，但核形是圆的。排列不拥挤，无重叠。无乳头状癌细胞核的特征性改变。乳头不僵硬，常呈丝绸带样弧形或波浪形（图 3-7）。而且乳头是在滤泡腔内或囊内。

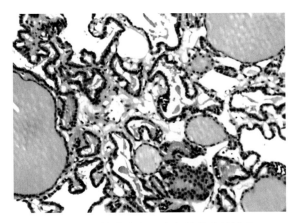

图 3-7 甲状腺滤泡上皮良性乳头状增生

免疫组化联合应用 CK19、Galectin-3、TPO、HBME-1、P27 等可以鉴别。

（2）与甲状腺髓样癌鉴别，因部分髓样癌可有乳头结构。乳头状癌也可呈实性、梁状或巢状结构。但髓样癌癌细胞核无乳头状癌细胞核的特征。免疫组化：髓样癌 Calcitonin（+）、Syn（+）、CgA（+）、TG（−）。若 TG（+）、Calcitonin（+）则可能是髓样-滤泡混合癌或是髓样-乳头混合癌。要结合 HE 切片仔细分析。

（3）与甲状腺滤泡癌鉴别，甲状腺乳头状癌的滤泡型可以是纯滤泡结构无乳头结构，但细胞核有乳头状癌细胞核的特征性改变，而滤泡癌细胞核无此特征。

（4）甲状腺玻璃样梁状腺瘤与乳头状癌实性型相似，前者为交界性肿瘤。二者瘤细胞核均可见核沟、核内假包涵体及砂粒体。玻璃样梁状腺瘤的细胞浆呈毛玻璃样，细胞排列呈梁状、结节状，间质纤维成分少，呈网状分布，常有玻璃样变，其结构类似副神经节瘤。玻璃样梁状腺瘤的另一特点是 Ki-67（+）部位在瘤细胞膜。而实性型乳头状癌是细胞核呈毛玻璃样，不是胞浆呈毛玻璃样；细胞排列不像副神经节瘤；Ki-67（+）部位在瘤细胞核。免疫组化在二者鉴别方面无意义。

（5）甲状腺乳头状癌的柱状细胞型要与胃肠道、肺的转移癌鉴别。前者细胞核有乳头状癌细胞核的特征，而且 TG（＋），临床上无相应的病史。而后者细胞核无乳头状癌细胞核的特征，TG（－），有相应病史。

（二）甲状腺滤泡癌

甲状腺滤泡癌占甲状腺癌的 20%～25%，女性较多。发病年龄多在 40 岁以上。以血道转移为主，淋巴道转移较少。临床预后比乳头状癌差。

甲状腺滤泡癌按其浸润范围分为两种。

（1）包裹性血管浸润型。肿瘤有包膜，显微镜观察可见包膜和血管均有滤泡癌浸润的，称包裹性血管浸润型滤泡癌；如果包膜无浸润，仅有血管浸润称包裹型滤泡癌。

（2）浸润型。肿瘤无包膜或包膜不完整，显微镜观察可见滤泡癌浸润肿瘤周围的甲状腺组织或肌肉、气管等；此型也称广泛浸润型。

甲状腺滤泡癌的诊断标准：肿瘤性滤泡加上血管浸润和/或包膜浸润并且无甲状腺乳头状癌细胞核的特征。

1. 关于包膜浸润

首先要鉴别是肿瘤包膜还是肿瘤内纤维间隔。肿瘤包膜位于肿瘤最外边，其外为甲状腺组织或肌肉组织，其内为肿瘤性滤泡。肿瘤性滤泡浸润包膜，常引起反应性纤维母细胞增生，使局部增厚。肿瘤性滤泡，较正常滤泡小，含胶质少或无；滤泡排列密集，有背靠背、共壁现象；类似于胚胎型或胎儿型甲状腺腺瘤或不典型腺瘤；滤泡上皮细胞核增大，染色质粗，着色深，细胞核轻度大小不一，有一定异型性，核分裂少见；分化差的排列呈梁索状、巢状，滤泡结构少或无，核分裂可见。高分化滤泡结构与低分化实性结构之间常有过渡。包膜及纤维间隔内散在甲状腺滤泡和颈前肌肉内异位甲状腺组织，无上述异常排列，无结构异型性，无细胞异型性，不能误诊为滤泡癌的包膜浸润。包膜浸润确定后，有人强调肿瘤组织要穿透包膜到包膜外的甲状腺组织或肌肉组织；有人认为肿瘤性滤泡团块或梁索要垂直侵入包膜至少达包膜厚度 2/3 以上（图 3-8）。

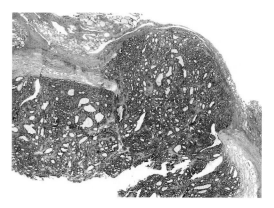

图 3-8 甲状腺滤泡癌侵犯包膜（低倍）

图3-9甲状腺滤泡癌侵犯包膜示意图,图中(1)(2)(3)是包膜浸润,(7)(8)为可疑浸润,(4)(5)(6)不算浸润。

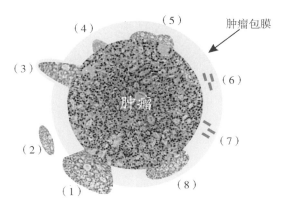

图 3-9 甲状腺滤泡癌侵犯包膜示意图

2. 关于血管浸润

首先要确定是指浸润肿瘤包膜或包膜外的血管,而不是指肿瘤内的血管(见 2006 年版,《阿克曼外科病理学》,542 页)其次,要确定是血管腔,不是组织裂隙,不是萎缩变扁的滤泡腔内出血。诊断滤泡癌强调血管浸润,而血管多半是小静脉或毛细血管,都有一定形状,管腔内表面有一层内皮细胞,小静脉壁常有少量平滑肌。必要时,可用免疫组化证实内皮细胞和平滑肌的存在(图 3-10)。确切的血管浸润,应该是见到肿瘤性滤泡条索由血管外侵入血管壁并进入血管腔,紧贴血管壁,这一连续过程。或者见到滤泡癌的细胞团块或条索紧贴血管壁,癌细胞团腔面有一层内皮细胞覆盖或有纤维素附着,管腔内游离的癌细胞不算血管浸润,见图 3-11。图中(1)为瘤栓紧贴血管壁,(2)见血管内瘤栓与血管外肿瘤相连,(3)为血管内瘤栓表面有纤维素附着(深色),(4)为包膜外血管,腔内有瘤栓紧贴血管壁;以上四种均为血管浸润。(5)为血管内游离瘤栓,(6)为肿瘤内血管见有瘤栓,后二者均不是血管浸润。

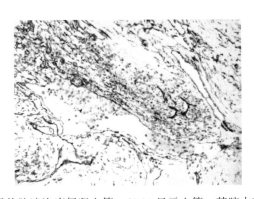

图 3-10 甲状腺滤泡癌侵犯血管,CD31 显示血管,其腔内有贴壁癌栓

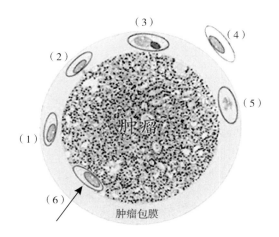

图 3-11　甲状腺滤泡浸润血管示意图

3. 滤泡癌的亚型

甲状腺滤泡癌可有以下变异：包括癌细胞嗜酸性变、透明变、鳞化、梭形细胞变、巨细胞变等。甲状腺滤泡癌嗜酸性变又称许特莱细胞癌。广泛透明变可形成甲状腺透明细胞癌，诊断前应先排除转移性肾透明细胞癌。前者 TG(+)，TTF-1(+)；后者 TG(-)，TTF-1(-)，Vimentin、EMA、RCC、CD10 均(+)。以梭形细胞或巨细胞为主的甲状腺癌多归为未分化癌。

4. 滤泡癌的免疫组化

低分子量 CK、TG、TTF-1、Galectin-3、HBME、Bcl-2 均(+)、P27 高表达；P53、CD56、Calcitonin、PTH、CgA 均(-)，Cyclin D1 低表达，Ki-67<10%。

5. 滤泡癌的鉴别诊断

(1)与甲状腺腺瘤鉴别，尤其要与滤泡性腺瘤的胚胎型、胎儿型或不典型腺瘤鉴别。甲状腺腺瘤不管哪一型，均无包膜浸润也无血管浸润。而甲状腺滤泡癌有包膜浸润和/或血管浸润。

(2)与甲状腺髓样癌鉴别，甲状腺髓样癌和滤泡癌都可形成实性片状、巢状和滤泡结构，但髓样癌 Calcitonin(+)、Syn(+)、CgA(+)、TG(-)。而滤泡癌则相反。

(三)甲状腺髓样癌

甲状腺髓样癌来自甲状腺滤泡旁细胞(C 细胞)，能分泌降钙素(calcitonin)，能使患者血钙降低。占甲状腺癌的 5% 至 10%，50 岁到 60 岁较多见。青少年和儿童也可发病。男女发病率无明显差异。髓样癌约有 80% 到 90% 为散发性。有 10% 到 20% 为家族性遗传型(MEN Ⅱ)，是常染色体显性遗传病，其中 MEN Ⅱ A 甲状腺髓样癌常为多中心性，累及双侧甲状腺可出现甲状腺功能亢进，并合并肾上腺嗜铬细胞瘤、甲状旁腺增生或腺瘤、Von recklinghausen 病等。部分病例可以出现 Cushing 氏综合征。MEN Ⅱ B 多见于 5 岁以前，进展快。甲状腺内肿瘤易转移到区域淋巴结，后期可转移到肝、肺、骨骼等脏器中。

散发性肿瘤生长缓慢，病程可达多年。肿瘤界限清楚，部分病例可有包膜，大小从

1cm 到 10cm 不等，多数为 1.5cm 到 3cm。散发性多为单个结节，家族性常为多发结节。其部位常在甲状腺两侧叶的中上部。

光学显微镜观察

可见有两个多样性特点即细胞形态多样；排列方式多样。

①细胞形态多样，表现为癌细胞体积较大，为圆形、多边形、梭形、浆细胞样。细胞核较小，呈圆形、卵圆形或梭形，着色较深，多数病例癌细胞大小较一致，异型性不明显。有时可见散在双核或多核，核仁不明显，核分裂少见。细胞浆多少不等，多数为中等量，可呈嗜酸性或水样透明，细胞界限不清。在某一具体病例常以某种细胞为主，其他类型为辅。以多边形细胞为主较多见，梭形细胞为主的次之。

② 细胞排列多样，表现为弥漫呈片状，或排列呈巢状、结节状、梁带状、束状、漩涡状，部分可呈乳头状或滤泡状，偶见滤泡内有嗜酸性物质。圆形癌细胞，排列呈巢状，与类癌相似。梭形癌细胞，排列呈束状或漩涡状，与神经鞘瘤或甲状腺岛状癌/低分化癌相似。同一肿瘤常见瘤细胞有多种排列方式。

纤维间质较丰富；在间质和/或癌细胞内，可见片状或点状淀粉样物质。该物质在HE 切片中呈浅红色，云朵状或带状，高倍显微镜下可见细颗粒状结构。用甲基紫、结晶紫或刚果红染色呈(+)。其检出率为 70%~80%。淀粉样变应与纤维组织玻璃样变鉴别，后者为均质性，呈不规则形的带状或片状，甲基紫、结晶紫、或刚果红染色为(-)。

依据癌细胞形态和排列，有人将其分为经典型、梭形细胞型、巨细胞型、嗜酸性细胞型、透明细胞型、小细胞型、乳头型、滤泡型(腺样型)等(图 3-12~图 3-16)。

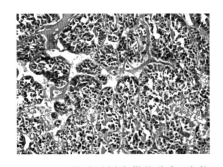

图 3-12 甲状腺髓样癌巢状分布(中倍)

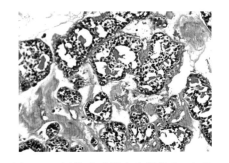

图 3-13 甲状腺髓样癌腺样分布(中倍)

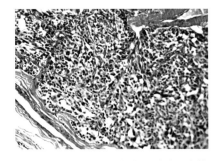

图 3-14 甲状腺髓样癌弥漫分布(中倍)

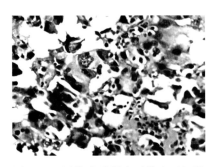

图 3-15 甲状腺髓样癌示散在巨细胞

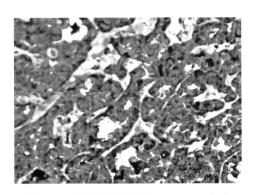

图 3-16 甲状腺髓样癌 calcitonin (+)

甲状腺髓样癌的免疫组化

Calcitonin(+)检出率100%，CEA(+)，Syn(+)，CgA(+)，TTF-1(+)；TG(-)，Ki-67 指数低。

甲状腺髓样癌的鉴别诊断

(1)甲状腺髓样癌与甲状腺岛状癌/低分化癌、滤泡癌、乳头状癌、奇异型腺瘤、不典型腺瘤鉴别，前5者均为TG(+)，Calcitonin(-)；而髓样癌免疫组化结果相反 TG(-)，Calcitonin(+)。

(2)与透明变梁状腺瘤、滤泡性腺瘤(胚胎型)鉴别，透明变梁状腺瘤和滤泡性腺瘤(胚胎型)均 TG(+)，Calcitonin(-)，而髓样癌则相反。

(3)乳头状癌(实性型)、滤泡癌(实性型)与髓样癌的鉴别见本章乳头状癌、滤泡癌的鉴别诊断。

(4)与神经鞘瘤鉴别。甲状腺的神经鞘瘤非常少见，而免疫组化染色，神经鞘瘤 Calcitonin(-)，S-100(+)，TG(-)；甲状腺髓样癌降钙素阳性。

(四)甲状腺岛状癌/低分化癌

多见于老年人，其恶性程度比未分化癌稍低，比乳头状癌和滤泡癌差。

光学显微镜观察

可见癌细胞呈圆形、椭圆形，大小一致。核分裂多少不一。排列呈岛状、实性巢状、梁状、带状。其中可见少量散在的乳头状和/或滤泡癌细胞。可见核分裂和癌细胞呈凝固性坏死。其组织形态与髓样癌相似，但降钙素阴性。甲状腺岛状癌发生淋巴道和血道转移率高。

甲状腺岛状癌免疫组化

TG(+)，Calcitonin(-)，Bcl-2(+)，Cyclin D1 中表达，Ki-67(+)10%~30%。

(五)甲状腺未分化癌

50 岁以上的女性较多见；高度恶性，转移早。

光学显微镜观察

其组织形态常见的是梭形细胞型、巨细胞型、二者混合型及小细胞型四种。癌细胞异型性明显，大小不等，可见奇形怪状核的单核或多核，核分裂易见(图 3-17 和图 3-18)。

甲状腺未分化癌无论是哪种细胞类型其中都可以找到甲状腺乳头状癌或滤泡癌成分。常见坏死和中性粒细胞浸润。

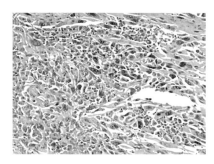 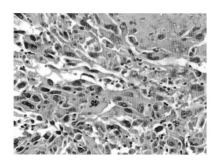

图 3-17　甲状腺未分化癌(中倍)　　　　图 3-18　甲状腺未分化癌(中倍)

未分化癌要与软组织肿瘤如未分化/未分类肉瘤、血管肉瘤、横纹肌肉瘤、恶性黑色素瘤、平滑肌瘤、骨巨细胞瘤等鉴别。小细胞型应与小细胞型髓样癌、岛状癌、非霍奇金淋巴瘤等鉴别(做免疫组化鉴别)。所以甲状腺未分化癌的诊断方法在很大程度上是排除性的。

甲状腺未分化癌免疫组化

TG 多数阳性，Vim 梭形瘤细胞阳性，CK(L)多数(+)，Tp53(+)，CyclinD1(+)，EMA(−)CEA(−)，Bcl-2(−)，TTF-1(−)。

Ki-67(+)>30%。

(六)甲状腺癌的治疗原则

乳头状甲状腺癌，直径<1cm 的微小癌，手术后不需要其他治疗。

滤泡型甲状腺癌，无血管侵犯而且直径<1cm，手术后不需要其他治疗。可随访观察。

未分化癌，手术后要常规做外放射治疗或化疗。未分化癌对化疗比较敏感。

髓样癌手术：①甲状腺全切除，适用于双侧多灶性病变，术后要服甲状腺素片；②患侧腺叶+峡部切除，适用于肿瘤局限于一侧腺叶，如果切缘阳性或有淋巴结转移的病例手术后要行放疗，化疗不敏感。

患侧腺叶+峡部切除适应证：单侧甲状腺内单灶性乳头状癌或滤泡癌，癌瘤最大直径≤4cm，无颈淋巴结转移，患者年龄 15~45 岁。

甲状腺近全切或全切适应证：①若术中快速病理诊断为多灶性乳头状癌、滤泡癌或切缘阳性者；②患者年龄>45 岁，多灶性双侧微小癌也要行此术。

甲状腺患侧全切+对侧近全切适应证：①癌瘤>4cm；②分化型甲状腺癌累及双侧或是多灶性；③分化程度低的甲状腺癌如岛状癌及乳头状癌中的弥漫硬化型、柱状细胞型、高细胞型等；④甲状腺癌已累及甲状腺被膜外的或有颈淋巴结转移。甲状腺全切或近全切术后要服甲状腺素片治疗。

分化型甲状腺癌术后有下列情况之一者应做放射性碘治疗：①原发肿瘤直径>4cm。②肿瘤侵犯甲状腺被膜以外。③有癌残留。④有颈淋巴结转移或有远处转移。⑤分化差的乳头状甲状腺癌如弥漫硬化型、高柱状型等。⑥嗜酸性细胞癌。⑦不能手术切除的分化型甲状腺癌(指乳头状癌和滤泡癌)。⑧手术 3 个月以后血清 Tg 浓度升高。患者有下列情况之一为放射性碘治疗禁忌证：①妊娠期或哺乳期，②手术后伤口未愈合，③有肝肾功能不全，④外周白细胞低于 $3.0×10^9$/L。

二　甲状腺交界性肿瘤

2017 年新版 WHO 增加了甲状腺交界性肿瘤，包括以下两个内容。

(一)透明变梁状肿瘤

透明变梁状肿瘤又称玻璃样小梁肿瘤，好发于中年妇女，有一定的恶性潜能，与甲状腺乳头状癌有类似性。肿瘤细胞为梭形、卵圆形、多边形；瘤细胞核有核沟、假包涵体；胞浆呈毛玻璃样。排列呈宽窄不一的梁状或条索状。梁索之间为玻璃样变的纤维组织包绕在小血管周围。瘤细胞表达 TTF-1、TG。不表达 Calcitonin；细胞膜 Ki-67(+)。

(二)包裹性滤泡性肿瘤

(1)恶性潜能未定的滤泡性肿瘤即由滤泡细胞或嗜酸性细胞形成滤泡结构，有包膜的肿瘤；有可疑的包膜和/或血管侵犯；无乳头状癌核特征。是介于甲状腺滤泡性腺瘤与甲状腺滤泡癌之间的包裹性滤泡性肿瘤。

(2)有不同程度甲状腺乳头状癌细胞核特征的滤泡性肿瘤肿瘤完全由滤泡组成，无乳头结构；瘤细胞有全部或部分甲状腺乳头状癌细胞核特征；肿瘤包膜完整无包膜或包膜外浸润。可理解为甲状腺滤泡型乳头状癌，但肿瘤包膜明显而完整，无包膜浸润。经典滤泡型乳头状癌包膜常不明显。

(3)有包膜或/和血管浸润可疑的包裹性滤泡性肿瘤。肿瘤细胞形成滤泡，细胞核有明确或不明确的乳头状癌的核特征，有不明确的包膜和(或)血管浸润，肿瘤包膜完整。可理解为甲状腺滤泡型乳头状癌伴有可疑的包膜和(或)血管浸润。

附：甲状腺畸胎瘤。较少见，作者见到 1 例成人未成熟畸胎瘤病例。此瘤发生于小儿或婴幼儿者以良性较多，恶性较少；发生于成人者则相反。组织形态及未成熟畸胎瘤分级标准与卵巢未成熟畸胎瘤相同；但甲状腺未成熟畸胎瘤体积较小(图 3-19 和图 3-20)。

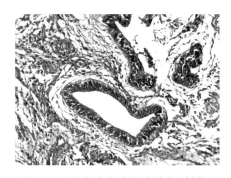

图 3-19　甲状腺未成熟畸胎瘤(低倍)

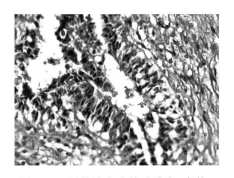

图 3-20　甲状腺未成熟畸胎瘤(高倍)

三 甲状腺其他疾病

(一)甲状腺滤泡性腺瘤

甲状腺滤泡性腺瘤好发于20~50岁女性；男∶女=1∶6。

诊断标准：以下四条同时具备则可以诊断。

(1)整个甲状腺内只有一个瘤结节。

(2)肿瘤包膜完整，包膜可厚可薄，包膜本身无滤泡或有少量散在受压变扁的正常滤泡(图3-21和图3-22)。单结节性甲状腺肿包膜不完整，结节内、外滤泡相似。

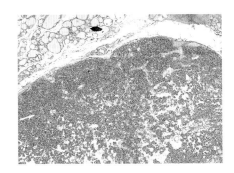

图3-21 甲状腺滤泡性腺瘤(低倍)

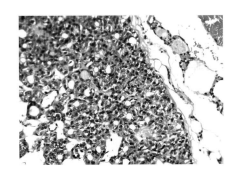

图3-22 甲状腺滤泡性腺瘤(中倍)

(3)包膜内外滤泡有别。包膜外为基本正常的甲状腺滤泡；包膜内为腺瘤性滤泡，可为巨滤泡(胶样型)、中滤泡(单纯型)、小滤泡(胎儿型)、无腔滤泡(胚胎型)。多数甲状腺腺瘤内为单种滤泡，少数为混合滤泡，这种依据滤泡分型无预后意义，所以现在只诊断滤泡性腺瘤不分胶样型、单纯型、胎儿型、胚胎型。

(4)无浸润、无转移。

滤泡性腺瘤若有包膜浸润，应诊断为滤泡性腺瘤伴包膜浸润或轻度浸润的滤泡癌。若有血管浸润，则应诊断为低度恶性的滤泡癌。

(二)甲状腺特殊类型腺瘤

(1)奇异细胞型腺瘤，有典型滤泡性腺瘤的特点，但有部分瘤细胞核巨大，形状怪异，着色深。该细胞可散在或成簇分布，无核分裂，无包膜及血管浸润。奇异细胞型腺瘤要与髓样癌和转移癌鉴别，髓样癌降钙素、Syn、CgA均阳性，TG阴性，是鉴别要点。转移癌应有相应病史，Tg阴性可供鉴别。作者见到一例甲状腺奇异型腺瘤，术后随访20年，目前身体仍很健康。

(2)不典型腺瘤，肿瘤内细胞丰富，排列密集，无典型乳头状、滤泡状结构。瘤细胞为圆形、立方形，部分病例为梭形，可见异型性及少量核分裂。排列呈梁索或实性巢状，无包膜及血管浸润。要与甲状腺髓样癌和转移癌鉴别。髓样癌表达Calcitonin、Syn、CgA，而Tg(-)。转移癌CK(+)EMA(+)Tg(-)，不典型腺瘤Tg(+)。

（3）嗜酸性细胞腺瘤，又称许特莱细胞腺瘤，瘤细胞为大的嗜酸性颗粒状胞浆；细胞核大，有异型性。排列成小梁状或小滤泡，滤泡内有少量胶质。少数病例有部分乳头结构，但细胞核无乳头状癌特点。若瘤细胞核具有乳头状癌细胞核的特点，则称嗜酸性细胞乳头状癌。有人认为嗜酸性细胞腺瘤具有潜在恶性。若嗜酸性细胞腺瘤出现滤泡性甲状腺癌的特点，即有包膜浸润或血管浸润，细胞核有明显异型性，则诊断为嗜酸性细胞癌，又称许特莱细胞癌（Hürthle cell carcinoma）。

（4）毒性（功能亢进型）腺瘤，临床表现有甲状腺功能亢进症状，核素扫描为"热结节"。显微镜观察可见甲状腺腺泡由高柱状上皮构成，常见乳头突入腔内；胶质淡染，滤泡腔的胶质周围可见吸收空泡。

（5）其他腺瘤还有，印戒细胞型，胞浆内充满甲状腺球蛋白；透明细胞型，瘤细胞内含糖原、脂质及甲状腺球蛋白；甲状腺腺脂肪瘤，即甲状腺腺瘤中含有较多脂肪组织。

（三）结节性甲状腺肿

甲状腺肿是指由于甲状腺激素分泌不正常所引起的滤泡上皮增生、滤泡腔内胶质增多，导致的甲状腺肿大。按其功能可分为非毒性（临床无甲亢表现）和毒性（临床有甲亢表现）。按其病理形态可分为结节性和弥漫性。弥漫毒性甲状腺肿未治疗者，滤泡上皮为高柱状，可有核分裂，核位于细胞基底部，无异型性。上皮细胞可形成无分枝的乳头状，突向滤泡腔。腔内胶质稀薄，着色淡；胶质周围有许多空泡。间质血管充血伴淋巴细胞浸润，有时可见有生发中心的淋巴滤泡。用碘治疗者，甲状腺部分滤泡退缩，上皮变为低柱状或立方状，胶质变浓，空泡减少，间质充血不明显，但仍有淋巴细胞浸润。病理医师接触较多的是结节性非毒性甲状腺肿，少数为结节性毒性甲状腺肿。其结节常为多发，偶见单发。结节有纤维化的结节内可见变性坏死囊性变或钙化。

结节性甲状腺肿简称结甲，病变较复杂，除上述外还可见以下情况。

（1）结甲多数为非毒性，少数为毒性，后者临床有甲亢表现，T3、T4升高，组织学上可见滤泡上皮呈高柱状，并有吸收空泡，胶质稀薄淡染。有的病人临床无甲亢表现。

（2）结甲中常见巨、中、小及无腔滤泡混合（图3-23），滤泡上皮可呈乳头状、椅垫样增生，也可伴灶性鳞状上皮化生。

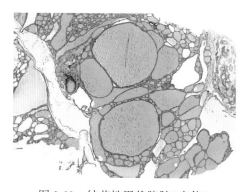

图 3-23　结节性甲状腺肿（中倍）

（3）滤泡上皮可见局灶性嗜酸性变，透明性变或形成泡沫细胞、印戒状细胞、梭形细胞团等，分布于小滤泡间。

（4）滤泡上皮可见局灶性细胞核毛玻璃样变、实性增生、非典型增生、淋巴细胞样细胞增生（细胞浆丰富，着色淡，不像真淋巴细胞）。

（5）可见灶性滤泡上皮细胞排列呈实性脑回样、梁状或条索样结构分布于滤泡之间。

（6）可见灶性胚胎性或胎儿型小滤泡呈梁状、条索状浸润于纤维间隔、包膜；其梁索中上皮细胞核的长轴与纤维走向平行，所以不是滤泡癌浸润，应注意鉴别。

（7）滤泡内胶质可广泛嗜碱性变，HE 染色染成紫色，或出现菱形结晶。

（8）纤维间质可见较多淋巴细胞浸润，像淋巴细胞性甲状腺炎，有时也可见胶质性肉芽肿，似亚急性甲状腺炎

（9）纤维间质有时可见灶性血管增生，或胆固醇结晶及异物巨细胞反应；有时可见玻璃样变、钙化、骨化。

（10）结甲若发生梗死，在梗死灶周围纤维组织增生，其中常夹杂由无胶质的小滤泡构成的网状、条索状结构，滤泡上皮萎缩或正常。不要误诊为滤泡癌。

（四）甲状腺炎

1. 亚急性肉芽肿性甲状腺炎

该病又称亚急性甲状腺炎、肉芽肿性甲状腺炎、假结核性甲状腺炎。病因不明。病变可累及甲状腺的一部分或甲状腺的一侧或甲状腺的双侧。早期病变是部分甲状腺滤泡破坏被中性粒细胞取代，形成微脓肿。中期见胶质从破坏的滤泡中溢出，引起组织细胞、多核巨细胞及上皮样细胞反应，形成结核样肉芽肿，但无干酪样坏死（图 3-24 和图 3-25）。间质内纤维组织轻度增生伴淋巴细胞、浆细胞、嗜酸性粒细胞浸润。

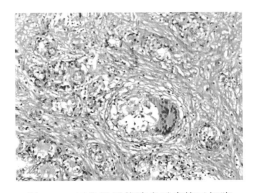

图 3-24　亚急性甲状腺炎示多核巨细胞

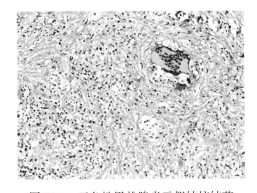

图 3-25　亚急性甲状腺炎示假结核结节

2. 乔本甲状腺炎

该病是自身免疫性疾病，病变常累及双侧甲状腺，双侧甲状腺肿大可对称或不对称；质硬如橡皮。其组织学形态有以下三大特点。

（1）有大量淋巴细胞浸润并有生发中心的淋巴滤泡形成，其中可见部分组织细胞、浆细胞浸润。淋巴细胞浸润的总面积要大于或等于病变组织总面积的 1/3。因为甲状腺很多

疾病都有淋巴细胞浸润，要防止把乔本甲状腺炎的诊断扩大化。

（2）有部分滤泡上皮嗜酸性变。嗜酸性变的滤泡上皮细胞胞浆丰富有嗜酸性颗粒，胞核可有异型性，无核分裂(图3-26~图3-28)。

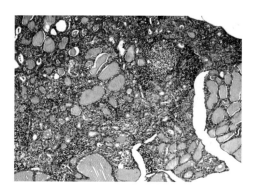 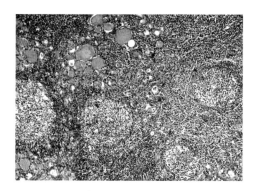

图3-26　乔本氏甲状腺炎(中倍)　　　　　图3-27　乔本氏甲状腺炎示淋巴滤泡

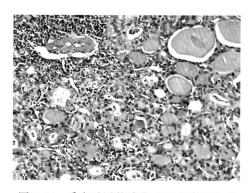

图3-28　乔本氏甲状腺炎示上皮嗜酸性变

（3）甲状腺小叶结构基本存在，小叶间有少量增生的纤维组织，所以小叶轮廓更清楚。若小叶间纤维组织增生明显形成宽带状伴滤泡萎缩，则称纤维型乔本甲状腺炎。若形成肉眼能见到的多个结节，则称多结节性乔本氏病或多结节性乔本氏甲状腺炎。

纤维型乔本甲状腺炎，要与木样甲状腺炎鉴别。后者，增生的纤维组织为增生活跃的纤维母细胞，它不仅破坏甲状腺实质，而且浸润其被膜及甲状腺邻近组织，形成广泛而紧密的粘连。前者，病变局限于甲状腺内，不侵犯甲状腺外组织。

3. 淋巴细胞性甲状腺炎

病变与乔本甲状腺炎类似，但有两点区别：①淋巴细胞性甲状腺炎无滤泡上皮嗜酸性变；②好发于儿童。

四　甲状旁腺腺瘤与甲状旁腺增生

甲状旁腺腺瘤、甲状旁腺腺癌、甲状旁腺增生三者均可引起原发性甲状旁腺功能亢进，简称甲旁亢。甲状旁腺功能亢进临床表现为血中甲状旁腺激素(PTH)升高，血钙高，血磷低，血清碱性磷酸酶（AKP）升高。PTH升高，动员骨中的钙被转移至血液，使肾小管对钙的重复吸收增加，对磷酸盐的排泄增多。引起"三高一低"即血清PTH高、血钙高、血清碱性磷酸酶（AKP）升高；血清磷降低。

原发性甲状旁腺功能亢进，其中80%～90%为甲状旁腺腺瘤，10%～15%为甲状旁腺增生，1%～5%为甲状旁腺腺癌。

（一）甲状旁腺腺瘤

甲状旁腺腺瘤多发生在甲状旁腺正常部位，也可发生在异位的甲状旁腺。大小从0.5～5cm不等，多为1～3cm，常单发，偶尔有两个。肿瘤界限清楚，有包膜。切面均质肉样。

光学显微镜观察

可见肿瘤细胞有主细胞、透明细胞、嗜酸性细胞三种，而主细胞是主要成分。主细胞体积比甲状腺滤泡上皮细胞小很多！低倍显微镜下观察像芝麻饼的表面观。细胞平均直径比淋巴细胞略大。细胞核呈圆形、卵圆形，约占细胞体的一半，核着色深，居中。胞浆少，淡红色，位于核的周围（图3-29和图3-30）；核分裂极少见。透明细胞是主细胞变性的结果。嗜酸性细胞胞浆丰富呈深红色，细胞形态与主细胞类似（图3-31、3-32）。肿瘤内常是三者混合出现。瘤细胞排列呈弥漫片块状或巢状、条索状、腺泡状或假腺样，有时可见少量散在小腺管结构，腔内有红色胶样物质。大约有10%的病例可见散在巨核、奇形核或多核细胞，但这不是恶性指征。

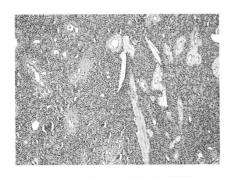

图3-29　甲状旁腺腺瘤（低倍）

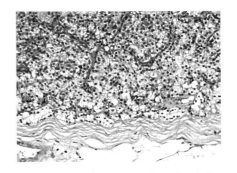

图3-30　甲状旁腺腺瘤示主细胞（中倍）

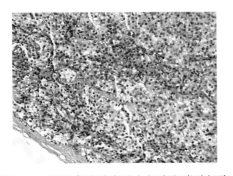

图3-31　甲状旁腺腺瘤示主细胞和嗜酸细胞

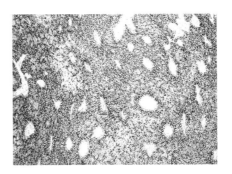

图3-32　甲状旁腺腺瘤PTH阳性

免疫组化

PTH、CgA、CK8、CK18、CK19 均(+);而 TG(−),TTF-1(−);Ki-67<5%,若 Ki-67>5%应考虑恶性可能。

甲状旁腺腺瘤的鉴别诊断

(1)与甲状旁腺增生鉴别。包括:①甲状旁腺腺瘤周围有一层包膜,包膜外有受挤压的甲状旁腺组织;②肿瘤内无小叶结构;③与正常甲状旁腺之间无过渡;④肿瘤内无脂肪细胞;⑤肿瘤多为单个(可归纳为三无一有一单)。甲状旁腺增生是四个腺体都增生,但程度可有不同,多无包膜,与正常甲状旁腺之间有过渡;可见小叶结构;间质内或腺细胞间有散在脂肪细胞。因甲状旁腺腺瘤与甲状旁腺增生二者治疗方法不同,所以病理学应加以区分,腺瘤只切除肿瘤,增生要切除多个甲状旁腺。

(2)与甲状旁腺腺癌鉴别。甲状旁腺腺癌:①有淋巴结和/或其他脏器转移;②核分裂易见;③有血管浸润或神经浸润;④有包膜浸润;⑤肿瘤内纤维成分较多,并将肿瘤细胞分隔成梁状。若只具有上述②④⑤三条或 Ki-67>5%则诊断为甲状旁腺不典型腺瘤,建议对患者密切随访观察。甲状旁腺腺癌治疗,应手术切除;放疗和化疗均不敏感。

(3)与甲状腺胎儿型或胚胎型滤泡性腺瘤鉴别。甲状腺腺瘤 TG(+),PTH(−);甲状旁腺腺瘤或腺癌 TG(−),PTH(+)。

(二)甲状旁腺增生

甲状旁腺增生是四个腺体都增生,但程度可有不同。甲状旁腺增生多数无包膜;增生的细胞与正常甲状旁腺之间有过渡,可见小叶结构;间质内或腺细胞间常见脂肪细胞。

实性无滤泡或少滤泡结构的甲状腺、甲状旁腺原发肿瘤,作者的诊断思路:首先考虑常见肿瘤,滤泡性腺瘤(胚胎型或胎儿型等)、透明变梁状腺瘤、不典型性腺瘤、甲状旁腺腺瘤或增生;其次考虑较少见肿瘤,如乳头状癌(实性型)、滤泡癌(实性型)、髓样癌、岛状癌、未分化癌、甲状旁腺腺癌、淋巴瘤、肉瘤等。

第二节　垂体常见疾病

一　垂体腺瘤

垂体前叶肿瘤包括垂体腺瘤(含不典型腺瘤)、垂体癌、垂体胚细胞瘤(2017 年,WHO 提出的发生于幼儿垂体的恶性肿瘤)。垂体腺瘤是良性肿瘤但有时可侵犯邻近的硬脑膜、软组织和骨组织。

1. 垂体腺瘤分类

依据临床内分泌功能结合免疫组化垂体腺瘤可分为:生长激素(GH)细胞腺瘤,催乳素(PRL)细胞腺瘤,促肾上腺皮质激素(ACTH)细胞腺瘤,促甲状腺激素(TSH)细胞腺瘤,促性腺激素细胞腺瘤含促卵泡激素(FSH)和促黄体生成激素(LH)腺瘤。多激素垂体腺瘤。无功能细胞腺瘤。不典型腺瘤。垂体腺癌(垂体癌)等。

依据临床表现及生物学行为垂体腺瘤可分为:功能性腺瘤、无功能性腺瘤、不典型腺瘤、垂体腺癌(垂体癌)四种。

2017年，WHO依据肿瘤大小垂体腺瘤可分为：

(1)小腺瘤(微小腺瘤)，其最大直径<1cm；

(2)大腺瘤，其最大直径1~4cm；

(3)巨大腺瘤，其最大直径>4cm。

2. 垂体腺瘤的细胞形态

瘤细胞类似垂体前叶细胞，常规切片可分为嗜酸性细胞、嗜碱性细胞、嫌色细胞三种(图3-33和图3-34)。

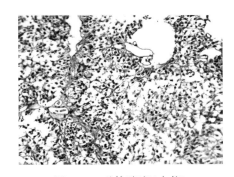

图3-33　垂体腺瘤(中倍)

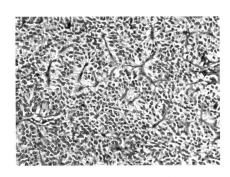

图3-34　垂体腺瘤(中倍)

①嗜酸性细胞，呈圆形、椭圆形，直径14~19μm，胞浆含粗大嗜酸性颗粒，可分泌生长激素(GH)、催乳激素(PRL)。

②嗜碱性细胞，呈圆形、多边形，直径15~25μm，胞浆含嗜碱性颗粒，可分泌促甲状腺激素、促性腺激素(含FSH和LH)、促肾上腺皮质激素(ACTH)。

③嫌色细胞，体积最小，呈圆形或多边形，胞浆少，着色浅。该细胞可能为嗜色细胞的早期阶段或脱颗粒的嗜色细胞。

垂体腺瘤的肿瘤细胞大多数形态单一；核圆，居中，大小一致，核染色质细，核仁不明显，胞浆中等量。排列呈巢状、索状、乳头状、假菊形团样、假腺样。有时可见部分瘤细胞有异型性，但核分裂无或极罕见。间质内血管丰富，纤维成分较少。Syn阳性率高，CgA和低分子角蛋白阳性率较低(《阿克曼外科病理学》，2014年中文版)。

3. 垂体腺瘤依据功能分类及免疫组化

(1)生长激素细胞腺瘤，临床表现为肢端肥大症或巨人症。血清GH升高，部分病例血内PRL也升高。

光学显微镜观察

可见瘤细胞为嗜酸性和/或嫌色性，PAS(-)，橘黄G(+)。

免疫组化

多数病例，瘤细胞胞浆GH呈弥漫(+)，少数呈弱(+)或灶(+)，CK(L)(+)。

(2)催乳素细胞腺瘤，是垂体腺瘤中最常见的一种，多见于年轻女性，男性少见。占手术切除垂体腺瘤的11%到26%。临床方面，女性常表现泌乳和闭经。男性表现为性功能低下。

光学显微镜观察

可见瘤细胞为嫌色性和/或嗜酸性，PAS(-)，橘黄 G(-)。

免疫组化

PRL(+)部位为瘤细胞胞浆，ER(+)。

(3)促肾上腺皮质激素细胞腺瘤，临床表现为 Cushing 综合征，血浆 ACTH 升高，含功能型、无功能型(或称静止型、沉默型)。

光学显微镜观察

可见瘤细胞嗜碱性和/或嫌色性，PAS 染色(+)，橘黄 G 染色(-)。

免疫组化

瘤细胞胞浆 ACTH(+)，促脂素激素(B-LPH)和内啡肽均(+)；静止 1 型 CK(L)(+)，静止 2 型 CK(L)(-)。

(4)促甲状腺激素细胞腺瘤，临床表现甲亢、甲减或甲状腺功能正常。多数 TSH 腺瘤为浸润性大腺瘤常伴有视野缺损。

光学显微镜观察

可见瘤细胞为嫌色性和/或嗜碱性，PAS(+)。

免疫组化

瘤细胞胞浆 TSH(+)、GH(+)、PRL(+)。

(5)促性腺激素细胞腺瘤，临床有头痛、颅神经损伤的表现。男性可有性欲减退、阳痿。年轻女性可有卵巢功能减退的表现。

血中一定有 FSH 升高，或 FSH 和 LH 都升高，单独 LH 升高则非常少见。

光学显微镜观察

可见瘤细胞为嫌色性和/或嗜碱性，PAS 染色(+)。

免疫组化

FSH(+)和/或 LH(+)，有时 ACTH(+)。

(6)多激素垂体腺瘤，经免疫组化证实，垂体腺瘤细胞，对两种或两种以上的垂体激素呈阳性表达，临床上，患者往往只表现一种激素功能或无功能。多激素垂体腺瘤，最常见的是 GH+PRL，GH+TSH+PRL。

(7)无功能性细胞腺瘤，无功能细胞腺瘤约占垂体腺瘤的 1/3。临床只有一般占位性病变的表现，如头痛、头昏、视野缺损、颅神经损伤等。可以是所有垂体激素都无功能，也可以是其中某种激素无功能。无功能腺瘤是指临床上无激素分泌过多的症状和体征，病理学方面有下面两种情况：①零细胞腺瘤即瘤细胞免疫组化，所有垂体激素均无表达，电子显微镜下观察无相应的结构特点加上无临床表现(即三无)。零细胞腺瘤的诊断主要依靠组织形态、免疫组化、电子显微镜和临床表现四结合；②静止性细胞腺瘤(沉默性细胞腺瘤)，免疫组化有某种垂体激素表达，电子显微镜下观察，可见相应的结构特点，但临床上无相应垂体激素分泌过多的症状、体征。如 ACTH 腺瘤的静止型，临床无 Cushing 和 Nelson 综合征。WHO(2006 年版)只写零细胞腺瘤，没有无功能性腺瘤。《阿克曼外科病理学》(2014 年中文版)的 2453 页提出"无功能性腺瘤"的概念。

免疫组化

①零细胞腺瘤，所有垂体激素都(−)，或只有极少数细胞对一种或几种激素表达。②静止性细胞腺瘤，如静止性促肾上腺皮质激素腺瘤1型，ACTH(+)，内啡肽(+)，CK(L)(+)。静止性促肾上腺皮质激素腺瘤2型，ACTH灶(+)，内啡肽(+)，CK(L)(−)。

(8)不典型腺瘤，以下两条同时具备，第一条是必备的；第二条良性垂体腺瘤有时也可见到。

①核分裂≥2/10HPF加Ki-67>3%、P53阳性(P53阳性只是部分病例)；

②肿瘤侵犯破坏周围硬脑膜、骨组织及软组织。

二　垂体腺癌

垂体腺癌又称垂体癌，其诊断标准不是依据垂体腺瘤瘤细胞的异型性、核分裂、或有无局部浸润；而是要发现肿瘤有转移至蛛网膜下腔、脑实质、淋巴结、骨、肝、肺等部位的证据时，才能诊断垂体腺癌。有少数组织形态是良性的垂体腺瘤也可发生转移，而瘤细胞异型性明显的，没有转移。垂体腺癌以PRL型较多，往后依次为ACTH型、GH型、TSH型。

绝大多数垂体腺瘤是良性的，而恶性的垂体腺癌很少见。

垂体腺瘤与腺垂体增生，鉴别困难，有时二者可同时存在；二者治疗方法无原则区别。

垂体瘤以手术治疗为主，有下列情况之一者可进行放疗：①手术未能完全切除；②年老体弱不能耐受手术；③患者不愿意接受手术；④手术后复发；⑤肿瘤小，只有轻度向鞍上扩展无视野改变的。

三　蝶鞍区其他肿瘤及瘤样病变

以下具体内容见本书第十二章"中枢神经系统常见疾病"。

(1)颅咽管瘤；

(2)神经垂体肿瘤(胶质细胞瘤、节细胞瘤、颗粒细胞瘤)等；

(3)蝶鞍旁囊肿(含垂体管囊肿和Rathke囊肿)；

(4)斜坡处的脊索瘤；

(5)脑膜瘤；

(6)生殖细胞肿瘤如畸胎瘤等，好发于松果体或鞍上；

(7)Langerhans(朗格汉氏)细胞组织细胞增生症；

(8)中胚层肿瘤，血管瘤、血管母细胞瘤、脂肪瘤、软骨瘤、骨巨细胞瘤、骨肉瘤等；

(9)黄色肉芽肿；

(10)转移性肿瘤。

第三节　肾上腺常见疾病

一　肾上腺皮质腺瘤、皮质腺癌、皮质增生

正常肾上腺皮质组织结构是：球状带在最外层，靠近被膜；细胞较小，核小色深，胞

浆较少，含少量脂质，排列呈球状或小团块状，厚度占皮质约 1/5，分泌盐皮质激素（醛固酮）。网状带位于最内侧，靠近髓质，细胞较小，核小色深，胞浆中等量，轻度嗜酸性含较多脂褐素，排列呈网状，厚度占皮质近 1/5，分泌性激素及部分糖皮质激素。束状带位于二者之间，细胞较大，核较大，色淡；胞浆丰富，含脂质多，色淡或呈空泡状，排列呈束状，占皮质厚度 3/5 以上，分泌糖皮质激素（皮质醇、皮质酮）及少量雌激素。

（一）肾上腺皮质腺瘤

女性多见；儿童比成人多见，而且无性别差异。可出现内分泌功能失调，表现为 Cushing 综合征、原发性醛固酮增多症引起血管对去甲肾上腺素反应增强，血压持续增高；潴钠排钾引起肌无力、肢端麻木，手足抽搐；少数可伴有女性男性化或男性女性化。

皮质腺瘤肉眼观察多为肾上腺皮质单个圆形、椭圆形结节，分叶状，直径 1～5cm，绝大多数有清楚的包膜；切面呈黄色，有时可见囊性变、钙化、或小灶性出血，坏死。

光学显微镜观察

部分病例瘤细胞似网状带细胞，细胞体积较小，胞浆嗜酸性，含较多脂褐素，排列呈网状。部分病例瘤细胞中等大，大小较一致，胞浆含丰富类脂质呈泡沫状或淡染透亮。瘤细胞排列呈团块状、条索状、团块、条索间有散在纤细的毛细血管作不完整的分隔（图 3-35 和图 3-36）。瘤细胞胞浆内往往可见脂褐素。瘤细胞苏丹Ⅲ染色（+）。有时可见部分瘤细胞有异型性，可见单核或多核巨细胞，但核分裂少见。有时可见小灶性囊性变、钙化。罕见小灶性出血，坏死。肾上腺皮质增生、腺瘤或癌均可产生过多的皮质醇，引起 Cushing 综合征。病人出现水牛背，满月脸，紫色皮纹，高血压，骨质疏松等表现。但 Cushing 综合征除肾上腺病变以外，还可由垂体分泌过多 ACTH、异位性 ACTH 分泌（如肺神经内分泌癌、恶性胸腺瘤、胰岛细胞瘤等）、药物性（长期使用糖皮质激素）等原因造成。肾上腺皮质增生、腺瘤或癌均可产生过多的醛固酮，引起 Conn 综合征，病人可出现高血压、低血钾、肌无力、肌肉麻痹或抽搐。如果产生过多雄性激素或雌激素，可致男性女性化，或男性出现乳腺发育，阳痿等。分泌性激素的肾上腺皮质腺瘤较少见，如果见到，多为皮质腺癌，而不是皮质腺瘤。

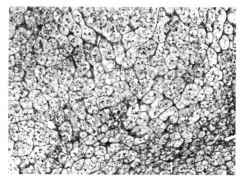

图 3-35　肾上腺皮质腺瘤（低倍）

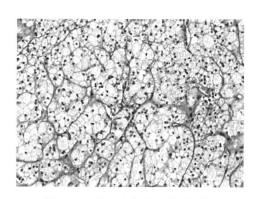

图 3-36　肾上腺皮质腺瘤（高倍）

无功能性肾上腺皮质腺瘤，无临床症状和体征的肾上腺皮质腺瘤，多是影像学偶尔发现，所以又称肾上腺偶发腺瘤。

肾上腺皮质腺瘤免疫组化

Ad4Bp/SF-1(+)，a-inhibin(+)，melan-A(+)，Syn(+)，CgA(-)，EMA(-)，CEA(-)，Vimentin 强(+)，CK 弱(+)，Calretinin(+)，Ki-67<5%。

注：Ad4Bp/SF-1(肾上腺结合蛋白 4/类固醇生成因子 1)。

肾上腺皮质腺瘤的鉴别诊断

(1) 与肾上腺皮质结节状增生鉴别。结节状增生常为多发性，约 20% 为双侧性。结节直径<1cm，无包膜或包膜不清，结节周围的肾上腺皮质正常或有增生。肾上腺皮质腺瘤常为单个，结节最大直径≥1cm，除部分伴醛固酮增多的肾上腺皮质腺瘤外，大部分腺瘤包膜完整，腺瘤外围的肾上腺皮质是萎缩的。

(2) 肾上腺皮质腺瘤与肾透明细胞癌的鉴别。肾上腺皮质腺瘤，绝大多数病例无腺腔，无乳头，有时可见单核或多核巨细胞。肾透明细胞癌，常见腺管、乳头，多核巨细胞罕见或无。肾透明细胞癌，细胞浆含丰富糖原(PAS 阳性)和类脂(油红染色阳性)。

肾上腺皮质腺瘤，Ad4Bp/SF-1(+)，Syn(+)，α-Inhibin(+)，melan-A(+)。Calretinin(+)，EMA(-)，CK 弱(+)，CgA(-)。

肾透明细胞癌，CD10(+)，EMA(+)，CK 强(+)，RCC(+)。

(3) 肾上腺皮质腺瘤与肾上腺皮质腺癌鉴别。肾上腺皮质腺瘤与肾上腺皮质腺癌的区别是皮质腺癌有转移和/或有血管浸润，转移的部位常是肝、肺、骨、腹膜后等。光学显微镜观察可见肾上腺皮质腺癌，癌细胞核的分裂像>5/50HPF；有时可见大片坏死(≥×10 物镜)。

皮质腺癌与皮质腺瘤免疫组化的区别见下表。

指标	皮质腺癌	皮质腺瘤
CK(L)	(-)或灶(+)	多为强(+)
Vimentin	多为强(+)	可为(+)或灶(+)
P53	多为(+)	多为(-)
Ki-67	>5%	<5%

(二) 肾上腺皮质癌

癌细胞胞浆特点及排列形式与皮质腺瘤相似，但细胞异型性明显，核分裂易见，可见病理性核分裂，常有大片凝固性坏死，易发生淋巴结、肝、肺、骨等处转移。

2017 年，WHO 提出的肾上腺皮质癌诊断标准，以下 9 条中具备 3 条或 3 条以上提示恶性。①瘤细胞核为高级别(核异型性明显)；②核分裂>5 个/50HPF；③有病理性核分裂；④透明细胞<25%；⑤肿瘤细胞呈弥漫性生长；⑥有肿瘤细胞坏死；⑦有血管浸润；

⑧有血窦浸润；⑨有包膜浸润。

（三）肾上腺皮质增生

肾上腺皮质增生70%为双侧弥漫性增生，30%为双侧结节状增生，增生结节为多个，结节周围的肾上腺皮质细胞也呈增生性改变；结节一般小于1cm。

显微镜观察

可见增生的细胞主要为网状带细胞，细胞较小，核小色深；胞浆淡红色含较多脂褐素及少量脂质所以颜色较深；网状带细胞外层有少量索状带细胞，胞体较大，胞浆含脂质较多而透亮；而最外层的球状带细胞基本见不到；肾上腺皮质增生无包膜。

肾上腺皮质增生、肾上腺皮质腺瘤和肾上腺皮质癌均可引起皮质醇增多而致Cushing综合征。临床表现为躯干性肥胖、满月脸、水牛背、高血压、肌无力、腹壁紫纹、女性闭经、多毛、骨质疏松等症状。但Cushing综合征发生的原因除肾上腺病变以外还可由垂体分泌过多ACTH，患者长期使用糖皮质激素，异位性ACTH分泌过多等引起，如肺小细胞癌、恶性胸腺瘤、胰岛细胞瘤等都可分泌ACTH。

二　肾上腺髓质嗜铬细胞瘤与髓质增生

（一）肾上腺髓质嗜铬细胞瘤

嗜铬细胞瘤约有90%发生于肾上腺髓质；约有10%发生于肾上腺外，如颈动脉体、颈静脉球、主动脉体、迷走神经体、头颈、喉、眼眶、后纵隔、腹膜后、膀胱、卵巢、肠系膜根部等部位。

两性任何年龄都可发生，但以30~50岁较多见。瘤细胞可合成和分泌去甲肾上腺素和/或肾上腺素，引起阵发性或持续性高血压。血和尿中儿茶酚胺增多，血糖、尿糖升高。少数无功能性嗜铬细胞瘤则无高血压。少数病例伴有Cushing综合征。部分为无功能性，无症状。

约10%有家族性肿瘤，发病年龄较轻，20~30岁时确诊，40岁左右临床症状已经很明显。

肉眼观察，常为单发，少数可双侧或多发。细胞瘤大小从1~10cm不等。肿瘤呈圆形或椭圆形，包膜完整，切面灰棕色，可见出血、坏死、囊性变，少数病例可见钙化灶和中央纤维化区。肿瘤暴露于空气中或强光中可形成黄褐色肾上腺色素，或因非肾上腺色素使颜色变深，与肿瘤浸入重铬酸钾溶液后颜色变化相似。

光学显微镜观察

瘤细胞可为多边形、圆形、椭圆形、梭形。瘤细胞大小不一；小者与正常嗜铬细胞相似，大者比正常嗜铬细胞大3倍以上。胞浆丰富，多呈嗜碱性或嗜酸性，有时胞浆淡染透亮。胞浆内常含有色素颗粒和PAS阳性物质。福尔马林固定标本切片中，常见胞浆内有嗜碱性颗粒。重铬酸钾固定的未染色组织切片中，可见部分瘤细胞浆呈棕色。胞核较大，圆形、椭圆形或空泡状，常有异型性，可见巨核、双核、多核，核仁明显，但核分裂罕见（图3-37、3-38）。其特征是瘤细胞排列呈团块状、巢状、梁状、腺泡状，团块周围有薄壁血窦围绕，形成结节状结构（器官样结构）。

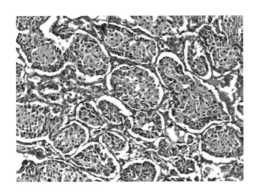

图 3-37　肾上腺髓质嗜铬细胞瘤（中倍）

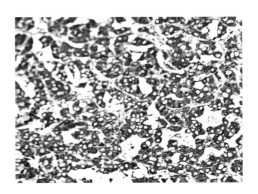

图 3-38　肾上腺髓质嗜铬细胞瘤 CgA（+）

嗜铬细胞瘤免疫组化

CgA 强（+），TH（酪氨酸羟化酶）（+），Syn（+），NSE（+），S-100（+），CD15（+），EMA（-），Melan-A（-），Ki-67＜3%，若 Ki-67＞3% 时提示恶性。Tenascin 强阳性提示恶性。

嗜铬细胞瘤绝大多数为良性，极少数为恶性。恶性的标准是，在正常无嗜铬组织的器官或组织（如淋巴结、肺等）内发现嗜铬细胞瘤转移才能诊断恶性嗜铬细胞瘤。包膜浸润或侵入血管及细胞异型性不是诊断恶性嗜铬细胞瘤的可靠指标。刘彤华《诊断病理学》，第三版，429 页写道：嗜铬细胞瘤 Ki-67＞3%，核分裂＞1/10HPF，伴有或不伴有片状凝固性坏死，这类嗜铬细胞瘤有很高的恶性潜能。

肾上腺髓质嗜铬细胞瘤的鉴别诊断

（1）肾上腺皮质腺瘤与髓质嗜铬细胞瘤鉴别

肾上腺皮质腺瘤与髓质嗜铬细胞瘤在组织结构和细胞上的鉴别是：后者有典型器官样结构，瘤细胞团块周围有一圈薄壁毛细血管围绕，形成结节状结构（器官样结构）。嗜铬细胞瘤的瘤细胞胞浆丰富，多嗜碱性，细胞核可见异型性，核仁明显，但核分裂罕见。而皮质腺瘤瘤细胞比嗜铬细胞小，胞浆透亮或呈泡沫状，细胞排列呈团块状或条索状。瘤细胞胞浆内有时可见脂褐素，瘤细胞苏丹Ⅲ染色阳性，无典型器官样排列。

肾上腺皮质腺瘤与髓质嗜铬细胞瘤免疫组化鉴别见下表。

指标	肾上腺皮质腺瘤	肾上腺髓质嗜铬细胞瘤
CgA	（-）	强（+）
TH	（-）	（+）
Ad4Bp/SF-1	（+）	（-）
Melan-A	（+）	（-）

（2）肾上腺嗜铬细胞瘤与腺泡状软组织肉瘤的区别

腺泡状软组织肉瘤，肿瘤发生于软组织，瘤细胞 TFE3、MyoD1、Desmin、MSA 均（+），但 MyoD1 的阳性部位在胞浆，不在胞核。而 CgA（-）、Syn（-）、NSE（-）这些均与嗜铬细胞瘤不同。

附：作者曾见过一例伴假腺样结构的黏液样肾上腺皮质腺瘤。患者为女性，56 岁，病理号：201311010。肿瘤位于右肾上腺，包膜完整，肿瘤直径 3cm，囊实性。显微镜下观察可见肿瘤背景广泛黏液变，部分黏液位于腺管内，但细胞内无黏液。瘤细胞排列呈腺管状、网状、片状及条索状。瘤细胞为扁平状、立方状、柱状，胞浆少或中等量，核有中等异型性，核仁明显，核分裂 0 ~ 1/10HPF，包膜内一处见局灶瘤细胞浸润，未见血管浸润。

该例肿瘤细胞的 IHC：Vimentin（+），Syn（+），a-Inhibin（+），NSE（+），CK（-），EMA（-），CgA（-），S-100（-）。

嗜铬细胞瘤以手术治疗为主，复发或转移者可用放疗或化疗。

（二）肾上腺髓质增生

正常肾上腺为等腰三角形，像渔民的帽子一样盖在肾脏上方。三角形的顶部为肾上腺头部，两侧腰部为体部，体部后面有嵴突。三角形底部为尾部。正常肾上腺髓质主要位于头部，其次为体部的嵴突；而尾部和体部的两翼几乎没有髓质。从切面看，肾上腺皮质呈黄色，髓质呈红色。髓质仅占肾上腺总重量的十分之一。所以，肉眼观察如果在尾部和两翼出现髓质，即为髓质增生。从临床上看，若患者有嗜铬细胞瘤的表现，如出现血尿，尿中儿茶酚胺试验异常但检查未发现嗜铬细胞瘤，则应考虑有肾上腺髓质增生。髓质增生可单侧或双侧。肾上腺的外形可正常或增大。切面见髓质弥漫性增大或呈孤立的小结节，结节直径<1cm，为髓质结节状增生；>1cm，为嗜铬细胞瘤。

光学显微镜观察可见嗜铬细胞核肥大，可见巨核或多核细胞，胞浆空泡状或颗粒状，胞浆内可见玻璃样点滴。免疫组化与嗜铬细胞瘤相同。

三 髓质神经母细胞瘤、节细胞神经母细胞瘤、神经节细胞瘤

三者和嗜铬细胞瘤都来自交感神经原细胞。神经母细胞瘤是本组中最不成熟，恶性最高的肿瘤。神经节细胞瘤是分化成熟的良性肿瘤。节细胞神经母细胞瘤介于二者之间，是从神经母细胞瘤向神经节细胞瘤分化过程中的中间阶段。这三种肿瘤均可分泌数量不等的儿茶酚胺、去甲肾上腺素、多巴胺等物质，引起血压升高。

（一）神经母细胞瘤

此种肿瘤多见于 5 岁以下的婴幼儿，少数发生于青少年或成人。好发部位首先是肾上腺髓质和腹膜后，其次为后纵隔脊椎旁、盆腔、头颈部等处。肿瘤常呈分叶状，灰红色；大肿瘤常有出血、坏死、囊性变和钙化。

光学显微镜下观察，可见瘤细胞为圆形、卵圆形或短梭形，核深染，胞浆极少的淋巴

样细胞。排列呈片块状、结节状、束状或弥漫分布。其中可找到真菊形团或假菊形团。瘤细胞之间可见纤细的原纤维性嗜酸性基质(神经毡)。有时可见少数神经节细胞。瘤细胞表达：NSE、NF、Syn、CgA。

鉴别诊断

要与恶性淋巴瘤、Ewing 瘤、胚胎性横纹肌肉瘤、小细胞性未分化癌、Wilms 瘤鉴别。它们各自的镜下特点与免疫表型与神经母细胞瘤不同。

(二)节细胞神经母细胞瘤

为罕见恶性肿瘤，多见于 10 岁左右的儿童或成人。好发部位为后纵隔及腹膜后，约 1/3 发生于肾上腺髓质。

光学显微镜观察可见肿瘤由神经母细胞，真、假菊形团结构，神经纤维和神经节细胞混合而成。瘤细胞表达：NSE、S-100、CgA、Syn、NF。

(三)神经节细胞瘤

为生长缓慢的良性肿瘤；可发生于儿童或成人，好发于后纵隔、腹膜后，其次为肾上腺髓质、有交感神经链的部位，少数可发生于消化道、子宫、卵巢和皮肤。

光学显微镜观察有成片或散在分化成熟的神经节细胞，细胞体积较大，胞浆丰富，嗜碱性，紫红色；核呈圆形或卵圆形，核膜厚而明显，核呈空泡状，核仁清楚。节细胞之间为无髓鞘的神经纤维、雪旺氏细胞及少量胶原纤维；偶见少数多核神经节细胞。有时在肿瘤内有少量淋巴细胞；此时应与节细胞神经母细胞瘤鉴别。瘤细胞表达 S-100、NSE。

四　肾上腺其他肿瘤和瘤样病变

髓脂肪瘤，是肾上腺比较少见的良性肿瘤，由成熟脂肪组织和骨髓造血组织构成。脂肪组织的区域肉眼观察为黄色，骨髓造血组织的区域肉眼观察为红色，二者混杂分布。多数为无功能性，偶尔发现；少数为有功能性，临床表现有腹痛、血尿、性激素分泌过多综合征或 Cushing 综合征等。瘤体大者达20cm，小者显微镜下观察才能发现。

此外，还有性索间质肿瘤、腺瘤样瘤、淋巴造血组织肿瘤、间叶源性各种肿瘤、肾上腺囊肿及转移瘤等。

第四节　副神经节瘤、多发性内分泌腺肿瘤及弥散神经内分泌系统

一　副神经节瘤

副神经节瘤简称副节瘤，又称化学感受器瘤、非嗜铬性副神经节瘤或肾上腺外嗜铬细胞瘤。副神经节系统即化学感受器系统起源于原始神经嵴交感神经始基，包括颈动脉体、主动脉—肺动脉体、颈静脉球、迷走神经体和散在分布于身体其他部位(纵隔、腹腔、腹

膜后、膀胱、眼眶、鼻咽、喉、马尾等处)的化学感受器组织。副神经节与副交感神经节关系密切，二者协同作用对血氧和二氧化碳浓度变化起反应，通过神经反射调节呼吸功能。少数化学感受器瘤(简称化感器瘤)的瘤细胞能分泌儿茶酚胺及其产物，如去甲肾上腺素等，可引起血压升高。大部分肿瘤无功能性，不分泌上述产物，可无临床表现。化感器瘤一般以解剖部位命名，如颈动脉体瘤、颈静脉球瘤等。各处化学感受器组织形态相似，其病理特点是：好发于30~50岁，发病率无性别差异。散发者常为单个，有家族史者常为多发。肿瘤直径1~5cm不等，包膜完整，切面实性灰红色，质中。

光学显微镜观察

瘤细胞呈圆形、椭圆形、多边形或梭形。胞浆丰富嗜酸性、嗜双色性；部分肿瘤的瘤细胞其胞浆透亮或呈泡沫状。瘤细胞核多数居中，呈圆形、卵圆形，染色质粗，核仁明显；部分瘤细胞核小而致密，胞浆泡沫状似脂肪母细胞。有时瘤细胞核有明显异型性，可见单核巨细胞、多核巨细胞；有时可见少量散在神经节细胞；有时可见核分裂及灶性坏死，这些不是恶性指标。瘤细胞排列呈结节状、团块状、梁索状。其特征是团块、梁索周围有丰富薄壁血管，呈环形包绕形成"器官样结构"。部分病例血管扩张如血窦，血管周围除有少量纤维成分外还有神经纤维，有时可见淋巴细胞、浆细胞浸润，甚至可见淋巴滤泡形成。有时见瘤细胞排列呈腺泡状，中心有一小腔，腔内有红色蛋白物质。梁索状结构加扩张血管明显时，类似血管外皮细胞瘤(图3-39、3-40)。有少数病例瘤细胞较小，可见黑色素，核内可见假包涵体。瘤细胞外有红色小体或淀粉样变。部分副节瘤可与节细胞神经瘤、节细胞神经母细胞瘤、神经母细胞瘤或神经鞘膜瘤混合，此时则称混合性副节瘤。副节瘤有1%~10%为恶性，恶性依据是有淋巴结、骨、肺、肝等处转移；不能依据细胞异型性、核分裂多少、血管内瘤栓、包膜或局部浸润来确定恶性。免疫组化瘤细胞表达CgA、Syn、NSE，不表达CK、EMA、NF。血管周围间质支持细胞S-100(+)、部分病例瘤细胞GFAP(+)。

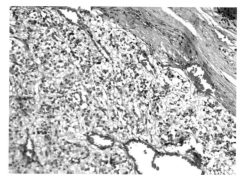
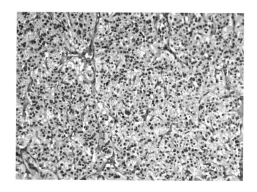

图3-39　颈动脉体瘤包膜清楚(中倍)　　　图3-40　颈动脉体瘤血管丰富(中倍)

鉴别诊断

副节瘤与腺泡状软组织肉瘤鉴别见下表。

指标	腺泡状软组织肉瘤	副节瘤
部位	四肢深部	多见于躯干中线后侧
瘤细胞形态	细胞较大，胞浆内常见有 PAS 阳性颗粒	细胞较小，胞浆内没有 PAS 阳性颗粒
年龄性别	常见于青年女性	任何年龄均可发生，但以 30～50 岁较多，无性别差异，部分有家族性
免疫组化	瘤细胞表达 CK、EMA，部分病例表达 Vimentin、Desmin	CgA 强阳性，Syn、NSE、CD56 均阳性；而 CK、EMA 均阴性

副节瘤有时应与甲状腺髓样癌、透明变梁状肿瘤、类癌及软组织血管外皮细胞瘤、血管球瘤鉴别。

二　多发性内分泌腺肿瘤

多发性内分泌腺肿瘤(multiple endocrine neoplasia，MEN)是指患者的数个内分泌器官均有病变如增生、腺瘤或癌。大多数 MEN 患者家族的其他成员也有类似的内分泌腺病变。

MEN1 型是由 MEN1 基因种系突变所致。其主要病变为甲状旁腺增生或腺瘤、胰腺内分泌肿瘤(如胃泌素瘤、胰岛素瘤等)、垂体腺瘤等。MEN1 各种内分泌腺病变的临床表现多样，但其中 97% 主要症状为甲状旁腺功能亢进，简称甲旁亢。MEN1 中 80% 以上的甲旁亢是由甲状旁腺增生或多发腺瘤所致。

MEN2 型是由 RET 基因种系突变所致。其中主要病变为甲状腺髓样癌、嗜铬细胞瘤、甲状旁腺腺瘤或增生等。MEN2A 甲状腺髓样癌好发于中老年人，多有家族病史；MEN2B 甲状腺髓样癌多见于儿童或青少年，仅有 50% 的患者无家族史。

三　弥散神经内分泌系统

弥散神经内分泌系统(diffuse neuroendocrine system，DNES)细胞散在分布于人体不同组织和器官的上皮细胞之间。如胰腺内分泌细胞除构成胰岛外，还有部分内分泌细胞散在分布于胰腺导管和腺泡的上皮细胞之间。因此胰腺内分泌细胞(内分泌胰腺)从结构上讲是处于形成内分泌器官和散在内分泌细胞的中间型。目前已知的弥散神经内分泌细胞有几十种，它们在光学显微镜下观察为胞浆着色淡的透明细胞，以单个或三五成群的散在分布于上皮细胞之间，普通 HE 染色很难识别。目前鉴别 DNES 细胞的方法有四种：①银染色；②透射电子显微镜；③免疫组化；④原位分子杂交。这些弥散神经内分泌细胞是一组能合成、储存并能释放生物胺或肽类激素的内分泌细胞；其细胞浆内均含有神经内分泌颗粒。这些细胞可存在于内分泌器官如肾上腺髓质和甲状旁腺等处，但更多的是散在分布于全身许多器官和组织中，如胃肠道、胰腺、呼吸道、胆道、泌尿道及涎腺导管等处的上皮细胞之间。数十年前有人从科学实验中发现这些"透明细胞"能摄取胺的前身，使之脱羧基并变为胺类物质(amine precursor uptake & decarboxylation，APUD)，因此将它们命名为APUD 细胞。后来的实验证明该命名有欠妥之处。目前认为命名 DNES 较好。DNES 实质上是介于传统的内分泌器官和神经系统之间的一组细胞。

胰腺的内分泌疾病(胰岛细胞瘤)在胰腺疾病中描述，请见相关章节。

参 考 文 献

1. ［意］Rosai. Rosai&Ackeman' Surgical Pathology［M］. tenth edition. 郑杰主译. 北京：北京大学医学出版社，2014.

2. 刘彤华主编. 诊断病理学［M］. 第3版. 北京：人民卫生出版社，2015.

3. 刘彤华，陈原稼，武莎菲，等. 良性和恶性嗜铬细胞瘤的区别［J］. 中华病理学杂志，2004，33：198-202.

4. Bosman F T，Carneiro F，Hruban R H，et al. WHO Classification of Tumours of the Digestive System［M］. Lyon：IARC Press，2010.

5. Delellis R A，Lloyd R V，Heitz P U，et al. Pathology and Genetics Tumours of Endocrine Organs WHO Classification of Tumours［M］. Lyon：IARC Press，2004.

6. Livolsi V A，Asa S L. Endocrine Pathology［M］. Health Science，Asia：Elsevier Science，2002.

7. 刘彤华，李德春，张淑英. 原发性甲状旁腺增生与甲状旁腺腺瘤的病理分析［J］. 中华病理学杂志，1988，68：36-39.

第四章　消化系统常见疾病

第一节　食管胃肠常见疾病

一　食管常见疾病

（一）食管肿瘤

1. 食管鳞状细胞癌

食管鳞状细胞癌简称鳞癌，食管鳞癌占食管癌的 90%，可分为高分化鳞癌、中分化鳞癌、低分化鳞癌等三种。高分化鳞癌，癌细胞巢内有明显角化现象，癌细胞胞浆较丰富，嗜酸性红色，核分裂较少（图4-1 和图4-2）。低分化鳞癌，癌细胞无角化或角化现象不明显，细胞核异型性明显，大小不等，形状不规则，核着色深，核分裂多。中分化鳞癌，癌细胞形态特点介于高分化鳞癌与低分化鳞癌之间。此外还有基底细胞样癌、梭形细胞癌，WHO《消化系统肿瘤病理学和遗传学》（2006 年中文版）认为这二者属于未分化鳞癌。

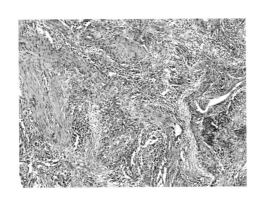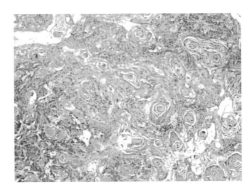

图4-1　食管鳞状细胞癌侵犯肌层　　　　图4-2　食管高分化鳞状细胞癌（中倍）

早期食管癌，包括鳞状上皮原位癌（上皮内癌）、黏膜内癌及黏膜下层癌，都无局部淋巴结转移。

中期食管癌是指浸润至食管壁肌层的鳞癌。

晚期食管癌是指浸润至食管壁外膜或外膜外的鳞癌。

食管癌以手术治疗为主，颈段（高位）食管癌首选放疗。

食管鳞癌的癌前病变(鳞状上皮内瘤变)包括：①低级别上皮内瘤变为异型细胞，局限于鳞状上皮层下1/2。②高级别上皮内瘤变为异型细胞分布范围超过鳞状上皮层下1/2，进入上2/3，或接近全层。如果异型细胞占满全层则称鳞状上皮原位癌。异型细胞表现有细胞异型(如细胞核增大，核深染，核浆比增大，形状不规则，分裂活性增高等)和结构异型(如细胞排列紊乱，极向性消失等)。

2. 食管腺癌

食管腺癌占食管癌的5%~10%，其发生与Barrett食管有密切关系。癌旁常伴有Barrett食管上皮异型增生。食管腺癌组织形态与诊断标准与胃腺癌相同。

3. 食管神经内分泌癌

食管神经内分泌癌比较少见，WHO(2019年版)将消化道神经内分泌肿瘤分为神经内分泌瘤1级(NET，G1)、神经内分泌瘤2级(NET，G2)、神经内分泌瘤3级(NET，G3)、神经内分泌癌(NEC)等不同组织学类型。食管神经内分泌瘤1级(NET，G1)：肿瘤细胞形态一致，核呈圆形、卵圆形，空泡状，胞浆嗜酸性；核分裂像<2/10HPF，Ki-67增殖指数≤3%；细胞排列呈实性岛状、梁状或筛状结构，岛内瘤细胞弥漫排列或形成腺泡样、腺管样、菊形团样结构。神经内分泌肿瘤2级(NET，G2)：瘤细胞呈梭形、多边形，核较大，也呈空泡状，可见小核仁；核分裂像2/10HPF~20/10HPF，平均为9/10HPF，Ki-67增殖指数3%~20%，无坏死；瘤细胞排列呈实性巢状或小梁状。神经内分泌瘤3级(NET，G3)：仍保留神经内分泌肿瘤的器官样结构，常伴有经典的NET G2/2区域，核分裂像>20/10HPF，Ki-67增殖指数>20%，以20%~60%居多。神经内分泌癌(NEC)：有小细胞性和大细胞性二种，其共同特点是瘤细胞有片状坏死，细胞异型性明显，核分裂像>20/10HPF。小细胞性神经内分泌癌，其组织形态与肺小细胞神经内分泌癌相同，癌细胞小，胞浆极少，裸核状，核呈圆形、卵圆形，似成熟小淋巴细胞或呈短梭形，着色深，排列呈片状或无一定构型；大细胞性神经内分泌癌，有中等量胞浆，核呈圆形或卵圆形，异型性明显，核仁清楚，排列呈实性片状、巢状，部分病例有时可见灶性鳞癌、腺癌和/或黏液表皮样癌分化，若每种成分数量比例大于30%称混合性神经内分泌癌。小细胞性神经内分泌癌的癌细胞常表达：NSE、Syn、CgA、CD56、PCK、CK8。部分病例可表达：ACTH、Calcitonin。

4. 食管其他肿瘤

(1)食管梭形细胞癌，又称鳞癌伴梭形细胞间质、癌肉瘤、肉瘤样癌、化生性癌、息肉状癌等。常呈息肉状，突向食管腔。肿瘤由癌和肉瘤两种成分混合而成。癌成分多数为鳞癌也可为腺癌或未分化癌。肉瘤成分多数由非典型的梭形细胞和星形细胞组成。排列呈束状、编织状或无序聚集，可见奇异形巨细胞。有时可见肉瘤向软骨、骨、或横纹肌分化。癌和肉瘤数量比例在不同病例中有所不同。肿瘤表面常见溃疡或原位鳞癌或灶性鳞癌。免疫组化可见肉瘤成分，也表达角蛋白。此瘤与一般食管癌的不同之处有三个：①肿瘤多呈息肉样生长；②转移灶常为纯肉瘤成分；③预后较好，5年生存率达50%以上。癌细胞表达CK8、PCK、Vimentin，不表达Desmin。

(2)食管平滑肌瘤，为食管最常见的良性肿瘤。多位于食管下段，多为单发，少数多发。可为息肉状或哑铃状，部分突入管腔，部分突向食管外。表面黏膜光滑或有溃疡形成。早期症状不明显，肿瘤增大以后可出现吞咽困难、胸部不适。食管平滑肌瘤的组织结构与其他部位的平滑肌瘤相同，但常见钙化现象。食管平滑肌瘤恶性变或平滑肌肉瘤都非常少见。如果平滑肌细胞异型性明显，同时核分裂>2/10HPF，应考虑平滑肌肉瘤可能性大。

（3）食管恶性黑色素瘤，多见于老年人的食管中段或下段。肉眼观察多呈灰黑色息肉状突入食管腔。光学显微镜观察可见瘤细胞呈上皮样或梭形或多边形或三者混合，细胞排列像癌或肉瘤样或二者混合。其特征是一般肿瘤细胞内有较多黑色素。

此外，还有鳞状上皮乳头瘤、疣状癌、腺样囊性癌、胃肠间质瘤、颗粒细胞瘤及转移瘤等少见肿瘤。

（二）食管炎症

1. Barrett 食管

Barrett 食管的组织学特点是在黏膜鳞状上皮部分出现片状或岛状柱状上皮。其上皮可为贲门黏膜、胃底、胃体黏膜或肠化的胃黏膜。上述柱状上皮均可发生低级别或高级别异型增生。Barrett 食管的诊断不能单凭显微镜下观察的组织形态，要临床确定取材部位在食管、贲门交界线以上至少有 3cm，而且胃镜下观察见片状红色天鹅绒样改变。三者结合才能诊断。反流性食管炎可致 Barrett 食管。

2. 反流性食管炎

正常食管鳞状上皮基底层厚度在全层的 1/5 以下，固有膜乳头伸入上皮层厚度的下 1/3 左右。基底层厚度超过全层厚度的 1/5，固有膜乳头伸入上皮层的深度达到或超过上皮层厚度 2/3，同时伴有上皮内淋巴细胞、嗜酸性粒细胞或中性粒细胞浸润是诊断反流性食管炎的标准。病变可以是灶性分布，严重时可有溃疡形成。

3. 慢性食管炎

物理、化学、生物等因素，如食物烫伤、胸部放射治疗等均可引起急性食管炎。病变为黏膜充血、水肿、上皮细胞变性坏死，有时可见溃疡形成。急性食管炎可演变为慢性食管炎，病理表现为黏膜上皮增生、增厚；黏膜下层、肌层纤维组织增生，并伴有淋巴细胞、浆细胞浸润。纤维组织增生严重可致食管壁增厚，管腔狭窄。

二 胃肠常见疾病

（一）胃炎及胃溃疡

1. 急性胃炎

急性胃炎表现为胃黏膜固有层充血、水肿，大量中性粒细胞浸润，中性粒细胞可进入腺上皮和腺腔。有时可见灶性出血。炎症消退后黏膜可恢复正常，黏膜下层常有不同程度的纤维化。病变严重时可出现黏膜溃疡。若胃壁全层都有大量中性粒细胞浸润则称蜂窝织炎性胃炎。酸碱物质引起的腐蚀性胃炎，其胃黏膜广泛出血、坏死，严重时病变可累及胃壁的黏膜下层或肌层。

2. 慢性萎缩性胃炎

慢性萎缩性胃炎依据胃黏膜固有腺体萎缩程度可分为轻度、中度、重度三种。轻度指黏膜固有腺体有 1/3 萎缩；黏膜固有腺体有 2/3 以上萎缩为重度；黏膜固有腺体约有 1/2 发生萎缩则为中度(图 4-3)。

(1)慢性萎缩性胃炎，黏膜固有层有较多淋巴细胞、浆细胞浸润。有时可见大量中性粒细胞浸润，则称慢性萎缩性胃炎，急性活动期。中性粒细胞少量散在分布为轻度，大量成片分布为重度，介于二者之间为中度(图 4-4)。

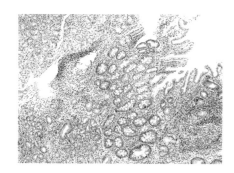
图 4-3　慢性萎缩性胃炎(中倍)

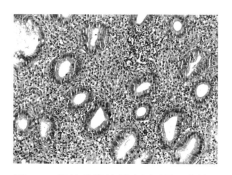
图 4-4　慢性萎缩性胃炎活动期(高倍)

慢性萎缩性胃炎除肠上皮化生外，还可伴有假幽门腺化生即胃底、胃体固有腺体化生成为与正常幽门腺类似的腺体(假幽门腺化生)。

慢性萎缩性胃炎依据发病原因可分为 A 型、B 型、C 型三种。

A 型胃炎是自身免疫性胃炎，主要病变在胃体，常伴有恶性贫血。血清内胃泌素水平升高，抗壁细胞抗体(+)，胃酸分泌减少，维生素 B12 吸收障碍，常伴有恶性贫血。

B 型胃炎是由细菌感染所引起，如幽门螺杆菌性胃炎。主要病变在胃窦。不伴恶性贫血。血清内胃泌素水平降低，抗壁细胞抗体(-)，很少见维生素 B12 吸收障碍。

C 型胃炎是化学损伤(如胆汁反流、酒精刺激)性胃炎。病变表现为腺窝上皮增生，腺体呈囊状扩张，上皮萎缩。黏膜充血水肿，黏膜固有层平滑肌增多，炎症不明显。

(2)慢性浅表性胃炎。胃黏膜固有腺体无萎缩，无肠化。但有时可见覆盖上皮有少量灶性肠化。黏膜固有层有淋巴细胞、浆细胞浸润，有时有中性粒细胞浸润。表面上皮和腺上皮显示变性、修复、再生。

(3)浅表萎缩性胃炎。胃镜医师有时用的病名，指胃黏膜部分为慢性浅表性胃炎，部分为慢性萎缩性胃炎。病理变化：部分为慢性浅表性胃炎，部分为慢性萎缩性胃炎或为二者之间的过渡阶段。

(4)慢性萎缩增生性胃炎。慢性萎缩增生性胃炎是胃镜医师有时用的病名。病理变化为，胃黏膜固有腺体萎缩，肠化腺体增生形成小团块，即胃镜可见胃黏膜不是变薄而是增厚并呈颗粒状隆起。

(5)慢性肥厚性胃炎。肉眼观察，黏膜皱襞巨大，扭曲，皱襞加深呈脑回样。显微镜观察可见胃黏膜覆盖上皮良性过度增生，黏膜层增厚，腺窝加深，腺体加长，形成分枝状。腺体中可见假幽门腺化生，分泌黏液的柱状细胞增多；泌酸细胞和胃酶细胞减少。黏膜深部腺体呈囊状扩张，并伸入或穿透黏膜肌层；固有层水肿伴淋巴细胞、浆细胞浸润。

3. 慢性胃溃疡

慢性胃炎可并发慢性胃溃疡。慢性胃溃疡可单发或多发。其直径大小多为 0.5~2cm。有人认为直径大于 3cm 恶变可能性大。作者体会：肉眼判断有无癌变，溃疡形状比大小更重要，不管大小，只要溃疡形状为地图样不规则形，多有恶变，若溃疡超过 3cm 但形状规则为圆形或椭圆形，则恶变的可能性不大。

光学显微镜观察

典型慢性胃溃疡由黏膜面向浆膜面依次为炎性渗出层、坏死层、肉芽组织层、瘢痕层。慢性胃溃疡可出现：出血、穿孔、梗阻或癌变四大并发症。

4. 胃黏膜肠上皮化生

慢性胃炎尤其是慢性萎缩性胃炎，胃腺上皮、覆盖上皮变为肠上皮，这一现象称肠上皮化生。最常见的是胃体腺或覆盖上皮中出现杯状细胞，此外，有时可见吸收细胞或潘氏细胞，对后二者观察要仔细，吸收细胞的腔面有纹状缘，潘氏细胞胞浆底部有粗大嗜酸性颗粒。作者未发现无肠化的慢性萎缩性胃炎。

胃、肠黏膜上皮分泌黏液（黏蛋白）可分三大类，胃黏膜上皮分泌中性黏液（免疫组化 MUC1、MUC6、MUC5AC 均表达）；大部分小肠和部分结肠分泌唾液酸黏液（MUC2 阳性）；末段回肠和大部分结肠分泌硫酸黏液。简单讲黏液有以下两种。

（1）中性黏液来自胃黏膜上皮。

（2）酸性黏液来自肠黏膜上皮。其中唾液酸黏液主要来自小肠黏膜上皮。而硫酸黏液主要来自结肠黏膜上皮。

完全性肠化（Ⅰ型），又称小肠型化生。化生上皮与小肠相似。杯状细胞只含唾液酸黏液，无中性黏液。

不完全胃型化生（Ⅱa 型），化生的柱状上皮像胃陷窝上皮含中性黏液，杯状细胞含有唾液酸黏液，无硫酸黏液。

不完全结肠化生（Ⅱb 型），化生的杯状细胞含唾液酸黏液，柱状细胞含有硫酸黏液。Ⅱb 化生与胃癌关系密切。而黏液类型可通过 AB-PAS 染色及 HID/AB 染色显示出来。也可用上述免疫组化试剂标记。

光学显微镜下观察不完全结肠化生之腺体常有不同程度的不典型增生。

（二）胃幽门螺杆菌

胃幽门螺杆菌感染是 B 型慢性萎缩性胃炎发生的主要原因。流行病学及实验研究证明胃幽门螺杆菌感染与胃癌和胃淋巴瘤的发生有一定关系。

1. 疾病历史

1983 年 Marshall 将其命名为 Campylobacter Pylori 简写为 CP 即幽门弯曲菌。1987 年 Romanink 等发现 CP 的 RNA 序列与弯曲菌不同。1988 年 Thompson 等发现 CP 的细胞脂肪酸和超微结构与弯曲菌也有显著不同。因此将 CP 更名为 Helicobacter Pylori 即 HP 译为幽门螺杆菌。

2. 形状

胃幽门螺杆菌是革兰氏阴性菌，革兰氏液染色呈红色（革兰氏阳性菌染色呈紫色）。

光学显微镜下观察常为 S 形或 C 形或弧形弯曲的细菌。在组织切片中因切的方位不同，除上述形状外也有呈直杆状、逗点状的。长为 2.5~4.0μm 约等于半个红细胞直径。宽为 0.5~1.0μm。生物特性是微氧菌。它借助鞭毛和菌毛黏附在胃窦部黏膜中性黏液上皮表面，包括胃小凹的上皮表面。在胃腔表面易与胃内其他杂菌混合，而杂菌一般不进入胃小凹，所以在胃小凹处寻找较可靠。电子显微镜下观察呈长椭圆形，两端钝圆，一端有 2~6 条鞭毛其长度为菌体的 1.0~1.5 倍，菌体侧面有菌毛与上皮细胞相连。

3. HP 检测方法

组织切片检查、HE 染色、Giemsa 染色、银染色、美兰染色等都可查 HP；还有细菌培养、尿素酶试验、PCR、原位杂交、免疫组化、血清抗体检测、放射性碳 13 或碳 14 尿素呼气试验。呼气试验的原理是人胃中若有幽门螺杆菌存在，该细菌产生的尿素酶能迅速将口服入胃的尿素(带有放射性^{14}C)分解为二氧化碳和氨气，其中二氧化碳带有放射标记物碳 14。然后经胃和小肠吸收进入血液→腔静脉→右心→肺动脉，经肺呼出。再经相关仪器测出碳 14 的含量，即可判断有无幽门螺杆菌。

美兰染色的步骤：石蜡切片→二甲苯脱蜡→梯度酒精水化→蒸馏水洗→美兰溶液染 3~5 分钟→自来水洗→晾干封片。

美兰染液配制制方法：美兰粉和四硼酸纳各 0.5 克溶于 100 毫升蒸馏水摇匀。

注：HP 一般在胃窦或幽门部中性黏液上皮表面及腺隐窝内定植，在胃底、胃体和肠化腺体内不能定植。药物治疗可使它减少或变形，可变为杆状、球状并向胃体移行。感染程度重度(+++)表示有 HP 的腺窝占切片中腺窝总数 2/3 以上，轻度(+)表示有 HP 的腺窝数占总腺窝数 1/3 以下或只有一个或几个腺窝，中度(++)表示介于二者之间。

4. 传播方式

HP 传播途径目前尚未完全明了。多数学者认为它仅寄生于人类，人是唯一传染源。有人认为猪、猫、猩猩等也可感染 HP。人传人的传播方式基本有以下两种。

(1)口-口传播，即 HP 通过唾液污染食物或餐具，到达另一人的口而入胃。特别是中国人喜欢用共餐制，给 HP 传播提供机会。

(2)粪-口传播即 HP 通过粪便污染食物，再经口而入胃。

意义：HP 与慢性胃炎、胃溃疡、胃癌、胃黏膜相关性淋巴瘤均有一定关系。特别是具有空泡毒素活性的幽门螺杆菌，更有可能导致胃癌。

5. 预防

共餐制应改为分餐制，不共用餐具及洗嗽用具，餐具要定期消毒灭菌。2020 年春，新冠肺炎疫情暴发后，人们就餐时都用公筷、公勺，此办法应该坚持并推广。饭前便后洗手，不吃未煮熟的或不干净的食物，这些都是预防方法。

6. 治疗

阿莫西林、四环素、呋喃唑酮、红霉素、克拉霉素、喹诺酮类(氧氟沙星类)、甲哨唑等药物治疗都有效。长期用一种药易产生耐药性。多种药相对短期交替使用效果较好。常用"四联疗法"、"三联疗法"及"二联疗法"。副作用：消化道反应、过敏反应、神经系统反应、头疼、头晕、失眠。部分病例尿色加深。

(三)胃肠腺瘤和息肉

1. 胃肠腺瘤

胃腺瘤发病率比结肠腺瘤少得多,其中腺管状腺瘤相对多一点,而绒毛状腺瘤更少。

就腺瘤上皮而言,胃腺瘤多为单层上皮,复层化不明显,多呈局灶性,无核分裂,核仁不明显。而结肠腺瘤常见复层化,可见小核仁,可见少量核分裂,一般十个高倍视野可见 1~2 个核分裂。

胃腺瘤同结肠腺瘤一样也分腺管状腺瘤(图 4-5)、腺管状绒毛状腺瘤、绒毛状腺瘤。诊断腺管状绒毛状腺瘤,绒毛结构要占整个肿瘤的 1/5 到 4/5,其余部分为腺管状腺瘤。腺瘤可以癌变(图 4-6)。有报道称胃绒毛状腺管状腺瘤癌变与其大小有关:肿瘤直径≤1cm,癌变率为 10%;肿瘤直径 1~2cm,癌变率为 20%;肿瘤直径>2.5cm,癌变率为 50%;胃绒毛状腺瘤恶变率为 30%~70%(引自《肿瘤病理学》)。

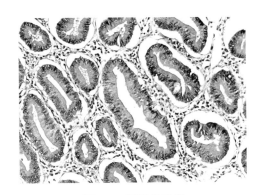

图 4-5　胃管状腺瘤

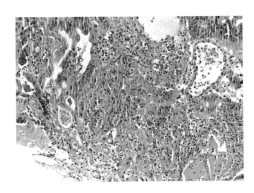

图 4-6　胃管状腺瘤癌变(中倍)

作者认为胃的广基绒毛状腺瘤直径≥2cm,伴有绒毛表面覆盖上皮重度异型增生,约 95% 以上为癌,不管有无复层化。

结肠家族性息肉病又称家族性腺瘤病是显性基因遗传病。有家族史,腺瘤≥100 个才能诊断,该病癌变率很高。腺瘤<100 个为多发腺瘤。

2019 年,WHO 依据腺上皮特点将胃腺瘤分为肠型、胃小凹型、幽门腺型等。

诊断腺瘤癌变尤其是结肠腺瘤癌变时要注意以下两点。

(1)要排除假浸润。腺瘤上皮可有不同程度的异型增生,当腺瘤发生蒂扭转,导致陈旧性或新鲜出血时,则有异型增生的腺体可出现在黏膜固有层,或黏膜下层,此时腺体周围包绕的是黏膜固有层组织并有含铁血黄素沉积或有新鲜出血。真正的癌变是在黏膜固有层和黏膜下层,同时出现异型腺上皮构成的筛状结构(筛孔≥5),或实性巢状、条索状结构;又未见出血反应。

(2)要注意癌变的部位。若癌变发生在腺瘤根部,而且切缘可见有癌细胞,则临床需做部分肠切除手术。若癌变在肿瘤的上部,癌变灶距根部在 1mm 以上,根部未见癌细胞,相当于 T1N0M0，腺瘤完整切除后则可随访观察。

注释

内镜医师、病理医师均要按照本节中的(九)叙述 ESD 的要求处理标本。

2. 胃肠息肉。胃肠息肉常见的有以下 4 种。

(1)增生性息肉(化生性息肉)，胃和结肠均可发生，其表面黏膜上皮排列呈锯齿状，纵切面见扩张胃小凹呈分泌期子宫内膜样弯曲，横切面腺体呈星芒状，排列密集。上皮为黏液细胞，杯状细胞极少。

(2)幼年性息肉(潴留性息肉)，部分腺腔明显扩张，黏膜上皮分化良好(图 4-7)，间质较宽即腺体分布较稀，但密度不均匀。可与管状腺瘤混合或同时存在，可癌变。多见于幼儿但成人也可发生。

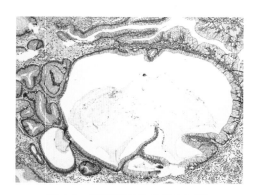

图 4-7　结肠潴留性息肉(中倍)

(3)炎性息肉又名假息肉病，以结肠多见，是肠黏膜慢性炎症引起的黏膜隆起呈息肉样突向肠腔，常是多个出现在溃疡灶附近。

(4)良性淋巴样息肉，常见于直肠，单发，也可多发至 4~5 个。大小从数毫米至 3 厘米不等。显微镜观察似淋巴结，但无包膜，无淋巴窦，其表面为肠黏膜，腺体常有不同程度萎缩。

此外，胃还有胃底腺息肉、胃幽门腺息肉、炎性纤维样息肉(嗜酸性细胞肉芽肿性息肉)、十二指肠肠腺腺瘤等。

(四)胃肠上皮异型增生

(1)腺体低级别异型增生。相当于以前的轻度和中度不典型增生，腺上皮有复层化，但存在极向性。细胞核轻度增大，呈长椭圆形或杆状，多数位于上皮细胞层中部 1/2 左右(图 4-8)处。偶见个别细胞核位于腔面，但核增大不明显。杯状细胞基本消失。腺体排列比正常密集，形状轻度不规则，有短分支。不典型增生现在被认为是再生或修复性病变，与异型增生不同。现在认为异型增生是病理性改变，非修复性再生改变。

(2)腺体高级别异型增生/原位癌。相当于以前的重度不典型增生，腺上皮有复层化或单层排列。上皮细胞可为柱状或立方状。细胞核为长椭圆形、圆形、方形，部分细胞核有畸形或核仁明显。核分裂易见。胞浆减少，核浆比例增高。极向性消失，核的位置高低不一，多数细胞核位于上皮层上 2/3 左右，可见少数大核上顶(图 4-9)。腺体排列密集可见背靠背。腺体形状明显不规则，有较长的分支。异型增生腺体与周围正常腺体区别明显，有突变的感觉。

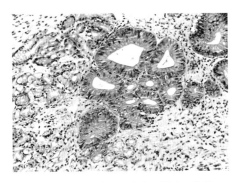

图 4-8 腺上皮低级别异型增生(中倍)

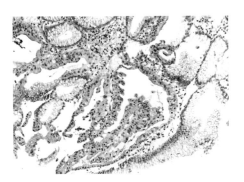

图 4-9 腺上皮高级别异型增生(中倍)

(五)胃肠癌

1. 早期癌

早期癌指癌性腺体或癌细胞浸润至黏膜固有层或黏膜下层，即包括黏膜内癌和黏膜下层癌，不管淋巴结有无转移，不管面积大小。少数早期癌可有淋巴结转移。早期癌也有高分化、中分化、低分化，但多数为高分化和中分化。

微小癌：指癌灶面积最大直径小于 0.5cm 的癌。

2. 胃肠浸润性腺癌(胃和大肠腺癌较多)

1)腺癌的组织学分型、分级

胃肠癌大部分为不同分化程度的腺癌。依据分化程度不同分为以下四级。

(1)高分化腺癌(Ⅰ级)：以腺管结构为主，含乳头状腺癌、管状腺癌、乳头状-管状混合性腺癌(图 4-10 和图 4-11)。

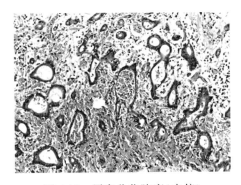

图 4-10 胃高分化腺癌(中倍)

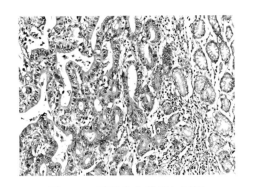

图 4-11 胃高分化腺癌(中倍)

（2）中分化腺癌（Ⅱ级）：腺管结构、实性结构约各占一半，或腺管结构、筛状结构、实性结构、各1/3左右。

（3）低分化腺癌（Ⅲ级）：以实性结构、筛状结构为主，其中有少量腺管结构（图4-12）。

依据组织形态可分为以下几型：

（1）普通型腺癌即前述高分化、中分化、低分化、未分化四种腺癌。

还有黏液腺癌、印戒细胞癌，二者均属低分化腺癌分述如下。

（2）黏液腺癌，黏液主要在细胞外，形成黏液湖。癌细胞呈条索状、小团块、小腺管状漂浮在黏液湖中（图4-13）。黏液成分应占整个肿瘤切片面积51％以上。若黏液数量较少，不能归为黏液腺癌，因为大部分腺癌都可分泌不同数量的黏液。结肠黏液腺癌预后较差，属低分化腺癌（Ⅲ级）。

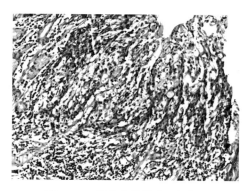

图4-12 胃低分化腺癌（中倍）

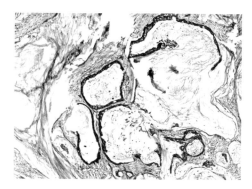

图4-13 结肠黏液腺癌（中倍）

黏液腺癌的鉴别诊断

黏液腺癌应与结肠深部囊性结肠炎鉴别，后者是直肠、结肠黏膜下层结肠黏膜腺体异位伴慢性炎及部分腺体囊状扩张，囊内黏液潴留，囊壁无内衬上皮，或有单层扁平状、立方状、柱状上皮，细胞无异型性，黏液多在囊内，若囊壁破裂黏液则会进入间质内。囊外常有正常结肠黏膜腺体，可供鉴别。囊肿常多发，大小为1~3cm，呈息肉或斑块状突入肠腔，常伴有黏膜溃疡。多见于年轻人。

（3）印戒细胞癌，癌细胞单个散在弥漫分布于纤维间质或平滑肌之间，黏液主要分布在癌细胞胞浆内，将细胞核挤向一侧形成印戒状。其数量应>50％，细胞外黏液较少（图4-14）。印戒细胞癌通常属于低分化腺癌。若纤维间质多，癌细胞少，则称为硬癌。

印戒细胞癌中的黏液有两种。

其一为酸性黏液，HE染色为灰兰色空泡状，此种较易识别。

其二为中性黏液，HE染色为淡红色细颗粒状，此种易与组织细胞混淆，需作免疫组化鉴别，具体内容如下。

印戒细胞癌的鉴别诊断

印戒细胞癌要与胃黏膜黄斑或肠壁慢性炎伴灶性组织细胞增生鉴别，后二者是黏膜固有层内含脂质的泡沫细胞即组织细胞，成片分布。CD68（＋）、CDX2（－）、CK20（－）、

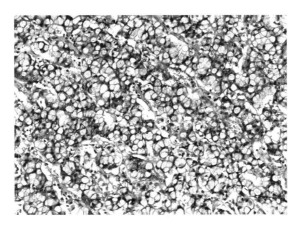

图 4-14 结肠印戒细胞癌(中倍)

CEA(-)黏液卡红(-)，而印戒细胞癌的癌细胞的上述染色结果则相反。

黏液腺癌及部分中分化、低分化腺癌中常见印戒细胞癌成分，但其数量均应小于50%。

若是弥漫性印戒细胞胃癌伴有乳腺小叶癌，应了解患者病史及家族病史以确定是否为遗传性弥漫性胃癌。

(4)未分化癌(Ⅳ级)—癌细胞弥漫分布于纤维间质或平滑肌之间，无或极少癌巢结构。此时应做免疫组化，与恶性淋巴瘤及其他间叶组织来源的肉瘤鉴别。

2019年，WHO将胃腺癌分为低级别含高分化、中分化腺癌；高级别含低分化腺癌和未分化癌。

Lauren将胃癌分为肠型、胃型两种。

肠型胃癌多见于老年人，男性较多。癌细胞来自肠化上皮，常形成腺管结构，黏液主要在腺腔内或细胞外，癌周胃黏膜有广泛的慢性萎缩性胃炎，预后较好。

胃型胃癌多见于青壮年，女性较多。癌细胞来自胃上皮，癌细胞常单个散在浸润于胃壁各层中。黏液主要在细胞浆内，形成印戒状细胞癌，少量在细胞外。癌周胃黏膜仅有少量萎缩性胃炎，预后较差。

另外还有混合型癌，由上述腺癌中两种以上混合或腺癌与神经内分泌癌混合。

胃腺鳞癌、鳞癌、肝样癌和胃胚细胞瘤等都很少见。

此外，**胃癌应与胃嗜酸性肉芽肿鉴别**，因二者肉眼观察均可见巨大溃疡。后者显微镜观察可见胃壁各层有大量嗜酸性细胞浸润及纤维组织增生，无癌细胞出现。

2)胃肠腺癌的诊断条件(作者体会)

有下列情形之一者可以诊断。

(1)纤维间质或平滑肌内见明显异型的实性上皮细胞条索、团块，数量达1~2个高倍视野。

(2)纤维间质或平滑肌内见明显异型的上皮细胞形成筛状、网状结构(筛孔数量≥5个才算筛状、网状结构)，数量达两个高倍视野。

有下列情形之三者可以诊断。

（1）纤维间质或平滑肌内见明显异型的实性上皮细胞条索、团块，数量只有一个高倍视野。

（2）纤维间质或平滑肌内见明显异型的上皮细胞形成筛、网状结构（筛孔数量≥5个才算筛状、网状结构），数量只有一个高倍视野。

（3）见上皮细胞突变。可以是两个相邻腺体突变；或同一个腺体内的上皮突变，即在增生上皮中夹杂少量或个别大核；巨核或核仁明显的核，或正常上皮与增生上皮之间突变。

（4）见腺上皮明显异型伴核分裂上顶即核分裂位于腺腔的腔面。

（5）见腺上皮明显异型伴腺腔开口于间质呈"C"形。

（6）见腺上皮明显异型伴腺腔共壁形成环套结构，环孔≥5个。

（7）见腺上皮明显异型伴腺腔大小相差10倍以上。

（8）见腺上皮明显异型伴腺管出芽，形成不规则分支。

（9）见腺上皮明显异型伴腺腔内有坏死组织。

（10）见腺上皮明显异型伴少数大核上顶即大核位于腺腔的腔面。

（11）见腺上皮明显异型伴少数细胞核长轴与腔面平行。

（12）见腺上皮明显异型伴核分裂像≥5/10HPF。

大肠癌表达CK20、CDX2、P504S、Villin、MUC1、MUC2；CK7（-）。

胃癌根治术后病理报告举例：

胃中分化腺癌浸润至浆膜层，肿瘤最大直径4cm。送检标本上、下切缘均未见癌，癌灶距上切缘最近5cm，距下切缘最近2cm。

送检淋巴结：胃小弯2/5（+），胃大弯0/6（-），幽门上1/2（+），幽门下0/3（-），贲门右1/2（+），胃左A周围0/2（-），肝总A周围0/3（-），腹主A周围0/4（-）。共计4/27（+）（注：A为动脉）。

送检标本内未发现脉管内癌栓及神经侵犯。癌灶周围见广泛肠上皮化生。

免疫组化检测癌细胞：Her-2（1+），Ki-67（+）25%。

如果条件允许，时间充足，应先将本病例主要病变进行描述，然后再写诊断，这样就更规范些。

注：有关文献规定，病理检查的淋巴结个数不能少于16个。否则临床分期不准确。

胃癌、结直肠癌治疗原则：首先手术，其次是化疗。复发、转移的或Her-2阳性胃癌可用靶向药物（曲妥珠单抗）联合化疗；晚期患者可用化疗加放疗。直肠癌保留肛门应具备以下3条：①肿瘤下缘距肛缘要大于5~8cm；②肿瘤局限于直肠壁内，直肠指诊肿瘤活动度好；③术中冰冻切片见肿瘤分化程度高。不够保肛条件而患者要求保肛，可在术后用放疗或同步放化疗补救。

（六）遗传性非息肉病性结直肠癌

遗传性非息肉病性结直肠癌（hereditary non-polyposis colorectal cancer，HNPCC）又称林奇（Lynch）综合征。它是一种常染色体显性遗传病，其发病率，占大肠癌的4%~13%。可见于癌症患者或尚无癌症的家族中异常基因携带者。这种异常基因携带者发生结直肠癌的平均年龄为 44 岁，而且多半是右半结肠癌，与此同时或异时出现多原发癌如子宫内膜癌、卵巢癌、胃癌等也较多见。所以建议对其子女从 20 岁或 25 岁开始定期查肠镜、胃镜、腹部 B 超等，力争癌症早期发现。

其临床诊断标准为阿姆斯特丹诊断标准即 3-2-1-0 标准：家族中至少有 3 人经病理确诊为结肠癌，而且其中一人为其他 2 人的直系亲属。至少必须连续累及两代。至少有一人大肠癌发病年龄小于 50 岁。应排除家族性腺瘤性息肉病（FAP）。

该病为错配修复（M M R）基因突变而失活，或错配修复基因甲基化而失活，引起微卫星不稳定（MSI-H），伴 MSI 的癌常常是 HNPCC。目前认为与 HNPCC 相关的 4 个错配修复基因是 MLH1、MSH2、MSH6、PMS2，其中前二者突变较多见，占检出种系突变的 90%，MSH6 突变检出率占 7%～10%，PMS2 突变检出率小于 5%。用免疫组化检测 MLH1、MSH2、MSH6、PMS2 蛋白表达情况。一旦某错配修复蛋白表达缺失（免疫组化染色阴性），则说明该肿瘤组织内存在相应的错配修复基因突变，据此再用基因直接测序法进行相关错配修复基因突变位点的测定。一旦该患者确诊为 HNPCC（即发现错配修复基因突变），则他的亲属也要对同样基因进行突变检测，以确定是否携带有错配修复基因突变。

注释

（1）微卫星不稳定，Miesfeld 于 1981 年从人类基因文库中发现一段长 2～10 个核苷酸片段可作简单而有规律的重复，他将这一小段核苷酸片段称为"微卫星"。在正常情况下，同一个体内的"微卫星"的长度和核苷酸排序保持不变，称为"微卫星稳定"。在某些因素作用下，微卫星的 DNA 在复制过程中出现双链分子的碱基发生错配、插入或丢失，引起微卫星的结构发生改变，这种结构发生改变，重复无规律的微卫星称为"微卫星不稳定"。

（2）DNA 甲基化，即在 DNA 甲基化转移酶的作用下，将甲基转移至碱基特定结构上的过程。通常是 CpG 二核苷酸 5′-端的胞嘧啶变为 5′-端甲基胞嘧啶。研究表明，DNA 甲基化能引起染色质结构、DNA 构象、DNA 稳定性及 DNA 与蛋白质相互作用方式发生改变，从而控制基因表达。在哺乳动物中，CpG 序列在基因组中出现的频率只有 1%，但在基因组的某些区域中 CpG 序列密度很高，可达平均值的 5 倍以上，即称所谓 CpG 岛。它常位于基因启动子区或第一个外显子区。在哺乳动物基因组中约有 4 万个 CpG 岛，而且只有 CpG 岛的胞嘧啶能够被甲基化。在肿瘤发生时，抑癌基因的 CpG 岛中的 CpG 序列呈高度甲基化状态，导致抑癌基因失活。

（七）胃肠神经内分泌肿瘤

WHO（2019 年版）将这类肿瘤分为：分化好的内分泌肿瘤、分化好的内分泌癌、分化差的内分泌癌、混合型外分泌-内分泌癌。2010 年版分类为类癌（NETG1）、不典型类癌（NETG2）、神经内分泌癌（NEC）（大细胞或小细胞）、混合型腺神经内分泌癌（MANEC）。

混合性腺神经内分泌癌，指腺癌和神经内分泌癌每种成分≥30%。腺癌中，免疫组化才能检测出的散在神经内分泌细胞，不属于此类。此处按 WHO 2010 年版叙述。

WHO 2019 年胃肠肝胆胰的神经内分泌肿瘤（NET）分级标准简单介绍如下：

命名	分化	分级	核分裂计数 (核分裂数/2mm²)	Ki-67 指数
NET，G1	好	低	<2	<3%
NET，G2	好	中	2~20	3%~20%
NET，G3	好	高	>20	>20%
NEC，小细胞型	差	高	>20	>20%
NEC，大细胞型	差	高	>20	>20%
MiNEN	好或差	不等	不等	不等

注：NET 为神经内分泌肿瘤，NEC 为神经内分泌癌，2019 年，WHO 将混合性腺神经内分泌癌更名为混合性神经内分泌-非神经内分泌肿瘤（MiNEN）；后者可为腺癌或鳞癌等，每种成分≥30%，而且在形态和免疫组化上都可识别。

NET，G3 与 NEC 的区别是前者仍保留有部分经典 NET，G1/2 区域。

10 个 HPF 约等于 2mm²，至少应评估高核分裂区的 50 个视野，取平均值。

　　胃、肠道神经内分泌肿瘤以类癌最多见，不典型类癌次之，神经内分泌癌和混合型腺神经内分泌癌都比较少见。胃神经内分泌癌预后较好，与腺癌混合则预后较差。

　　好发部位依次为阑尾、直肠、空肠、回肠、胃、十二指肠、盲肠、结肠、胆囊、胰腺等。

　　光学显微镜观察

　　（1）类癌。癌细胞小至中等大，细胞为圆形、椭圆形、多角形、立方状、柱状。核直径为小淋巴细胞核的 1.5~2.5 倍。同一病例，细胞大小形状一致，无明显异型性，无坏死。多数病例，细胞核呈圆形或卵圆形，居中，核染色质细而匀，无核仁、无核分裂或罕见核分裂。胞浆中等量，染色淡红或透明。细胞排列呈实性结节状、梁状、腺样、菊形团样（图 4-15~图 4-18）。纤维间质少而纤细，毛细血管丰富，偶见淀粉样物质。部分病例，癌细胞为立方状、柱状，紧密排列呈条索状、栅栏状、腺样或乳头状。类癌与腺癌类似，应做免疫组化鉴别。少数类癌的癌细胞呈梭形，似平滑肌瘤或间皮瘤，也应做免疫组化鉴别。

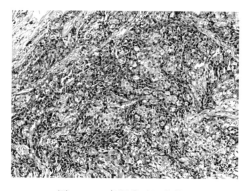

图 4-15 直肠类癌（中倍）

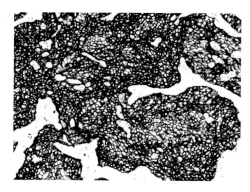

图 4-16 直肠类癌 CD56 阳性

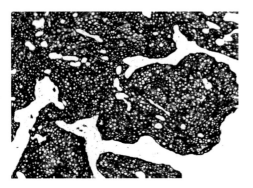
图 4-17 直肠类癌 Syn 阳性

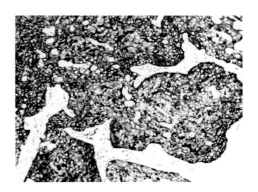
图 4-18 直肠类癌 CgA 阳性

（2）不典型类癌。癌细胞有异型性，多呈梭形，核分裂易见，多为 5/10HPF～10/10HPF，可见灶性坏死。

（3）神经内分泌癌。胃、肠道神经内分泌癌的判断标准是肿瘤浸润肌层，局部淋巴结或肝转移。单凭形态学很难诊断为恶性。

（4）混合型腺神经内分泌癌又称杯状细胞类癌、腺类癌、黏液类癌，有时可在阑尾发生。其诊断标准是腺癌和神经内分泌癌各为 30% 以上。

免疫组化

胃神经内分泌肿瘤（NET），瘤细胞表达 CgA、Syn、CD56、CDX2、NSE；不表达 CK20、TTF-1。

胃神经内分泌肿瘤是低度恶性肿瘤，预后较好，但是神经内分泌癌与腺癌混合性癌预后较差。

小肠神经内分泌肿瘤，瘤细胞表达 CgA、Syn、CD57、Villin、CEA、CDX2、Somatostatin（生长抑素）、CK25%（+）；不表达 CK7、TTF-1。

结直肠神经内分泌肿瘤，瘤细胞表达 CgA、Syn、CD56、EMA；

有少数病例 PAP（+）。不表达 S-100。

右半结肠神经内分泌肿瘤表达 Serotonin（血清素）、CK20（50%+）、CK7（25%+）；不表达 S-100、TTF-1。

结直肠神经内分泌肿瘤预后比腺癌差。

（八）肠道克罗恩病

肠道克罗恩病（Crohn's disease，CD）的病因到目前为止仍不清楚，可能与免疫缺陷有关。近期发现与某些基因突变有关。病变特点为非连续性节段性溃疡性病变。可发生于消化道自口腔至肛门任何部位，以末段回肠和回盲部较多；也可发生于消化道以外如皮肤、关节等部位。

1. 克罗恩病光学显微镜下观察的四大特点

（1）全层炎，病变处肠壁全层，特别是黏膜下层和浆膜层，有较多淋巴细胞和浆细胞浸润，有时见淋巴细胞聚集形成结节并有生发中心，使肠壁增厚，肠腔狭窄并发生肠粘连。

（2）黏膜下层高度增宽，其宽度比周围正常黏膜下层宽 2~5 倍。病变表现为黏膜下层高度水肿、血管及淋巴管扩张、神经纤维及纤维组织增生，导致黏膜下层高度增厚。

（3）裂隙状溃疡，其特点是溃疡呈裂隙状，裂隙垂直于黏膜面，或介于 90°至 45°之间稍微倾斜，深度要穿入肌层的 1/2 或穿过全肌层，抵达浆膜。裂隙状溃疡在克罗恩病中检出率约 80%，也可出现于急性溃疡性结肠炎、肠结核、白塞氏病，但检出率低于克罗恩病。黏膜溃疡常为多发性，大小不等，多为匐行性，溃疡之间黏膜正常。而溃疡性结肠炎，溃疡是连续性的。

（4）结节病样肉芽肿，即无干酪样坏死性肉芽肿。在克罗恩病中的检出率约 60%。常见于直肠，小肠、结肠相对较少。而且常出现于早期病变，晚期相对较少。结节较小，散在不融合，结节内主要为胞浆较丰富的组织细胞，非长梭形上皮样细胞，其中可见少量多核巨细胞，结节周围淋巴细胞较少。

2. 克罗恩病的鉴别诊断

（1）溃疡性结肠炎（UC），主要部位在结肠、直肠，约 10% 发生于末端回肠。溃疡为连续性的，比较浅表，一般只累及黏膜及黏膜下层。黏膜层可见较多的隐窝脓肿。肌层和浆膜层无明显病变。炎症主要为渗出性，一般无明显肉芽组织和纤维组织增生，所以很少出现肠狭窄。部分病例的病变介于溃疡性结肠炎与克罗恩病之间，具有各自的部分特点，此时若是切除标本可诊断为炎性肠病，但不能分类，可将溃疡性结肠炎与克罗恩病一起统称炎性肠病。若是活检标本，可诊断为非特异型慢性炎性肠病。

（2）肠结核，结核结节中央可见干酪样坏死，结节较大，常有融合现象，结节内为长梭形上皮样细胞。局部淋巴结常见结核病变。

（3）Behcet（白塞氏病），大肠、小肠可见单个或多个溃疡，可为裂隙状，溃疡之间黏膜正常，很少出现明显纤维化及肠狭窄。其主要特征是：淋巴细胞性血管炎主要累及小静脉；而且临床常伴有口咽、外阴溃疡及虹膜睫状体炎等，所以又称白塞综合征。

（4）缺血性结肠炎，多见于老年人，常伴有动脉硬化、糖尿病等。溃疡位于黏膜层，黏膜下层为肉芽组织、瘢痕组织，伴炎细胞浸润及大量含铁血黄素沉着。并见有特征性的小动脉壁增厚、硬化，管腔狭窄。有时可见血管壁纤维素样坏死或静脉内血栓形成并机化。

（九）ESD 简介

ESD（endoscopic submucosal dissection）即是内镜黏膜下剥离术。

内镜医师的工作：

内镜粘膜下剥离术术、术中的处理：内镜医师应向病理医师准确的提供送检标本的部位、数量、内镜所见和简要病史及临床诊断等情况。不同部位的标本必须分开单独固定，分别标记患者姓名、性别、年龄、住院号、标本部位、数量。标本离体后应在 30min 内按要求处理好并放入 10% 中性缓冲福尔马林固定液内，固定液应该超过标本体积的 5 ~ 10 倍。

术中标本的处理：展平标本，粘膜面向上，使用不生锈的细钢针固定于软木板上，避免过度牵拉导致标本变形，也不应使标本皱褶，标记口侧及肛侧方向，立即完全浸入固定液中。

病理医师对 ESD 标本的处理：

（1）取材前，应了解标本的临床情况，并核对每例标本的患者姓名、性别、年龄、住院号、取材部位、数量。

（2）取材中，注意拍照存档（拔针前、拔针后、标记后、切开后、放入包埋盒后）。测量并记录标本大小（最大径×最小径×厚度），记录粘膜表面的颜色，是否有肉眼可见的明显病变，病变的轮廓是否规则，有无明显隆起或凹陷，有无糜烂或溃疡等。记录病变的大小（最大径×最小径×厚度）、大体分型以及病变距各切缘的距离（至少记录病变与粘膜侧切缘最近距离）。粘膜口侧、肛侧与基底切缘分别用不同颜色的生物染料标记。多数是从口侧平行下刀；若肿瘤距切缘较近应垂直于最近切缘每间隔 2~3mm 依次平行切开，全部取材。如果标本太大，可进行改刀，将一条分为两条或多条，按顺序分别标号和取材。然后按常规程序脱水、浸蜡。

（3）包埋时要注意方向，按同一方向立埋。包埋第一块和最后一块的刀切面，如果第一块和最后一块镜下有病变，再翻转 1800 包埋，以确保最终切片观察粘膜四周切缘情况。

（4）有蒂的息肉标本，要垂直于基底切缘取材，保证息肉蒂部完整性。

（5）ESD 病理报告内容。

①肉眼分型：依据内镜医师的镜下所见、病理医师肉眼观察和早癌内镜分型标准，做出综合判断。一般肉眼分隆起型、平坦型、凹陷型。

②组织学分型：参考 WHO 肿瘤分类标准，不同组织学类型混合时应注明各类型所占的百分比。

③标本切缘：包括侧切缘和基底切缘。组织标本的电灼性改变是 ESD 标本切缘的标志。阳性切缘定义为：肿瘤距切缘小于 1mm，或电刀/超声刀切缘可见癌细胞。切缘阴性是在切除组织的各个水平或垂直电灼缘均未见到肿瘤细胞。切缘阴性，但癌灶距切缘较近，应记录癌灶与切缘的最近距离。

水平（四周）切缘阳性，应记录阳性切缘的块数及癌与切缘的距离。

垂直（基底）切缘阳性，应记录肿瘤细胞所在的部位（固有层或粘膜下层）及癌与切缘的距离。

④浸润深度：粘膜下层癌应注意肿瘤浸润深度（SM1？ SM2？）。

SM1：食管≤200μm，胃≤500μm，结直肠≤1000μm。浸润深度超过 SM1 归入 SM2。

粘膜下层癌浸润深度的测量方法，根据肿瘤组织粘膜肌的破坏程度不同而不同。若肿瘤组织尚可见残留的粘膜肌层，则以粘膜肌层下缘为基准，垂直测量至肿瘤浸润前锋（最深处）的距离。若肿瘤组织内无粘膜肌层，则以肿瘤最表面为基准，垂直测量至肿瘤浸润前锋的距离。

有蒂病变，若粘膜肌呈分支状生长时，肿瘤位于蒂上的伞部，则以蒂与伞交界处为基线，基线以上的浸润为头浸润，相当于未见粘膜下浸润；基线以下的浸润为蒂浸润，相当于粘膜下深层浸润。

⑤脉管内有无癌栓：必要时做免疫组化辅助诊断，CD31/CD34、D2-40 确定是否有血管/淋巴管浸润；EVG 染色判断有无静脉侵犯。(6) 肿瘤出芽（Tumor Budding）：结直肠早癌须评估 Tumor Budding 分级，根据 ITBCC 标准在 200 倍显微镜视野（目镜×10，物镜×20，

0.785mm² 视野，HE 染色)下计数 TB 数量：低级(BD1)为 0~4 个芽，中级(BD2)为 5~9 个芽，高级(BD3)为≥10 个芽。

⑥伴随病变：包括炎症、溃疡、萎缩、化生等改变及严重程度。

若 ESD 术后病理证实分期准确，则不需要其他治疗；否则应改行传统根治术。进展期胃癌首选根治术，术后根据病理结果而定，如分化低、淋巴结有转移等应做化疗；情况好者(指术后切缘阴性，淋巴结阴性，高分化腺癌局限于黏膜下层 SM1)可以观察。

(十)胃肠非上皮性肿瘤

1. 胃肠间质瘤(GIST)(2013 年，WHO 将它归为软组织肿瘤)

该肿瘤按危险性分为极低、低度、中度、高度四级。

危险性	大小(最大直径，cm)	核分裂(个数/50HPF)
极低	≤2	≤5
低度	2~5	≤5
中度	<5 或 5~10	6~10 或≤5
高度	>10，或不管大小，或>5	不管多少，或>10，或>5

若肿瘤直径 2~5cm，核分裂>5 或上述中度危险性的标准，若用于小肠的 GIST 则属高危险性。上表引自 2006 年中文版，《阿克曼外科病理学》680 页。

GIST 危险性诊断的参考指标：细胞异型性、浸润性生长、组织坏死。

中国胃肠间质瘤诊断治疗专家共识(2013 年)。胃肠间质瘤常发生于胃、肠壁、肠系膜、腹膜、大网膜、腹膜后软组织。

中国胃肠间质瘤原发瘤切除术后标本，危险程度分级见下表。

分级	核分裂(个数/50HPF)	肿瘤最大直径/cm	肿瘤原发部位
极低危险性	<2	<5	任何部位
低度危险性	>2，但≤5	≤5	任何部位
中度危险性有三种情况	①≤2 ②>5，但≤10 ③>2，但≤5	>5 ≤5 >5	非胃原发 胃原发 胃原发
高度危险性有五种情况	①>10 ②不管核分裂多少 ③>5 ④>2，但≤5 ⑤>5，但≤10	不管大小 >10 >5 >5 ≤5	不管部位 不管部位 不管部位 非胃原发 非胃原发

肿瘤直径小于1cm，称微小胃肠间质瘤。

1）胃肠间质瘤诊断思路

（1）肿瘤组织切片 CD117 和 DOG1 均弥漫阳性而且组织结构也符合则可诊断为胃肠间质瘤（图 4-19~图 4-22）。

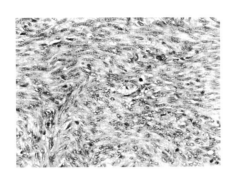

图 4-19　胃肠间质瘤 HE（中倍）

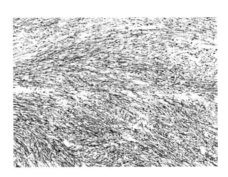

图 4-20　胃肠间质瘤 CD117 阳性

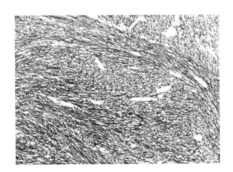

图 4-21　胃肠间质瘤 Dog-1 阳性

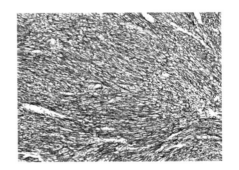

图 4-22　胃肠间质瘤 CD34 阳性

（2）肿瘤组织切片 CD117 和 DOG1 均阴性，但组织结构符合 GIST 并排除其他肿瘤则要进行 C-kit 和/或 PDGFRA 基因突变检测，若发现其中任何一个有突变，则可诊断为 GIST。若二者均无突变，结合肿瘤原发部位和组织结构特点排除其他肿瘤如平滑肌瘤、神经鞘瘤、纤维瘤等，若病人为儿童，则可慎重考虑野生型 GIST。

（3）若是 CD117 阴性，DOG1 阳性，或 CD117 阳性，DOG1 阴性，组织结构符合 GIST，并排除其他肿瘤，则要检测 C-kit 基因和/或 PDGFRA 基因突变。若发现其中一个基因有突变则可诊断为 GIST。这两个基因突变是相互排斥的，一般只存在某一个外显子突变，目前尚未发现同时有两个或两个以上外显子突变。C-kit 基因突变占其中 80% 至 85%，PDGFRA 基因突变占 7%。

注释

（1）部分 GIST 梭形细胞中有片状或灶性上皮样细胞。少数 GIST 可完全由上皮样细胞构成。此时应与癌鉴别。

（2）GIST 是由 C-kit 基因突变或 PDGFRA 基因突变而形成。

（3）GIST 的免疫组化：CD117 阳性 95%~100%、DOG1 阳性 98%~100%、PDGFRA 上皮型病例(+)。CD34 阳性 80%~90%，CD34 在上皮样型中表达不一致，小肠壁 GIST，CD34 可能为阴性。S-100 为阴性、SMA 少数(+)、Desmin(-)。平滑肌瘤 Desmin(+)、SMA(+)、CD117(-)、DOG1(-)、CD34(-)、S-100(-)。神经鞘瘤 S-100(+)、Desmin(-)、SMA(-)、CD34(-)、DOG1(-)、CD117(-)。

（4）胃肠间质瘤(GIST)是一个专有名词，此瘤发生在胃肠以外也称胃肠间质瘤。如发生在食管，则称食管胃肠间质瘤，不称食管间质瘤。

2)GIST 的治疗原则

（1）以手术为主，由于 GIST 多呈限局性生长，很少发生淋巴结转移，一般以肿瘤完全切除，切缘阴性为标准，不做淋巴结清扫。

（2）对于不能手术或复发、转移而且 CD117 阳性的 GIST 可用新靶点药物-伊马替尼治疗。GIST 对放疗或化疗均不敏感。

（3）腹腔镜手术适应证为：肿瘤界限清楚，无粘连，肿瘤≤5cm（小肠 GIST 应小于2cm）。肿瘤直径大于 5cm 的原则上不进行腹腔镜手术。

2. 胃肠平滑肌肿瘤

胃平滑肌瘤好发于胃窦，直径多在 5cm 以下。光学显微镜观察与其他部位的平滑肌瘤相同。小肠平滑肌瘤和平滑肌肉瘤少见，大肠平滑肌瘤较少见，平滑肌肉瘤好发于直肠。直肠平滑肌肉瘤多为高分化型，单凭小块活检的组织切片很难鉴别良恶性，但常呈浸润性生长，易侵犯直肠壁的血管而发生肝和肺部转移。胃肠平滑肌肉瘤的诊断标准比子宫平滑肌肉瘤低，瘤细胞有轻度异型性，核分裂 1/10HPF~3/10HPF，直径大于 5cm。三者同时具备即可诊断。

3. 胃肠黏膜相关性淋巴瘤(MALT 淋巴瘤)

MALT 淋巴瘤可见于胃、肠、涎腺、肺、甲状腺、眼眶、扁桃体等部位。在胃肠淋巴瘤中以胃窦最常见占 50%~75%，小肠占 10%~30%，大肠占 5%~10%。

MALT 淋巴瘤形态特点是弥漫小 B 细胞，属于结外边缘带 B 细胞淋巴瘤。

肉眼呈息肉或结节状，或黏膜弥漫增厚，或形成溃疡。

光学显微镜观察

可见瘤细胞有三种：单核样细胞、中心细胞样细胞、小淋巴细胞样细胞。单核样细胞，胞浆中等量，淡染或透亮，核小而圆，位于中心。中心细胞样细胞，胞浆少，不易见到；核椭圆，稍不规则，染色质细而匀，着色淡；核的一侧有时可见核裂，无核仁。小淋巴细胞样细胞，核比成熟小淋巴样细胞稍大，胞浆有时可见。三者可混合出现，也可以其中一种为主。黏膜上皮层，见瘤细胞呈小片状或灶性或弥漫性浸润，其周围上皮细胞常被破坏或嗜酸性变（少量单个散在分布的小淋巴细胞样细胞不能作为诊断依据）。黏膜固有层和/或黏膜下层内，可见单核细胞样或中心细胞样瘤细胞呈片状或弥漫性浸润（图 4-23和图 4-24）；或浸润淋巴滤泡的边缘带，使其扩大并可相互融合，或植入滤泡生发中心，或围绕残留的淋巴滤泡。约 1/3 的病例可见瘤细胞呈浆样分化。此外，还可见嗜酸性粒细胞，浆细胞，小淋巴细胞样细胞，单个散在分布的中心母细胞、免疫母细胞混杂其中，数量多少各例不等。若见到成片的有核仁的细胞，应诊断 MALT 淋巴瘤向弥漫大 B 细胞淋巴瘤转化。此病常为多灶性并可与弥漫大 B 细胞淋巴瘤混合。有 20% ~ 30% 胃 MALT 淋巴瘤可侵及胃壁全层累及胃旁淋巴结。

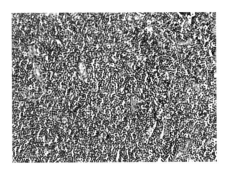 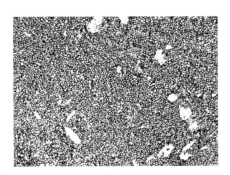

图 4-23　黏膜相关性淋巴瘤（低倍）　　　图 4-24　黏膜相关性淋巴瘤 CD20 阳性

MALT 淋巴瘤的免疫组化

CD20（+）、CD79a（+）、IgM（+）；CD10（-）、CD3（-）、CD5（-）、CD23（-）、表达 K 或 L 单克隆性轻链反应。Ki-67 阳性指数较低。

鉴别诊断

（1）淋巴细胞性胃炎。胃表面上皮和腺窝上皮有大量成熟 T 淋巴细胞。而 MALT 淋巴瘤是 B 淋巴细胞做免疫组化可鉴别。

（2）淋巴组织反应性增生。增生的主要为成熟小淋巴细胞，无成片分布的单核样细胞、中心细胞样细胞，做免疫组化可鉴别。

4. 胃肠恶性黑色素瘤

消化系统的恶性黑色素瘤可发生于口腔、食管、直肠及肛管；消化道的其他部位少见。肉眼观察多呈息肉状、斑块状，突入肠腔，其表面常有溃疡形成。

光学显微镜观察

瘤细胞可呈上皮样、梭形或二者混合。排列方式有的像癌，呈结节状、巢状；有的像肉瘤，由梭形瘤细胞弥漫分布；多数病例是二者混合。黑色素可多可少，甚至光学显微镜看不到，后者称无黑色素性黑色素瘤。不管黑色素多少或光学显微镜下观察看不看得到，做免疫组化检查，HMB45 和 S-100 均为阳性，以此可与癌或肉瘤鉴别。

此病要与黑变病鉴别，黑变病多是长期便秘，不适当使用泻药所致，好发于结肠。肉眼见结肠的一段或全部颜色变为棕黑色；其他正常，无肿块，无溃疡。显微镜下可见黏膜固有层有较多吞噬色素的巨噬细胞，细胞核无异型性。组织化学和电子显微镜检查，证实这些色素具有脂褐素和黑色素的特征。

（十一）消化道其他疾病

1. 阑尾炎

阑尾炎是常见多发病；急性发作时恶心，呕吐，发热，白细胞升高伴右下腹限局性压痛、反跳痛。临床分急性阑尾炎、亚急性阑尾炎、慢性阑尾炎、特殊类型阑尾炎四种。

（1）急性阑尾炎。①急性单纯性阑尾炎，肠壁各层均有充血、水肿，有少量散在中性粒细胞浸润和纤维素渗出。肌层连续性存在，无破坏。黏膜面可有糜烂或溃疡形成。肉眼见阑尾浆膜面轻度充血。②急性化脓性阑尾炎，肠壁各层充血、水肿，有成堆成片大量中性粒细胞浸润和纤维素渗出。肌层有时可见灶性坏死溶解破坏而不连续，可致穿孔引起限局性腹膜炎。阑尾腔内可见脓液。肉眼见浆膜面充血水肿并有脓苔。③急性坏疽性阑尾炎，常是急性化脓性阑尾炎波及阑尾系膜引起阑尾静脉血栓形成性静脉炎，导致阑尾广泛淤血、出血、坏死。肉眼见阑尾的一部分或全部呈黑色或深紫色。显微镜观察可见阑尾壁各层广泛出血坏死伴大量中性粒细胞浸润。肌层坏死广泛，常有穿孔和腹膜炎。

（2）亚急性阑尾炎。常是急性单纯性阑尾炎转变而来。显微镜下观察，可见阑尾壁各层特别是肌层有嗜酸性粒细胞和少量淋巴细胞浸润。

（3）慢性阑尾炎。常是亚急性阑尾炎演变而来，或一开始就是慢性阑尾炎。显微镜观察可见有以下两种情况：①阑尾浆膜层或肌层有灶性淋巴细胞、浆细胞浸润，纤维化不明显或有轻度纤维化。②阑尾壁各层有明显纤维化，特别是黏膜下层纤维增生明显，常超过黏膜层的正常厚度，重者可致阑尾腔变小或闭塞。有时阑尾周围也可形成纤维粘连，引起肠粘连、肠梗阻。

（4）慢性阑尾炎急性发作。显微镜观察可见阑尾壁黏膜层、黏膜下层、肌层均有纤维组织增生，伴淋巴细胞、浆细胞浸润等慢性炎症病变；又有浆膜层充血、水肿及中性粒细胞渗出等急性炎症表现。

上述各种阑尾炎在阑尾根部、中部、尖端各处炎症病变程度并不完全相同，可以有轻有重。

此外，阑尾还有结核、克罗恩病、寄生虫病、病毒感染及真菌感染等。

注意：

①正常情况下结肠、直肠和阑尾黏膜下层可以出现脂肪细胞，而小肠的黏膜下层无脂肪细胞；②阑尾壁的肌层，平滑肌的排列是内环外纵，而输尿管壁的平滑肌排列是内纵、中环、外纵，二者在黏膜上皮缺失的情况下可借此进行鉴别。

2. 阑尾黏液性囊性肿瘤

阑尾黏液囊肿其上皮萎缩呈单层扁平细胞，黏液湖内无上皮细胞。若为单层柱状，核分裂极少；黏液湖内有散在少量上皮细胞，应考虑为低级别阑尾黏液性肿瘤。若出现上皮复层化，细胞有异型性，核仁明显，核分裂易见；黏液湖内上皮细胞成分多，并向周围浸润，应诊断为阑尾黏液腺癌。它们均可以破裂，导致黏液进入腹腔引起腹膜假黏液瘤。

3. 肠及肠系膜血吸虫病

此病在长江流域的湖南、湖北、江西等省的沿江部分地区比较常见。成虫寄生于人的门静脉及肠系膜静脉系统。雌虫产卵于静脉内，虫卵主要分布于肝脏及结肠肠壁组织。约经 11 天，卵内的卵细胞变为毛蚴。含毛蚴的虫卵有一部分可进入肠黏膜，而后进入肠腔随大便排出。在水中卵内毛蚴孵出，进入钉螺，在钉螺内发育成尾蚴，尾蚴可离开钉螺进入水中，当人下水时，尾蚴可穿入皮肤。在皮肤内变为童虫，再随静脉血入心，再进入体循环到达全身及胃壁、肠壁，而后进入肠系膜静脉，再进入肝门静脉继续发育，最后在门静脉及肠系膜静脉内发育为成虫。

虫卵引起的病变为主要病变。大部分虫卵是沉积在肝内门静脉系统及结肠壁的小静脉内。回肠末端及阑尾也常见到，偶尔见于肺、脑等处。急性血吸虫卵结节，显微镜下观察，可见结节中央有 1~2 个成熟虫卵，卵壳呈金黄色有折光性，卵壳外有嗜酸性放射状的抗原抗体复合物。其周围有大量嗜酸性粒细胞浸润及大片无结构坏死物质，故也称嗜酸性脓肿。

慢性血吸虫卵结节，急性虫卵结节经过 10 天以后，虫卵内毛蚴死亡，坏死物质逐渐被吸收，虫卵破裂钙化，其周围出现上皮样细胞、异物巨细胞、淋巴细胞，形态上类似结核结节，故称为假结核结节。部分虫卵结节一开始即为假结核结节，而不经过急性虫卵结节阶段。最后，假结核结节中的上皮样细胞变为纤维母细胞，并产生胶原纤维，使结节纤维化。结节中央的虫卵死亡，部分卵壳仍有黄色折光性，部分可发生钙化。纤维化和虫卵钙化的结节为陈旧性结节可长期存在。

4. 先天性巨结肠

先天性巨结肠又称结肠神经节细胞缺失症或赫斯普龙病（Hirschsprung 病）。此病多见于婴幼儿或儿童，男孩比女孩多见，部分病例有家族史。临床表现为便秘、腹胀、结肠不全梗阻。较大的儿童主要症状为顽固性便秘。

肉眼观察，突出的特征是结肠的一段或两段或全部显著扩张，结肠袋消失。多数病例表现为肠壁肥厚，少数病例由于肠管极度扩张也可变薄。肠管扩张可达正常肠腔数倍，横径可为 15~20cm；范围可从降结肠一直延伸到回盲部，肉眼观察，似长形气球。扩张的肠管内积气、积粪可有粪石形成。由于粪石的长期压迫侵蚀，可致结肠黏膜发生炎症和溃疡。扩张肠管的下端是狭窄部分，其长度多为 3~30cm 不等。狭窄部位多为一处的单节型而且多见于乙状结肠与直肠交界处或位于直肠下端与肛管交界处，少数可为双节型，发生于升结肠、降结肠。

光学显微镜观察

肉眼检查取材重点是狭窄部位，光学显微镜下见狭窄处肠壁肌层的肌间神经丛和黏膜下层神经节细胞缺失即无神经节细胞，伴无髓神经纤维增生、增粗、变性；神经膜的雪旺氏细胞也增多。二者混合密集排列呈波浪形。病变以肌层较明显。结肠黏膜分泌细胞减少。因无神经节细胞，导致来自脊髓骶 2~4 节发出的副交感神经节前纤维在肠内不能与神经节细胞形成突触，信息不能传递给肠壁平滑肌。由此引起肠壁收缩与舒张调节障碍，肠蠕动能力丧失，肠内容物淤积。结肠壁神经节细胞缺失分两种情况：一种仅限于一小段者称短节型，多见于男孩；另一种为长节型多见于女孩。

免疫组化

S-100 染色显示增生的神经纤维和雪旺氏细胞，NSE 和 NF 染色可进一步证明无神经节细胞。

组织化学：乙酰胆碱脂酶染色显示副交感神经纤维增生及其酶活性明显增强。

鉴别诊断

（1）假赫斯普龙病，包括神经节细胞减少症、神经节细胞增生。神经细胞增生是指肠壁的肌层和黏膜下层神经节细胞增生。形成巨大神经节。

(2)后天性巨结肠，好发于成年人。多半是炎症或肿瘤引起的肠梗阻或是长期便秘所致。镜下可见肠壁神经节细胞数量正常，肠管扩张没有赫斯普龙病明显。

注：肠壁神经节细胞形态、数量正常是以什么为标准？作者推荐以患者本身切除标本两断端正常肠壁的组织为标准。此病手术中常常需要做快速病理诊断，看狭窄下端肠壁肌层有无神经节细胞，及神经节细胞的形态和数量是否正常，如果神经节细胞缺失或形态和数量不正常，则手术范围要继续向下端延长，直到切到正常的为止。

5. 消化道的发育异常

1）食管的发育异常

胚胎时期人的呼吸系统、肝、胆、胰、十二指肠、胃、食管和咽部都来自前肠。而食管和气管原本是一个共同管道，而后该管的两侧外表面各出现一条纵沟，沟内为间充质。在与纵沟对应的管道腔面形成向腔内突起的气管食管褶。从胚胎第四周开始管道两侧的褶从管道尾端开始逐渐向上向内靠拢融合，成为气管食管隔，将气管与食管分开；食管内表面覆盖低柱状上皮。到胚胎第9周左右，食管腔面柱状上皮细胞变为纤毛柱状上皮细胞，由于上皮细胞快速增殖，管腔可暂时被上皮细胞填满阻塞，而后上皮细胞中间又出现许多小腔隙，由中央向外小腔隙逐渐融合，到第14周形成新管腔，纤毛柱状上皮变为扁平复层上皮覆盖。到出生后的婴幼儿或成人，食管黏膜出现纤毛柱状上皮，只能视为胚胎组织残留，不能认为是组织异位。上述食管发育与重建过程的某个阶段发生异常就会出现各种畸形。常见的有：

（1）气管食管瘘和食管闭锁，是气管食管隔发育缺陷，使二者没有完全分隔开。气管食管瘘80%~90%发生于食管下段气管分叉上方，常伴有食管上段闭锁。其他部位少见。

（2）食管狭窄、食管闭锁、食管蹼、食管环，食管发育过程中在胚胎的第9周后有一段时间，上皮细胞快速增殖，管腔暂时阻塞，如果有一段食管未重建则形成食管闭锁，如果重建不完全则形成食管狭窄、食管蹼、食管环。

（3）双食管、食管囊肿、食管缺失，食管重建时部分管腔未与主管腔合并则形成双食管(食管重复)，重复食管如果两端封闭则形成囊肿。如果完全未重建则形成食管缺失。食管重复囊肿可为囊状或管状，内衬鳞状上皮、柱状上皮、立方上皮或纤毛柱状上皮；囊壁含有平滑肌。而支气管源性囊肿位于食管前面，多数位于食管下1/3。它是胚胎时期气管食管分隔不完全所致，与食管囊肿形成机理相同。囊腔内表面为纤毛柱状上皮，囊壁含有软骨组织。

2）胃发育异常

（1）先天性胃幽门狭窄，多见于3个月以内的男婴，临床表现为呕吐及上腹部包块。它是由于幽门括约肌过度增生肥厚，引起幽门管狭窄。黏膜一般光滑，无溃疡及其他病变。后天性胃幽门狭窄多由于慢性炎症、慢性溃疡引起纤维组织过度增生或肿瘤所致。

（2）胃胰腺异位，比较常见，好发于胃窦。肉眼呈绿豆或黄豆大小结节，表面黏膜光滑。可位于黏膜下层或肌层。镜下见有胰腺腺泡和导管，一般不见胰岛。

（3）胃肌上皮性错构瘤(腺肌瘤)，肉眼观察与胰腺异位相似。显微镜下见有限局性平滑肌增生，其中混杂有分化良好的导管成分和十二指肠腺。

（4）胃蹼或胃隔膜，是胃黏膜和黏膜下层共同形成蹼样隔膜，使局部狭窄。多位于胃贲门或幽门部位。

（5）双胃和右位胃，双胃形成机制与双食管相同。右位胃是胚胎时期胃发育过程中逆时针转 90° 则形成右位胃。常伴有其他脏器左右反位现象。胚胎时期，胃大弯在背侧，胃小弯在腹侧，正常是以胃的上下长轴为中心顺时针转 90°。

3）小肠发育异常

（1）梅克尔憩室，梅克尔（Meckel）憩室是胚胎时期卵黄管基底部残留的一指状未闭合的盲管。正常情况下，在胚胎第 6 周时，卵黄管与肠祥分离并逐渐闭合消失。梅克尔憩室比较常见，可发生于成人或婴幼儿。常位于回肠肠系膜的对侧，憩室长一般为 2~6cm，其根部为回肠壁，与回肠相连，顶部常游离于腹腔或有纤维索与脐部相连。有时为一小管将回肠与脐部连通，此时称回肠脐瘘；如果卵黄管近回肠端闭合，脐端口开放并有少量黏液分泌则称卵黄窦。如果两端闭合，中部因黏液聚集而扩张则称卵黄囊肿。偶尔，卵黄窦和卵黄囊肿可发生腺癌。回肠憩室可并发炎症、肠套叠、肠梗阻、黏液囊肿及良性、恶性肿瘤。十二指肠和空肠也可发生憩室。前者可致胰腺炎、肠梗阻、出血、穿孔及瘘管形成。憩室也可由于肠壁部分肌层发育不全导致局部外突而形成。

光学显微镜观察可见梅克尔憩室的结构与正常肠壁相同，有黏膜、黏膜下肌层及浆膜四层。黏膜多为回肠黏膜、也可为十二指肠黏膜或结肠黏膜；黏膜内可有异位胰腺或异位胃黏膜组织，故可以出现消化性溃疡。憩室内可见出血和急性、慢性炎症。

（2）小肠旋转异常，正常情况下，从胚胎第 6 周开始，简单而不断增长的肠祥伸入脐带内的胚外体腔并开始旋转，在冠状切面（胚胎腹面观）上看，以肠系膜上动脉（从上往下）为轴心逆时针旋转 90°，即肠祥头段（即以后形成空肠、回肠）由矢状方向的头段（上段）转向的右侧；肠祥的尾段（以后形成升结肠、横结肠及回盲部）转向左侧。到胚胎第十周开始，肠祥退回腹腔，在冠状平面上（前后轴心），再继续逆时针旋转，直到胚胎第 12 周（约 3 个月）又转完 180°，共转 270°，即回盲部转到右下腹。在肠管不断增长的同时进行旋转。如果 180° 完全未转，则盲肠和阑尾位于腹腔左上方；如果旋转不够 180°，则盲肠和阑尾可位于右上腹或其他部位。

此外，小肠也可发生胰腺异位、胃黏膜异位、小肠重复、小肠狭窄或闭锁等。

4）大肠及肛门发育异常

（1）先天性肛门闭锁，胎儿出生后肛门仅见一小的皮肤凹陷，直肠和肛门发育不全，与皮肤凹陷不相通；有的是肛门正常，直肠下端为一盲端；有的是肛门发育不全；有的是肛门和直肠之间仅隔一层薄膜。发生原因是胚胎时期，后肠下端膨大形成泄殖腔，而后间充质形成的尿直肠隔将其纵分为二，腹面为尿生殖窦其下端有尿生殖窦膜；背面为肛直肠管，其下端有肛膜。正常情况下，肛膜在胚胎第 8 周末破裂，使肠腔与羊膜腔相通。如果是肛门或直肠发育不全，肛膜到出生后仍未破裂，则形成肛门闭锁。

（2）先天性直肠瘘，在胚胎时期，如果尿生殖隔分隔泄殖腔不完全，使尿道、膀胱或阴道与直肠之间有部分相通，则分别形成直肠尿道瘘、直肠膀胱瘘或直肠阴道瘘。如果直肠下端不经肛门而是直接开口于会阴，则形成直肠会阴瘘。

第二节　肝、胆、胰常见疾病

一　肝脏常见疾病

（一）肝细胞性肝癌（HCC）

肝细胞性肝癌是肝脏常见的恶性肿瘤，它与肝硬化、乙肝、丙肝、黄曲霉毒素、亚硝胺等因素有关。临床上好发于 50 岁左右，男性比女性多。常有肝脏肿大、黄疸、腹痛、腹水等表现。少数无症状和体征，做 B 超或 CT 检查时偶然发现。75%的患者有 AFP 明显升高。

肝细胞性肝癌肉眼观察可为单结节型、多结节型或弥漫型，有时可累及肝脏大部分，常见出血坏死。肝癌多数无包膜，少数可有包膜。肿瘤质软，切面偶见胆汁淤积而呈绿色。肝癌大小各个病例不一，直径小于 3cm 者称小肝癌。

光学显微镜观察

肝细胞性肝癌的癌细胞有 6 种。

（1）肝细胞样细胞，癌细胞类似正常肝细胞，但核浆比例约为 1∶1.5（正常位 1∶2 或 1∶2.5），核仁可见。

（2）透明细胞，此类癌细胞胞浆透明，因胞浆含糖原或脂肪，核浆比约 1∶1，可见明显核仁。

（3）梭形细胞，此类癌细胞呈梭形，类似纤维母细胞。

（4）小细胞，此类癌细胞核似淋巴细胞，居中，核浆比约 1∶1 或 1∶0.5，胞浆嗜碱性。

（5）巨核细胞，癌细胞核巨大，可比正常肝细胞核大 3~5 倍，而且形状不规则，着色深，核仁明显。

（6）多核细胞，细胞可为双核、三核或更多的核，核形不规则，核仁明显，有的呈破骨细胞样多核巨细胞。

癌细胞排列方式可为结节状、梁索状、小腺泡样、菊花样、假腺样、不规则的岛状，少数可呈漩涡状和束状排列，类似脑膜瘤或肉瘤。

高分化肝细胞性肝癌，癌细胞常为肝细胞样。排列方式多为细梁状或小腺泡样、菊花样。梁索横径的细胞层次最少在三层以上，多则可达十层左右，所以梁索的宽窄不一，而且排列紊乱，细胞有异型性，有时核仁明显。部分病例癌细胞排列呈小腺泡样。癌细胞之间往往可见扩张的肝窦，窦壁内皮细胞 CD34（+），F8（+），正常窦内皮 CD34（-）显示肝窦血管化。癌细胞间可见含有胆栓的毛细胆管结构［CEA（+），CD10（+），EMA（+）］。癌细胞胞浆内可含胆色素颗粒，说明癌细胞可分泌胆汁。癌细胞之间毛细血管和毛细胆管结构的出现，对肝细胞性肝癌的诊断很有意义。癌细胞梁索间仅有薄壁的毛细血管，几乎没有纤维组织（硬化型及纤维板层型肝癌除外），这是高分化肝细胞性肝癌的另一特点。高分化肝细胞性肝癌其癌瘤多是直径小于 2cm 的早期癌。找到病理性核分裂，瘤细胞内胆色素，瘤细胞间毛细胆管，毛细血管，血管内瘤栓对诊断肝癌有重要帮助。

低分化肝细胞性肝癌：部分癌细胞核浆比例高，可达 1：1。部分癌细胞核大小不等，核畸形，核仁大而明显。有的可见巨核癌细胞、多核癌细胞。核分裂易见。癌细胞排列的梁索厚度明显增加，多为十层或十几层。部分癌细胞排列呈团块状或结节状。低分化肝细胞性肝癌其癌瘤直径常大于 5cm（图 4-25 和图 4-26）。

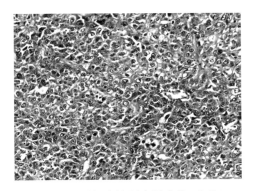

图 4-25　肝细胞性肝癌低分化（中倍）

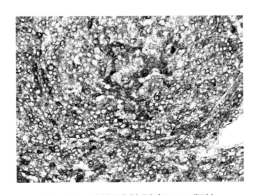

图 4-26　肝细胞性肝癌 AFP 阳性

中分化肝细胞性肝癌：其细胞异型性和结构异性型介于上述二者之间（图 4-27）。其癌瘤直径常大于 3cm，多为 3~5cm 之间。

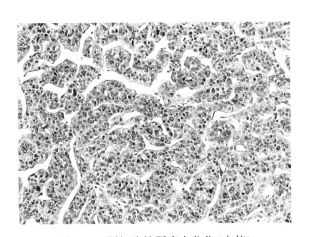

图 4-27　肝细胞性肝癌中分化（中倍）

未分化肝细胞性肝癌：癌细胞排列多呈实性片块状，其间由毛细血管及纤维组织分隔成巢，无梁索状和腺泡状排列。癌细胞大小不等，形状不规则，有多边形、梭形、巨细胞形等。细胞核大，异型性明显，核仁大而明显，可见多核、巨核。核分裂易见。细胞浆嗜碱性，非嗜酸性。此型较少见。

有时在同一个癌结节中也有高分化区域、低分化区域或中分化区域。有人认为瘤块直径为 2~3cm 时，其中约 40% 既有高分化区域，又有低分化区域，而且低分化区域多位于中心，高分化区域多位于外周。这种混合性病变，分类时以数量占多数者为主。

有人按肝细胞性肝癌的细胞形态进行分类，分为：普通型（非特殊型）、透明细胞型、梭形细胞型（肉瘤样型）、小细胞型、多形细胞型、淋巴上皮瘤样型等。若纤维间质较多，将癌细胞分隔成散在岛状、梁索状；癌细胞体积较大，呈多边形；胞浆丰富含有嗜酸颗粒，则称纤维板层型肝细胞性肝癌，多见于无肝硬化的年轻人，预后较好治愈率达 50%。若纤维间质特别多，癌细胞被分隔为岛状或梁索状；癌细胞为普通型肝细胞癌，非多边形大嗜酸性癌细胞；也无上述临床特点则为硬化型肝细胞癌。有人将 HCC 分为四级：

Ⅰ级，癌细胞似正常肝细胞，以细梁状或腺泡状排列为主；

Ⅱ级，癌细胞似正常肝细胞，以宽梁状排列为主，但出现假腺管结构；

Ⅲ级，癌细胞分化较差，核分裂易见，以粗宽梁状或结节状排列为主；

Ⅳ级，癌细胞分化最差，核分裂，巨核细胞、多核细胞易见，以团块状排列为主。

免疫组化

肝细胞性肝癌，AFP(+)，CK8(+)，CK18(+)，HPC(+)，OSCAR(+)；而低分化、未分化肝细胞性肝癌 AFP 可(−)。Glypican-3 肝细胞性肝癌和高级别异型增生结节为阳性，正常肝细胞阴性。Claudin-4 肝细胞性肝癌和正常肝细胞均阴性，胆管细胞癌为阳性。

胆管型肝癌则 EMA(+)，CEA(+)，而 AFP(−)，HPC(−)、S100P(+)。

鉴别诊断

（1）局灶性结节性增生：20~40 岁女性较多，女∶男 = 2∶1。肉眼见结节表面有薄纤维胞膜，80% 为单发，结节中心有放射状排列的瘢痕。显微镜下可见瘢痕内有厚壁血管，其外有增生的小胆管，再外为正常肝细胞排列 1~2 层形成的肝细胞索。

IHC：结节内侧肝细胞 CK9(+)，CK19(+)；结节外周肝细胞 CK8(+)，CK18(+)，小胆管 CK7(+)，CK19(+)。

（2）结节性再生性增生：可发生于任何年龄，85% 为女性，病因不明。肉眼见，全部肝脏布满结节，或结节限于肝门附近。结节中心无瘢痕，结节表面无包膜，但界限清楚。显微镜下可见结节中心为汇管区，正常肝细胞及肝细胞索围绕其周围，结节外周肝细胞萎缩，结节之间无纤维组织分隔，所以不像肝硬化。偶见局灶性肝细胞核异型性和多核肝细胞，无核分裂。

（3）肝细胞腺瘤：多见于 40~65 岁，约 85% 为女性，与口服避孕药有关。肉眼见 70% 为单发性，少数为多发性，肿瘤表面有薄层纤维包膜，切面常见灶性出血坏死。显微镜下可见腺瘤由分化好的肝细胞即正常肝细胞索（1~2 层细胞）构成，偶见少量轻度异型的肝细胞，但无核分裂。无血管内瘤栓，无瘤细胞内胆色素，瘤细胞间无毛细胆管。瘤组织中无汇管区，无中央静脉。肝细胞腺瘤有恶变倾向，临床一般主张手术切除。

如果肝细胞索厚度至少在 3 个细胞以上而且厚薄不均匀。核浆比例增高，核∶胞浆宽≥1.5，核分裂可见。而且免疫组化检测肝窦壁表达为 CD34(+)、F8(+) 显示肝窦血管化。四条同时具备则可诊断高分化肝细胞性肝癌。肝细胞腺瘤 IHC：75%ER/PR(+)，20%AR(+)，CD34(−)，F8(−)。

患者若为男性，则考虑肝细胞腺瘤可能性很小；因肝细胞腺瘤 85% 以上都是女性。

作者体会，高分化肝细胞性肝癌的病理诊断应具备以下几条。

（1）肝索（此处应称细梁状瘤细胞索）的厚度至少在 3 层细胞以上而且厚薄不均匀，排列紊乱。常伴有腺泡、腺管样结构。

（2）瘤细胞梁索之间有较多血窦样毛细血管（CD34+，F8+）；或癌细胞间出现含有胆栓的毛细胆管，有时胆管扩张呈假胆管样。

（3）瘤细胞核浆比例增高，应为 1∶1.5 或 1∶1（正常肝细胞核∶胞浆宽度约为 1∶2.5）。

（4）核分裂少，但可以找到。

（5）病变范围≥1 个最低视野（物镜为 4 倍，目镜为 10 倍）。

以上 5 条同时具备则可以诊断。报告中应注明肿瘤大小及分化程度。

临床多为 50 岁左右的男性，有乙肝或丙肝病史，血中的 AFP 高出正常值 100 倍以上可作为参考条件。

若是小块活检标本，病变不典型，诊断肝癌把握不大，则可考虑不典型腺瘤性增生或肝细胞异型增生，建议随访观察或再送标本复查或请临床综合分析。

（二）肝内胆管癌

肝内胆管癌（ICC）约占原发性肝癌的 20%，多见于 60 岁以上的老年人，可发生于肝内任何部位，但以肝右叶相对较多见。肉眼观察有结节型、巨块型、弥漫型等。发生于肝门者常有淤胆现象，与肝硬化无关。肝内胆管癌 60% 以上发生于肝外周小胆管，称外周型胆管细胞癌，可伴有肝硬化。

光学显微镜观察

可见不同程度分化的腺癌，可分为高分化、中分化、低分化三种。发生于外周小胆管者占胆管癌 60%，瘤细胞为立方形，构成小导管或小腺腔（图 4-28），有时腺管密集排列形成筛状结构。癌组织之间有大量纤维间质。组织结构类似来自乳腺或胰腺的硬癌转移。发生于肝门大胆管者，癌性腺管常沿着胆管壁向外浸润，有时可形成导管内乳头状癌。肝内胆管细胞癌黏液染色一般均为阳性。有时可见数量较多的黏液，形成黏液湖，可出现黏液癌或印戒细胞癌成分。肝内胆管和肝外胆管可发生胆管囊腺瘤和囊腺癌。多见于成年女性。胆管囊腺瘤内衬单层立方或柱状黏液上皮，类似卵巢黏液性囊腺瘤。胆管囊腺癌，内衬黏液上皮或肠上皮含杯状细胞、但有复层化，有程度不同的异型性和多少不等的核分裂。胆管囊腺瘤和胆管囊腺癌均可见内分泌细胞，偶见嗜酸性细胞分化或癌细胞呈梭形细胞或良性恶性病变同时存在。

肝内胆管癌免疫组化

CK8/18、CK7、CK19、CEA、EMA、S100P 均（+）。90% 胆管原发癌 S100P（+），胆管上皮良性增生 S100P（-）。

肝内胆管癌 CK7（+），CK20（+），肝外胆管癌 CK7（+），CK20（-），CLaudin-4 全部胆管癌（+），肝细胞性肝癌和正常肝细胞均阴性。

我国的肝癌大多与 HBV 感染有关，而且 60% 以上的肝癌患者血液中 AFP>400μg/L，因此 AFP 作为肝病常规检查很有必要。

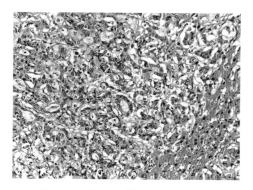

图 4-28 肝内胆管细胞癌(中倍)

鉴别诊断

(1)原发性肝细胞性肝癌和胆管细胞性肝癌的鉴别见下表。

指标	肝细胞肝癌	肝胆管细胞癌
细胞起源	肝细胞	胆管上皮
发病率	约占原发肝癌90%	约占原发肝癌5%~10%
发病年龄	高峰期40~50岁	多见老年人
性别	男性比女性多	无性别差异
肉眼观察	质软,常有出血	质韧,灰白色
组织结构	以梁索、团块结构为主	以腺管结构为主
细胞分泌物	胆汁	黏液
间质成分量	稀少	多而宽
转移途径	静脉转移较多	淋巴道转移较多

少数病例有肝细胞癌和胆管细胞癌两种成分称为混合型原发性肝癌。

(2)肝内胆管细胞癌与肝转移性腺癌的鉴别是在诊断前应了解临床病史,排除肝脏转移性腺癌的可能。

原发性肝癌的治疗原则是依据 BCLC 分期进行:

0 期(极早期单个直径<2cm)、A 期(早期,单个或≤3 个,直径<3cm)患者,可选择肝叶切除、肝移植、局部消融治疗。B 期(中期,肿瘤个数>3 个,肿瘤直径≤5cm)患者,可选择经导管肝动脉化疗栓塞或手术。C 期(进展期肿瘤多发,直径>5cm)患者,可选择索拉非尼治疗。D 期(终末期)患者,可选择最佳支持治疗。

(三)肝母细胞瘤

肝母细胞瘤多见于 3 岁以下的小孩,而且常伴有其他先天性畸形,少年和成人罕见。

肉眼观察为单发性，界限清楚的实性肿块。

光学显微镜观察

分以下几型：

(1)胎儿型，肿瘤由排列不规则两层细胞构成的肝细胞索构成，其中常见髓外造血灶，有时可见多核巨细胞。

(2)胚胎型，肿瘤主要由片状实性细胞巢构成，可见少量梁状、乳头状或菊形团样排列，核分裂易见。

(3)胆管母细胞性肝母细胞瘤，肿瘤主要由小胆管构成。

(4)混合型肝母细胞瘤，肿瘤由肝细胞和间叶成分，如骨、软骨等幼稚的间叶组织构成。

(5)小细胞未分化型肝母细胞瘤，形态类似淋巴瘤、神经母细胞瘤、尤文氏瘤等。

肝母细胞瘤免疫组化：AFP、CgA、Vimentin 均(+)。

(四)病毒性肝炎

病毒性肝炎依据肝炎病毒类型分为甲型(HAV)、乙型(HBV)、丙型(HCV)、丁型(HDV)、戊型(HEV)、庚型(HGV)六种。其中乙型属 DNA 病毒，其余为 RNA 病毒。乙肝是最常见多发的一种传染病故作如下介绍。

诊断方法：①病原血清免疫学；②病理组织学。乙肝病毒形态有三种：大球形颗粒、小球形颗粒、管状颗粒。大球形颗粒，其外壳含表面抗原(HBsAg)、有抗原性，无传染性；中心含核心抗原(HBcAg)、有抗原性、有传染性，但不易检出；介于二者之间为 e 抗原(HBeAg)，有抗原性，有传染性，可以检出。有三种抗原就有三种抗体，即形成三对抗原、抗体，因核心抗原目前不能检出，所以只有两对半。三种抗体分别是：表面抗体(抗 HBs)、核心抗体(抗 HBc)、e 抗体(抗 HBe)。

血清免疫学检查两对半的临床意义见下表：

模式	HBsAg	HBeAg	抗 HBc	抗 HBe	抗 HBs	临床意义
I	感染两周后出现阳性	–	–	–	–	潜伏期
II	+	+!	–	–	–	乙肝急性期传染性强
III	+	+!	+	–	–	大三阳示急性或慢活肝炎传染性强
IV	+	–	+	+	–	小三阳，慢性乙肝，传染性较弱
V	+	–	+	+	+	乙肝恢复期，有免疫力
VI	–	–	–	–	+	乙肝后，有免疫力，无传染性

注：①感染乙肝后获得的免疫力只能维持3~5年，非终身性。②乙肝传播途径有四条：血液传播、母婴传播、性接触传播、生活密切接触传播。③有乙肝史，无症状，肝功能正常，HBsAg 阳性，但无传染性，为病毒携带者。④HBsAg 本身无传染性，它的传染性主要取决于病毒 DNA 复制情况。⑤核心抗体和 e 抗体无免疫作用。

各型病毒所致的病变基本相似，从病理形态方面可将病毒性肝炎分为急性、慢性、暴发性三种。

1. 急性病毒性肝炎的主要病变

小叶内肝细胞弥漫性混浊肿胀（细胞体积比正常肝细胞大，胞浆丰富其中有嗜酸性红色颗粒）和水样变性（细胞体积比正常肝细胞大，胞浆丰富而淡染）。严重的水样变性可形成气球样变，其细胞体积≥3倍正常肝细胞。肝窦受挤压而变窄。脂肪变（肝细胞胞浆内出现脂肪空泡）。部分肝细胞嗜酸性变，细胞浆浓缩，嗜酸性增强呈深红色。嗜酸性小体形成，它是嗜酸性变的肝细胞，细胞核消失所形成的红色小体。体积比红细胞大，颜色比红细胞深。

肝小叶内见点状、灶状肝细胞坏死（肝细胞核出现核固缩、核碎裂、核溶解），肝细胞溶解消失，坏死灶内出现淋巴细胞（图4-29）、中性粒细胞及巨噬细胞浸润。并可见部分巨噬细胞吞噬脂褐素或细胞碎片。严重病例，可见小叶与小叶之间出现桥接坏死。

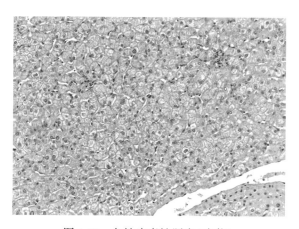

图4-29　急性病毒性肝炎（中倍）

有时，可见部分肝细胞内有胆汁淤积。毛细胆管和小胆管内可见胆栓。部分急性肝炎恢复期，可见肝细胞再生，部分细胞核大，双核，有时可见个别核分裂。

汇管区可见淋巴细胞、巨噬细胞、中性粒细胞浸润

2. 慢性病毒性肝炎的主要病变

慢性病毒性肝炎临床上指肝炎表现持续半年以上，可无症状。其主要病变如下。

界面性肝炎即汇管区周围肝细胞坏死，以前称碎片状坏死。形态表现为汇管区附近的肝小叶界板，因肝细胞坏死，而不规则，并伴明显淋巴细胞、浆细胞浸润。有时可见少量散在中性粒细胞、巨噬细胞、嗜酸性粒细胞。甲型和戊型肝炎，汇管区浆细胞较多。乙型肝炎，汇管区炎性细胞相对较少。丙型肝炎，汇管区淋巴细胞较多，常有淋巴滤泡形成。

汇管区扩大纤维组织增生，常呈星芒状伸入附近肝小叶内。其中可见小胆管增生，数量增多。伴淋巴细胞、浆细胞浸润。

肝小叶内少量散在肝细胞变性、坏死，坏死灶内有单核细胞浸润。若变性（包括水样变、气球样变、嗜酸性变、脂肪变等）、坏死的肝细胞较多，则是慢性活动性肝炎。慢性

肝炎常见较多嗜酸性小体。

肝小叶内可见肝细胞再生，部分肝细胞核增大，可见双核。乙肝病毒感染，常见到部分肝细胞胞浆呈毛玻璃样改变。

慢性乙肝和丙肝常出现癌前病变，与肝细胞性肝癌有密切关系。

3. 暴发性肝炎

临床表现为急性肝功能衰竭（几天）或亚急性肝功能衰竭（几个月）。

依据病变可分为：急性肝坏死（急性暴发性肝炎）、亚急性肝坏死（亚急性暴发性肝炎）。

（1）急性肝坏死，显微镜观察可见多个肝小叶坏死，坏死灶呈大片状，坏死面积超过2/3，常伴有广泛出血，肉眼呈红色。残留的肝细胞呈散在岛状分布，其间常见胆汁淤积，肉眼呈黄褐色。而肝细胞增生现象不明显。

（2）亚急性肝坏死，为肝细胞结节或条索之间见较多桥状坏死或片状坏死，坏死面积约占1/2，可见部分肝细胞有再生现象（部分肝细胞核增大，有时可见双核），有小胆管增生并可见胆汁淤积，有纤维组织增生及炎细胞浸润。

（五）肝硬化又称肝硬变

其发生原因有：酒精性、肝炎性、坏死后性、胆汁淤积性、心源淤血性、血吸虫性、血色病性、化学药物中毒性等等。由于上述各种原因引起肝细胞变性坏死和汇管区肌纤维母细胞和肝窦内星状细胞被激活产生大量胶原。由于肝实质细胞变性坏死及再生，加上纤维结缔组织增生，逐渐使正常肝小叶的结构发生改变，产生假小叶。

肉眼观察，肝脏变硬，表面呈结节状，依据结节大小可分为小结节型，结节最大直径不超过1cm，大小基本一致；大结节型，结节最大直径可达5cm；还有大小结节混合型或结节不明显型。其中以长期饮酒和慢性活动性肝炎所致的小结节型比较常见。

光学显微镜观察

肝硬化的基本特点是：①假小叶形成；②正常肝小叶广泛破坏；③肝间质内纤维组织广泛增生。其中假小叶形成是关键。假小叶组织结构特点如下。结节中心为变性或再生的肝细胞，其周围被纤维结缔组织完全包绕，形成一个完整的纤维带。小叶内肝细胞索排列紊乱，中央静脉可缺失、偏位或有一个或一个以上的中央静脉，有时可见被包绕进来的汇管区。假小叶内的肝细胞可出现空泡变性、脂肪变性或坏死；也可出现再生现象，表现为肝细胞体积增大，核大，染色深，出现双核肝细胞。假小叶周围纤维组织内常伴有淋巴细胞、单核细胞浸润。有时可见小胆管增生或胆管内胆汁淤积。假小叶形成的同时，肝内血管也发生重建与改造。正常肝窦内皮细胞无基底膜，肝细胞与肝窦内的血液之间可通过内皮细胞间的开窗区进行物质交换。肝硬化时，肝窦内纤维组织增生，阻碍肝细胞与窦内血液的物质交换。

（六）肝血吸虫病

1. 肝急性血吸虫病

日本血吸虫成虫寄生于肠系膜静脉内，雌虫产出的虫卵随静脉进入肝脏内门静脉分枝

（窦前静脉）。引起急性和慢性肝血吸虫病。肝急性血吸虫病在肝内有急性血吸虫卵结节形成，结节中心为一个或多个成熟虫卵，虫卵内常含有活毛蚴。虫卵周围有毛蚴分泌的嗜酸性火焰样物质、坏死组织及大量嗜酸性粒细胞。有时可见数量不等的菱形或多面形有折光性的蛋白结晶（夏科-雷登结晶）。再外层为新生的肉芽组织伴有嗜酸性粒细胞及少量浆细胞浸润。结节周围的肝细胞受压萎缩变扁，常伴有肝细胞变性。随着病程的进展，结节内的肉芽组织逐渐取代结节中心的坏死组织、毛蚴死亡后其分泌物及嗜酸性粒细胞逐渐被吸收伴纤维组织增生而变为慢性虫卵结节。

2. 肝慢性血吸虫病

轻度感染病例，在汇管区附近可见少量慢性虫卵结节，结节周围的肉芽组织逐渐形成较多的胶原纤维，使结节纤维化，结节中心的虫卵内毛蚴死亡，卵壳破碎或卵壳钙化而长期残留形成慢性（陈旧性）血吸虫卵结节中心为陈旧性血吸虫卵，卵壳表面边缘部分为金黄色有折光性。死亡虫卵周围有大量的纤维组织、少量多核巨细胞及炎症细胞。

3. 血吸虫性肝硬化

如果感染较重，慢性虫卵结节较多，使肝脏发生广泛而明显纤维组织增生，形成多个肉眼可见的结节即引起血吸虫性肝硬化。

肉眼观察，肝脏表面高低不平，有粗大结节状隆起，形似丘陵，结节直径约 3～5cm 不等。切面见增生纤维结缔组织沿门静脉分枝分布，形成树枝样结构，所以血吸虫性肝硬化又称树枝状肝硬化。

光学显微镜观察可见血吸虫性肝硬化主要是由于血吸虫卵阻塞肝窦前的门静脉分枝的小静脉，引起静脉附近肝细胞损害及明显纤维化。增生的纤维组织沿门静脉呈树枝状分布，肝细胞再生形成的再生结节不明显；但门静脉压升高明显；门静脉与腔静脉之间的侧枝循环形成的比例高而明显。所以严重的晚期血吸虫病人常出现门脉压升高、食管下段静脉曲张、脐周围静脉怒张、腹水、肝功能不全、病人消瘦等临床表现。

二　胆囊及肝外胆管常见疾病

（一）上皮良性肿瘤和息肉

1. 腺瘤

胆囊腺瘤按生长方式可分为：管状腺瘤、乳头状腺瘤、乳头管状腺瘤。依其细胞形态可分为：幽门腺型、肠型、胆道型。

胆囊腺瘤以幽门腺型管状腺瘤最常见（图 4-30）。肿瘤由类似幽门腺的腺管构成。腺管较小，腺上皮为立方状或低柱状，细胞浆透亮，内含黏液。一般无杯状细胞。腺体数量多，排列较密集，间质较少。

2. 乳头状腺瘤

由高柱状上皮和纤维血管轴构成的乳头状瘤，可为分枝或单个分散乳头状瘤。

3. 乳头状管状腺瘤

是由前二者混合而成的腺瘤。腺瘤的上皮细胞可见不同程度的异型增生，甚至可形成原位癌。

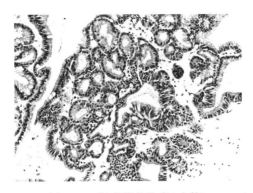

图 4-30 胆囊管状腺瘤（中倍）

4. 乳头状瘤病

即胆囊、胆道多发性乳头状瘤，上皮常有不典型增生，但无浸润。部分病例可见有癌灶，可与乳头状癌并存。

5. 息肉

胆固醇性息肉最常见，占胆囊息肉的 80%～90%。息肉，可单发或多发，常有皱襞形成，呈乳头状，表面覆盖胆囊单层柱状上皮。其特征是上皮下的间质内可见大量泡沫细胞（图 4-31）及散在少量黏液腺体。此外还有化生性息肉（增生性息肉）、纤维性息肉、炎性息肉（肉芽肿性息肉）、淋巴样息肉及混合性息肉。

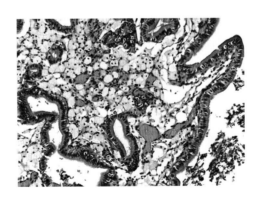

图 4-31 胆囊胆固醇性息肉（中倍）

(二)上皮内瘤变

上皮内瘤变（或称上皮异型增生），包括低级别上皮内瘤变和高级别上皮内瘤变两种。

低级别上皮内瘤变，呈立方状或柱状上皮，其细胞核增大，大小不等，着色深，细胞排列以单层为主，可见灶性复层化，核分裂偶见。

高级别上皮内瘤变，腺体排列背靠背，上皮广泛复层化，核拥挤，排列紊乱，核仁明显，核分裂易见。

（三）胆囊癌

胆囊癌常见于 50 岁以上的女性，男：女比例为 1∶3~4，而且多见于胆囊底部，其中80%为腺癌，有高分化、中分化、低分化。

（1）高分化腺癌与慢性胆囊炎时罗-阿氏窦（R-A 窦）相似，高分化腺癌腺上皮细胞有异型性，腺腔大小悬殊，形状不规则（图 4-32），常伴有上皮复层化及乳头结构；常侵犯神经是其特征。慢性胆囊炎的 R-A 窦的腺体可伸入胆囊壁肌层，甚至可达外膜，腺体数量可多可少，但上皮细胞无异型性，无复层化，无乳头结构，不侵犯神经。

（2）低分化腺癌，腺体异型性较大，部分腺上皮形成实性团块，腺腔不清楚，上皮细胞异型性更明显，核仁大，核分裂易见。

（3）中分化腺癌介于二者之间（图 4-33）。腺癌中若乳头结构明显，则称乳头状腺癌。若黏液量达到整个肿瘤的一半，则称黏液腺癌，或黏液性囊腺癌。腺癌呈浸润性生长，常侵犯神经。

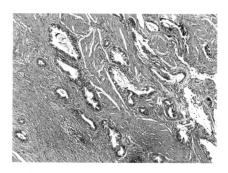
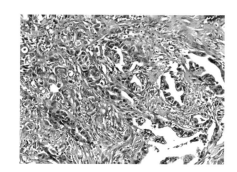

图 4-32 胆囊高分化腺癌（中倍）　　　　　图 4-33 胆囊中分化腺癌（中倍）

此外，还有乳头腺癌（乳头≥50%）、肠型腺癌（肿瘤性腺体内有许多杯状细胞，核位于基底部）、印戒细胞癌、巨细胞癌、透明细胞癌（癌细胞胞浆透亮，类似肾透明细胞癌）等。

免疫组化

CK7，CK20，CK8，CK18，CA199，CEA 均呈阳性，偶见 AFP（+）部分病例伴神经内分泌分化，所以神经内分泌标记可阳性。胆囊癌除腺癌以外还有未分化癌（梭形细胞型、破骨细胞型、小细胞型、结节型）、鳞癌、腺鳞癌、透明细胞癌、小细胞性神经内分泌癌、淋巴上皮样癌、腺肉瘤、癌肉瘤。

（四）壶腹部癌

壶腹部是胆总管末端与主胰管末端汇合并开口于十二指肠之处。壶腹部癌多数来源于胆总管，其次来源于主胰管，来源于壶腹部周围十二指肠黏膜上皮较少。从组织病理学方面看，大部分为低分化腺癌，其次为乳头状腺癌。部分病例为绒毛状腺瘤或绒毛状管状腺瘤癌变，其根部见有癌浸润。偶见黏液腺癌、肠型腺癌、透明细胞癌、腺鳞癌、鳞癌和小细胞癌。

(五)胆囊炎及胆石症

1. 急性胆囊炎

急性胆囊炎大多数伴有胆囊结石或胆管结石。临床常表现为右上腹疼痛，有结石者多为胆绞痛，可出现轻度黄疸。

肉眼观察：胆囊肿大，壁增厚，黏膜充血、水肿，有纤维素性渗出物。腔内常有结石或胆固醇结晶；若并发细菌感染，可有胆囊积脓。

光学显微镜观察

可见胆囊壁充血、出血、水肿，胆囊壁明显增厚。若继发细菌感染则可见大量中性粒细胞浸润，或出现黏膜糜烂或溃疡。重者可出现胆囊壁坏死或穿孔导致胆汁性腹膜炎或胆囊周围脓肿，若脓肿与结肠或小肠相通可形成胆囊肠瘘。

2. 慢性胆囊炎

慢性胆囊炎可由急性胆囊炎演变而来，也可一开始就是慢性，并常伴有结石形成。

肉眼观察，多数病例胆囊增大，囊壁增厚，黏膜皱襞消失或增粗而呈小梁状。胆囊管多呈扩张状态。少数病例胆囊萎缩变小，变硬，囊腔狭窄。部分病例胆囊黏膜面见有胆固醇沉积，形成黄色斑纹。此外，胆囊内常有混合性结石存在。

光学显微镜观察

胆囊黏膜上皮可正常或萎缩或增生，有时增生伴有化生。化生可为肠上皮化生也可为幽门腺化生。肠上皮化生常有潘氏细胞和内分泌细胞，化生的上皮细胞表达 CDX2，内分泌细胞可分泌 5-羟色胺、生长抑素等。胆囊壁肌层常增生肥厚，各层纤维组织增生，使胆囊壁增厚，常伴有淋巴细胞、浆细胞或组织细胞浸润。正常胆囊黏膜皱襞之间的上皮常向固有层内下陷延伸，形成类似黏液腺的结构，可分泌黏液。慢性胆囊炎时，该腺体可深入胆囊壁黏膜下层、肌层、甚至可达外膜。此种异常深入的腺体称罗-阿氏窦(R-A 窦)。有时罗-阿氏窦很多，形成所谓腺性胆囊炎；有时平滑肌增生伴罗-阿氏窦增多，范围较局限，形成所谓局灶性腺肌瘤；若是二者弥漫性增生，则形成所谓腺肌病。罗-阿氏窦应与胆囊高分化腺癌鉴别！高分化腺癌，癌细胞有异型性，核仁明显；常呈复层排列。罗-阿氏窦的上皮细胞是分化良好的柱状细胞，多呈单层排列。有时在胆囊壁固有层或肌层有较多胆固醇结晶沉积，可诱发异物巨细胞反应并可出现较多泡沫细胞，此时称胆固醇沉积症；若伴有大量慢性炎细胞和增生的纤维母细胞，形成肉芽肿结构，则称黄色肉芽肿性胆囊炎。少量病例，胆囊壁有大量淋巴细胞浸润伴有淋巴滤泡形成，则称淋巴滤泡性胆囊炎。胆囊壁内有大量成熟嗜酸性粒细胞浸润的，称嗜酸性胆囊炎。

3. 慢性胆囊炎急性发作

在手术切除的胆囊标本中比较常见的是慢性胆囊炎伴有胆石症的基础上急性发作。病人多有较长时间慢性胆囊炎病史，发作时有急性胆囊炎的症状和体征。

肉眼观察，胆囊一般是增大，囊腔内充满棕色或乳白色脓液，并常常含有混合性结石。黏膜充血，常有皱襞消失及溃疡形成。胆囊壁增厚变硬，外膜有纤维素性渗出物。

光学显微镜观察

可见黏膜充血，水肿伴较多炎性细胞浸润，黏膜皱襞变粗变低或消失，常见溃疡形成。囊壁各层有程度不同的纤维组织增生伴淋巴细胞、浆细胞、组织细胞及中性粒细胞浸润，并常见有罗-阿氏窦结构。外膜小血管充血，组织水肿，有时可见脓性渗出物。

慢性胆囊炎或慢性胆囊炎急性发作常与胆结石有关，胆结石的种类、形状、成分及形成原因见下表。

结石种类	发生原因	结石成分	数目	大小形状	颜色硬度	表面切面
胆红素钙石	胆道感染	胆红素钙	多	泥沙样的小颗粒	棕褐色易压碎	表面粗糙如砂
混合性结石	多因素综合作用	胆红素胆固醇碳酸钙	多	0.1~2cm多面体	棕黑色棕黄色质硬	表面平滑切面如靶环
胆固醇结石	胆固醇/胆盐卵磷脂比值升高	主要为胆固醇	多为单个	圆形、卵圆形0.5~5cm	黄白色或白色，质软	较光滑切面放射状有光泽

三　胰腺常见疾病

(一)胰腺外分泌腺肿瘤

胰腺外分泌腺肿瘤依据上皮细胞类型可分为浆液性、黏液性、嗜酸性。依据肿瘤性质，每种上皮性肿瘤可分为良性肿瘤、交界性肿瘤、恶性肿瘤(腺癌)三种。

1. 胰腺导管腺癌

在胰腺癌中以导管腺癌最常见，占胰腺肿瘤的85%~90%。

胰腺导管腺癌多发生在胰腺头，简称胰头癌占60%至70%，胰腺体、胰腺尾次之。胰头癌肉眼观察变化较大，有的为坚韧的小硬结，摸得着，看不到；有的穿过十二指肠壁，在壶腹部形成菜花样肿物或溃疡。依据分化程度可分为高分化、中分化、低分化。

(1)高分化胰腺导管腺癌，以腺管或乳头状结构为主；在广泛纤维化的背景中有散在大小不等，形状不规则，部分有分枝的腺管(图4-34)。腺管内衬高柱状上皮、黏液上皮、或嗜酸性上皮。在低倍显微镜下可见中等大形状不规则腺体，大小不等，分布不均匀，腺腔内常含黏液，腺体周围有增生的纤维组织环绕排列。有时在腺体间可见少量筛状结构及大导管样结构；导管内有时可见上皮性乳头。肿瘤性导管与非肿瘤性导管有时难区分，但高倍显微镜下可见肿瘤性导管上皮比非肿瘤性导管上皮细胞大，核圆形或椭圆形，大小不等，核仁明显，核分裂可见。柱状上皮能分泌黏液，胞浆嗜酸性或透明，淡染。癌细胞核虽然位于细胞基底部，但常显示不同程度的极向性紊乱。肿瘤性腺体之间可见少量残留的正常胰腺导管、腺泡和个别胰岛。肿瘤周围常见阻塞性胰腺炎，间质纤维组织增生伴炎症细胞浸润，腺泡萎缩，导管扩张，胰岛细胞有时被分散，形成条索或三五成簇分布于纤维组织内或神经周围，易误诊为癌，要做免疫组化鉴别。胰岛细胞表达嗜铬素A、突触素及任何一种胰岛细胞激素(A、B、D等)。有人提出胰腺"裸导管"是诊断高分化胰腺导管腺癌的重要标志。正常胰腺导管周围为胰腺腺泡，当导管周围无腺泡而是脂肪或大片纤维组织时，提示胰腺高分化导管腺癌可能性大(阿克曼《外科病理学》，2014 年中文版，上册1010~1015 页)。

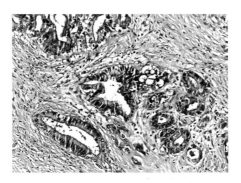

图 4-34　胰腺高分化腺癌(中倍)

(2)低分化胰腺导管腺癌，肿瘤主要成分呈排列紧密，形状不规则的实性巢状、条索状，或单个散在浸润；其中有少量形状不规则小腺体；腺腔结构很少，无大导管成分，无黏液或黏液极少。细胞异型性明显，细胞形态多样，以中等大小的细胞为主，核分裂多见。部分病例可见灶性鳞化细胞或梭形细胞或有灶性出血、坏死。少数病例主要成分可为小细胞、巨细胞、多核巨细胞或梭形细胞，弥漫分布；后者称未分化癌。低分化胰腺导管腺癌 90%的病例可见神经侵犯，50%的病例可见血管侵犯，尤其小静脉。有 20%~30%的病例在癌灶周围的胰腺导管上皮可见上皮内瘤变或原位癌。

印戒细胞癌是低分化胰腺腺癌中少见的一种，癌细胞内黏液将核挤压于细胞浆的一侧，形成印戒状。若印戒细胞占肿瘤的主要成分则称胰腺印戒细胞癌(图 4-35)。诊断前应排除转移性印戒细胞癌。

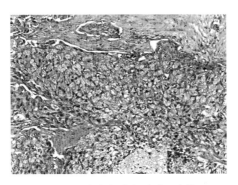

图 4-35　胰腺印戒细胞癌(中倍)

(3)中分化胰腺导管腺癌，介于高分化胰腺导管腺癌和低分化胰腺导管腺癌之间。形态上，以中等大小，形态各异的腺管样结构为主，部分为筛状结构或实性结构。大导管样结构和黏液成分均较少。

免疫组化

癌细胞表达：CK7、CK8、CK18、CK19、CA199、CEA、S-100P。但 CK20（-）、Vimentin（-）。约 60% 胰腺导管腺癌表达：MUC1、MUC3、MUC5、CAR-5，不表达 MUC2。而结直肠癌、壶腹癌、黏液癌均表达 MUC2。

胰腺导管腺癌的鉴别诊断

高分化胰腺导管腺癌与慢性胰腺炎的鉴别。

高分化胰腺导管腺癌有时主要在纤维组织中有散在分布导管结构，导管上皮为分化较好的高柱状上皮细胞，有的为黏液细胞，有的为胞浆丰富的嗜酸性细胞，这种癌性腺管与慢性胰腺炎残留的导管难鉴别。但癌性导管一般形状不规则、有分枝、上皮增生呈复层化，核大呈圆形或椭圆形，极向性紊乱；导管周围无腺泡结构；背景为纤维组织，炎细胞稀少或无。慢性胰腺炎的主要病变是胰腺间质纤维组织增生，伴较多淋巴细胞、浆细胞、组织细胞浸润；腺泡萎缩，导管扩张，管腔内含嗜酸性蛋白物质，有时可见部分导管上皮萎缩、或鳞化；增生的纤维组织、残留的导管、腺泡常混合存在；胰腺小叶轮廓基本可见；由于腺泡萎缩，胰岛相对密集，严重病例可见胰岛萎缩。而高分化胰腺导管腺癌，导管有明显结构异型性和细胞异型性，导管数量多，并见有肿瘤成分浸润神经、血管及邻近其他组织；增生的纤维组织内炎性细胞浸润不明显。慢性胰腺炎有时可见胰岛细胞呈假肿瘤性增生，分散于纤维组织内或分布于神经周围，类似癌浸润，此时应做免疫组化进行鉴别；胰岛细胞表达 CgA、Syn、PGP9.5 和胰岛细胞内分泌激素（insulin、glucagon、gastrin）。胰腺导管腺癌的癌细胞不表达上述免疫组化指标。

2. 少见类型的胰腺导管腺癌

（1）腺鳞癌，肿瘤由腺癌和鳞癌混合构成。

（2）黏液腺癌又称胶样癌，大量细胞外黏液形成黏液湖，其中漂浮着癌细胞条索或小团块。

（3）未分化癌，又称多形细胞癌、肉瘤样癌或癌肉瘤，是未分化胰腺导管腺癌，其中部分癌为巨核细胞、奇异形细胞、多核巨细胞。可部分为肉瘤样；若癌细胞为梭形，部分为实性巢状，可称癌肉瘤或肉瘤样癌，需要与肉瘤、恶黑、绒癌、多形性脂肪肉瘤或横纹肌肉瘤及未分化/未分类肉瘤等鉴别。有人将巨细胞癌、小细胞癌、梭形细胞癌三者合称为间变性癌。

（4）纤毛细胞腺癌，胰腺导管腺癌中部分癌细胞有纤毛。

（5）胰腺腺泡细胞癌，与涎腺的腺泡细胞癌相似。

（6）小细胞癌，是胰腺神经内分泌癌形态与肺小细胞癌相似。

（7）嗜酸性颗粒细胞癌，癌细胞胞浆丰富含有嗜酸性颗粒。

（8）小腺体癌，是腺泡细胞癌与神经内分泌癌的混合。

（9）髓样癌，形态与乳腺髓样癌相似。

（10）肝样癌，形态与中分化肝细胞性肝癌相似，免疫组化，AFP（+），HPC（+），CD10（+）。

（11）黏液表皮样癌、透明细胞癌。

(12)胰母细胞瘤又称儿童型胰腺癌，多见于 10 岁以下的儿童，患者平均年龄为 4 岁。瘤细胞为一致的多角形细胞，排列以腺泡结构为主，也可形成巢状、条索状、管状结构。其中有时可见鳞状小体。

3. 胰腺浆液性肿瘤

(1)浆液性囊腺瘤，较少见，只占胰腺外分泌肿瘤 1%～2%；发病年龄为 34～91 岁，女性占 70%，男性占 30%；好发生于胰腺体、胰尾部，较少发生于胰头部。浆液性囊腺瘤又称富糖原性腺瘤、微囊性腺瘤。

肉眼观察，肿瘤界限清楚，大小为 1～25cm 不等，切面呈蜂窝状，或呈海绵状；囊内含透明液体，无或极少黏液。肿瘤中心有瘢痕形成。

光学显微镜观察

可见囊壁内被覆单层立方状上皮，胞浆透明，富含糖原，部分细胞浆为嗜酸性。部分腺体扩张形成微囊状。个别病例可见局灶性乳头结构，乳头表面覆盖单层立方状上皮。间质为纤维结缔组织伴透明变性。

(2)浆液性(微囊型)腺癌，其组织形态有时与浆液性囊腺瘤相似，肿瘤细胞核可见灶性轻度多形性。但有神经被侵犯或血管被侵犯或有肝、胃转移。

4. 胰腺黏液性囊性肿瘤

胰腺黏液性囊性肿瘤较少见，只占胰腺外分泌肿瘤 2%～5%。几乎只发生于女性，发病年龄为 20～80 岁。好发于胰腺体、胰腺尾；很少发生于胰腺头部。肿瘤为圆形，从 2～30cm 不等，有包膜，切面常为多囊性蜂窝状，少数病例为单囊性肿物，囊内为黏液。

光学显微镜观察

可见囊壁内衬单层单一的高柱状黏液上皮，部分可为有杯状细胞的肠型上皮(图 4-36)，可形成乳头结构，与卵巢黏液性囊腺瘤相似，黏液柱状上皮外为类似卵巢间质的短梭形细胞，梭形细胞排列呈带状、梁状围绕囊壁。胰腺黏液性囊性肿瘤与卵巢黏液性肿瘤一样也分为良性、交界性、恶性三种。不同的是胰腺良性黏液性囊腺瘤也可有转移，甚至有恶性病灶的报道。另外，胰腺黏液性囊性肿瘤，不同区域肿瘤分化不一样，部分为良性，另一部分可为恶性。因此，胰腺肿瘤肉眼观察要全面，要在多部位取材，显微镜下观察必须非常仔细，对实性区及囊内附壁结节，也要取材，防止漏诊。并要密切结合临床，多问病史。不能单纯凭肿瘤形态发病理报告。

(1)胰腺良性黏液性囊腺瘤，组织结构类似卵巢黏液性囊腺瘤。囊内衬覆单层高柱状黏液上皮，部分细胞核可轻度增大，细胞核无异型性，无核分裂，位于基底部，排列整齐，呈线状。乳头结构不明显。细胞浆内黏液较多，细胞浆透亮。黏液柱状上皮外为卵巢间质样细胞丰富的间质呈宽带状围绕。有人认为此瘤形态学是良性，但具有或多或少恶性潜能的肿瘤，它与浆液性囊腺瘤不同。

(2)胰腺交界性黏液性囊腺瘤，内衬上皮有中度异型性，部分细胞核增大，大小不一，排列拥挤，高低不一。核最高位置在上皮细胞高度的中 1/3，有极向性。核仁不明显，核分裂少见或无。可见灶性上皮复层化，并可见无纤维血管轴的微乳头。细胞浆内黏液较少。

(3)胰腺黏液性囊腺癌，上皮细胞异型性明显，细胞核明显大小不等，排列紊乱，极向性消失。部分细胞核可位于上皮细胞高度的上 1/3，核仁明显，可见核分裂。上皮广泛复层

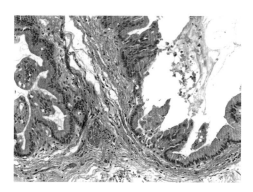

图 4-36 胰腺黏液性囊腺瘤(中倍)

化,细胞浆内黏液较少或无。无间质浸润者称非浸润癌,有间质浸润者称浸润癌。胰腺黏液性囊性肿瘤偶见囊内附壁结节,结节在显微镜下可见低分化癌或多形性肉瘤或有巨细胞。

上述是原先的 WHO 分类,2010 年 WHO 胰腺肿瘤分类中取消了胰腺黏液性囊腺瘤和囊腺癌的命名,改为胰腺黏液性囊性肿瘤伴轻度、中度、重度异型增生;若有浸润则诊断为胰腺黏液性囊性肿瘤伴浸润癌。浸润癌多为导管癌,也可为腺鳞癌或未分化癌等。

免疫组化

CEA、CA199、MUC5AC 均(+),MUC2 杯状细胞(+),MUC1(−),CK20(−),CDX2(−)。

黏液性囊腺癌:P53(+),EGFR(+),Her-2/NEU(+)。

注释

(1)胰腺黏液性囊性肿瘤应与胰腺导管内乳头状黏液性肿瘤鉴别,后者也分为良性肿瘤、交界性肿瘤、恶性肿瘤(腺癌)三种。其主要区别是胰腺导管内乳头状黏液性肿瘤常发生在胰腺头部,男、女均可发病;导管内常有大量黏液聚集导致导管明显扩张,有时可见导管分枝。其中良性肿瘤、交界性肿瘤位于导管内;恶性肿瘤(腺癌)可归入胰腺导管腺癌。而胰腺黏液性囊性肿瘤几乎全发生于女性,多位于胰腺体、肿瘤尾部;病变不一定是位于导管内。

(2)正常胰腺导管上皮为单层立方状或柱状,细胞浆为略嗜酸性,而黏液细胞多属化生细胞。

5. 胰腺腺泡细胞癌

胰腺腺泡细胞癌多见于 60 岁以上的老人,男性较多。部分病例因肿瘤细胞释放脂肪酶而出现散在皮下脂肪坏死、多发性关节炎、嗜酸性细胞增多及血栓性心内膜炎。

光学显微镜观察

癌细胞多呈三角形、多边形、圆形,大小比较一致。核呈圆形或卵圆形,异型性不明显,核仁清楚,核分裂多少不一。细胞浆中等量,强嗜酸性颗粒状。排列方式多为腺泡状或小腺腔样,但不是正常胰腺腺泡,无中心细胞;也可呈结节状、巢状;有时排列呈梁索状,梁索相互吻合成网状。肿瘤间质极少,是其特征之一。胰腺腺泡细胞癌有 1/3 到 1/2 的病例可见少量内分泌成分,该细胞可表达嗜铬素和/或胰岛细胞激素。胰腺腺泡细胞癌主要转移部位为淋巴结、肝、肺、脾,预后比涎腺腺泡细胞癌差。

免疫组化

癌细胞表达胰蛋白酶、糜蛋白酶、脂肪酶、淀粉酶。近期有人提出抗 BCL-10（克隆331，1）是腺泡细胞及其肿瘤有特异性而且敏感的标记物。胰腺腺泡细胞癌偶尔可表达 AFP。

6. 胰管上皮内瘤变

胰管上皮内瘤变（Pan IN），病灶通常小于 0.5cm。

Pan Ⅰ 以及 Pan Ⅱ 可以是慢性胰腺炎伴随病变，而 Pan Ⅱ，Pan Ⅲ 常是胰腺癌的癌旁病变。Pan IN IA，胰管黏液细胞化生，单层柱状黏液上皮，细胞排列整齐，细胞核位于基底部，无异型性。

Pan IN IB，导管上皮细胞与 Pan IN IA 相似，但上皮及间质共同构成较多的乳头，上皮细胞核轻度增大，位于基底部。有时可见局灶性上皮细胞复层化。

Pan IN Ⅱ，导管上皮复层化较广泛，可见于部分导管的全部上皮。有乳头结构，但无分枝。上皮细胞胞浆内黏液较少。上皮细胞有局灶性不典型增生。

Pan IN Ⅲ，导管上皮细胞有高度异型性，细胞核排列紊乱，极向性消失。核大小不等，形状不规则，核分裂易见。上皮细胞形成多级分枝的乳头，部分乳头无纤维轴心，突向管腔。此病变相当于原位癌。

目前手术仍为胰腺癌唯一的根治性疗法；晚期不能手术的患者，可考虑化疗、放疗。

（二）胰腺内分泌腺肿瘤

神经内分泌系统分为两大类：① 由内分泌腺构成，这些腺体无导管，其分泌物直接进入血液，称为非弥散神经内分泌系统。②弥散神经内分泌系统，内分泌细胞可单个或成簇散在分布于其他上皮细胞之间，如甲状腺的"C"细胞、胃肠道上皮细胞之间的"G"细胞，皮肤鳞状上皮细胞之间的"Merkel"细胞等。

胰腺的内分泌细胞大部分组成胰岛，有部分散在分布于胰腺导管和腺泡上皮细胞之间，所以胰腺是弥散神经内分泌系统的组成部分之一。

胰腺的内分泌腺肿瘤即胰岛细胞瘤，目前认为成人胰岛内主要含四种细胞：包括分泌胰岛素细胞（B 细胞）、分泌高血糖素的 A 细胞、分泌生长抑素的 D 细胞、分泌胰多肽的 PP 细胞。目前在正常成人胰腺内未发现 G 细胞，但是有 60%~90% 的胃泌素瘤（G 细胞瘤）发生于胰腺内。上述各种细胞 HE 切片形态相似，所以统称胰岛细胞瘤。要做免疫组化检查才能区分瘤细胞的功能种类。在临床上，多数病例有各种各样的内分泌功能紊乱，称功能性胰岛素细胞瘤，如功能性 B 细胞瘤患者常出现空腹时低血糖表现。少数病例无内分泌功能紊乱，称无功能性胰岛细胞瘤。胰岛细胞多数位于胰腺内，胰腺体、胰尾较多。少数可异位于十二指肠、空肠、胃等部位。因此胰腺外的上述部位也可发生胰岛细胞瘤。

胰岛细胞瘤 90% 为良性，90% 单发，90% 为 1~2cm。良性、恶性诊断标准要看有无转移；显微镜下看肿瘤周围有无浸润，并按照 WHO（2010 年版）关于神经内分泌瘤、神经内分泌癌的分级标准进行鉴别。

WHO 2019 年版提出胃肠肝胆胰神经内分泌肿瘤见本书第 120 页。

目前已知胰岛细胞瘤含胰岛素瘤、高血糖素瘤、胃泌素瘤、生长抑素瘤、VIP 瘤、

PP 瘤六种。HE 切片的形态只能诊断胰岛细胞瘤，要结合临床和免疫组化检测才能区分胰岛素瘤或高血糖素瘤或胃泌素瘤等。胰腺神经内分泌肿瘤除微腺瘤外都具有恶性潜能。微腺瘤是指肿瘤直径<0.5cm 又无功能的胰腺神经内分泌肿瘤。

1. 胰岛素瘤

胰岛素瘤(胰岛 B 细胞瘤)占胰岛细胞瘤的 70%～75%。胰岛素瘤 90% 为良性，90% 为单发。临床表现为：①高胰岛素血症和低血糖；②发病时患者出现神志恍惚，意识障碍或昏迷，进食或注射葡萄糖或口服糖水可缓解。③空腹血糖低于 50mg/dl。

胰岛素瘤可发生于任何年龄，但 35 岁至 60 岁相对较多见，性别无差异。发生部位以胰腺体、胰腺尾较多，胰腺头较少。肉眼观察，肿瘤一般较小，为 0.5～5cm，多数为 1～2cm，界限清楚，包膜可有可无，外观像淋巴结。

光学显微镜观察

可见瘤细胞为柱状、立方状、或多边形。细胞体积比外分泌腺的瘤细胞小，界限不清。细胞核呈圆形、卵圆形，染色质细颗粒状，分布均匀，无核仁。细胞核大小一致，形状较规则，异型性不明显。细胞排列可为结节状、脑回状、花环样或铁丝网样，也可形成梁状、小腺管样、菊形团样、或弥漫分布。若以小腺管结构为主，则与外分泌腺腺瘤相似，应做免疫组化鉴别。

免疫组化检测瘤细胞

Syn(+)，CgA 灶(+)，CD56(+)，PGP9.5(+)，Insulin(+)，Proinsulin(+)，CK8(+)，CK18(+)，CK19(+)，CEA(+)，CA199(+)。

注意：

(1)CgA 标记物表达较低，在Ⅲ级神经内分泌癌中可阴性。Syn 多(+)。

(2)Insulin 和 Proinsulin(+)示胰岛素瘤。有、无功能要结合临床才能确定。

(3)胰岛素瘤要与胰岛 B 细胞增生症鉴别，二者都可致低血糖综合征，但后者没有局部肿瘤，而是弥漫性增生。

2. 胃泌素瘤

胃泌素瘤(G 细胞瘤)是胰腺内分泌肿瘤中第二位比较常见的肿瘤，占胰腺内分泌肿瘤 20% 至 25%。临床表现为患者有反复发作的上消化道溃疡和显著的胃酸分泌过多或腹泻。少数病人只有腹泻，没有溃疡。肿瘤常常是体积小，多数直径<2cm，数量多，手术不易切除干净。该肿瘤呈浸润性生长，转移率达 50% 至 70%，但预后较好。

显微镜观察可见观察形态与胰岛素瘤相似，免疫组化染色：胃泌素和 CgA 均(+)。

(三)胰腺炎及胰腺囊肿

1. 急性胰腺炎

多因胆汁或肠液反流、胰导管阻塞、酗酒或暴食等原因所致。临床表现为突然发病，上腹剧痛并向腰背部放射。恶心呕吐，重者可出现休克。血液及尿中淀粉酶和胰蛋白酶均有明显升高是其特征。

肉眼观察，可见胰腺充血、出血、水肿、坏死。暗红色出血灶与灰黄色坏死灶混杂在一起。出血严重时，整个胰腺形如腹膜后的大血肿。

光学显微镜观察

因胆石或酗酒等原因致胆汁及十二指肠液反流到胰腺，激活胰蛋白酶、胰脂肪酶等引起胰腺出血、坏死是急性胰腺炎的主要特征。大片出血导致胰腺腺泡及小叶结构破坏，血管壁坏死，弹力纤维破坏常伴有血栓形成。坏死灶附近的胰腺腺泡及导管呈不同程度扩张，偶见囊腔形成。脂肪组织呈灶性坏死，因脂肪细胞被激活的胰脂肪酶分解，其中的脂肪酸与组织中的钙结合形成钙皂；而后则出现钙化。坏死的脂肪细胞变为模糊混浊肥皂浆样物质即皂化。脂肪细胞破裂，脂肪外溢，被组织细胞吞噬形成较多泡沫细胞或多核异物巨细胞。若无细菌感染，一般病灶内及其附近中性粒细胞较少。脂肪坏死除了胰腺本身以外，在胰腺周围、肠系膜、网膜及体表皮下均可出现。

2. 慢性胰腺炎

轻度急性胰腺炎反复发作可演变为慢性胰腺炎。胆囊炎、胆石症、寄生虫感染、慢性酒精中毒、胃及十二指肠溃疡等均可引起慢性胰腺炎。临床表现为长期上腹痛伴消化不良。重者由于胰液分泌不足，脂肪及肉质消化不良，或出现脂肪泻或肉质泻等症状。

肉眼观察，胰腺弥漫性变硬，体积缩小，表面呈灰白色结节状，病变以胰头较明显。胰腺常与周围组织紧密粘连，难以分离。切面见胰腺小叶分界不清，大小导管呈不同程度扩张，腔内有分泌物，可有钙化。

光学显微镜观察

胰腺小叶轮廓基本存在，间质纤维组织增生伴明显慢性炎细胞浸润（图 4-37 和图 4-38）。胰腺腺泡呈不同程度萎缩，大小导管呈不同程度扩张，有时可呈囊状，管内有嗜酸性蛋白物质，部分蛋白物质可见钙化。导管上皮变扁，部分导管上皮可出现鳞状上皮化生。导管周围和小叶间纤维组织增生。胰岛病变早期不明显，晚期由于纤维组织广泛增生，腺泡明显萎缩，致胰岛密度相对增大；有时可见胰岛内分泌细胞假肿瘤样增生即胰岛细胞分散于纤维之间或神经周围，类似癌浸润。此时应作免疫组化鉴别；胰岛细胞表达嗜铬素及胰岛细胞分泌的激素如 Proinsulin、Insulin、Gastrin、Glucagon 等。重者可引起胰岛萎缩；临床可出现糖尿病。慢性胰腺炎可并发胰腺导管内结石、胰腺假囊肿和假性动脉瘤；假性动脉瘤若破裂可致急性大出血，因为胰腺炎时有大量胰液和血液积聚在坏死的胰腺组织内或进入邻近组织形成假囊肿。假囊肿内壁为肉芽组织及纤维组织，无上皮组织。假囊肿多位于胰腺内，但也可位于胰腺附近组织如肠系膜、大网膜或腹膜后大血管周围。

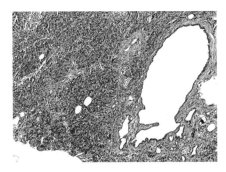

图 4-37　慢性胰腺炎胰腺结构
存在（低倍）

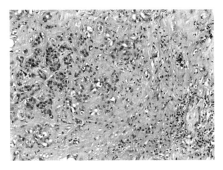

图 4-38　慢性胰腺炎纤维增生伴炎细胞
浸润，胰腺小叶存在（中倍）

3. 胰腺囊肿

胰腺囊肿有假性囊肿、淋巴上皮性囊肿、寄生虫性囊肿、先天性囊肿等类型。

（1）假性囊肿可位于胰腺内或胰腺表面，好发于胰体、尾部，也可发生于胰头部。多为单个，少数病例为多发。圆形或椭圆形，表面光滑，有波动感。囊内为含高蛋白的炎性渗出物。

光学显微镜观察

囊壁由纤维结缔组织构成，无内衬上皮。诊断之前应先排除胰腺囊腺瘤和胰腺神经纤维瘤囊性变等病变。

（2）胰腺淋巴上皮囊肿，镜下类似颈部的腮裂囊肿，囊壁内衬鳞状上皮，上皮外有大量淋巴细胞，并常有生发中心形成。

（3）胰腺先天性囊肿，多见于小儿，是导管发育异常的结果。可为单房或多房。囊壁内衬单层立方或柱状上皮。有时上皮完全萎缩。囊内液常为浆液或黏液淡黄色，胰酶活性不高或无。常伴有小脑血管母细胞瘤或其他脏器的多囊性病变。

参 考 文 献

1. Takubo K，Sasajima K，Yamashita K，et al. Double muscularis mucosae in Barrett'esophagus[J]. Human Pathol，1991，22：1158.

2. Reyes C V，Chejfec G，Jao W，et al. Neuroendocrine carcinomas of the esophagus[J]. Ultrastruct Pathol，1980，1(3)：367-376.

3. Bosman F T，Carneiro F，Hruban R H，et al. WHO Classification of Tumours of the Digestive System[M]. Lyon：International Agency for Research on Cancer，2010：13，57，59-63，115.

4. 刘彤华. 诊断病理学[M]. 第3版. 北京：人民卫生出版社，2015.

5. 刘彤华，潘国宗，陈敏章，等。克隆病Ⅱ——60例病理分析[J]. 中华内科杂志，1981，20：85-88.

6. 陈杰，刘彤华. 外分泌胰腺的交界性肿瘤[J]. 中华病理学杂志，2001，30：219-221.

第五章　泌尿及男性生殖系统常见疾病

第一节　泌尿系统常见疾病

一　肾脏的疾病

(一)肾脏恶性肿瘤

1. 透明细胞性肾细胞癌

该癌占肾细胞癌的85%，肿瘤起源于近曲小管上皮细胞，约占肾脏肿瘤的70%~80%。老年人较多见，男性比女性发病率高。临床常有血尿、腰痛、肾肿块。

肉眼观察，肿瘤从2cm到10cm不等，多为2~5cm。常为单侧，少数为双侧。肿瘤界限清楚，有的可见假包膜。切面呈实性，颜色多样，可见出血、坏死、囊性变，偶见钙化、骨化，所以颜色多样，硬度不一。少数病例肿瘤肉眼呈多房性。

显微镜观察

肿瘤细胞分为透明细胞和颗粒细胞两种。透明细胞较多见，胞体较大，胞浆透明。颗粒细胞，胞体较小，胞浆嗜伊红深染。二者常混合存在，一般透明细胞较多。瘤细胞排列呈实性团块状、条索状、或腺管状、微囊状、乳头状。团块或条索间为少量富含毛细血管的纤维组织。透明细胞型肾细胞癌(含颗粒细胞型)为经典型肾细胞癌。WHO 2016年中文版将其分四级：

Ⅰ级，癌细胞核小，大小均匀，类似小淋巴细胞核，无异型性，核仁缺如或不明显，在400倍镜(400倍即目镜10倍，物镜40倍)下可见，嗜碱性(图5-1)。

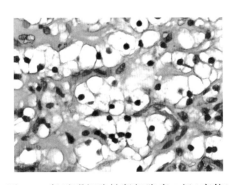

图5-1　肾透明细胞性肾细胞癌1级(高倍)

Ⅱ级，癌细胞核轻度增大，相当于小淋巴细胞核的 1.5~2.0 倍，核轻度不规则；核仁在 400 倍镜下明显可见，嗜酸性，在 100 倍镜下可见，但不明显(图 5-2)。

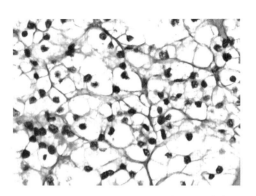

图 5-2　肾透明细胞性肾细胞癌 2 级(高倍)

Ⅲ级，癌细胞核明显增大，相当于小淋巴细胞核的两倍以上，核明显不规则，明显大小不等；核仁在 100 倍镜下明显可见，嗜酸性(图 5-3)。

Ⅳ级，癌细胞核明显增大，核多形性明显，可见多核瘤巨细胞/横纹肌样/肉瘤样分化，核仁大而明显(图 5-4)。

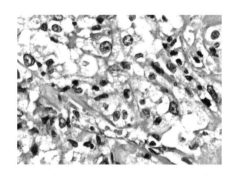
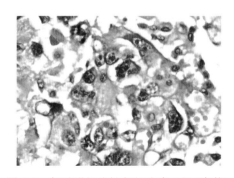

图 5-3　肾透明细胞性肾细胞癌 3 级(高倍)　　图 5-4　肾透明细胞性肾细胞癌 4 级(高倍)

肾透明细胞癌的免疫组化

CD10、Vimentin、EMA、RCC、PCK、PAX-8、PAX-2 均(+)；而 CK7、CK20、CK5/6、CK(H)及 Melan-A 均(−)。

肾透明细胞癌的鉴别诊断

(1)肾皮质腺瘤：又称肾皮质管状腺瘤或乳头状/管状腺瘤，多见于老年人。常发生于各种肾病晚期，无临床症状。是近曲小管上皮来源的良性肿瘤，瘤体为直径<2cm 的球形结节。瘤细胞形态一致，胞浆中等量，嗜酸性，胞核无异型性，无透明细胞，无核仁，无坏死。瘤细胞表达 Vimentin 和低分子量的 CK。而肾透明细胞癌，癌细胞级别高的细胞核有异型性，有透明细胞和颗粒细胞；瘤体直径>2cm，常见出血、坏死。

(2)肾嗜酸性细胞腺瘤：是源于肾集合管上皮的良性肿瘤，多见于老年人，多数病例无临床症状。肿瘤较大，平均直径为6cm。瘤细胞胞体较大，胞浆丰富，嗜酸性，细胞形态一致，偶见怪异细胞核，无核分裂，无透明细胞，无坏死。排列以实性巢状、索状为主。瘤细胞表达高分子量的CK而Vimentin阴性。而肾透明细胞癌常有透明细胞，或透明细胞与颗粒细胞混合，常有出血、坏死。

(3)肾上腺皮质腺瘤，与肾透明细胞癌的鉴别要点是：肾上腺皮质腺瘤一般无腺管、乳头结构，有时可见单核或多核瘤巨细胞。瘤细胞表达Syn、melan-A；不表达EMA，CK灶(+)或(−)。而肾透明细胞癌常见腺管、乳头结构，多数病例无单核、多核瘤巨细胞。瘤细胞表达CD10、RCC、EMA、CK强(+)；不表达Syn、melan-A。

(4)嫌色细胞肾细胞癌：其癌细胞膜非常明显，像植物细胞，胞浆呈毛玻璃样。CK(H)(+)，植物血凝素(+)，CK7(+)，CD117(+)，E-caldherin(+)，parvalbumin(+)。后面四个指标在肾透明细胞癌为(−)。

(5)肾透明细胞肉瘤，该瘤发生于儿童，瘤细胞CK(−)；而肾透明细胞癌多见于老人，瘤细胞CK(+)。

(6)软组织透明细胞肉瘤，瘤细胞呈肉瘤排列，免疫组化：CK(−)，S-100(+)，HMB45(+)与肾透明细胞癌不同。

(7)转移性前列腺癌，其PSA(+)，肾透明细胞癌PSA阴性。

注意：

(1)WHO已将颗粒细胞性肾细胞癌归入透明细胞性肾细胞癌。

(2)因各种肾细胞癌都可以出现梭形细胞成分，所以WHO分类中未单独列出肉瘤样癌。

2.乳头状肾细胞癌

该肿瘤起源于近曲小管上皮细胞，发病率仅次于肾透明细胞性肾细胞癌，占肾原发癌7%~14%，平均为10%。发病高峰年龄为50~70岁，一般无症状，多在体检时偶然发现。

光学显微镜观察

癌细胞为立方形或多边形，一部分瘤细胞胞浆嗜酸性、另一部分癌细胞嗜碱性或二者混合性。细胞核小，着色深。

主要成分为排列粗大而长的乳头结构，乳头轴心为纤维血管，常有组织细胞和泡沫细胞堆积。此型预后较好。乳头状肾细胞癌分两型：Ⅰ型，瘤细胞为单层小立方，排列在乳头表面，预后较好；Ⅱ型，瘤细胞体积较大，胞浆丰富嗜酸性，核较大，呈复层排列在乳头表面，预后较差，免疫组化表型与肾透明细胞癌相似。

3.嫌色细胞性肾细胞癌

该肿瘤是来自肾集合管上皮细胞的恶性肿瘤，占肾原发肿瘤的6%，平均发病年龄为59岁，多数病例无症状，部分病例有血尿，可触及肾肿块。预后较透明细胞性肾细胞癌好。

光学显微镜观察

瘤细胞体积较大，但大小不一。细胞呈圆形或多边形，胞膜厚而明显，所以细胞界限清楚；胞浆透亮或呈毛玻璃样；核周围有透明晕围绕，核着色深，大小不等。整个细胞很像植物细胞。这是肾嫌色细胞癌的特征，有诊断意义。少数病例可见灶性瘤细胞胞浆嗜酸性细颗粒状。瘤细胞排列呈实性片状、梁索状；少数病例可见灶性腺管状或肉瘤样结构。间质为纤维血管成分，有时出现玻璃样变性。瘤细胞表达 PCK、EMA、CK7、CD117、E-cadherin；不表达 RCC、CD10、Vimentin，由此可与肾透明细胞癌鉴别。

4. 集合管癌

集合管癌又称 Bellini 导管癌，是肾集合管上皮细胞来源的恶性肿瘤，可发生于任何年龄，已报道的从 13~83 岁，平均 34 岁。肿瘤位于肾髓质，增大后可侵入皮质或肾门脂肪。实性质硬韧，可见出血坏死及囊性变。

光学显微镜观察

瘤细胞为立方形，胞浆中等量，多数细胞胞浆嗜酸性，少数嗜碱性或嫌色性；细胞核较大，有显著异型性，核仁明显。细胞排列呈腺管状或乳头状，少数可呈肉瘤样。间质为纤维组织。肿瘤周围的肾小管上皮细胞也可出现轻度异型性。

免疫组化

癌细胞表达花生凝集素、荆豆凝集素 1、34ßE12、CK19、EMA、PCK、Vimentin；不表达 CD10、RCC、WT1、P504S。

5. 黏液样小管状和梭形细胞癌

该肿瘤是来自肾集合管上皮细胞的低度恶性肿瘤，位于髓质，界限清楚，质地均匀。

光学显微镜观察

瘤细胞小，立方形或卵圆形，无异型性。排列呈密集狭长的小管状或条索状；密集的小管平行排列似成梭形细胞，像平滑肌瘤。小管之间的间质明显黏液变性，偶见泡沫细胞、淋巴细胞、灶性坏死。

免疫组化

瘤细胞表达 EMA、PCK、34ßE12、Vimentin、CD15。不表达 RCC、CD10、CD117、S-100、HMB45、Villin。

6. 肾肉瘤样癌

该肿瘤是分化最差的肾细胞癌，又称梭形细胞癌、间变性癌、癌肉瘤。因为有多种肾上皮细胞肿瘤可含梭形细胞成分，所以 WHO 新分类中未单独列出，但如果肿瘤以梭形细胞为主(>50%)则可归入此类。肿瘤呈结节状，直径常超过 10cm。

光学显微镜观察

瘤细胞为梭形，胞浆丰富，细胞核异型性明显。瘤细胞排列为束状、漩涡状、车辐状。与纤维肉瘤或梭形细胞未分化/未分类肉瘤相似。是肾细胞癌中预后最差的一种。

7. 肾母细胞瘤

它是来源于肾胚芽组织的恶性肿瘤。又称 Wilms 瘤、腺肉瘤、腺肌肉瘤等。98%见于 10 岁以下的儿童，偶见于成人。腹部包块是常见的临床表现，血尿和疼痛少见。约 95% 单侧发生，双侧极少。

肉眼观察，肿瘤大小不等，可从鸡蛋大到排球大。切面界限清楚，可有假包膜。质软呈鱼肉状，常有出血、坏死、囊性变。

光学显微镜观察

肿瘤有未分化胚芽组织、间叶组织、上皮组织三种成分。未分化胚芽组织 为小圆形、卵圆形细胞构成，胞浆极少，核深染，或透亮，部分可见小核仁；核分裂易见。该细胞可呈弥漫性或结节状分布。间质为疏松的纤维黏液样组织。间叶组织由梭形细胞和黏液样细胞组成，其中可见脂肪、平滑肌、横纹肌、骨组织、软骨组织分化。它们的分化程度不一。上皮成分有柱状细胞、基底细胞、移行细胞、鳞状细胞，排列呈巢状、索状、腺样、乳头状或菊形团样结构，并有发育不成熟的肾小球和肾小管结构（图 5-5 和图 5-6）。

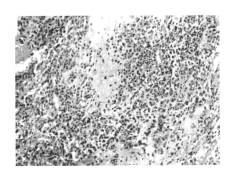
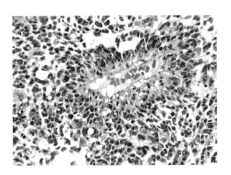

图 5-5 肾母细胞瘤（低倍）　　　　图 5-6 肾母细胞瘤示乳头横断面（中倍）

　　大多数肾母细胞瘤均有上述三种成分，偶见双相型。但每个病例三者各自的数量多少则各不相同。依其主要成分可分为未分化胚芽组织为主型、间叶组织为主型、上皮组织为主型、混合型四种。部分病例尚可见骨、软骨、脂肪、鳞状上皮、移行上皮、神经胶质、神经元、内分泌细胞等。WHO（2006 年，中文版）记载：对治疗效果而言，瘤细胞间变比浸润更重要。间变指瘤细胞核三维体积增大，核最大直径大于或等于非间变瘤细胞核的三倍，不是单纯核变大。核分裂增多，可见病理性核分裂。依间变细胞分布情况分为灶状间变与弥漫性间变。灶状间变是指：①肿瘤中仅见一个或少数几个边界清楚的间变细胞区；②该区必须位于肾实质内；③血管内无瘤栓；④间变的瘤细胞无多形性。上述四条须同时具备。灶性间变预后比弥漫型间变好。

　　WHO 依恶性程度或危险性将肾母细胞瘤分三级。

　　低危险性：部分囊状分化或完全坏死的肾母细胞瘤。

　　中危险性：含上皮为主型、间质为主型、混合型、灶状间变型。

　　高危险性：含未分化的胚芽型、弥漫间变型。

　　有人将肾母细胞瘤分为分化良好型和分化不良型两种。

　　化疗后的肾母细胞瘤可出现下列变化：瘤细胞变性坏死、瘤细胞胞浆空泡变性、含铁血黄素沉积、瘤组织纤维化。

　　免疫组化

　　胚芽型为 vimentin（+），WT-1 强（+），NSE、Desmin、CK、PAX-2 均灶（+），而上皮型和间质型 WT1 弱（+）或（-）。

　　8. 肾透明细胞肉瘤

　　肿瘤来源不明，多发生于三岁左右的儿童，易发生骨转移。肿瘤位于肾髓质，界限清楚，一般为单发，切面为鱼肉状或黏液样。

光学显微镜观察

瘤细胞体积小，呈多边形、梭形或上皮样，胞浆淡染或空泡状，细胞膜和细胞界限不清；核小而圆，可见核沟，核仁不明显，核分裂少见。瘤细胞主要呈弥漫分布，也可呈小巢状或条索状。间质内有较多毛细血管，常见黏液变性。

免疫组化

瘤细胞表达 Vimentin、Bcl-2；不表达 CK、EMA、S-100。

鉴别诊断

要与鉴别，透明细胞肾细胞癌好发于老年人，癌细胞表达 CK，由此可与肾透明细胞肉瘤鉴别。

9. 肾横纹肌样瘤

肿瘤来源不明，多见于 2 岁以前的婴幼儿。肿瘤界限不清楚，常有出血、坏死及卫星结节。

光学显微镜观察

瘤细胞呈圆形、椭圆形、梭形或上皮样；胞浆丰富嗜酸性，红色，有时可见胞浆内有圆形红色包涵体；核空泡状，核仁明显，有时核深染，多数核偏位。瘤细胞弥漫分布或呈实性片状分布。常浸润肿瘤邻近组织和血管壁。

免疫组化

瘤细胞表达 Vimentin、EMA、CK、NSE，不表达 INI-1。

肾癌的治疗原则

Ⅰ期（肿瘤限于肾内≤7cm），首选根治性肾切除或肾部分切除，术后定期随访即可。

Ⅱ期~Ⅲ期（Ⅱ期肿瘤限于肾内>7cm 但≤10cm，Ⅲ期>10cm，侵犯肾外，但未侵犯同侧肾上腺）选择根治性肾切除并切除肾外肿瘤，术后积极监测。Ⅳ期作根治性肾切除并切除转移灶+化疗或新靶点药物（舒尼替尼等）治疗。

（二）肾脏良性肿瘤

1. 肾皮质腺瘤

肾皮质腺瘤又称皮质管状腺瘤、乳头状/管状腺瘤。是来源于近曲小管上皮细胞的良性肿瘤。多见于老年人，无临床症状。肿瘤为球形结节状，界限清楚，直径常小于 2cm。

光学显微镜观察

瘤细胞较小，呈立方状、低柱状。胞浆中等量，嗜酸性红色；核圆形、卵圆形，着色深，无核仁，无核分裂，居中。肿瘤细胞排列呈腺管状、乳头状、囊性乳头状、腺管/乳头状混合。肿瘤细胞无出血坏死，肿瘤界限清楚但无包膜。

免疫组化

瘤细胞表达 EMA、PCK、CK8、Vimentin。

鉴别诊断

要与颗粒性肾细胞癌鉴别，后者直径大于 2cm，显微镜下观察常见有透明细胞癌成分，核有异型性而且常见出血坏死。

2. 嗜酸性细胞腺瘤

嗜酸性细胞腺瘤是来源于集合管上皮细胞的良性肿瘤。多见于老年人，多数无症状，少数可有血尿、腰痛。肿瘤界限清楚，但无包膜。切面棕色，中心有星状瘢痕(影像学也可见)。

光学显微镜观察

瘤细胞形态单一，中等大，圆形、卵圆形，胞浆丰富，呈嗜酸性红色；核圆，着色深，无核分裂，可见怪异核瘤细胞。肿瘤细胞排列以实性条索、小团块为主，其中可见少量散在腺管、微囊结构，无出血坏死。

免疫组化

瘤细胞表达 parvalbumin、PAX2、CK20、CD15，而嫌色细胞癌为阴性。CK7 嗜酸性细胞瘤为局灶阳性，而嫌色细胞癌为弥漫阳性。由此可将二者区别。瘤细胞 Vim(-)，高分子量 CK(+)。

嗜酸性细胞腺瘤不表达 CD10、RCC、Vimentin、S-100、HMB45。

鉴别诊断

要与颗粒性肾细胞癌鉴别，后者以腺管、乳头结构为主，常混有透明细胞，常见出血坏死。而嗜酸性细胞腺瘤以实性和小团块为主，无透明细胞，无出血、坏死。

3. 后肾腺瘤

后肾腺瘤是肾脏良性肿瘤又称胚胎性腺瘤，多见于青壮年，女性发病比男性多；可伴有红细胞增多及血尿。肿瘤位于肾实质，界限清楚，直径从 4~15cm 不等。

光学显微镜观察

瘤细胞体积较小，立方形，形态一致。胞浆量较少，为嗜酸性红色，核圆，无核仁，无核分裂，无坏死。排列呈小管状、腺泡状、偶见乳头状。间质为少量的疏松纤维组织。

免疫组化

瘤细胞表达 PCK、Vim、WT1、CD57。

鉴别诊断

(1)与肾黏液样小管状和梭形细胞癌鉴别，后者有部分梭形细胞成分；间质有广泛的黏液变。由此可与后肾腺瘤鉴别。

(2)与肾集合管癌鉴别，后者癌细胞异型性明显；癌细胞植物凝集素阳性，以此可与后肾腺瘤鉴别。

4. 肾血管平滑肌脂肪瘤

此瘤多见于成人，可单发或多发，有 30%~40% 的病例为双侧。肿瘤界限清楚无包膜，可扩展到肾被膜或肾外。切面呈多彩色，可见出血，质韧。

光学显微镜观察

肿瘤由脂肪组织、平滑肌组织、血管构成。三者数量比例各个病例不同。血管壁厚薄不一，多数较厚。平滑肌细胞为梭形或上皮样，有时可见多核、怪异核，不能以此认为是恶性。肾上皮样血管平滑肌脂肪瘤，肿瘤成分与肾血管平滑肌脂肪瘤相似，其中的平滑肌细胞以上皮样细胞为主。细胞呈梭形、多边形，胞浆丰富嗜酸性红色，可见神经节样细胞；核间变，核分裂易见。上皮样细胞排列呈片状或条索状。肿瘤内可见典型血管平滑肌脂肪瘤的成分。肾上皮样血管平滑肌脂肪瘤，有恶性潜能，伴有结节性硬化症的几率更高。

免疫组化

平滑肌成分表达 SMA、Desmin、HMB45、Melan-A、CD117、Caldesmon、Calponin、CD68；不表达 CK、EMA。

（三）肾穿刺活检

肾穿刺活检，病理方面，需要肾病专业病理医师用光学显微镜阅读半薄的 HE 切片、特殊染色、免疫荧光及免疫组化。此外，还要作透射电子显微镜检查。临床方面，需要专用穿刺针，由专业医师进行肾穿刺检查。开展此项工作专业性较强，要有一定条件，这里只简要介绍几种最常见肾脏疾病的穿刺活检。

1. 原发性肾小球疾病

（1）微小病变与轻微病变，激素治疗效果好。

微小病变：临床表现为无症状性蛋白尿、血尿、肾病综合征。

Ⅰ型包括：①大量蛋白尿（尿蛋白大于 3.5 克/24 小时）；②低蛋白血症（血浆白蛋白低于 3 克/dl）；③有明显水肿和/或高血脂。

Ⅱ型除有上述 3 条外还有高血压、血尿或肾功能不全。

儿童高峰期 10~15 岁，成人以 30~40 岁较多见。

显微镜观察

光学显微镜观察，病变不明显；电子显微镜观察，可见有足突融合。免疫组化：阴性。

轻微病变：临床表现为青少年及儿童出现肾病综合征症状较轻、有血尿或轻度蛋白尿。

显微镜观察

光学显微镜观察，可见有轻度节段性系膜细胞增生或病变不明显；电子显微镜观察，可见肾小球脏层上皮细胞节段性足突融合。

免疫学检查：IgG 和 C3 弱阳性或阴性。

（2）局灶性肾小球肾炎，临床多见于青少年，有血尿或蛋白尿。有的表现为急性肾炎综合征（患者有蛋白尿、血尿及高血压，部分病例可伴有少尿）。

显微镜观察

光学显微镜观察，可见局灶或节段性系膜细胞和/或基质增生（增生型）。部分病例表现为肾小球毛细血管壁发生纤维素样坏死（坏死型）。

电子显微镜观察，可见电子致密物沉积于系膜区。

免疫学检查

可见 IgG、C3 呈颗粒状沉积于系膜区，有时见 IgM（+）。

（3）局灶节段性肾小球硬化，激素和细胞毒类药物治疗效果差。临床多见于青少年，表现为肾病综合征或大量蛋白尿。

显微镜观察

光学显微镜观察，可见局灶节段性或球性系膜基质明显增多，或见玻璃样变。肾小球上皮细胞增生肿胀空泡变性，常见球囊粘连。有时见相应的肾小管出现灶性萎缩，肾间质灶性纤维化。

电子显微镜观察，可见非硬化区广泛足突融合，硬化灶内系膜基质明显增生，系膜区有电子致密物沉积。

免疫学检查

IgM、C3 在系膜区呈块状沉积。

（4）系膜增生性肾小球肾炎，临床可出现无症状性蛋白尿、血尿、肾病综合征；部分病例有高血压及程度不同的肾功能损害。

显微镜观察

光学显微镜观察，可见其系主要特点为膜细胞和/或系膜基质增生。依据增生程度分为三级。

轻度系膜增生性肾小球肾炎，增生的系膜组织宽度未超过毛细血管的横径，毛细血管未受压。

中度系膜增生性肾小球肾炎，增生的系膜组织宽度≥毛细血管横径，毛细血管受挤压。

重度系膜增生性肾小球肾炎，增生的系膜组织呈结节状或团块状，部分毛细血管消失，呈节段性肾小球硬化。

电子显微镜观察，可见系膜细胞和/或系膜基质增生伴低密度电子致密物沉积。

免疫学检查

IgG、C3 沿系膜区呈团块状或颗粒状沉积。

（5）毛细血管内增生性肾小球肾炎，可发生于任何年龄，但青少年较多见。以急性肾炎综合征为主要表现的肾小球肾炎。急性肾炎综合征的临床表现有：①水肿，80%的病例出现，多从眼睑开始到面部到下肢；②肉眼血尿，出现率40%，多在数天内消失；③少尿，因肾小球滤过率降低，肾小管吸收基本正常所以尿少，24 小时尿量少于 500ml，多在 1~2 周后尿量逐渐增加；④高血压，多为暂时性中等度升高；⑤全身症状，疲倦、厌食、恶心、呕吐和腰痛。

显微镜观察

光学显微镜观察，可见系膜细胞和毛细血管内皮细胞弥漫性增生；肾小球体积增大。GBM 上皮下有团块状嗜复红蛋白沉积。早期有中性粒细胞浸润，后期内皮细胞逐渐减少，系膜细胞逐渐增多。

电子显微镜观察，可见电子致密物呈驼峰样沉积于 GBM 上皮下。系膜细胞和内皮细胞都增生。

免疫学检查

IgG 和 C3 沿着毛细血管壁呈粗颗粒状沉积。

（6）膜增生性肾小球肾炎，临床多见于青少年，10~20 岁为高峰期，5 岁以下和 33 岁以上相对少见。60%表现为肾病综合征，30%表现为急性肾炎综合征，有的表现为血尿、蛋白尿。是以肾小球系膜细胞和系膜基质高度增生、广泛系膜插入和毛细血管壁增厚为主要特征的肾小球肾炎，预后较差。

①Ⅰ型膜增生性肾小球肾炎。

显微镜观察

光学显微镜观察，可见系膜细胞和系膜基质弥漫增生，广泛插入；基底膜弥漫增厚并出现双轨征。内皮下嗜复红蛋白沉积，后期毛细血管闭塞，呈分叶状肾小球肾炎。

电子显微镜观察，可见 GBM 的内皮下可见插入的系膜细胞和系膜基质，并有大块电子致密物沉积，毛细血管腔狭窄，上皮细胞足突融合。

免疫学检查

IgG 和 C3 呈颗粒和花瓣样沉积于毛细血管壁及系膜区。

Ⅲ型膜增生性肾小球肾炎。

显微镜观察

光学显微镜观察，可见与Ⅰ型相似，但 GBM 的内皮下和上皮下均可见嗜复红蛋白沉积。

电子显微镜观察，可见与Ⅰ型相似，但内皮下和上皮下均可见电子致密物沉积。

免疫学检查

免疫学检查与Ⅰ型相似。

②Ⅱ型膜增生性肾小球肾炎。

显微镜观察

光学显微镜观察，可见与Ⅰ型相似，但系膜插入现象较轻。

电子显微镜观察，可见沿着 GBM 的致密层有条带状电子致密物沉积。

免疫学检查

C3 高强度团块状沉积于系膜区，呈颗粒状沉积于毛细血管壁。

(7)膜性肾小球肾炎(膜性肾病)。

临床多见于成人，儿童少见。对激素治疗不敏感。表现为大量蛋白尿或肾病综合征。在成人肾病综合征中有 20%～30% 为膜性肾病。以肾小球毛细血管基底膜弥漫增厚为特点，故称"膜性"。

显微镜观察

光学显微镜和电子显微镜下见病变分为五期。

Ⅰ期：光学显微镜下观察，可见肾小球无明显病变，GBM 有空泡变性，上皮下有少量嗜复红蛋白沉积。

电子显微镜观察，可见 GBM 病变不明显，上皮下有少量电子致密物，有足突融合。

Ⅱ期：光学显微镜观察，可见 GBM 弥漫增厚，PASM 染色见基底膜外侧有钉突形成，Masson 染色见钉突之间有嗜复红蛋白颗粒。

电子显微镜观察，可见 GBM 弥漫性钉突状增厚，钉突间有电子致密物沉积，上皮细胞足突广泛融合。

Ⅲ期：光学显微镜观察，可见 GBM 高度增厚，GBM 内有大量嗜复红蛋白沉积，PASM 染色 GBM 呈中空的链环状，有系膜基质增生。

电子显微镜观察，可见 GBM 高度增厚，GBM 内有多量电子致密物沉积，系膜基质增生，足突广泛融合。

Ⅳ期：光学显微镜观察，可见 GBM 高度弥漫增厚，GBM 内可见空隙但无典型链环结构；毛细血管狭窄，系膜基质增多，可见节段性或球性硬化。

电子显微镜观察，可见 GBM 高度弥漫增厚，电子致密物的数量、密度分布不均匀。

部分电子致密物吸收后留下稀疏区，使 GBM 呈虫食样；系膜基质增多，血管闭塞。

Ⅴ期：光学显微镜、电子显微镜观察，肾小球基本恢复正常。上述各期的膜性肾病，若复合物停止沉积，可逐渐吸收使肾小球逐渐恢复正常。

免疫学检查

Ⅰ期、Ⅱ期、Ⅲ期可见 IgG 和 C3 呈颗粒状沿着毛细血管壁或 GBM 沉积。

(8)新月体性肾小球肾炎。

临床任何年龄均可发生，以 30~40 岁较多见，临床表现为急进性肾炎综合征或血尿、蛋白尿；有的表现为迅速出现少尿、无尿，数周或数月后出现肾功能衰竭。所以又称急进性肾小球肾炎或恶性肾小球肾炎。

显微镜观察

光学显微镜观察，可见新月体性肾小球肾炎主要特点，是有新月体形成的肾小球要超过肾小球总数的 50%；每个新月体的面积要大于其球囊面积的 50%，二者同时具备才能诊断。早期新月体为增生的球囊上皮细胞、组织细胞、中性粒细胞组的细胞性新月体。中期为增生的上皮细胞、纤维母细胞、胶原纤维混合的细胞纤维性新月体。晚期为胶原纤维与基底膜样物组成的硬化新月体。

电子显微镜观察，可见毛细血管壁基底膜断裂，皱缩。肾球囊内纤维素凝集，上皮细胞、单核细胞及纤维母细胞增生。免疫复合物型新月体性肾小球肾炎可见不同部位的电子致密物沉积。

免疫学检查

免疫学检查可分三型：Ⅰ型为抗基底膜型，IgG 和 C3 沿着毛细血管壁或基底膜呈线状沉积；Ⅱ型为免疫复合物型，IgG、IgA、IgM 及 C3 等呈颗粒状沿着毛细血管壁和系膜区沉积；Ⅲ型为血管炎型，免疫反应阴性。

(9)硬化性肾小球肾炎又称慢性肾炎、终末肾。

此类肾炎是上述各种肾小球肾炎和肾病持续进展的终末阶段；可发生于任何年龄，以青壮年较多，临床表现为慢性肾衰竭。

显微镜观察

光学显微镜观察，有 75% 以上的肾小球呈球性硬化，称硬化性肾小球肾炎。当硬化的肾小球占切片中肾小球总数 50% 左右时称增生性肾小球肾炎，是硬化性肾小球肾炎的前期。硬化的肾小球所属肾小管萎缩纤维化；另有部分肾小球及其所属的肾小管代偿肥大。

电子显微镜下观察及免疫学检查均无意义。

2.继发性肾小球疾病

(1)狼疮性肾炎，好发于 15-40 岁女性，男性较少。临床常有系统性红斑狼疮的症状、体征、实验室证据(抗核抗体 1：80 以上、有抗 DNA 抗体、抗 RNA 抗体等)，又有肾病综合征或血尿、蛋白尿等表现。

显微镜观察

光学显微镜观察：①病变有多样性：同一病例中各个肾小球病变类型和程度不同，例如有轻微病变型、系膜增生型、局灶节段型、弥漫增生型、膜性肾病型、硬化性等多种病变；但在同一个病例中多以其中 1~2 种为主。②病变有非典型性：即在某种病变中与原

163

发性同一病变相比，病变仅相似而不完全相同，例如膜性 LN 不但有 GBM 弥漫增厚，还有系膜细胞和基质增生。

电子显微镜观察，可见电子致密物沉积于内皮下、GBM 内、上皮下、系膜区、肾小动脉壁，即有多部位见电子致密物沉积，而且常见 GBM 的内皮下有大块条带状电子致密物沉积。

免疫学检查

有两多的特点，第一是免疫球蛋白种类多，有 IgG、IgA、IgM 和补体 C_3、C_4、C_{1q} 及纤维蛋白相关抗原(FRA)，均可阳性，即呈"满堂亮"现象；第二是沉积部位多，免疫球蛋白可沉积于系膜区、肾小球毛细血管壁、肾小管的基底膜、肾球囊的基底膜、小动脉壁、甚至肾间质或表皮与真皮交界处。

（2）糖尿病性肾小球病变

糖尿病累及肾脏时可出现蛋白尿、肾病综合征，晚期可发生慢性肾功能衰竭。

显微镜观察

光学显微镜观察，依据临床表现、肾功能和病理变化分三期。

早期：肾小球体积增大，GBM 轻度增厚，系膜基质轻度增生。

中期：出现特异性变化即糖尿病肾小球硬化。

晚期：多数肾小球出现球性硬化。糖尿病肾小球硬化有两种类型：①弥漫性肾小球硬化，肾小球系膜基质弥漫增多，毛细血管基底膜弥漫增厚；②结节性肾小球硬化，肾小球系膜区出现圆形或卵圆形均质嗜伊红的结节，银染色见同心圆层状结构，称 K-W 结节。周围毛细血管有受压现象，部分毛细血管呈小血管瘤样扩张。毛细血管基底膜不规则增厚。

电子显微镜观察，可见肾小球毛细血管基底膜弥漫性均质性增厚，严重时比正常基底膜厚 5~10 倍；上皮细胞足突广泛融合；系膜基质增多并可逐渐取代系膜细胞；血浆蛋白漏出性病变表现为颗粒状电子致密物沉积。

免疫学检查

IgG 和血浆蛋白沿肾小球毛细血管壁呈细线状沉积。

（3）过敏性紫癜性肾炎

多见于 1~15 岁的小孩，高峰期为 6~7 岁；男孩发病比女孩多，成人偶见发病。临床表现为皮肤损害(紫癜、水肿)，关节炎，胃肠功能紊乱(腹痛、腹泻等)，这是全身血管炎所致。常出现血尿，也可出现蛋白尿或肾病综合征。

显微镜观察

光学显微镜观察，系膜增生型肾小球肾炎最多见，占 50% 以上，此外也可出现轻微病变型、局灶型、毛细血管内增生型、膜增生型、新月体型、硬化型等

电子显微镜观察，可见系膜区有高密度电子致密物沉积，与 IgA 肾病相似。

免疫学检查

IgA 和 C_3 呈团块状沉积于系膜区。

过敏性紫癜性肾炎与 IgA 肾病的区别是后者无过敏性紫癜病史。

（4）乙肝病毒相关性肾炎

患者乙肝病毒抗原阳性，肝功能异常，有蛋白尿、血尿或肾病综合征的表现。肾内可

以发现 HBV 抗原和抗体。

显微镜观察

光学显微镜观察，以膜性肾病和膜增生型肾小球肾炎最多见，也可见系膜增生型、毛细血管内增生型、局灶型肾小球肾炎的病变。常表现为 GBM 弥漫性不规则增厚，呈假双轨或多泡状，又有系膜增生，嗜复红蛋白在系膜区和毛细血管壁多部位沉积，呈现所谓不典型膜性肾病表现。

电子显微镜观察，系膜区、GBM 上皮下、内皮下、基膜内均可见电子致密物，并易见病毒样结构。

免疫学检查

IgG、IgA、IgM、C3、C4、C1q、Fibrin 等呈多部位沉积，也有"满堂亮"现象。并可见乙肝病毒的三种抗原中的一种或一种以上存在于肾内。

(四)移植肾病理学

1. 肾超急排斥反应

肾超急排斥反应是不可逆的急性体液性排斥反应，常发生于移植肾血流接通后数分钟至 24 小时内。患者出现无尿。移植肾迅速肿胀，体积增大，颜色变为暗红或青紫，出现许多出血灶。

光学显微镜观察

早期见肾小球及肾小管周围毛细血管和小血管内有大量中性粒细胞聚集，而后出现弥漫性微血栓形成，部分血管壁出现纤维素样坏死，严重者出现广泛出血或梗死。

免疫学检查

可见 IgG、IgM 和 C$_3$ 呈线状沿血管壁沉积。

2. 肾急性间质(T 细胞性)排斥反应

肾急性间质(T 细胞性)排斥反应又称迟发性急性排斥反应，通常发生于肾移植后数天至数周，在术后一个月左右。表现为肾区肿胀和疼痛，血肌酐水平升高。

肉眼观察

肾脏肿胀、水肿。

光学显微镜观察

可见：①肾间质水肿，有大量 T 淋巴细胞，数量不等的组织细胞、浆细胞，及少量中性粒细胞、嗜酸性粒细胞浸润。②淋巴细胞可进入肾小管壁上皮细胞间引起肾小管炎，肾小管上皮细胞变性、坏死、脱落形成细胞管型。③肾小球病变不明显。

免疫学检查

T 细胞多数 CD8 阳性，多少不定的 CD3 和 CD4 阳性。CD8 阳性 T 细胞越多，治疗效果越差。

3. 肾急性血管性(体液性)排斥反应

在肾移植手术后两周到一个月左右患者出现体温升高，血压升高，尿量减少，移植肾区肿胀、疼痛。

肉眼观察

肾脏呈"大白肾"严重时为"大红肾"。

光学显微镜观察

可见：①肾小球毛细血管和肾小管周围毛细血管内皮细胞增生、肿胀，有微血栓。②入球小动脉及小叶间动脉壁水肿，内皮细胞增生、肿胀、空泡变性及脱落。血管内皮下可见淋巴细胞、单核巨噬细胞浸润。严重时可见动脉血管壁内膜和中膜出现纤维素样坏死，有时可见血栓形成。③肾间质以水肿及灶性出血为主，可见少量淋巴细胞和巨噬细胞浸润。

免疫学检查

显示 IgG、IgM、C3 及纤维蛋白在动脉壁或动脉血管沉积。

4. 肾慢性排斥反应

一般发生在肾移植后 3 个月至数年，出现血肌酐升高。显微镜下可见上述急性间质（T 细胞）性排斥反应或急性血管（体液）性排斥反应的病变，同时又出现肾小球基底膜弥漫增厚、系膜基质增多，不同程度的肾小球硬化，肾小管多灶性或大片萎缩伴间质纤维化，小动脉血管壁内膜增厚，管腔狭窄这些慢性病变。

（五）肾脏其他疾病

1. 肾盂肾炎

分急性和慢性两种。病变原发于肾间质，而后可累及肾小管，晚期也可累及肾小球。

（1）急性肾盂肾炎，女性较多，多由大肠杆菌等细菌上行感染所致。病人常有发热、腰痛、尿痛和脓尿等临床表现。肉眼观察，肾盂黏膜充血，可见脓苔及溃疡形成。肾脏充血肿胀，有散在小脓肿，切面可见散在黄色条纹或小脓肿。

光学显微镜观察

可见：①皮质和髓质交界处有大量中性粒细胞浸润和小脓肿形成；②部分肾小管内充满中性粒细胞和核碎片；③肾盂黏膜充血水肿可见脓性分泌物附着，有时有溃疡形成；④肾小球病变一般不明显；⑤病变可累及单侧或双侧肾脏。

（2）慢性肾盂肾炎，肾表面呈大小不等的颗粒状。肾皮质髓质界限不清。肾盂黏膜增厚，粗糙不平；若有尿路梗阻则有肾盂扩张。

光学显微镜观察

可见：①肾间质有大量纤维组织增生伴淋巴细胞、浆细胞及组织细胞浸润。②肾小管萎缩或呈囊状扩张，管腔内有浓缩的蛋白物质或管型，形似甲状腺滤泡。③肾小球周围纤维化，晚期可出现肾小球缺血性硬化。④肾盂黏膜增厚伴慢性炎细胞浸润，移行上皮向表面增生形成乳头，向下增生形成实性或囊性上皮巢，分布于增生的纤维组织中，形成囊腺性肾盂炎。⑤间质内小血管管壁增厚，管腔狭窄。

（3）黄色肉芽肿性肾盂肾炎，是慢性肾盂肾炎的特殊类型，肉眼可见一侧肾的肾内或从肾内突向肾外有肿块形成，易误为肾肿瘤。

光学显微镜观察

可见病灶内有纤维母细胞及纤维组织增生伴大量组织细胞、泡沫细胞、浆细胞，及数量不等的中性粒细胞、淋巴细胞浸润，形成瘤样结节。

2. 肾结核病及肾结节病

肾结核病变多开始于皮质和髓质交界处，初为上皮样细胞增生形成结节，其中有少量散在朗罕氏巨细胞，结节中心有干酪样坏死，周围有淋巴细胞浸润。随后结核结节相互融合形成大的结核病灶，中心坏死组织溶解形成空洞。部分结核空洞可穿破肾盂，干酪坏死组织中的结核杆菌可进入尿液沿输尿管扩散。

肾结节病，是原因不明的肉芽肿性病变，病变的组织形态与肾结核相似，但上皮样细胞结节内无干酪样坏死，多核巨细胞内有时可见 Schaumann 小体、草酸盐结晶等可供鉴别。

3. 肾脏囊性病变

（1）单纯性孤立性肾囊肿，多见于 50 岁以上的成人肾皮质或髓质。有的是先天发育异常，有的是后天梗阻所致。常单发，呈圆形，直径 2~10cm 不等，与肾盂肾盏不相通。囊壁光滑，囊内为水样液体。囊壁内衬单层立方或扁平上皮。

（2）成人型多囊肾，为常染色体显性遗传病；病变多为双侧肾。病变呈缓慢进行性加重，一般 50 岁以后出现肾功能衰竭。肉眼可见肾脏肿大，表面有许多圆形、半圆形泡状突起；切面可见许多大小不等的囊腔。囊内容物为黄色透明液体或血性液体或胶冻样物或脓性渗出物。囊腔内衬单层立方或扁平上皮。囊腔之间为受压迫而萎缩的肾实质或炎性肉芽组织或瘢痕组织。

（3）髓质海绵肾。患者无遗传特征，临床症状不明显。光学显微镜下可见肾脏集合管和乳头管呈弥漫性囊状扩张，内衬单层立方或扁平上皮，囊内有脱落的上皮细胞及小结石。

（4）髓质囊肿病，以双肾髓质集合管发育障碍呈囊状扩张为特点，囊腔内衬扁平的肾小管上皮。出现进行性加重的肾小球硬化、肾小管萎缩、肾间质纤维化及淋巴细胞、单核细胞浸润。儿童型常伴有发育障碍、多尿及进行性肾衰竭。成人型表现为贫血、尿浓缩功能降低，一般 3~5 年后出现肾衰竭。

（5）婴儿型多囊肾，除双肾多囊病变以外还合并肝、胰等内脏纤维化及囊肿。肾脏表现为双肾弥漫性高度肿大，切面有弥漫性约绿豆大小的小囊肿，类似海绵。囊壁内衬单层立方形或扁平上皮。囊肿间为少量纤维组织，混杂有正常肾小球和肾小管。

二　膀胱疾病

（一）膀胱尿路上皮性肿瘤

1. 膀胱尿路上皮乳头状瘤和非浸润性乳头状癌的鉴别

膀胱尿路上皮乳头状瘤、低度恶性潜能的乳头状瘤和非浸润性乳头状癌（低级别、高级别）的鉴别见下表。

膀胱尿路上皮乳头状瘤、低度恶性潜能的乳头状瘤、非浸润性低级别乳头状癌、非浸润性高级别乳头癌的鉴别

指标	乳头状瘤	低度恶性潜能的乳头状瘤	非浸润性低级别的乳头状癌	非浸润性高级别的乳头状癌
乳头结构	乳头细，无融合	乳头细，有个别灶性融合	乳头粗，少数融合	乳头粗有分枝，多数有融合

续表

指标	乳头状瘤	低度恶性潜能的乳头状瘤	非浸润性低级别的乳头状癌	非浸润性高级别的乳头状癌
上皮情况	上皮正常	细胞层次多于正常，厚薄不一致	层次多，有灶性极向性紊乱	层次多，大部分极向性紊乱
核的大小	正常	略增大轻度大小不一，有极向性	核明显增大	核明显核增大，有形状不规则
核形状	规则一致	规则一致	少数细胞有多形性	多数细胞核有多形性
核仁	无	少数细胞可见，不明显小核仁	核仁易见	核仁大而明显
核分裂	无	偶见于基底层	可见于中层和基底层	可见于全层
表层细胞	存在	存在少	灶性消失	大部或全部消失

（1）膀胱正常尿路上皮在排空时为 6~8 层，不超过 10 层，充盈时 3~4 层。

（2）膀胱正常尿路上皮细胞排列有极向性，胞核长轴与上皮基底膜垂直。表层细胞胞体较大，呈圆形或椭圆形，核圆形无极向性。有正常尿路上皮覆盖的，有纤维轴的，乳头结构称尿上皮乳头状瘤（图 5-7 和图 5-8）。

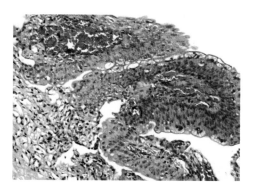 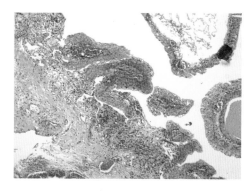

图 5-7　尿路上皮乳头状瘤（中倍）　　　　图 5-8　尿路上皮乳头状瘤（低倍）

2. 膀胱尿路上皮原位癌

原位癌无乳头结构的基膜上全层上皮细胞，均有异型性（图 5-9 和图 5-10），表层可见核分裂。Ki-67 全层（+），正常尿路上皮基底层 Ki-67（+）。常与其他类型尿路上皮癌混合存在。

上表中的分类标准对非浸润性肿瘤（图 5-11 和图 5-12）和浸润性肿瘤的表面部分判断较准，而对于浸润性尿路上皮癌的深在部分常有一定误差。故对于浸润性尿路上皮癌应强调分级即分 1 级、2 级、3 级；不强调分低级别、高级别。

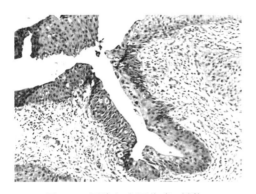

图 5-9　尿路上皮原位癌(低倍)

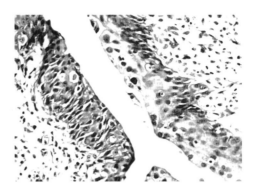

图 5-10　图中左侧尿路上皮原位癌(高倍)

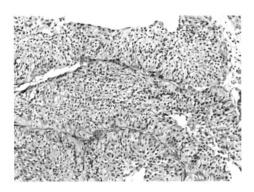

图 5-11　非浸润低级别尿路上皮癌(低倍)

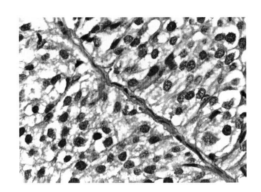

图 5-12　非浸润高级别尿路上皮癌(高倍)

3. 膀胱浸润性尿路上皮癌

WHO 2006 年中文版分类如下:

(1)膀胱尿路上皮早期浸润癌,癌细胞突破基膜浸润深度限于黏膜固有层;未浸润到肌层(图 5-13 和图 5-14)。若是小块活检组织,未见肌层则仅见局灶性乳头融合,应做描述性诊断。

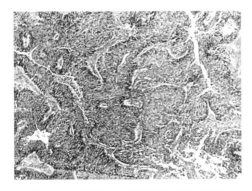

图 5-13　尿路上皮癌早期浸润(低倍)

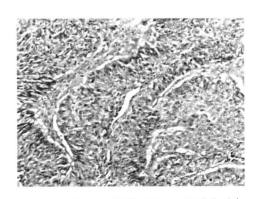

图 5-14　尿路上皮癌早期浸润(灶性乳头融合)

（2）浸润性低级别尿路上皮癌，组织结构均以乳头状为主，但上皮基膜以下的黏膜固有层及肌层均有癌细胞巢浸润（图 5-15 和图 5-16）。若取材浅表未见肌层则有广泛乳头融合，与非浸润高级别乳头状癌的区别是低级别浸润性尿路上皮癌除乳头外，应还有部分实性巢索结构。

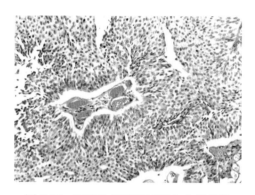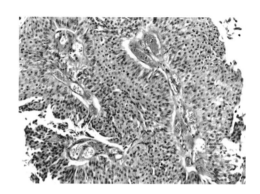

图 5-15　浸润性低级别尿路上皮癌低倍　　　　图 5-16　浸润性低级别尿路上皮癌广泛乳头融合

（3）浸润性高级别尿路上皮癌，组织结构以实性巢索状浸润为主，无乳头或乳头结构很少（图 5-17 和图 5-18）。浸润情况同上。

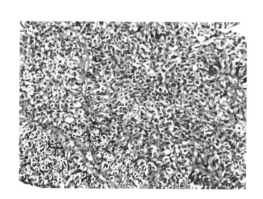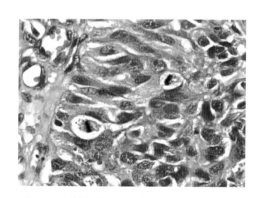

图 5-17　浸润性高级别尿路上皮癌（低倍）　　　图 5-18　浸润性高级别尿路上皮癌（高倍）

浸润性尿路上皮癌的变异：常见的是伴鳞状上皮分化、腺上皮分化（图 5-19 和图 5-20）、梭形细胞分化、透明细胞分化；少见的有伴合体滋养细胞分化、多核巨细胞分化、浆细胞样分化、脂肪细胞样分化、伴淋巴上皮瘤样结构、伴微乳头结构、伴囊状结构、伴 Brunn 巢样结构、伴骨肉瘤或软肉瘤成分、伴平滑肌肉瘤成分、伴黏液肉瘤成分等。上述各种变异都是局灶性的，肿瘤主体仍都是浸润性尿路上皮癌。

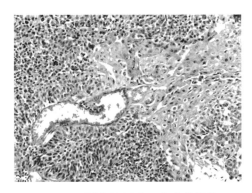

图 5-19 浸润性尿路上皮癌伴鳞化

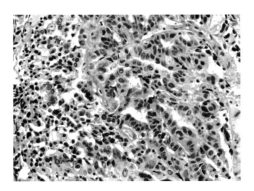

图 5-20 浸润性尿路上皮癌伴腺上皮分化

《诊断病理学》，2015 年版将尿路上皮浸润癌分三级（我们通用方法），为了简便好记和方便使用，作者将书中内容结合自己的体会归纳如下。

Ⅰ级，有浸润现象，以乳头结构为主。

Ⅱ级，有浸润现象，乳头结构和实性巢状结构混合，二者数量大约各占 50%。

Ⅲ级，有浸润现象，以实性巢状结构为主。

尿路上皮癌有两个特征：①病变常有连续性，如浸润性尿路上皮癌常伴有非浸润性尿路上皮癌或癌前病变。不同的部位病变不同，病变常呈多灶性和易复发性。②尿路上皮癌易沿管道蔓延，如膀胱癌可向膀胱颈、尿道、前列腺导管、精囊及输尿管蔓延。

尿路上皮癌的免疫组化

CK7、CK20、CK5/6、CK34BE12、P63 和 S100P 均阳性。而 Vimentin、RCC、PSA 均阴性。鳞状细胞分化灶 CK14(+)、腺上皮分化灶 MUC5AC(+)。

浸润性尿路上皮癌的鉴别诊断

(1)膀胱浸润性尿路上皮癌Ⅲ级伴腺上皮化生应与腺性膀胱炎、内翻性乳头状瘤鉴别，鉴别方法见腺性膀胱炎的鉴别诊断。

(2)浸润性尿路上皮癌Ⅲ级，应排除转移性低分化癌以后再诊断。排除方法是结合临床病史及免疫组化结果。

浸润性尿路上皮癌伴有变异时，要依据变异灶的类型排除相应的肿瘤，如浸润性尿路上皮癌伴鳞化，要与鳞癌鉴别。

(二)膀胱腺癌

膀胱腺癌多来源于移行上皮的腺上皮化生或腺性膀胱炎。好发于膀胱三角区，部分发生于膀胱顶部的腺癌多来自脐尿管残留；常伴 Brunn 巢化生、腺囊性膀胱炎。组织学结构与大肠腺癌相似，可分泌黏液。部分可为黏液腺癌或印戒细胞癌。侵袭性较强，预后较尿路上皮癌差。另有一种腺癌来自中肾管，癌细胞胞浆透亮，或呈鞋钉样所以又称透明细胞癌；排列呈乳头状、腺管状、囊状、实性巢状；细胞异型性明显，核分裂较多。

（三）膀胱鳞癌

多为尿路上皮鳞化的基础上癌变而来。组织学结构与其他部位的鳞状细胞癌相同。分化通常较低，预后较差。如果尿路上皮癌、腺癌、鳞癌出现于同一个肿瘤则称复合性癌。

（四）膀胱神经内分泌肿瘤

膀胱可见类癌、小细胞癌，其组织学形态与免疫组化与其他部位的类癌、小细胞癌相似。

值得注意的是，膀胱的类癌、小细胞癌常与浸润性尿路上皮癌、腺癌、鳞癌或肉瘤样癌混合，容易被漏看或误诊为小的癌细胞或淋巴细胞！遇到膀胱尿路上皮癌或腺癌等伴有灶性小细胞应做免疫组化进行鉴别。

（五）膀胱胚胎性横纹肌肉瘤又称葡萄状横纹肌肉瘤

多见于儿童，好发于膀胱三角区。

肉眼观察

呈葡萄状或息肉状。

光学显微镜观察

低倍镜下观察，似息肉，表面有尿路上皮覆盖，间质广泛黏液变性。高倍镜下可见黏膜上皮层下方有大量短梭形细胞，小圆形、椭圆形细胞，核分裂易见；部分细胞可见嗜酸性红色胞浆，偶见胞浆内有横纹。细胞密集分布，在上皮下呈带状排列称"生发层"。

（六）膀胱副神经节瘤

膀胱副神经节瘤又称膀胱嗜铬细胞瘤是膀胱良性肿瘤。多见于青壮年，女性多于男性；临床表现为高血压，在膀胱充盈或收缩，肿瘤受挤压时血压升高较明显。肿瘤常位于膀胱壁内，直径为 1cm 左右；可为多灶性。肿瘤切面呈黄色，甲醛固定后呈棕色。显微镜下及免疫组化与其他部位的副神经节瘤或肾上腺髓质嗜铬细胞瘤相同。

（七）腺性膀胱炎及囊腺性膀胱炎

Brunn 巢、腺性膀胱炎及囊腺性膀胱炎三者有相互连带关系，其本质为尿路上皮在慢性炎症时增生伴化生，属于癌前病变。

肉眼观察

膀胱镜下见黏膜有多灶性隆起或呈乳头状、息肉状增生。

光学显微镜观察

可见黏膜固有层有较多的 Brunn 巢，细胞巢散在分布，形状较规则，巢与巢之间融合现象较少，大部分细胞巢呈腺样结构，中央的腺腔内衬黏液柱状上皮（图 5-21），腔内有黏液或红色蛋白物质。部分腔内衬尿路上皮或呈囊状扩张。部分巢呈实性结构，由分化好的尿路上皮组成，细胞无异型性。细胞巢形状规则，多呈圆形或椭圆形。

膀胱还有内翻性乳头状瘤（尿路上皮性、腺性、鳞状上皮性）、脐尿管癌（黏液腺癌）、

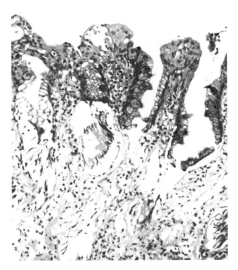

图 5-21 膀胱腺性膀胱炎(中倍)

鳞癌、腺癌、混合性癌、癌肉瘤等。

腺性膀胱炎的鉴别诊断

(1)膀胱浸润性尿路上皮癌伴腺上皮化生，常浸润肌层，细胞有异型性，癌细胞排列除巢状以外还有不规则条索状。腺性膀胱炎，细胞无异型性，无条索结构，只限于黏膜固有层，不会浸润肌层。

(2)膀胱内翻性乳头状瘤，肉眼可呈息肉样。镜下其表面黏膜为正常尿路上皮，黏膜固有层可见分化较好的尿路上皮细胞巢索，由浅向深部呈推进式生长。巢周为基底细胞呈栅栏状排列；巢索排列较密集，它们之间常有融合或以花藤样的细胞索相互连接。少数细胞巢内可见小囊或腺腔或伴有鳞状上皮化生。与腺性膀胱炎不同的是，内翻性乳头状瘤常为单个大瘤块，上皮细胞巢排列较密集，呈推进式生长，肿瘤底部较平整，巢内腺体较少；腺性膀胱炎病灶小而散在。二者可同时并发，均可变为尿路上皮癌。

(3)膀胱肾源性腺瘤，显微镜下可见黏膜表面和固有层有纯立方上皮构成乳头或小管结构，细胞无异型性，无尿路上皮成分。乳头和小管基底膜清楚。腺性膀胱炎中的上皮巢有较多尿路上皮，腺上皮多位于细胞巢中央，巢周围的基底膜不清楚。

(4)膀胱子宫内膜异位症，显微镜下可见膀胱黏膜固有层和肌层有多少不等的子宫内膜腺体，其间还有短梭形子宫内膜间质细胞；而腺性膀胱炎的腺体内衬黏液柱状上皮，其周围常伴有 Brunn 细胞巢。若 Brunn 细胞团块中心有扩张的囊腔则为囊性膀胱炎。

(八)膀胱癌的治疗原则

(1)非浸润性膀胱癌，一般采用经尿道膀胱肿瘤电切术，术后用联合化疗或免疫调节剂，膀胱内灌注。膀胱内灌注可用卡介苗或其他化疗药物。二者疗效相近。

(2)浸润性膀胱癌，一般采用根治性膀胱切除+盆腔淋巴结清扫。如果肿瘤局限非广基仅浸润肌层内侧 1/2 而且分化良好，可经尿道切除肿瘤保留膀胱。身体条件不好不能做或不愿意做膀胱切除的也可保留膀胱。保留膀胱者手术后用化疗药物做膀胱灌注冲洗。根治性膀胱切除有开放式和腹腔镜两种方式。有转移的患者，全身化疗是主要治疗方法。

三　肾盂及输尿管疾病

（一）肾盂输尿管良性肿瘤

（1）肾盂输尿管纤维上皮样息肉，多为有蒂息肉，其表面覆盖尿路上皮，可见局灶性上皮乳头增生或伴有 Brunn 氏细胞巢；上皮下为疏松纤维组织，含有丰富血管及少量平滑肌组织。

（2）肾盂输尿管纤维瘤，由致密的纤维组织构成，表面覆盖尿路上皮组织，常有溃疡及肉芽组织形成。

（3）肾盂囊性错构瘤，是肾盂肾盏邻近组织内出现的多囊性肿块，囊内为单层立方或柱状上皮覆盖，囊腔之间为纤维母细胞及平滑肌细胞。

（二）肾盂输尿管恶性肿瘤

（1）肾盂输尿管尿路上皮癌，常呈乳头状，组织学上与膀胱尿路上皮癌相同。输尿管尿路上皮癌可原发也可由肾盂或膀胱扩散而来。

（2）肾盂输尿管腺癌、鳞癌，组织学上与膀胱的腺癌、鳞癌相同。

（三）肾盂输尿管其他疾病

（1）腺囊性肾盂输尿管炎，组织学与腺囊性膀胱炎相同。

（2）滤泡性肾盂输尿管炎，是一种慢性增生性炎症，表现为黏膜固有层出现淋巴组织增生构成的小结节，可见滤泡形成。

（3）肾盂积水，多为输尿管结石或其他原因引起尿路梗阻，尿液潴留，导致肾盂扩张，肾实质萎缩和囊腔形成。

光学显微镜观察

可见肾实质萎缩，间质纤维组织增生伴较多淋巴细胞、浆细胞细胞浸润。肾单位下部的肾小管扩张，管腔内有红色蛋白物质。早期，肾小球基本正常；晚期，肾小球萎缩、纤维化、玻璃样变，导致肾功部分或完全丧失。

第二节　男性生殖系统疾病

一　前列腺疾病

（一）前列腺上皮内瘤

前列腺上皮内瘤（PIN）是癌前病变，指前列腺导管或腺泡被覆上皮发生的局限于腺内上皮层的瘤变；类似于子宫颈鳞状上皮的 CIN。PIN 的细胞特点是：核增大，核深染或核透亮，核形状不规则，出现核仁或核仁增大，出现多核仁。观察分泌上皮细胞异型性时，重点看贴近基底层的周边细胞。排列方式有平坦型、微乳头型、乳头型、筛状型。基底层细胞存在并可以增生，用 P63 或 34ßE12 标记可见基底细胞层连续或轻微断续。若基底层细胞完全缺失则为浸润性腺泡细胞癌。依据 PIN 的病变程度可分三级。

PIN Ⅰ级，导管腺泡单位上皮细胞灶性复层化，灶性细胞核增大，大小不等，核着色深染，无核仁（图 5-22）。异型细胞与正常上皮细胞之间有过渡现象。病灶散在分布，界限不清。基底细胞层存在（P63 连续阳性）。

PIN Ⅱ级，覆盖上皮细胞部分复层化达 3 层或 3 层以上，可见少数上皮细胞核极向性紊乱，细胞核增大、形状不规则、深染或见少数或半数上皮细胞核有明显核仁（图 5-23），基底细胞层连续（P63 连续阳性）存在。

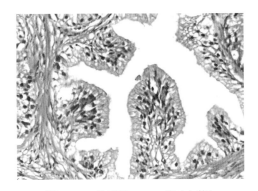

图 5-22　前列腺 PIN 1 级（中倍）

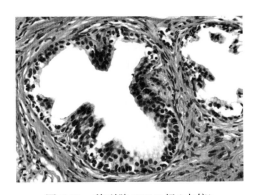

图 5-23　前列腺 PIN 2 级（中倍）

PIN Ⅲ级，覆盖上皮细胞复层化多而明显，多数（≥60%）上皮细胞核有明显核仁，可出现导管上皮成簇状、乳头状、微乳头状、筛状结构、或腔内搭桥（分隔），基底细胞（P63 核+）连续或断续，无浸润（图 5-24）。PIN Ⅲ级相当于原位癌。

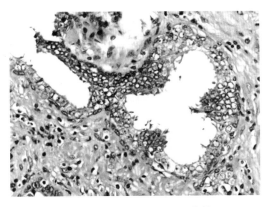

图 5-24　前列腺 PIN 3 级（中倍）

WHO 后来将 PIN Ⅰ级称低级别，PIN Ⅱ级和 PIN Ⅲ级合称为高级别；同子宫颈 CIN 分级一样。高级别 PIN 的分泌上皮细胞偶尔可见黏液细胞、泡沫细胞、透明细胞、印戒细胞或神经内分泌小细胞分化。

免疫组化

基底细胞表达 P63、34ßE12。

（二）前列腺癌

前列腺癌中绝大部分为腺泡腺癌。多见于老年人的前列腺外周部分。质硬，大小不等，可为 5mm 或到侵犯整个前列腺。依据临床表现可分为四型：①潜伏型，无症状；②隐匿型，以转移为首发症状；③偶发型，临床表现为良性病变，术后标本病理检查才能发现前列腺癌；④临床型，临床表现为典型前列腺癌，常有血清 PSA>10ng/ml。

前列腺上皮性肿瘤组织学分类（WHO，2016）：

①前列腺上皮内瘤、②腺泡腺癌、③导管腺癌、④导管内癌、⑤尿路上皮癌（移行细胞癌）、⑥鳞状细胞癌、⑦基底细胞癌、⑧类癌、⑨小细胞癌、⑩未分化癌。前列腺癌 97% 为腺癌；腺癌中 90% 为腺泡腺癌。

光学显微镜观察

可见前列腺腺泡腺癌的细胞类型有透明细胞型、嗜酸性细胞型、嗜碱性细胞型、空泡细胞型，或胞浆呈细颗粒状。约 1/10 的前列腺癌伴神经内分泌细胞分化。

前列腺腺泡腺癌组织学诊断标准，依据 WHO（2016 年版）描述，结合作者工作体会归纳如下。

（1）浸润性生长。癌性腺体、筛状结构、实性团块、条索，浸润于平滑肌、纤维间质是较常见的现象。有时可见上述癌性结构侵犯血管、淋巴管或包绕神经周围。癌性腺体、筛状结构、团块、条索周围无基底层细胞（P63 阴性）。

（2）腺体形态异常。腺体大小不等，内壁光滑，无腺内乳头，多呈小铁环样密集排列，其密度类似子宫内膜腺体复合增生。癌性腺体与正常腺体之间无过渡，有突变的感觉。部分腺体形状不规则，有锐角形成或有共壁及筛状结构。有时可见实性团块、条索。

（3）腺体排列紊乱。良性前列腺增生，腺体排列呈结节状，腺体内衬柱状上皮，有分泌现象，有腺内乳头。腺体周围基底细胞存在（P63 核阳性的基底细胞连续环绕）。腺体之间纤维间质较多。癌性腺体排列弥漫、紊乱、无序，方向各异。无结节状分布特点。腺体之间的纤维间质较少。

（4）细胞异型性。癌细胞与正常前列腺腺上皮细胞比较，核增大，核仁明显；或核大，染色深，呈铅球样。但部分病例，癌细胞核异型性不明显，无核仁。

以上四条同时具备则诊断可以成立；部分病例肿瘤细胞异型性不明显时有腺体形态异常、排列异常、加浸润性生长（P63 阴性提示基底细胞层消失）3 条也可诊断。若在穿刺的小标本中仅见少数几个有明显核仁的异常腺泡（≤3 个），或腺泡结构及细胞核异型性不明显但基底细胞消失，或有明显炎性细胞浸润，腺泡结构不清，是否有浸润不能确定，此时应诊断为非典型小腺泡增生（ASAP）或称非典型腺体。因 ASAP 基底细胞层可以不完整，易误诊为癌。

前列腺腺泡腺癌诊断参考条件：

（1）脂褐素，良性增生的病变中，腺上皮细胞浆内常有脂褐素，前列腺癌的癌细胞胞浆内无脂褐素。

（2）淀粉样小体，良性增生病变中，腺腔内可见淀粉样小体，呈紫红色同心层状结构，如松树横断面的年轮。前列腺癌的癌性腺腔内通常无淀粉样小体。

（3）腔内黏液物质，前列腺癌的癌性腺腔内常见灰蓝色酸性黏液物质，或红色蛋白物质。良性前列腺增生的腺腔内很少见到酸性黏液样物质。

在前列腺外，若未见到前列腺组织，但见到下列情况可疑为前列腺癌。

（1）癌组织包绕神经，而不是贴近神经一侧。

（2）胶原小体，黏液变的纤细疏松的纤维组织由腺体周围伸入腺腔内，形成红色胶样结节。

（3）肾小球样结构，在筛状结构中见到部分腺腔内有上皮增生形成筛状或乳头状结构，其蒂部附着于腺腔的一侧，不是横穿整个腺腔。类似肾小球结构。

前列腺癌的癌性腺体分化程度及形态分级

WHO及国际泌尿病理学会（ISUP）推荐的Gleason分级/Isup分组系统，2016年：Gleason评分方法是1-2-5。即1个原则是以腺体分化程度为主轴，不包括细胞学的改变。2个方面，即肿瘤成分数量上的主要成分和次要成分，分别按腺体分化程度记分，然后相加得出的和，为该肿瘤的总评分。5个分级，是按腺体分化程度分5个级别，分化好的小腺泡，大小均匀一致，密集排列，评分为1；腺体轻度大小不等，大小相差不超过2倍，评分为2；腺体明显大小不等，部分腺泡大小相差2倍以上，评分为3；腺体融合形成不规则筛状结构，评分为4；腺体分化最差出现实性团块、条索，评分为5。具体内容如下。

Gleason 1级癌性腺体，由单一圆形腺泡构成的团块，边界清楚，无浸润。团块内全部为小腺泡，大小一致、形状规则、腺泡密集排列，腺泡间距离均匀，一般少于一个腺泡直径。腺泡腔面圆整，腔内的癌细胞胞浆淡染，核及核仁中等大。穿刺活检标本中若未见到肿瘤边界（未见到肿瘤外围的正常前列腺组织）；无法排除浸润，则不要为诊断前列腺癌1级。此类腺体评分为1。

Gleason 2级癌性腺体，瘤灶稍不规则，有轻微浸润。有少数腺体轻度扩张，但大小相差不到2倍。其余与1级基本相同。2级腺体也是少见的，因为2级腺体中常混有3级腺体。此类腺体评分为2。

Gleason 3级癌性腺体，主要特点为腺泡大小、形状和腺间距离有明显差异。部分腺泡大小相差2倍以上，腺间距离大于一个腺泡，腺体分布不均匀（图5-25）。肿瘤边缘界限不清，有癌性腺体浸润。腺体轮廓存在，腺体外形圆整或不规则。WHO 2016年版中规定3级腺泡明显大小不等，形状不规则，分布不均匀，无融合，无筛状结构。此类腺体评分为3。

Gleason 4级癌性腺体，其特点是出现腺泡与腺泡融合，有筛状结构是其主要特点，其面积常大于正常导管或腺泡（图5-26）。可见不规则的腺内筛孔和/或腺间融合形成大而不规则筛孔，可见肾小球样腺体。有时在肿瘤边缘可见少量实性条索。凡是见到筛状结构，不管大小和轮廓是否规则，都归为4级。此类腺体评分为4。

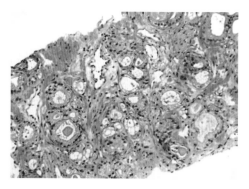

图 5-25　Gleason3 级前列腺癌(中倍)

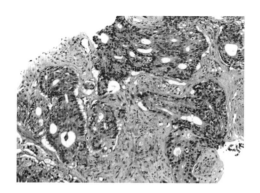

图 5-26　Gleason4 级前列腺癌(中倍)

　　Gleason 5 级癌性腺体：肿瘤以实性团块、条索为主，筛状结构为次要成分，腺泡结构极少而且分散。凡是筛状结构伴坏死都归为 5 级。5 级中有的像乳腺粉刺癌。有的像小细胞癌或间变癌。有的像印戒细胞癌(图 5-27 ~ 图 5-31)。此类腺体评分为 5。

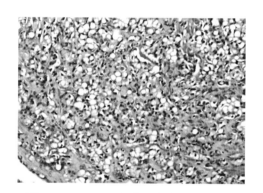

图 5-27　Gleason5 级前列腺癌印戒细胞型

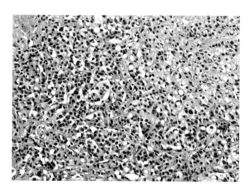

图 5-28　Gleason5 级前列腺癌实性条索为主

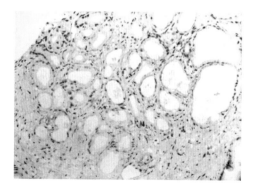

图 5-29　前列腺癌 P63 染色阴性(中倍)

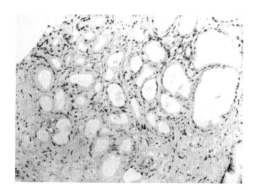

图 5-30　前列腺癌 P504S 染色阳性(中倍)

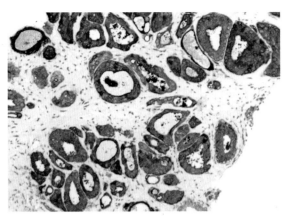

图 5-31　前列腺癌 PSA 阳性(中倍)

WHO 2016 年前列腺癌 Gleason 的评分方法如下: ① 主、次两种成分评分方法同前。② 在标本中出现 3 种成分取数量最多和级别最高的, 后者数量可能是第 3 位但要≥5%, 若小于 5% 则按数量第 1 和第 2 计分, 在评分后注明最高级别的含量。如 3+4 = 7 有小于 5%Gleason 评分 5 级成分。③ 在标本中若有两种生长方式, 次要成分为低级别的 2 级或 1 级并且数量少于 5% 则忽略不计; 评分按数量多的一种并重复一次, 如 3+3 = 6。若<5% 的次要成分为较高级别, 建议在报告后注明, 如: 3+3 = 6 伴有 G4 成分。

2016 年, WHO 将 Gleason 评分按疾病危险程度分以下 5 级。

总分≤6 为第一级, 危险度较低; 3+4 = 7 为第二级; 4+3 = 7 为第三级; 总分等于 8 为第四级; 总分为 9 或 10 为第五级, 危险度最高。

例如某一前列腺癌病例, 镜下见肿瘤主要成分为腺体明显大小不等形状不规则, 密度不均匀(3 分), 次要成分为少量腺体融合, 形成不规则筛状结构(4 分), 该肿瘤最终得分为 3+4 = 7, 评分符合 Gleason 2 级前列腺癌。

前列腺癌(腺泡型)的变异:

(1)萎缩型, 癌性腺体呈不同程度扩张, 腺腔内衬上皮变扁或呈立方形, 胞浆少, 但细胞核大, 核仁明显。腺体周围基底细胞消失(P63 染色阴性)。并向周围组织浸润。

(2)假增生型, 癌性腺体腺腔大, 腺腔内衬柱状上皮, 胞浆丰富, 有内生性乳头。细胞核大, 核仁明显。腺体周围基底细胞消失。呈浸润性生长, 常与经典型腺泡腺癌并存。

(3)黏液癌, 是含大量细胞外黏液的癌, 癌细胞团块或条索漂浮于黏液湖中, 黏液面积≥该例切片中整个肿瘤面积的 25%。小于肿瘤面积 25% 不能诊断为黏液癌。只能诊断为前列腺腺泡腺癌伴部分黏液分泌。而且要注意排除胃肠道和乳腺等部位转移性黏液癌。此型前列腺癌预后差, 与乳腺的黏液癌不同。

(4)印戒细胞癌, 组织结构和细胞形态与胃肠道印戒细胞癌相似。该细胞数量要达到 30% 以上才能诊断印戒细胞癌。有时印戒细胞胞浆内不含黏液而是空泡变性或脂质, 此时应做免疫组化, 排除: ①转移性印戒细胞癌和②组织细胞增生。

(5)泡沫细胞腺体型, 腺体密集排列呈背靠背的图像, 腺体周围基底细胞消失, 呈浸润性生长。腺腔内衬柱状或多边形细胞,胞浆丰富呈泡沫状。细胞核小,无核仁,无异型性。腔内无乳头。

(6)肉瘤样癌或称癌肉瘤,肿瘤内有腺癌成分和恶性梭形细胞成分和/或肉瘤成分。多数病例血清 PSA 不高。免疫组化 PSA(+),PCK(+)。

(7)其他变异类型包括嗜酸性细胞型、巨细胞型、透明细胞型、伴神经内分泌分化、伴灶性 HCG 分化、淋巴上皮样癌等。

前列腺癌的免疫组化

PSA、PAP、P504S(AMACR)、PSMA、AR 均(+)、CK7 和 CK20 有时(+);基底细胞标记物:P63、CK34BE12 均(−)。

注释

(1)PSA 阳性定位于癌细胞胞浆,其表达程度与分化程度有关,即分化越高,阳性程度越高,分化越低则阳性越弱甚至(−)。做放疗或去势治疗后可(−)。与 PAP 联合应用基本可鉴别前列腺原发癌与转移性癌,可以区别前列腺癌与肾源性肿瘤。近来发现有些非前列腺来源的肿瘤也表达 PSA,如尿道旁腺癌、膀胱绒毛状腺瘤、膀胱腺癌、阴茎 Paget 病等。

(2)PAP(前列腺特异性酸性磷酸酶),阳性定位于胞浆。作用与 PSA 相似,有时二者只有一个(+)。除前列腺癌外,可表达 PAP 的肿瘤还有:膀胱腺癌、肛门癌、乳腺导管癌、胃肠道类癌等。

(3)P504S(α-甲酰基辅酶 A-消旋酶),80% 到 100% 前列腺癌(+),定位于胞浆。正常的前列腺组织(−)。部分高级别 PIN、AAH(非典型腺瘤样增生)、ASAP(非典型小腺泡增生)等病变中也可表达。

(4)PSMA(前列腺特异性膜抗原),阳性定位于细胞浆/或膜。标记前列腺来源肿瘤。

(5)AR(雄激素受体)阳性定位于细胞核。未治疗的前列腺癌 85%(+),但有 42% 高级别的 PIN 也呈(+)。

前列腺癌的鉴别诊断

前列腺癌要与以下非癌病变鉴别。

(1)与有筛状结构的 PIN 鉴别,后者基底细胞存在(P63+)。有筛状结构的前列腺癌,其周围基底细胞消失(P63-)。而且呈浸润性生长。

(2)与有透明细胞的良性病变鉴别,如:①透明细胞筛状增生,为大腺泡中分泌上皮增生,形成筛状结构,增生的细胞胞浆透明。呈腺泡状或簇状排列,外形平滑,无浸润。②腺泡上皮空泡变性、变性上皮细胞胞浆透明,位于腺泡内。③组织细胞增生等要与透明细胞前列腺癌鉴别。前二者为上皮来源良性病变,细胞无异型性,其周围有基底细胞层(P63+)。可与前列腺癌鉴别。组织细胞增生则 CD68(+),PSA(−)。前列腺腺癌细胞则相反。

(3)前列腺非典型腺瘤样增生(AAH)与前列腺癌的鉴别,前者为局灶性一群密集的,新生小腺泡,像高分化小腺泡癌。但细胞核无核仁,腔内无黏液,腺泡小但形状与原有腺体相同。其周围基底细胞可连续或断续存在(P63+)。依据上述特点可与前列腺癌鉴别。

(4)前列腺硬化性腺病与前列腺癌的鉴别,前列腺硬化性腺病与乳腺硬化性腺病相似。腺泡可大小不等,形状不规则,可见条索样结构,易与前列腺癌混淆。但腺上皮细胞无大核仁,其核长轴与周围纤维组织走向平行,周围基底细胞存在(P63+),有时基底细胞化生为肌上皮则 S-100(+)。前列腺癌无上述特点。

(5)与老年正常精囊上皮鉴别,后者可见于少数良性前列腺增生病变中,其上皮可见核大、染色深,形状不规则,有时核仁明显,易误诊为癌。但上皮细胞胞浆丰富,含大量脂褐素。少量大核细胞在上皮层内呈散在跳跃式分布于正常上皮之间。而且 PSA(-)、PAP(-)。前列腺癌无此组织学特点,并且 PSA(+),PAP(+)。

(6)与前列腺基底细胞增生鉴别,增生的基底细胞位于腺腔内在分泌细胞与基底膜之间,增生基底细胞复层化,但层次多少在腺内不均匀。增生明显时腺内分泌细胞可消失,形成腺内实性和/或筛状结构,这种腺泡若累及整个小叶时易与前列腺癌混淆。但细胞核无异型性。基底细胞 P63(+)、CK34BE12(+)。而前列腺癌细胞核大核仁明显,P63(-),CK34B12(-)。

(7)与前列腺萎缩后增生鉴别,后者小叶轮廓存在,小叶内部分腺泡或腺管上皮萎缩,管腔扩展。扩张的腺管大小不等,形似腺泡。小叶外周腺泡分泌上皮增生,使管壁增厚或充满腺泡腔,形成实性小团块,散在或呈簇状分布。与前列腺高分化腺癌不同的是,实性小团块位于小叶内,而且与管壁增厚的腺管有过渡,细胞核无异型性,无腺泡融合,无筛状结构。其周围基底细胞存在(P63+)。

注意:

(1)基底细胞层是否存在对鉴别前列腺 HGPIN 等良性病变与前列腺癌非常重要。基底细胞层除光学显微镜观察以外,用 P63 和 CK34ßE12 可以标记,一般 HGPIN 等良性病变二者为阳性;前列腺腺泡细胞癌、导管腺癌为阴性。

(2)前列腺癌可有筛状结构,但有筛状结构的不一定是前列腺癌!还有可能是高级别 PIN 或基底细胞增生或透明细胞筛状增生等。若筛状结构相互融合或包绕神经或出现坏死则是前列腺癌。

(3)前列腺癌可有实性团块、条索结构;但有实性团块、条索结构的不一定是前列腺癌!也可能是基底细胞增生或是前列腺硬化性腺病。后二者基底细胞均存在,P63 均阳性。

(4)单纯上皮细胞核仁大而明显不一定是前列腺癌,HGPIN 和非典型小腺泡增生(ASAP)也可见上皮核仁大而明显。

前列腺癌的治疗原则:

(1)手术,有根治性前列腺切除术及经尿道前列腺切除术二种,目前多采用后者;术后可能出现尿失禁。晚期要做盆腔淋巴结清扫术。

(2)内分泌治疗,前列腺是雄激素依赖器官;而雄激素有95%是由睾丸产生的。手术切除双侧睾丸,减少雄激素的产生,可抑制前列腺癌细胞生长。还可用药物抑制垂体促性腺激素释放,间接抑制睾酮产生,或直接用抗雄激素药物如尼鲁米特等治疗;也可用雌激素治疗。

(3)放疗,对于早中期局限性前列腺癌治疗效果与手术相似。

(4)化疗,对于复发性或晚期前列腺癌可用联合化疗。

(三)前列腺良性增生

前列腺良性增生(benign prostatic hyperplasia,BPH)又称结节状前列腺增生。

此病是老年性疾病，60~69 岁为发病高峰期。临床主要症状为尿频、尿急、尿流变细、尿流中断等排尿困难症状。排尿困难的程度与前列腺增生的部位有直接关系，与前列腺大小关系不大。如靠近膀胱的前列腺增生即使增生较小也容易堵塞尿道内口，引起明显排尿困难。部分前列腺增生病例可见血清 PSA 轻度升高。

光学显微镜观察，可见前列腺上皮成分(含分泌上皮、基底细胞)和间质成分(含纤维母细胞、平滑肌细胞及少量特异性间质成分)均增生，形成结节。依据结节内的主要成分，可将结节分为以下 5 种。

(1)纤维肌腺瘤型，为上皮和间质混合性增生结节(图 5-32 和图 5-33)。最多见。

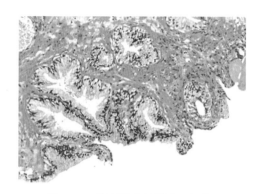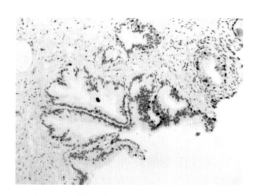

图 5-32　前列腺良性增生(中倍)　　　图 5-33　前列腺良性增生 P63 间断着色

(2)腺瘤样型，是以上皮细胞构成的腺体增生为主的结节。

(3)纤维肌型，是以纤维和平滑肌增生为主的结节，腺体较少。

(4)平滑肌瘤样型，是以平滑肌增生为主的结节，无腺体或腺体极少。无腺体时可误诊为平滑肌瘤。

(5)纤维血管型，是以纤维和小血管增生为主的结节。

同一病例中常可以见到上述几种病变，可以某一种病变为主。结节中腺体内衬上皮可为高柱状，有分泌现象，有纤维轴的上皮乳头突向腺腔内。也可为立方上皮，形成少量乳头，突向腔内。腺腔内常见淀粉样小体。

结节状前列腺增生，在腺体增生同时常伴有基底细胞增生，增生的基底细胞可形成筛状结构、实性结构。但增生的基底细胞均位于腺腔内，无异型性。P63 和 CK34βE12 均(+)。以此可与前列腺癌鉴别。此外还可伴发前列腺萎缩后增生、非典型腺瘤样增生、硬化性腺病、透明细胞筛状增生等(详见前面前列腺癌的鉴别诊断)。

结节状前列腺增生的免疫组化

分泌细胞：PSA(+)、PAP(+)。基底细胞：P63 细胞核(+)、CK34BE12 细胞浆(+)。分泌细胞和基底细胞均(+)有：PCK、CK(L)。

结节状前列腺增生时，可见少量散在新生腺泡或呈囊状扩张的腺泡，二者周围基底细胞可以不连续，甚至消失。此时不要误诊为前列腺癌。

二　睾丸及附睾疾病

(一)睾丸精原细胞瘤

其中含典型精原细胞瘤、间变性精原细胞瘤、精母细胞性精原细胞瘤、生精小管内生殖细胞肿瘤,未分类型(IGCNU)。

1. 典型精原细胞瘤

约占睾丸生殖细胞瘤的40%,约占睾丸精原细胞瘤的90%。大部分发生于40岁左右的隐睾患者。50岁以上的成人和儿童少见。大约有50%的患者血清PLAP升高,少数病人有HCG升高。

光学显微镜观察

瘤细胞较大,大小均匀一致。胞浆中等量,透亮,含有糖原或脂质,PAS染色阳性,界限清楚。细胞核大而圆,居中,常有1~2个明显核仁。核分裂易见。瘤细胞排列呈片状、巢状、梁索状或小腺泡状,一般不见腺管结构,可见灶性坏死。间质纤维组织内有较多淋巴细胞浸润(图5-34~图5-36),有时可形成淋巴滤泡。少数病例间质内可见肉芽肿形成。肉芽肿内多核巨细胞可有可无。约有10%的精原细胞瘤含有少量合体滋养叶细胞,HCG(+)。常分布于血管周围,不伴有细胞滋养叶细胞。

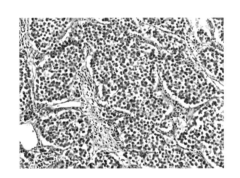

图5-34　睾丸精原细胞瘤(中倍)

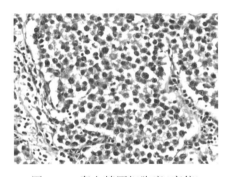

图5-35　睾丸精原细胞瘤(高倍)

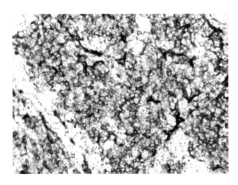

图5-36　睾丸精原细胞瘤 PLAP 阳性

2. 间变性精原细胞瘤

2016 年，WHO 将该型更名为伴大量核分裂的精原细胞瘤。瘤细胞核较大呈多形性，核仁明显，核分裂平均每个高倍视野有 3 个或 3 个以上。常见形似合体滋养叶细胞的瘤巨细胞。间质内淋巴细胞及肉芽肿病变极少或无。此型少见。

3. 精母细胞性精原细胞瘤

多见于 50 岁以上男性患者。临床表现为无痛性睾丸肿大；此型较少见。

光学显微镜观察

可见有三种细胞成分：一种为巨细胞，直径约 100μm，常为单核，偶见双核或多核。细胞浆丰富，嗜酸性。第二种为中等大瘤细胞，直径为 15~18μm，核圆形，细胞浆嗜酸性。第三种为小细胞，大小似小淋巴细胞，直径 6~8μm，细胞浆少，嗜酸性。间质内无淋巴细胞，无肉芽肿。其预后比前面两种精原细胞瘤好。

4. 生精小管内生殖细胞肿瘤

生精小管内生殖细胞肿瘤，未分类(IGCNU)，2016 年，WHO 将该型命名为生精小管内原位精原细胞瘤。显微镜下可见生精小管内充满恶性生殖细胞，完全取代各级生精细胞和支持细胞。恶性生殖细胞，比正常精细胞大，核深染，核仁明显，核分类易见；细胞浆丰富而透亮；细胞大小比较均匀一致。作者注：正常生精小管内的生精细胞由腔内向外依次为精子、精子细胞、次级精母细胞(中等大)、初级精母细胞(体积最大)、贴近管壁的精原细胞(中等大)。总之，正常生精小管内的各级细胞大小不一。生精小管内原位精原细胞瘤常与其他类型精原细胞瘤并存。

5. 睾丸精原细胞瘤免疫组化

1)典型精原细胞瘤的免疫组化

阳性：PLAP 阳性部位是膜/浆，CD117，D2-40，合体滋养叶细胞 HCG(+)。特染：瘤细胞胞浆 PAS(+)。

阴性：inhibin，AFP，CK8，CK18，CD30 和 CK 多为阴性，偶见灶阳。

2)生精小管内生殖细胞肿瘤(IGCNU)

阳性：PLAP(非肿瘤性精原细胞阴性)，CD117，OCT3/4(核+)，P53。

3)精母细胞性精原细胞瘤

阳性：CK18，SCP1，SSX，XPA。

阴性：PLAP，CD117，inhibin，AFP，CD30，LCA。

注：PLAP，CD117 可见少量细胞阳性。

6. 精原细胞瘤的鉴别诊断

(1)睾丸胚胎性癌，常呈腺泡状、腺管状、乳头状、实性片状，常见单核或多核瘤巨细胞；类似低分化腺癌；PCK(+)，CD30(+)。而精原细胞瘤一般无管状、乳头状结构，PCK 和 CD30 多为(-)。

(2)睾丸间质细胞瘤、非霍奇金淋巴瘤，转移性恶性黑色素瘤等。

间质细胞瘤，inhibin(+)，Vimentin(+)，PLAP(-)。

非霍奇金淋巴瘤：PLAP(-)，CD117(-)，LCA 多数(+)。

恶性黑色素瘤：HMB45(+)，S-100(+)，PLAP(-)。

（二）睾丸胚胎性癌

睾丸胚胎性癌好发于 20~40 岁，临床表现为睾丸进行性肿大。放疗效果较好。

光学显微镜观察

可见肿瘤形成腺泡状、管状、乳头状和实性片状结构、裂隙结构（图 5-37 和图5-38）。瘤细胞大呈立方形、柱状或多形性，核为圆形、卵圆形或不规则形；核深染或呈空泡状，可见明显核仁，核分裂易见；胞浆丰富，淡红色或嗜双色性，或呈空泡状，界限不清。可见单核或多核瘤巨细胞。有时可见合体滋养叶细胞。间质为纤维血管组织或为疏松的网状结构，或为富细胞的肉瘤样结构。少数病例可见淋巴细胞及肉芽肿结构。常见出血、坏死。本瘤常与畸胎瘤、绒癌、精原细胞瘤并存。癌细胞 CK、AFP 和 CD30 阳性。

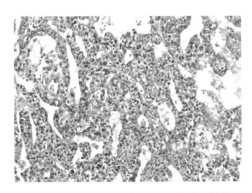

图 5-37　睾丸胚胎性癌，腺样结构（低倍）

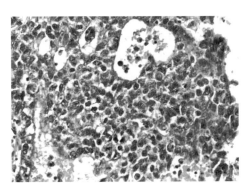

图 5-38　睾丸胚胎性癌，实性结构（高倍）

鉴别诊断

（1）间变性精原细胞瘤，瘤细胞异型性特明显，核分裂多，但无腺管、腺泡和乳头结构。而胚胎性癌有明显腺管、腺泡和乳头结构。

（2）睾丸内胚窦瘤，见以下内容。

（三）睾丸内胚窦瘤（卵黄囊瘤）

此瘤又称婴儿睾丸腺癌。它是婴儿和儿童睾丸常见的恶性肿瘤。多见于婴儿到 11 岁儿童。成人很少见。临床表现为睾丸肿大，血清 AFP 升高。

光学显微镜观察

可见肿瘤组织形态与卵巢内胚窦瘤相似，有以下多种结构：①内胚窦结构，②肾小球样结构，③网状或微囊结构，④腺泡-腺管结构，⑤实性或肝样结构，⑥嗜酸性透明小体或基底膜样结构，PAS 染色（+）。透明小体可位于细胞内或细胞外。基底膜样结构呈红色均质小片状或条索状，多在细胞外。

注：成人睾丸以精原细胞瘤和胚胎性癌较多见，内胚窦瘤少见。

内胚窦瘤的免疫组化

AFP（+），CK(L)（+），CK8/18（+），a-ATT（+），白蛋白（+），铁蛋白（+）。

睾丸的绒毛膜上皮癌、畸胎瘤及性索间质肿瘤等与卵巢相应病变相似，详情见本书"第二章 女性生殖系统常见疾病"中的"第三节 卵巢常见疾病"。

(四)附睾腺瘤样瘤

附睾腺瘤样瘤是间皮来源的良性肿瘤，约占附睾良性肿瘤的50%，发病年龄多见于30~60岁。临床常表现为附睾无痛性实性肿块。生长缓慢，病史较长。

光学显微镜观察

可见肿瘤无包膜，但界限清楚；有时可侵入睾丸实质，但非恶性依据。肿瘤有上皮细胞和纤维间质两种成分。在纤维间质内有无数大小不等的杂乱腔隙，其内衬柱状、立方、扁平上皮(图5-39和图5-40)。部分细胞胞浆内有空泡，核被挤向一侧似印戒细胞。无空泡的上皮细胞胞浆嗜酸性，核为圆形或卵圆形，淡染，可见小核仁，无核分裂，无异型性，无坏死。上皮细胞可形成腺管结构或实性条索。冰冻切片易误诊为腺癌！内衬扁平上皮的腔隙似淋巴管，纤维间质常见淋巴细胞浸润，有时可形成淋巴滤泡或见有少量平滑肌组织。肿瘤细胞免疫组化支持间皮来源：

PCK(+)，ENA(+)，Calretinin(+)，Vimentin(+)，F8(−)，CD34(−)。

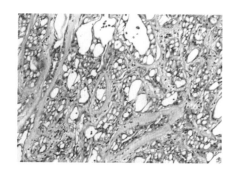 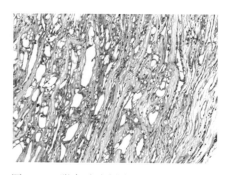

图5-39 附睾腺瘤样瘤(中倍)　　图5-40 附睾腺瘤样瘤另一视野(中倍)

(五)附睾精子肉芽肿

该病的发生与附睾、精索和睾丸慢性炎症有关，精子外溢为病因。临床表现为附睾硬结，直径为1~3cm。

光学显微镜观察

可见附睾管破裂，多由于外伤所致，精子进入间质引起肉芽肿反应。早期有少量中性粒细胞反应，继而出现组织细胞增生吞噬精子及棕色色素；病灶内还可见散在上皮样细胞、多核巨细胞构成的结节，其中央有多少不等、形态像蝌蚪或芝麻样退变的精子及退变坏死的细胞碎片，无干酪样坏死。结节边缘为毛细血管、纤维母细胞及淋巴细胞，有时可见脂褐素；常见扩张的附睾管，管腔内充满精子。陈旧病变有纤维化，有时可见玻璃样变或钙化。

鉴别诊断

(1)附睾精子肉芽肿应与附睾结核鉴别，结核结节中一般无中性粒细胞，结节中央有干酪样坏死，无精子及坏死的细胞碎片。

（2）附睾精子肉芽肿应与肉芽肿性睾丸炎鉴别，后者由上皮样细胞、淋巴细胞、浆细胞、组织细胞及多核巨细胞构成肉芽肿样结节；生精小管有炎细胞浸润并可见管腔闭塞、基底膜破坏及纤维化；结节中央无精子及细胞碎片。

此外，睾丸、附睾还有睾丸鞘膜积液、附睾囊肿、精索囊肿等。

（六）睾丸、附睾、输精管结核

在睾丸、附睾、输精管结核中以附睾结核最常见。其来源可为血源性感染或由附近脏器如前列腺、精囊结核直接蔓延而来。附睾结核常与睾丸结核同时并存。可发生于任何年龄，但以20~40岁较多。临床表现为睾丸、附睾肿大，轻微疼痛，附睾可触摸到硬结，精索增粗，可呈串珠样改变。有时可见附睾结节与阴囊皮肤粘连，晚期可形成瘘管。光学显微镜下可见增生的上皮样细胞形成结节，中心常有干酪样坏死，结节周围有少量朗罕斯巨细胞及较多淋巴细胞浸润。

1. 睾丸精原细胞瘤治疗原则

（1）手术适用于Ⅰ期（肿瘤局限于睾丸附睾，无淋巴结转移），手术方式为根治性睾丸切除（从内环处分离精索切除睾丸）。术后一个月内作辅助性放疗。

（2）放疗适用于Ⅱ期（出现腹股沟淋巴结转移），精原细胞瘤对放疗高度敏感，放疗是Ⅱ期睾丸精原细胞瘤的标准治疗方法。

（3）化疗适用于Ⅲ期（出现远处转移）。

2. 非精原细胞瘤的生殖细胞肿瘤治疗原则

（1）手术适用于Ⅰ期，手术方式为睾丸切除术。

（2）化疗适用于Ⅱ期Ⅲ期，疗效的观察指标是AFP、HCG。

3. 睾丸性索间质肿瘤治疗原则

性索间质肿瘤对放疗和化疗均不敏感，治疗以手术为主。传统手术方式为根治性睾丸切除，但对于青春前期双侧病变的患者，如果临床和病理仅见良性性索-间质肿瘤，可进行病灶切除，以保留生理功能和生殖功能，术后定期随访。单侧病变可切除患侧睾丸。如果发现恶性肿瘤，特别是老年患者则应行根治性睾丸切除+淋巴结清扫。

三 阴茎及阴囊疾病

（一）阴茎阴囊非恶性肿瘤性疾病

1. 尖锐湿疣

尖锐湿疣是由人乳头瘤病毒（HPV）所致的病变。肉眼观察呈颗粒状、斑块状或乳头状。好发于龟头、冠状沟、包皮、阴囊、会阴及肛周等处。

光学显微镜观察

（1）上皮呈乳头状或疣状增生。

（2）表层上皮角化不全，有时伴角化过度。

（3）棘层增厚，棘层中上部可见有挖空细胞，与同一切片同组织同层次的周围正常棘层细胞核相比,其细胞核增大,核皱缩,核深染,核膜不光滑;有时可见双核或多核。胞浆呈空泡状。该细胞可散在或成簇分布(图5-41和图5-42)。此条为诊断的关键。

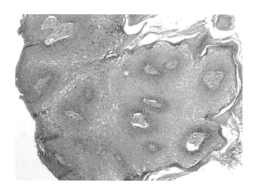
图 5-41 阴茎尖锐湿疣(低倍)

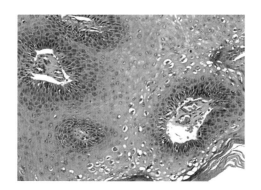
图 5-42 阴茎尖锐湿疣(中倍)

(4)基底层细胞增生,层次增多。

(5)真皮浅层毛细血管增生,管腔扩张伴淋巴细胞、单核细胞浸润。

2. 阴茎梅毒

阴茎梅毒多为二期梅毒,临床表现为无痛性溃疡。溃疡呈单个圆形,边缘整齐,界限清楚,质硬。溃疡面的分泌物涂片做银染可发现梅毒螺旋体。光学显微镜观察,可见小血管呈闭塞性血管炎伴大量浆细胞浸润,其中可有部分淋巴细胞、单核细胞。

3. 干燥性闭塞性龟头炎

又称硬化萎缩性苔藓。光学显微镜观察,可见表皮萎缩变薄伴角化过度,基底细胞空泡变性。黏膜固有层广泛纤维化伴玻璃样变性及淋巴细胞浸润。

4. 阴茎 Paget 病

阴茎 Paget 病是癌前病变,显微镜下可见表皮内有胞体大、胞浆透亮、核大、核仁明显的 Paget 细胞。Paget 细胞表达 CEA、EMA、CK8。

具体请看后面阴囊和阴茎皮肤 Paget 病。

5. 阴茎鲍恩样丘疹病

阴茎鲍恩样丘疹病是癌前病变,组织学与鲍恩病类似,表皮内异型上皮细胞占据表皮全层或可见胞体大、核浆比例高、胞浆透亮的 Paget 样细胞成簇或散在分布于表皮各层。与鲍恩病的区别是患者年轻,病程短,有自限性;肉眼观察为多发性淡红色丘疹。

6. 阴囊皮肤的鳞癌、基底细胞癌

见本书第九章皮肤疾病。

(二)阴茎上皮内肿瘤及阴茎癌

1. 阴茎上皮内肿瘤(penile intraepithelial neoplasia,PIN)

(1)PIN I 级,异型增生的上皮细胞位于上皮层下 1/3。

(2)PIN II 级,异型增生的上皮细胞占据上皮层下部和中部即达上皮层的中下 2/3。

（3）PIN Ⅲ级，异型增生的上皮细胞超过上皮层的 2/3，达上皮层上部，甚至达全层。Bowen 病和 Queyrat 红斑属原位鳞癌和 PIN Ⅲ级。

有人将 PIN Ⅰ级定为低级别，PIN Ⅱ级和 PIN Ⅲ级合称为高级别。

2. 阴茎癌

（1）鳞状细胞癌，大多数为高分化或中分化鳞癌，细胞有异型性，有角化现象。呈浸润性生长（图 5-43 和图 5-44）。部分病例癌细胞呈明显乳头状生长，称乳头状鳞癌。少数病例可为基底细胞癌或混合性癌（疣状癌与鳞癌或基底细胞癌混合，或腺癌与鳞癌混合等）。

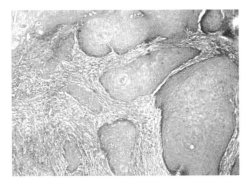

图 5-43　阴茎高分化鳞癌（低倍）

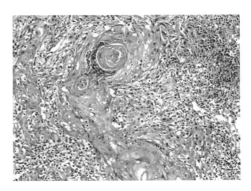

图 5-44　阴茎高分化鳞癌（中倍）

（2）湿疣样鳞癌，即鳞状细胞癌中可见部分典型挖空细胞。挖空细胞的形态特点见阴茎尖锐湿疣。

（3）疣状癌（疣状鳞癌），鳞状上皮棘层增厚，角化过度，向上呈乳头状增生，乳头轴心纤维组织少或无。上皮细胞分化良好，异型性不明显，无核分裂，可见细胞间桥。增生的上皮细胞还向下生长，其特征是肿瘤细胞形成梁、索或团块状，梁索基底部较宽，呈方形或球形，其深度基本在同一水平线上，即推挤（推进）式浸润性生长（图 5-45 和图 5-46）。

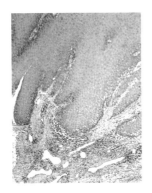

图 5-45　阴茎疣状癌（中倍）

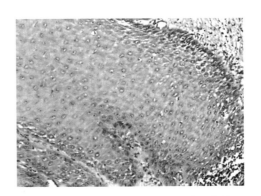

图 5-46　阴茎疣状癌细胞分化良好（高倍）

(4)肉瘤样癌(梭形细胞癌),显微镜下常为低分化鳞癌伴有未分化梭形细胞成分。梭形细胞成分像平滑肌肉瘤或纤维肉瘤。若伴有异源成分,则称癌肉瘤。此型须做免疫组化鉴别肉瘤或梭形细胞恶性黑色素瘤。

(5)阴囊和阴茎皮肤 Paget 病,光学显微镜下可见表皮和/或皮肤附属器的上皮内出现单个或成簇、胞体大、胞浆透亮的 Paget 细胞。该细胞免疫组化:EMA、CEA、CK(L)均(+),黏液染色(+);但 S-100(−)、HMB45(−)、Malen-A(−)。

3. 阴茎鳞癌的鉴别诊断

(1)阴茎高分化鳞癌应与假上皮瘤样增生鉴别,后者细胞分化良好,无异型性,鳞状上皮细胞常在基底部形成细长的上皮脚,其下端细而尖,走向不定,深浅不一,可相互融合形成网状结构。无真正浸润,无间质反应。高分化鳞癌,细胞有异型性,可见癌细胞呈单个散在或三五成群或呈小条索状浸润性生长;癌细胞周围可见有纤维母细胞增生的间质反应。

(2)阴茎湿疣样癌、疣状癌、乳头状癌的鉴别见下表。

指标	湿疣样癌	疣状癌	乳头状癌
挖空细胞	有	无	无
HPV16,HPV6	(+)	(−)	(−)
基底部	深浅不一,有浸润	基本在同一水平	深浅不一,有浸润
生长方式	乳头状和疣状	以疣状为主,有部分乳头状	以乳头状为主,有部分疣状
细胞异型性	较明显	不明显	明显

4. 阴茎癌治疗原则

(1)浸润癌Ⅰ期(肿瘤位于龟头、分化高,仅侵犯皮下组织)进行病灶切除或阴茎部分切除。关于安全切缘的距离,高分化肿瘤切缘要距肿瘤 1cm;低分化肿瘤切缘距肿瘤要1.5cm;残留阴茎要≥2.5cm 才能保留站立排尿功能。

(2)浸润癌Ⅱ期(肿瘤侵犯阴茎海绵体或尿道海绵体)应进行阴茎全切除及会阴尿道成型术,保留阴囊和睾丸。如果患侧腹股沟淋巴结大于 4cm 应做单侧淋巴结清扫,若小于4cm 则应先做细胞学或组织学检查,未见癌转移可不作清扫或作预防性淋巴结清扫,见有癌转移一定要做淋巴结清扫。

(3)Ⅲ期(肿瘤侵犯尿道)Ⅳ期(发现单侧或双侧腹股沟淋巴结转移)一般先做化疗使肿瘤和淋巴结变小,然后再做阴茎切除+淋巴结清扫。

(4)原位癌及疣状癌,肿瘤位于包皮可进行包皮环切,位于龟头可进行龟头切除或部分阴茎切除。单独放疗也可得到根治效果,而且可保留阴茎外形。激光治疗效果也比较理想。

参 考 文 献

1. 邹万忠. 肾活检病理诊断标准指导意见[J]. 中华肾脏病杂志，2001，17：270-275.

2. 陆敏，邹万忠. 肾脏肿瘤//Eble J N，Sauter G，Epstein J I，et al. WHO Classification of Tumours，Pathology&Genetics Tumours of the Urinary System and Male Genital Organs[M]. 北京：人民卫生出版社，2006：1-89.

3. 刘彤华. 诊断病理学[M]. 第3版. 北京：人民卫生出版社，2015.

4. 孟宇宏，裴斐，路平，等. 肾脏上皮样血管平滑肌脂肪瘤的病理观察[J]. 中华病理学杂志，2007，36：183-185.

5. Jacobsen G K，Maligmant Sertoli Cell Tumours of the Testis[J]. J Urol Pathol，1993，1：233-255.

6. 世界卫生组织肿瘤分类及诊断标准系列：泌尿系统及男性生殖器官肿瘤病理学和遗传学[M]. 冯晓莉，何群，陆敏，等，译. 北京：人民卫生出版社，2006：242-315.

第六章　眼耳鼻喉口腔及涎腺常见疾病

第一节　口腔常见疾病及颈部囊肿

一　口腔常见疾病

1. 根尖囊肿

根尖囊肿是最常见的颌骨囊肿，常先有根尖肉芽肿形成，其中心发生变性、液化或形成脓肿，之后，马拉塞氏上皮增生被覆于脓肿腔面形成囊肿。囊内为复层鳞状上皮，有上皮脚延长并可融合成网状。囊内上皮有时消失形成溃疡。囊周可见大量炎性细胞浸润，有时可见较多泡沫细胞、含铁血黄素及胆固醇结晶。多发生于 7 岁以后的任何年龄。常位于恒牙根尖正下方或侧位。

2. 含牙囊肿

含牙囊肿多见于青年人，常位于上、下颌骨第三磨牙。是颌骨第二位常见的囊肿。囊肿位于牙冠，将其包绕，根部附着于牙颈。囊内常含有牙冠。囊肿位于牙冠上方为中央型，位于牙冠侧边为侧位型。囊肿可为单房或多房。囊壁内衬非角化的复层鳞状上皮，上皮薄，无上皮脚，囊内含脱落之上皮细胞及胆固醇结晶（图 6-1 和图 6-2）。上皮层内有时可见化生的纤毛柱状上皮或黏液细胞。上皮外为纤维组织，其中有时可见牙源性上皮岛。若手术切除不干净，该上皮岛可演变为成釉细胞瘤或恶变为颌骨内的鳞癌。

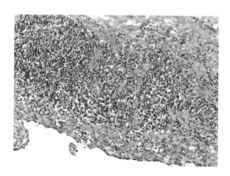
图 6-1　含牙囊肿上皮无角化（中倍）

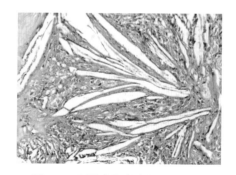
图 6-2　含牙囊肿囊内胆固醇结晶

3. 口腔鳞状细胞癌

口腔鳞状细胞癌好发于 40 岁以上的成人，可见于唇、舌或牙龈等部位，表现为局部硬结或溃疡，长期不愈。

光学显微镜观察

可见高分化（Ⅰ级）由异型鳞状上皮细胞构成，细胞间桥和角化，核分裂像少见，呈浸润性生长。低分化（Ⅲ级）由高度异型的鳞状上皮细胞构成，可见核仁或核深染，角化及细胞间桥极少或无，核分裂像易见。中分化（Ⅱ级）组织结构和细胞分化介于Ⅰ级和Ⅲ级之间（图 6-3 和图 6-4），三者均有浸润性生长。

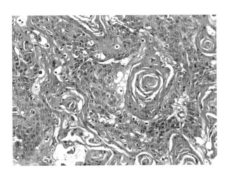

图 6-3　舌部高分化鳞癌（中倍）

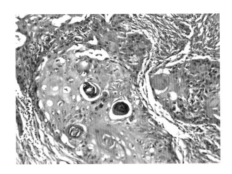

图 6-4　舌部鳞状细胞癌（高倍）

4. 疣状癌

疣状癌组织结构和细胞形态与皮肤的疣状癌相同，表现为鳞状上皮细胞呈疣状增生，其底部增粗变钝而且基本在同一水平线上即所谓"推进式生长"。细胞分化好，异型性不明显。

5. 乳头状瘤

乳头状瘤可发生于任何年龄，但以 30～50 岁较多见。常单发，如果是多发则很可能是乳头状增生。口腔黏膜的任何部位均可发生乳头状瘤，但以硬、软腭、腭垂及舌部较多见。肿瘤呈单个乳头或疣状增生，直径≤1cm。

光学显微镜观察

可见鳞状上皮呈乳头状增生，棘层增厚，表皮常见角化过度，细胞无异型性，基底层有时可见核分裂像。乳头轴心为纤维组织，富含毛细血管。固有层可见少量慢性炎性细胞浸润。

6. 牙龈瘤

牙龈瘤可分为纤维性、血管性、巨细胞性及先天性四种。纤维性牙龈瘤由肉芽组织和胶原纤维构成并伴有灶性淋巴细胞、浆细胞浸润。血管性牙龈瘤又称肉芽肿性牙龈瘤或化脓性肉芽肿，若发生于妊娠妇女则称妊娠性牙龈瘤。显微镜下可见病变组织由新生毛细血管和纤维母细胞构成，幼稚毛细血管有时管腔不明显，呈小条索状，常伴有炎性细胞浸润。表皮常见溃疡形成。巨细胞性牙龈瘤，光学显微镜下可见纤维间质中有灶性分布的破骨细胞样多核巨细胞，血管增生，炎细胞浸润。有时可见骨质化生。先天性牙龈瘤好发于新生儿口腔上、下颌，以切牙区牙槽黏膜较常见，女性较多。显微镜下可见瘤细胞胞体较大，呈圆形或多边形，胞浆丰富含红色细颗粒；核圆，可见核仁。瘤细胞呈片状分布。间质较少，血管丰富；覆盖的鳞状上皮无增生现象。

7. 成釉细胞瘤

成釉细胞瘤是最常见的牙源性肿瘤，占牙源性肿瘤60%以上，好发于青壮年，以下颌骨磨牙处较多见，占该部位牙源性肿瘤80%以上。它来源于牙源性上皮或口腔黏膜上皮基底细胞。此瘤属良性，但有局部侵袭性。其组织形态多种多样，基本有两种成分即上皮成分和间质成分。上皮成分常形成团块、岛状、条索状结构。间质成分为疏松的纤维组织，常伴有不同程度的黏液变性或玻璃样变性，血管丰富。上皮成分又分为两种。

（1）成釉细胞或称造釉细胞，为柱状、立方状，胞浆少，核呈椭圆形或杆状，核远离基膜，靠近腔面(极性倒置)；排列在上皮团块、上皮岛或上皮条索的周围呈栅栏状。

（2）成釉器细胞，为星芒状，相互连接呈网，在变性时可形成小囊。此种细胞位于上皮团块、上皮岛或上皮条索的中央(图6-5和图6-6)。

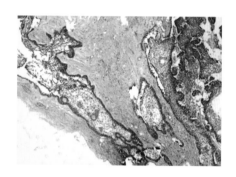

图 6-5 成釉细胞瘤(低倍)

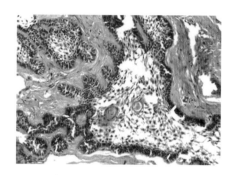

图 6-6 成釉细胞瘤(高倍)

上述两种上皮成分数量、比例和上皮成分与间质成分之比，在各个病例不一样，有的星芒状成釉器细胞可完全缺失。成釉细胞和成釉器细胞均可发生变异，使成釉细胞瘤出现下列亚型。

① 滤泡型：散在孤立上皮岛中心星网状区发生囊性变。

② 丛状型：上皮细胞团块或条索相互交织成丛状，其周边是一层柱状或立方状细胞，中央是星网状细胞，常发生囊性变。

③ 棘皮瘤型：上皮岛的星网状区，出现广泛鳞状上皮细胞化生，可见角化珠形成。

④ 基底细胞型：成釉上皮细胞小而均匀一致，胞浆少，类似基底细胞，密集排列成树枝状或条索状，常无星网状成釉器细胞。

⑤ 角化型：肿瘤上皮团或岛内有多个角质囊，囊内为角化或不全角化的鳞状上皮，有时可见乳头状增生。

⑥ 颗粒细胞型：上皮团或岛的中心部分的星网状成釉器细胞，部分或全部被颗粒细胞取代。颗粒细胞为圆形、多边形、立方状或柱状，胞浆丰富，充满嗜酸性颗粒，核小，着色深。Keratin 瘤细胞呈弥漫强阳性。此瘤应与牙源性鳞状细胞瘤、牙源性钙化上皮瘤、牙源性腺样瘤鉴别。

二　颈部囊肿

1. 颈正中囊肿

（1）甲状腺舌管囊肿，是颈正中线最常见的囊肿。源自胚胎时期第四咽囊。上自舌盲孔，下至胸骨上切迹，二者之间的任何部位均可发生。可发生于任何年龄，但以儿童和青年较多见。1/3 病例出生就有。

光学显微镜观察

可见，囊壁内衬纤毛柱状上皮（图 6-7），或移行上皮，或鳞状上皮，或部分为鳞状上皮、部分为柱状上皮，少数无内衬上皮。上皮外为纤维组织，其中淋巴细胞数量极少或无，常可见少量甲状腺组织。该囊肿可形成甲状腺舌管窦和瘘。甲状腺舌管窦只有一个皮面小开口。甲状腺舌管窦是沟通皮肤和咽腔的瘘管，有内、外两个开口。

（2）颈正中鳃源性囊肿、窦、瘘，发生部位与甲状腺舌管囊肿相同，是胚胎时期两侧鳃弓融合不当所致。下面诸弓非正常融合，则形成颈正中鳃源囊肿，位于胸骨上端的上方。上面诸弓非正常融合，则形成颈正中裂或颏下包涵囊肿。鳃源性囊肿与甲状腺舌管囊肿的区别是：鳃源性囊肿多位于颈侧，位于颈正中较少，囊壁含大量淋巴细胞，常有淋巴滤泡形成（图 6-8）；无甲状腺组织，内衬鳞状上皮或假复层纤毛柱状上皮。甲状腺舌管囊肿多位于颈正中，囊壁淋巴组织极少或无，但常有甲状腺组织，多数病例内衬假复层纤毛柱状上皮或立方上皮或无上皮。

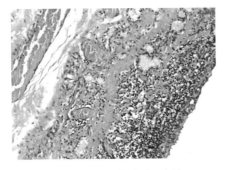

图 6-7　甲状舌管囊肿（中倍）

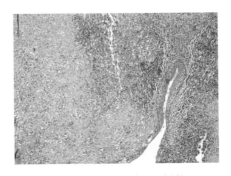

图 6-8　颈部鳃裂囊肿（低倍）

2. 颈侧鳃裂囊肿

鳃裂是鳃沟与咽囊之间的裂膜（腮膜），穿破则鳃沟变成鳃裂，可形成囊肿、窦道、瘘管。多位于颈侧面，囊壁有大量淋巴细胞，可形成淋巴滤泡。无甲状腺组织。内衬鳞状上皮或假复层纤毛柱状上皮。有时因炎症原因，上皮可消失。

颈侧的鳃源性病变还包括胸腺囊肿（内衬单层立方上皮或鳞状上皮，囊壁常有胆固醇结晶）、甲状旁腺囊肿（囊内衬单层立方或扁平上皮或柱状上皮，胞浆透亮，囊壁内有甲状旁腺细胞团）、耳前窦或瘘是源自第一鳃裂，其形成原理与鳃裂囊肿、窦道、瘘管相同。

鳃囊肿上皮恶变，形成腮裂癌即低分化鳞癌伴周围大量淋巴细胞浸润，可见淋巴滤泡形成。此时要先排除附近器官或组织的鳞癌浸润或转移的可能后才能诊断。

第二节　涎腺疾病

一　非肿瘤性疾病

1. Mikulicz 病

Mikulicz 病又称良性淋巴上皮病变，是自身免疫性疾病，多见于中老年女性。临床表现为单侧或双侧腮腺或颌下腺肿大，有时可累及泪腺。

光学显微镜观察

早期可见小叶结构存在，小叶内腺泡有较多淋巴细胞浸润，常见淋巴滤泡形成，并有部分浆细胞等炎细胞浸润。晚期腺泡被破坏消失，被密集的淋巴细胞和组织细胞取代。小叶内导管上皮增生形成实性上皮岛或条索。此图像易与淋巴结转移癌混淆，但增生的上皮细胞无异型性，无淋巴结特有结构——淋巴窦。Mikulicz 病，少数可恶变为癌或淋巴瘤。Mikulicz 病与 Mikulicz 综合征不同，后者为全身性疾病如白血病、结核、梅毒等累及涎腺、泪腺引起腺体肿大。Mikulicz 病还要与黏膜相关淋巴组织淋巴瘤鉴别，后者有淋巴上皮病变，大多无淋巴滤泡，免疫组化呈单克隆表达。

2. 嗜酸性淋巴肉芽肿

嗜酸性淋巴肉芽肿，又称木村病（Kimura disease），可发生于 11～80 岁，以 10～20 岁较多，男∶女＝13∶1。病变部位以腮腺、颌下腺肿大较多见，常累及淋巴结，也可发生于四肢等处的软组织。临床表现为腮腺和/或颌下腺呈结节状肿大，淋巴结常同时发病，可致面部变形；可有皮肤瘙痒，色素沉着，进展缓慢；常见外周血嗜酸性粒细胞升高。

光学显微镜观察

可见病灶内有大量薄壁小静脉、毛细血管，常伴大量淋巴细胞浸润；有淋巴滤泡形成，组织水肿并伴大量嗜酸性粒细胞弥漫浸润；有时可见嗜酸性脓肿（图 6-9 和图 6-10），其中可有少量浆细胞、多核巨细胞及肥大细胞。此病与过敏反应有关，预后较好，有自限性。嗜酸性淋巴肉芽肿与软组织的上皮样血管瘤（又称血管淋巴组织增生伴嗜酸性粒细胞浸润）的鉴别见下表。

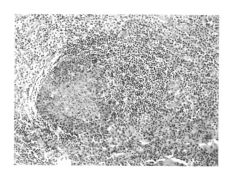

图 6-9　腮腺嗜酸性淋巴肉芽肿（低倍）

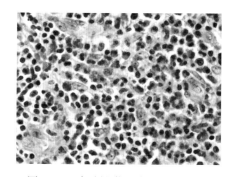

图 6-10　嗜酸性淋巴肉芽肿（高倍）

指标	上皮样血管瘤	嗜酸性淋巴肉芽肿
性别	女多，男少	男多，女少
部位	前额、头皮、耳上的真皮和皮下等处软组织	耳前耳下的腮腺、颌下腺，或皮下、筋膜、肌肉。主要是淋巴结及软组织。
外观	褐色丘疹、斑块、或多个小结节直径 0.5~2cm	结节较大，可使面部变形直径 3~10cm
局部淋巴结	不受累	常受累
外周血嗜酸性粒细胞	部分病例升高，数值<25%	几乎每例都升高，数值>50%
预后	较好，1/3 可复发	好，有自限性，1/4 可复发
低倍显微镜观察	可见结节状结构	弥漫分布，无结节结构
血管	种类多，毛细血管数量多，内皮细胞肿胀呈上皮样，管腔无或不明显。常与深部大血管相连	大量薄壁小静脉或毛细血管，内皮细胞成熟，扁平不肿胀，管腔明显。与深部大血管不相连
细胞成分	淋巴细胞、浆细胞、组织细胞、少量嗜酸性粒细胞。淋巴滤泡无或极少	大量嗜酸性粒细胞，可见嗜酸性脓肿。大量淋巴细胞，常见淋巴滤泡。有时可见纤维化
病因及发病率	肿瘤，发病少	过敏反应，发病率较高

二 涎腺良性肿瘤

1. 多形性腺瘤

多形性腺瘤又称混合瘤，是涎腺最常见的肿瘤，占涎腺良性肿瘤的 60%，大小涎腺均可发生，其中 80%发生于腮腺，10%发生于颌下腺。多形性腺瘤是良性肿瘤，但术中易种植，术后易复发。

肉眼观察

位于大涎腺者有包膜，位于小涎腺者无包膜。切面为实性或囊实性，囊内有黏液，有时可见软骨样区域。

光学显微镜观察

肿瘤组织结构复杂，有腺管结构、条索结构、网状结构、梁状结构，少见实性片状结构。间质常有黏液变，并可见软骨样组织，偶见脂肪细胞。腺管和条索结构由双层上皮构成，内层为腺上皮，外层为肌上皮。肌上皮可为浆细胞样、平滑肌细胞样、透明细胞样和上皮细胞样四种。肌上皮可呈小片状增生，部分肿瘤以肌上皮细胞为主要成分，腺上皮成分较少。肌上皮细胞与黏液变的间质有逐渐过渡的特点，使肿瘤实质与间质界限不清（图 6-11~图 6-14）。此现象可以是局灶性的也可以广泛存在，只要能找到，对诊断多形性腺瘤很有帮助。此外，还可见上皮细胞发生鳞化并可形成角质囊。上皮细胞还可发生嗜酸性变、黏液细胞化生、皮脂腺化生。肿瘤细胞可伸入包膜内，也可形成卫星结节。有时见到局灶性类似腺样囊性癌、黏液表皮样癌或淋巴瘤样实性排列。间质内还可见到局灶性软骨分化、骨分化、脂肪瘤样分化。穿刺针道附近的瘤细胞可有轻度异型增生或灶性坏死或梗死，此时不要误诊为多形性腺瘤恶变。偶尔在肿瘤内或肿瘤边缘的血管腔内可见到肿瘤细胞，可能是手术中带入所致(见 WHO 2006 年中文版)。此瘤为良性，但容易复发，偶见恶变。

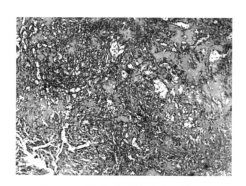

图 6-11　腮腺多形性腺瘤(低倍)

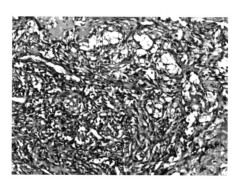

图 6-12　腮腺多形性腺瘤(中倍)

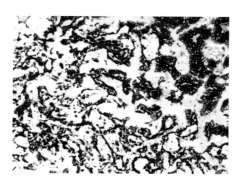

图 6-13　多形性腺瘤 CK7 阳性

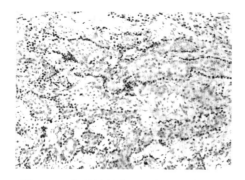

图 6-14　多形性腺瘤 P63 标肌上皮阳性

多形性腺瘤的免疫组化

肌上皮表达，P63、SMA、Vimentin、PCK、S-100、GFAP。

腺上皮表达，CK3、CK6、CK10、CK7。

多形性腺瘤与多形性低度恶性腺癌的鉴别见后面多形性低度恶性腺癌的鉴别诊断。多形性腺瘤癌变的癌变部分可局限于肿瘤内。癌细胞浸润到肿瘤包膜外若≤1.5cm，称微浸润性癌，若>1.5cm 称浸润性癌。癌性成分常见为涎腺导管癌(与乳腺癌相似，分为粉刺癌、乳头状癌、筛状癌)；其次为非特异性腺癌(癌细胞排列为巢状、索状、岛状，其中有多少不等的腺管结构，癌细胞异型性明显，核分裂像多见)；再次为未分化癌(癌细胞形态如神经内分泌癌)。这三种情况与多形性腺瘤不难鉴别。其他类型罕见。

2. 基底细胞腺瘤

基底细胞腺瘤多见于 60 岁以上的老人，75%发生于腮腺。基底细胞腺瘤和多形性腺瘤二者均有腺上皮和肌上皮两种上皮细胞。基底细胞腺瘤以细胞团块为主，可有梁索结构；团块大小不等，但形状较规则。细胞形态较一致，像基底细胞。团块周围细胞排列呈栅栏状。部分病例团块周围有红色基底膜样物质围绕，部分病例团块内腺管结构明显。肿瘤实质与间质界限清楚；组织形态相对较简单(图6-15和图6-16)。多形性腺瘤组织形态多样，肿瘤实质与间质界限不清，至少有部分区域是如此。多形性腺瘤瘤细胞CK7、P63、Vimentin、SMA均(+)，说明有导管上皮和肌上皮分化(见WHO 2006年版，头颈肿瘤分册)。

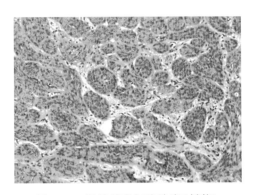 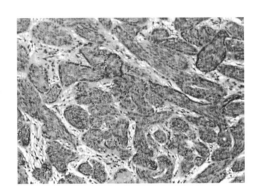

图6-15　腮腺基底细胞腺瘤(低倍)　　　　图6-16　腮腺基底细胞腺瘤另一视野

3. 肌上皮瘤

　　肌上皮瘤好发于腮腺，其次为腭部小涎腺。光学显微镜下分浆细胞型、透明细胞型、梭形细胞型三种。前二者肿瘤实质被纤维间质分隔成不规则小结节；梭形细胞型呈纤维瘤或平滑肌瘤样(图6-17)，肿瘤实质与间质界限不清。

　　肌上皮瘤的免疫组化

　　PCK 100%(+)，可与纤维瘤、平滑肌瘤、神经鞘瘤鉴别；Calponin 100%(+)，SMA 50%(+)，CK7 53%(+)，还有S-100、P63、Vimentin、GFAP、Myosin均可(+)。

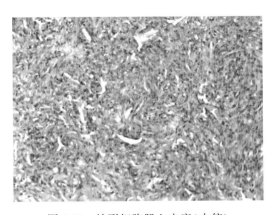

图6-17　梭形细胞肌上皮瘤(中倍)

4. 乳头状淋巴囊腺瘤

乳头状淋巴囊腺瘤又称腺淋巴瘤或 Wathin 瘤，此瘤好发于中老年男性的腮腺，其次为颌下腺，可以双侧同时发生。光学显微镜下可见肿瘤由腺上皮和淋巴样间质构成。双层腺上皮围成不规则的腺管或囊腔和突入囊内的乳头结构。内为柱状细胞，胞浆丰富，为嗜酸性细颗粒状，核小，深染；外为立方、多角形，核呈空泡状，可见核仁。但有时也可为单层或多层。上皮细胞层内有时可见散在黏液细胞或化生的鳞状细胞。腺腔内可见红色颗粒状或均质胶样物。上皮下的间质内充满密集的淋巴细胞，常有淋巴滤泡形成（图6-18）。间质也可以是少量疏松或致密的纤维组织伴玻璃样变。若间质内无淋巴细胞浸润则称乳头状囊腺瘤。若囊内衬黏液上皮则称乳头状黏液性囊腺瘤。若无乳头结构则称囊腺瘤。

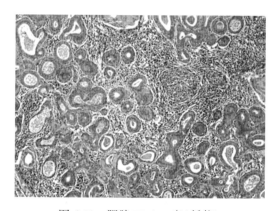

图 6-18　腮腺 Wathin 瘤（低倍）

5. 嗜酸性腺瘤

此瘤又名嗜酸性细胞腺瘤，绝大多数发生在腮腺，多见于老年女性。肿瘤为圆形或椭圆形，包膜完整，生长缓慢，无痛，直径一般<5cm。

光学显微镜观察可见瘤细胞为圆形或多边形，胞浆丰富，充满嗜酸性颗粒；核圆形或椭圆形，着色深。肿瘤细胞排列成实性巢状、梁状，也可形成腺管结构。少数病例肿瘤内有部分透明细胞。纤维间质内常见淋巴细胞浸润，一般无淋巴滤泡形成。

嗜酸性腺瘤应与老年性腮腺弥漫性增生和多发结节状嗜酸细胞增生鉴别，后二者均无包膜。

三　涎腺恶性肿瘤

1. 腺泡细胞癌

腺泡细胞癌为低度恶性肿瘤，80%发生于腮腺，其次为小涎腺。光学显微镜观察可见肿瘤细胞以浆液性腺泡样细胞和闰管样细胞为主，约占全部肿瘤细胞90%以上。细胞为圆形、多边形、立方形。细胞浆丰富，嗜碱性（图6-19~图6-22），因含PAS(+)的嗜碱性酶原颗粒而呈紫蓝色或淡红色，核小而圆，偏位或居中。透明细胞和空泡细胞较少，约占肿瘤细胞的6%；瘤细胞胞浆透亮，其大小类似腺泡细胞。依据癌细胞排列方式可分为：

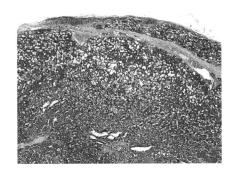

图 6-19 腮腺腺泡细胞癌(低倍)

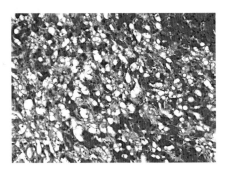

图 6-20 腺泡细胞癌示嗜碱性腺泡样细胞

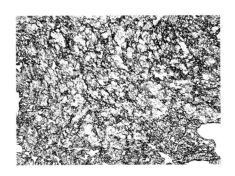

图 6-21 腺泡细胞癌 CK7 阳性

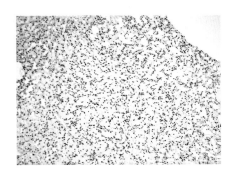

图 6-22 腺泡细胞癌 SOX10 核阳性

(1)实性结节型,癌细胞排列成实性团块,其中可见部分小腺泡,或少量微囊。

(2)微囊型,癌细胞排列成团块状,团块内有许多小囊,囊腔大小与正常腺泡相似。

(3)滤泡型,癌细胞排列成团块状,团块内有许多囊腔,其大小类似甲状腺滤泡,所以称滤泡型。腔内有红色均质的蛋白物质,大囊之间有滤泡样细胞。

(4)乳头囊状型,癌细胞团块内有许多囊腔,腔的内衬上皮增生形成乳头,突向腔内。上述四种排列方式常混合出现在同一肿瘤内。

间质为疏松或致密纤维组织,常伴有玻璃样变,有时可见较多淋巴细胞并可形成淋巴滤泡。癌细胞 SOX-10(核+)、AACT(+)、CK7(+)。

部分腺泡细胞癌可与低分化腺癌并存,称去分化腺泡细胞癌(见 WHO 2006 年中文版)。

2. 黏液表皮样癌

黏液表皮样癌多见于中老年女性,好发于腮腺,其次为腭部小腺体。显微镜下可见肿瘤细胞有三种:表皮样细胞,似鳞状上皮细胞,有细胞间桥,成团分布;中间细胞,类似鳞状上皮副底层细胞,无细胞间桥,也是成团分布;黏液细胞,即黏液柱状上皮细胞,常形成腺管或囊腔。黏液细胞成分>50%为高分化型,表皮样细胞成熟,无核分裂。如果黏液细胞成分<10%为低分化型,此型中若黏液细胞极少,肿瘤主要成分为表皮样细胞和中间细胞,其细胞异型性明显,核分裂像易见。此型易与鳞癌混淆,鉴别办法是做 Alcian blue 黏液染色,有阳性的黏液细胞为黏液表皮样癌,无黏液细胞的为鳞癌。黏

液细胞成分>10%但<50%为中分化型(图6-23和图6-24)，表皮样细胞可有轻度异型性，偶见核分裂像。

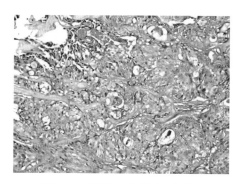

图6-23　黏液表皮样癌(中倍)

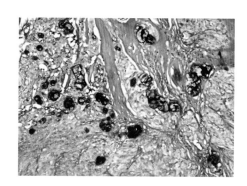

图6-24　黏液表皮样癌 AB-PAS 染色

3. 腺样囊性癌

腺样囊性癌又称圆柱瘤，瘤细胞团块周围常有带状玻璃样间质包绕。该肿瘤好发于小涎腺，尤其是腭腺，占小涎腺上皮性肿瘤的30%；其次为腮腺、颌下腺。发生于舌下腺的肿瘤多半是腺样囊性癌。偶尔见于乳腺、胸腺或肺等部位。肿瘤易侵犯神经，引起疼痛和/或麻木。

光学显微镜观察

可见肿瘤由导管上皮和肌上皮两种细胞构成。细胞小，胞浆少，有时不易见到。核呈圆形、卵圆形、染色深，大小一致，形似基底细胞。肿瘤细胞排列成筛状结构、管状结构、实性结构或混合结构。

筛状结构：瘤细胞形成不规则的实性上皮团块，团块内有多个紧密排列，圆形、椭圆形的小囊腔，囊壁为肌上皮细胞，体积小，核深染；非柱状上皮。由肌上皮构成假腺腔为诊断特征。偶见个别真腺腔。筛孔内为黏液、红色均质性蛋白物质或空白(图6-25～图6-28)。黏液染色特性为 PAS(+)，Alcian blue 染色(+)。团块周围也有肌上皮围绕。若囊腔较大，腔内含嗜酸性粘蛋白，或红色均质性物质，则类似甲状腺滤泡。

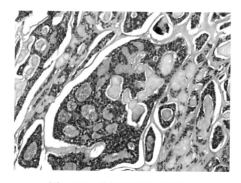

图6-25　腺样囊性癌(低倍)

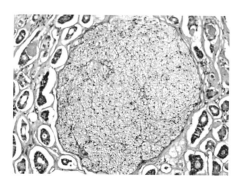

图6-26　腺样囊性癌包绕神经(中倍)

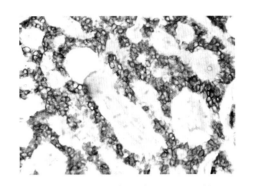

图 6-27　腺样囊性癌 CD117 阳性

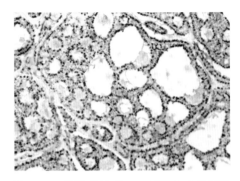

图 6-28　腺样囊性癌 P63 示肌上皮核阳性

管状结构：肿瘤细胞形成小管和条索结构，导管上皮位于小管内侧，肌上皮位于小管外侧。

实性结构：肿瘤细胞形成实性团块，有时可见少量不规则的小筛孔结构或变性坏死灶。腺样囊性癌的间质为致密的纤维组织，常见玻璃样变性。部分病例可见上述多种结构混合。

有人认为该瘤细胞源于涎腺闰管细胞，可向肌上皮和导管上皮分化。

腺样囊性癌的免疫组化

导管上皮，PCK(+)，CD117(+)，CK7(+)，CK10、CK18 均(+)。

肌上皮，P63(阳性部位在核)，SMA、CK5/6 均(+)。

腺样囊性癌的鉴别诊断

(1)实性腺样囊性癌要与基底细胞腺癌鉴别。基底细胞腺癌 90% 发生于腮腺，癌细胞团块排列较密集，间质少。团块周围的瘤细胞呈栅栏状排列。团块内的瘤细胞较大，胞浆可见。有时可见少量裂隙，一般无坏死，无筛状结构。免疫组化肌上皮细胞表达不明显，有时可见灶性 SMA(+)、Vimentin(+)。实性型腺样囊性癌，发于小涎腺较多。癌细胞团块排列较稀疏。团块周边的癌细胞无栅栏状排列特点。团块内癌细胞较小，胞浆不明显，核深染。有时可见少量形状规则、圆形或椭圆形小囊或灶性坏死。免疫组化，有明显的肌上皮表达，P63、CK5/6 和 SMA 均(+)。

(2)实性腺样囊性癌与基底细胞腺瘤的区别是：前者，呈浸润性生长，常包裹在神经周围；后者，包膜完整，无浸润，瘤细胞团块周围的瘤细胞呈栅栏状排列。其余同上。

(3)腺样囊性癌要与含有类似腺样囊性癌成分的多形性腺瘤鉴别。前者，呈浸润性生长，常侵犯神经，实质和间质界限清楚，无鳞状上皮成分。多形性腺瘤，无浸润，实质和间质分界不清，常可见鳞状上皮成分。

注意：腺样囊性癌的癌细胞无细胞内黏液，黏液在细胞外，与黏液表皮样癌不同。

4. 多形性低度恶性腺癌

多形性低度恶性腺癌名称较多，又称为低度恶性乳头状腺癌、终末导管癌、小叶癌。60% 发生于小涎腺，尤其是腭腺，是口腔小涎腺常见的恶性肿瘤之一，排在口腔恶性肿瘤的第二位。而大涎腺如腮腺、颌下腺、鼻咽、鼻腔较少发生。多见于 40~70 岁的女性。

光学显微镜观察

特点为细胞形态单一，但组织结构多样。细胞偏小，胞浆中等量，微嗜酸性，淡红色，核圆形，大小形态一致，核浆比约等于 1∶1。有时可见核呈空泡状。组织结构有：实性结节状、梁索状、乳头状、腺内或囊内乳头状、筛孔状、管状、漩涡状或靶环样，有时可见单层瘤细胞形成的条索，常是多种结构混合。呈浸润性生长，易侵犯神经。一般无坏死，无核分裂像。间质为纤维组织，可见黏液变性或玻璃样变性。9%~17% 可复发，9%~15% 可见局部淋巴结转移，但远处转移极少。

免疫组化

PCK 100%(+)，Vimentin 100%(+)，S-100、97%(+)，CEA 54%(+)，GFAP 15%(+)，EMA 12%(+)；Galectin-3 和 Bcl-2 也有表达(见 WHO 2006 年版头颈部肿瘤分册，中文版)。

鉴别诊断

(1)多形性腺瘤，可见肌上皮与黏液性间质有过渡现象，一般无腺内或囊内乳头，无漩涡或靶环结构；瘤细胞 GFAP(+)，有 P63 和 SMA 均(+)的肌上皮。而多形性低度恶性腺癌则相反，GFAP(-)，P63(-)，因该瘤是由涎腺腺上皮构成的肿瘤，无肌上皮。

(2)腺样囊性癌，HE 切片上一般无腺内或囊内乳头，无漩涡或靶环结构，无单层细胞形成的条索。癌细胞小，胞浆少，核深染，形似基底细胞，S-100(-)。多形性低度恶性腺癌与此不同，S-100(+)、无肌上皮表达。

5. 多形性腺瘤癌变

多形性腺瘤癌变又称癌在多形性腺瘤中。良性多形性腺瘤有 5% 至 10% 可以癌变。多数界限不清，呈浸润性生长。

光学显微镜观察

有两种情况：

(1)部分为多形性腺瘤，部分为涎腺导管癌、或低分化腺癌或未分化癌，它们之间常有移行。癌变细胞局限于多形性腺瘤内，称非浸润性癌。癌变细胞扩展到肿瘤包膜外 1.5cm 以内，称微浸润性癌。若癌细胞浸润到肿瘤包膜外 1.5cm 以外，称浸润性癌。

(2)癌肉瘤，即在多形性腺瘤内出现涎腺导管癌成份和软骨肉瘤成份混合(见阿克曼《外科病理学》，2014 年中文版，882 页)。

免疫组化

癌变区域 Ki-67 增殖指数升高。其余与多形性腺瘤相似。

6. 基底细胞腺癌

基底细胞腺癌又称恶性基底细胞腺瘤，90% 以上发生于腮腺，其他部位少见。基底细胞腺瘤占涎腺肿瘤的 1%~3%，而基底细胞腺癌是基底细胞腺瘤的恶性型，比基底细胞腺瘤更少。肿瘤无包膜，多数呈浸润性生长，25% 的病例可见神经或血管侵犯。

光学显微镜观察

基底样细胞排列成实性团块状、梁索状、管状。团块和梁索周围的瘤细胞呈栅栏状排列。部分病例团块周围有基底膜样物质围绕，称膜性型。瘤细胞比腺样囊性癌的癌细胞大，胞浆可见，细胞异型性和核分裂像的多少，各例不一样，但通常都不明显。与基底细胞腺瘤的主要区别是呈浸润性生长，可浸润周围腮腺组织、骨骼肌、脂肪和皮肤组织。

7. 肌上皮癌

肌上皮癌又称恶性肌上皮瘤，好发于腮腺，其次为腭腺。男女发病率之比为 4∶1。组织形态与良性肌上皮瘤相似。与良性肌上皮瘤的区别是：瘤细胞异型性明显，核分裂像易见，并可见病理性核分裂像。常有出血、坏死。呈浸润性生长，肿瘤无包膜。

8. 上皮-肌上皮癌

该肿瘤少见。为低度恶性，局部浸润性生长，易复发，颈淋巴结转移率为 10% ~ 20%，远处转移罕见。多数发生在腮腺，其次为颌下腺。好发于中老年女性。肿瘤由腺上皮和肌上皮围成管状结构。管腔内层为腺上皮细胞，呈立方或低柱状，胞浆嗜酸性红染，核圆形，居中。腺上皮外为肌上皮，圆形或多边形，胞浆透明，核圆形，远离管腔，靠近基底膜。两层细胞外有基底膜包绕。

免疫组化

肌上皮 S-100、GFAP、SMA、P63、Calponin 均(+)；

腺上皮 Keratin(+)。

9. 涎腺囊腺癌

涎腺囊腺癌又称乳头状囊腺癌，为低度恶性乳头状囊腺瘤。该肿瘤少见，平均发病年龄 59 岁，70% 发生在 50 岁以上；多数发生于腮腺，其特征以囊性结构为主，常见囊内乳头，无其他类型涎腺肿瘤的组织学结构；是涎腺良性囊腺瘤的恶性型，为低度恶性肿瘤。

光学显微镜观察

可见大小不等，形状不一的囊腔。内衬立方或柱状上皮，偶见黏液柱状细胞、透明细胞、嗜酸性细胞。大部分囊腔有不同程度的乳头结构，乳头表面为柱状上皮。部分囊腔内有黏液。间质内可见实性瘤细胞岛、导管结构、网状结构。恶性诊断要点是有肿瘤性囊腔和导管结构浸润周围的正常腺体、纤维结缔组织、肌肉组织、神经、血管并可见血管内癌栓。

10. 涎腺导管癌

此肿瘤比较少见，好发于 50 岁以上的男性，女性较少。发生部位依次为腮腺、颌下腺、小涎腺。肉眼观察多为质硬，实性或囊实性肿块。

光学显微镜观察

细胞和组织结构类似乳腺导管内癌及浸润性导管癌；可见粉刺结构、筛状结构、乳头或实性结构；可见坏死、钙化或砂粒体；少数可见灶性梭形细胞肉瘤成分、黏液腺癌成分、微乳头成分。癌细胞胞浆丰富，嗜酸性红色，核大，核仁明显，可见核分裂像。可以是多形性腺瘤恶性变的部分，其中常见有多形性腺瘤成分。肿瘤易复发、转移。

瘤细胞表达：AR、CK、CEA、EMA、GCDFP-15，Ki-67(+)指数较高。

不表达：S-100、P63、ER、PR；但 Her-2 多数病例阳性。

11. 低度恶性筛状囊腺癌

该癌是一种比较少见的癌。绝大多数发生于腮腺。发病年龄较大。

光学显微镜观察

可见肿瘤的组织形态类似乳腺导管上皮筛状非典型增生或低级别乳腺导管内筛状原位癌。筛状结构位于囊内或导管内，囊壁肌上皮存在(免疫组化肌上皮标记阳性)。囊内筛孔大小不等，形状不一，与乳腺导管内筛状原位癌不同。一般癌细胞核形态一致，胞浆丰富，部分腔面细胞有顶浆分泌或可见黄褐色色素沉积。细胞异型性不明显，偶见个别核分裂像或小灶坏死。但可局部浸润肿瘤周围组织，一般不侵犯神经、血管。癌细胞 S-100 弥漫阳性（见 WHO 2006 年中文版，《头颈部肿瘤病理学及遗传学》271 页）。

12. 淋巴上皮癌

涎腺淋巴上皮癌很少见。组织形态类似鼻咽部泡状核细胞癌即未分化癌伴间质大量非肿瘤性淋巴细胞、浆细胞浸润。甚至可见淋巴滤泡形成（见 WHO 2006 年版头颈部肿瘤分册，292 页）。

第三节　鼻腔、鼻窦、鼻咽、喉部常见疾病

一　炎症性疾病

炎症性疾病分为非特殊性炎症和特殊性炎症二种，前者做病理组织学检查较少，这里只介绍特殊性炎症。

1. 鼻硬结症

鼻硬结症是一种由革兰氏阴性杆菌引起的炎性疾病。常见于鼻腔及鼻咽部黏膜，尤其是前鼻孔附近。

光学显微镜观察

可见，黏膜固有层呈慢性炎症改变，有淋巴细胞、浆细胞、组织细胞浸润，并可见 Russell 小体及血管炎。其中组织细胞胞浆丰富，呈泡沫状，核小，核深染；用 PAS 或 Gram 染色可见该细胞胞浆内有革兰氏阴性杆菌；该细胞称 Mikulicz 细胞，数量较多，呈片状或散在分布。这是诊断鼻硬结症的主要指标（图 6-29 和图 6-30）。黏膜上皮可呈乳头状增生或假上皮瘤样增生，部分病例黏膜上皮呈萎缩改变，或有糜烂结痂，溃疡很少见。早期病变，慢性炎细胞较多，Mikulicz 细胞较少。晚期纤维组织增生，可形成瘢痕，Mikulicz 细胞也较少。

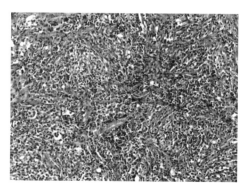

图 6-29　鼻硬结症（低倍）

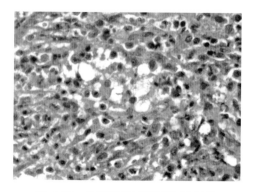

图 6-30　鼻硬结症高倍示泡沫细胞

鉴别诊断

（1）瘤型麻风，在皮肤真皮层可见较多泡沫细胞，分布在神经、小血管、汗腺、皮脂腺、毛囊周围。做抗酸染色可发现泡沫细胞胞浆内有麻风杆菌。临床表现为皮肤感觉麻木，有的可见狮面。

（2）黄色瘤，常见较多泡沫细胞，还有 Touton 巨细胞(多核，核靠边排列成花环样)及少量炎细胞。

（3）浆细胞瘤，肿瘤细胞是未成熟的浆细胞，胞体较大，核浆比例较高，核着色较淡，有的可见核仁；而且无泡沫细胞；这些与鼻硬结症不同。

2. 真菌性炎症

病人免疫力低下或抗菌素乱用的情况下，可发生真菌感染。病理表现为急性或慢性化脓性炎症，可伴有广泛坏死。病灶内见到真菌菌丝或胞子是诊断的必要条件(图 6-31 和图 6-32)。做 PAS 染色或六胺银染色可将其形态更清楚地显示出来。曲菌菌丝壁薄，其特点是粗细一致，有竹节样的分隔，分枝呈锐角。毛霉菌菌丝粗大，壁厚，粗细不等，无分隔，分枝少而不规则，可呈直角或钝角。真菌感染不少见，在遇到鼻腔、鼻窦化脓性炎症时，不要以为简单，就将报告发了，此时应想到有无真菌感染的可能性；应用高倍显微镜，仔细找找有无真菌菌丝或孢子，特别是坏死灶周围。

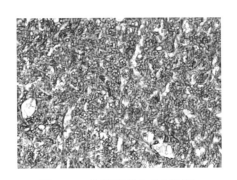

图 6-31 鼻腔真菌性炎(低倍)

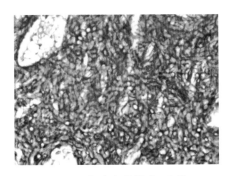

图 6-32 鼻腔真菌性炎(高倍)

3. Wegener 肉芽肿

Wegener 肉芽肿 60%～95% 发生于鼻腔、鼻窦、肺和肾，是一种全身性疾病。临床早期表现为黏膜水肿，鼻塞；中期可见黏膜坏死、溃疡或结痂，伴恶臭，有时可见鼻中隔穿孔。

光学显微镜观察

可见有两个主要特征，一是血管炎，小动脉和/或小静脉的管壁全层有炎细胞浸润及纤维素样坏死。炎细胞有：淋巴细胞、浆细胞、中性粒细胞、嗜酸性粒细胞、组织细胞、多核巨细胞。炎细胞进入血管壁全层并有弹力纤维破坏，才算血管炎。弹力纤维染色用 Weigert 间苯二酚复红染色法较好。弹力纤维破坏多呈灶性分布，仅有炎细胞围绕血管周围不算血管炎。二是肉芽肿性病变，其中可以无凝固性坏死，但多数有纤维素样坏死或微脓肿形成。有时坏死广泛并有较多炎细胞浸润，血管炎不易被发现，此时应做弹力纤维染色，可显示血管壁轮廓。

鉴别诊断

（1）T细胞淋巴瘤：血管炎病变不明显，细胞种类较单一，做免疫组化可帮助鉴别。

（2）结核：鼻腔、鼻窦黏膜结核较少见，应有上皮样细胞构成典型结核结节，其中心为粉沫状的干酪样坏死，非纤维素样坏死。

二　良性肿瘤及瘤样病变

1. 鼻息肉

鼻息肉依其发生原因和部位可分为以下3种。

1）过敏性鼻息肉

该病最常见，为双侧多发性，切除后易复发。病变特点是：水肿明显，有较多的嗜酸性粒细胞浸润（图6-33和图6-34），黏膜上皮下的基底膜明显玻璃样变并增厚。

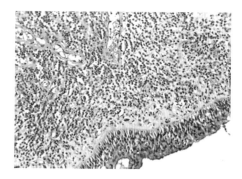

图6-33　过敏性鼻息肉（低倍）

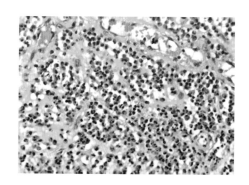

图6-34　过敏性鼻息肉（高倍）

2）炎性鼻息肉

该病常为单侧单发，切除后一般不复发。光学显微镜下可见中性粒细胞、淋巴细胞、浆细胞、少量嗜酸性粒细胞浸润。水肿程度不一，上皮下的基底膜增厚不明显。血管和纤维组织较多（图6-35）。有时二者混合，难以分类。

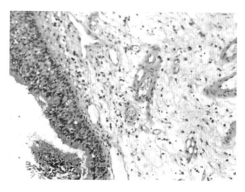

图6-35　普通炎性鼻息肉（中倍）

3）鼻后孔息肉

常见于儿童。多是上颌窦息肉，由一长蒂通过窦口脱入鼻后孔。常为单侧，其性质可为炎性或过敏性或混合性。

息肉表面覆盖纤毛柱状上皮，可出现鳞化、萎缩、溃疡形成。腺体可萎缩、扩张或增生。间质可纤维化，有时见到部分梭形细胞胞核有多形性或呈奇异状，着色深。多半是反应性增生的纤维母细胞或组织细胞，可做免疫组化鉴别，排除横纹肌肉瘤等。

注意：有部分良性或恶性肿瘤也呈息肉状生长！要仔细观察组织结构和细胞成分，必要时做免疫组化进行鉴别。

2. 乳头状瘤

乳头状瘤多见于30~50岁男性。肿瘤由黏膜上皮增生形成，有纤维血管轴心的乳头结构（图6-36）。它是向表面生长的良性上皮肿瘤。乳头表面覆盖不同的上皮，包括鳞状上皮乳头状瘤、移形上皮乳头状瘤、柱状上皮乳头状瘤等。有的部分为鳞状上皮，部分为柱状上皮；有的以移行上皮为主伴不同程度鳞化，偶见灶性黏液柱状上皮及微囊。此外，还有嗜酸性细胞乳头状瘤，为交界性肿瘤，乳头表面为嗜酸性细胞，比较少见。

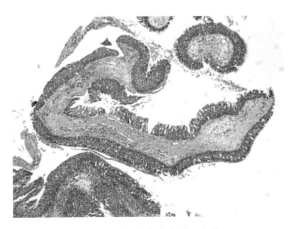

图6-36 鼻腔乳头状瘤（中倍）

3. 内翻性乳头状瘤

该瘤为交界性肿瘤，多见于50~70岁的老人；少数可癌变。该肿瘤由增生的上皮细胞，向上皮下的固有层生长，在上皮下的纤维组织中形成界限清楚的实性上皮团块；有时在上皮团块中央可见小腺腔（图6-37和图6-38）。腺腔周围的上皮多在8层至10层以上。上皮类型有：移行上皮、鳞状上皮、假复层柱状上皮，有时可见假复层柱状上皮向鳞状上皮转化；有时可见上皮细胞发生不同程度的异型增生，若异型增生细胞占据全部上皮层，称原位癌。也可发展为浸润性鳞状细胞癌或移行细胞癌。

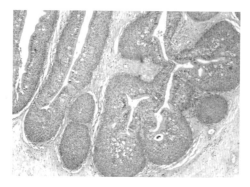

图 6-37　鼻腔内翻性乳头状瘤（低倍）

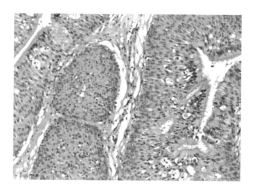

图 6-38　鼻腔内翻性乳头状瘤（高倍）

4. 幼年性喉乳头状瘤

此瘤主要发生于儿童和青少年，与 HPV 感染有关。喉镜下，可见真声带上有多发性乳头状瘤，可扩展到假声带、会厌、声门下、气管等处。

光学显微镜观察

可见乳头表面鳞状上皮分化好，但核分裂像多见。部分上皮有一定异型性及角化不良，易误诊为原位癌。黏膜固有层充血、水肿伴慢性炎细胞浸润。肿瘤易复发，可与鳞癌并存。若向周围组织蔓延，则称侵袭性乳头状瘤病。

5. 血管瘤

血管瘤多见于鼻腔，临床常有较严重的鼻出血。主要为毛细血管瘤，其次为海绵状血管瘤，而血管球瘤和血管外被细胞瘤少见。

光学显微镜观察

可见肿瘤主要由成团的毛细血管构成，或由呈团状的腔大壁薄的海绵状血管构成。管腔大小不等，形状不规则，可见血栓形成。

6. 鼻咽血管纤维瘤

此纤维瘤又称青年性血管纤维瘤。多见于 10~25 岁的青少年，而且绝大多数为男性，可能与男性激素有关。临床表现为进行性鼻塞，反复发作的会出现严重鼻出血。

光学显微镜观察

可见肿瘤表面覆盖鳞状上皮或假复层柱状上皮，有时可见溃疡形成。间质为大量纤维细胞、纤维母细胞及胶原纤维，常见黏液变性，呈黏液瘤样结构。纤维间质内有散在或成簇分布、数量较多、腔大壁薄的血管，管壁平滑肌少或无，无弹力纤维（图 6-39 和图 6-40）。有时，薄壁血管被间质挤压成裂隙状。部分病例，血管大小不一，可见毛细血管、小静脉、大静脉混合。此时，大血管多位于基底部，毛细血管位于肿瘤浅表部分。部分血管纤维瘤的间质内的纤维母细胞丰富，似纤维肉瘤，但细胞异型性不明显，核分裂像极少。

免疫组化

血管内皮细胞：CD31（＋），CD34（＋），F8（＋）。

间质：CD117（＋），Vimentin（＋），β-catenin（核＋），AR 约 50%（＋），PR 约 2%（＋），

ER(−)，ER-β100%(+)(见病理诊断免疫组化手册)。

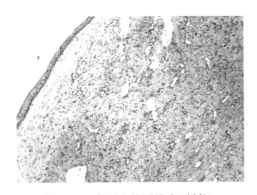

图6-39 鼻咽血管纤维瘤(低倍)

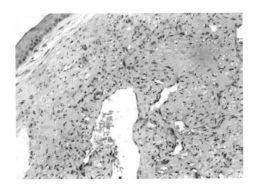

图6-40 鼻咽血管纤维瘤(高倍)

鉴别诊断

鼻咽血管纤维瘤应与鼻后孔息肉鉴别，前者，只见于男性；后者，发病无男女性别差异。

光学显微镜观察可见前者炎细胞少，血管较多。后者病变组织炎细胞较多，血管较少。免疫组化二者也有区别，前者间质 CD117(+)，AR 约50%(+)，后者无此特点。

7. 腺样体增生

腺样体增生又称腺样体肥大，是常见多发病，多见于儿童，成人也可发生。临床表现为张口呼吸或睡觉"打鼾"及鼻咽部反复发作的炎症，可并发扁桃体炎或中耳炎。腺样体又称咽扁桃体位于鼻咽顶与后壁交界处，该扁桃体慢性炎性增生称腺样体肥大。一般习称扁桃体是腭扁桃体，位于舌根后，口咽两侧由舌腭弓和咽腭弓围成的扁桃体窝内。

腺样体肥大基本病变与慢性扁桃体炎类似，是咽淋巴环尤其是鼻咽顶后壁淋巴组织呈慢性炎性反应性增生；淋巴滤泡增多，生发中心扩大，巨噬细胞增多，伴浆细胞及中性粒细胞浸润。表面覆盖鳞状上皮增生增厚，若是柱状上皮，可发生鳞状上皮化生。

三 恶性肿瘤

(一)上皮性恶性肿瘤

1. 鳞状细胞癌

鼻腔、鼻窦、喉部均可发生。由异型鳞状上皮细胞形成实性团块、条索状，浸润于纤维间质中。**高分化鳞癌**可见细胞间桥和角化现象，癌细胞异型性较小(图6-41)。**中分化鳞癌**，角化现象不明显，细胞间桥不明显，细胞异型性较明显，癌细胞核大，着色深，部分可见核仁。低分化鳞癌，细胞异型性明显，核形状不规则，深染或有明显大核仁，无细胞间桥，无角化现象。此外，还有疣状癌。

2. 涎腺来源的癌

其组织结构与细胞形态见涎腺恶性肿瘤。

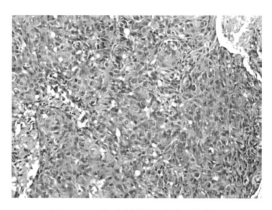

图 6-41　鼻腔鳞状细胞癌(中倍)

3. 腺癌

少见。其组织类型有四种。

(1)乳头状腺癌，由单层柱状上皮构成腺管和乳头结构，腺管背靠背密集排列，乳头多位于腺管内。柱状上皮细胞之间可见少量含黏液的杯状细胞。癌细胞异型性较轻，但有核分裂像，局部呈浸润性生长。癌细胞 CK7(+)，CK20、CDX2 均(−)。

(2)管状腺癌，组织结构及细胞形态类似结肠高分化腺癌。

(3)黏液腺癌，可见大量细胞外黏液，癌细胞位于黏液湖中。

(4)浆液-黏液性腺癌，可见浆液性柱状上皮混有少量杯状细胞，可见细胞内、细胞间黏液。

其他的如腺鳞癌、透明细胞癌、神经内分泌癌等均少见。

4. 未分化癌

光学显微镜观察

可见癌细胞呈片块状、巢状、条索状排列。癌细胞为多角形，大小不等。细胞核有多形性，核仁明显，核分裂易见。有广泛坏死，可见血管侵犯。癌细胞 CK8(+)，CK7、CK19 各有半数病例(+)，Ki-67(+)约 80%。

5. 鼻咽癌

WHO 早期将鼻咽癌分为非角化型鳞癌、角化型鳞癌、基底细胞样型鳞癌。后来的分类中取消了原先 WHO1 型、WHO2 型和 WHO3 型的数字表示法。2017 年，WHO 将鼻咽癌分为角化鳞癌、非角化鳞癌、梭形细胞鳞癌和淋巴上皮癌。取消基底细胞样鳞癌。

(1)非角化型鳞癌，其又分两型。

① 非角化型未分化癌又称淋巴上皮癌，最常见。

光学显微镜观察

可见癌细胞较大，细胞核淡染或呈空泡状，核仁大而明显(图 6-42)。胞浆嗜酸性，少或中等量，细胞界限不清。癌细胞排列呈团块状、巢状、条索状。偶见灶性鳞状上皮细胞分化，此型又称泡状核细胞癌。少数病例，癌细胞核呈梭形，胞浆中等量，细胞界限不清，核深染，不呈空泡状。癌细胞巢、索之间，有较多淋巴细胞及少量浆细胞、嗜酸性粒细胞，偶见上皮样细胞、多核巨细胞，或有淀粉样物质沉积于癌细胞之间或癌细胞胞浆内。淋巴细胞常进入癌细胞巢内，可将癌细胞分隔成小巢、小条索或单个离散，易漏诊或误诊为大 B 细胞性淋巴瘤。少数病例，肿瘤间质为纤维结缔组织，淋巴细胞极少。未分化癌，放射治疗效果很好。

② 非角化型分化性癌，癌细胞呈铺砖样镶嵌排列，形成巢状或条索状。细胞界限非常清楚(图 6-43)，癌细胞胞浆丰富，核染色质多，核仁常不清楚。部分病例的癌细胞呈梭形。组织结构和细胞形态似膀胱尿路上皮癌。少数病例可见部分癌细胞呈乳头状排列。无黏液及腺样分化。此癌放疗效果不一。

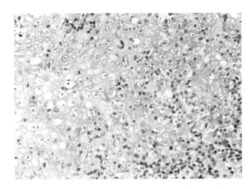

图 6-42 鼻咽非角化型未分化癌(高倍)

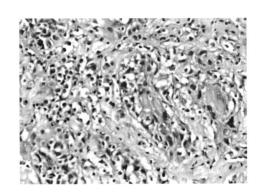

图 6-43 鼻咽非角化型分化性癌(高倍)

(2)角化型鳞癌，大部分癌细胞有细胞间桥和/或角化现象，类似鼻腔、鼻窦的角化鳞癌。此型少见，对放射治疗无反应。

(3)基底细胞样鳞癌，癌细胞较小，胞浆少，排列呈索状、网状或筛状。部分病例可见灶性鳞状细胞分化。癌细胞 P63(+)。

免疫组化

癌细胞，PCK、CK5/6、34βE12、CK8、P53 均(+)，P63 部分病例(+)。EBER 原位杂交检测，100%的肿瘤细胞核呈现 EBER(+)。

鼻咽癌的鉴别诊断

鼻咽未分化癌的鉴别诊断，有以下四种情况。

(1)大 B 细胞性淋巴瘤：CD20(+)，CD79α(+)，PCK(−)，CK5/6(−)。

(2)淋巴滤泡的生发中心：鼻咽未分化癌，可见大量淋巴细胞背景中有少量散在泡状核细胞癌，低倍显微镜下观察与淋巴滤泡生发中心相似。但生发中心内是转化中的 B 淋巴细胞，CD20(+)，PCK(−)。

(3)新生毛细血管：内皮细胞肿胀，呈条索状分布，低倍显微镜下观察与未分化癌的癌细胞条索相似；但高倍显微镜下可见有红细胞位于其中，细胞形态与癌细胞不同并且 CD31(+)，CD34(+)，F8(+)，PCK(−)，CK5/6(−)；而癌细胞相反。

(4)鼻咽黏膜结核：鼻咽未分化癌的癌细胞有时呈梭形，可伴有坏死，与结核相似。癌细胞 PCK(+)，CK5/6(+)。结核的上皮样细胞二者为阴性；细胞形态为胞浆丰富，核仁不明显，与鼻咽未分化癌的癌细胞不一样。

鼻咽癌治疗原则：首选放疗，早期鼻咽癌单纯放疗可有较好疗效，无需化疗；若伴有局部侵犯及颈淋巴结转移的可用放疗+同步化疗；手术一般只作为放疗后复发的补救方法，不能作为首选。近期，中山医大肿瘤医院提出先用辅助化疗后放疗，效果更好。

鼻窦癌和涎腺癌的治疗原则：早期可单纯放疗或手术；中期一般是彻底手术切除+淋巴结清扫，术后放疗；化疗不敏感。

（二）非上皮性恶性肿瘤

1. 髓外浆细胞瘤

该细胞瘤多见于老年人上呼吸道，如鼻腔、鼻窦、气管、支气管等部位。

光学显微镜观察

可见肿瘤细胞为未成熟的浆细胞。不同病例，浆细胞未成熟程度不同，但都有不同程度核偏位，细胞浆嗜碱性，细胞成分单一。部分病例肿瘤以幼稚浆细胞为主，幼稚浆细胞近似成熟浆细胞，但核增大，着色淡，无核仁或有不明显的小核仁；核浆比≥1∶1，无核旁空晕，多数瘤细胞核偏位。部分病例肿瘤以浆母细胞为主，浆母细胞核增大，核染色质呈网状，核仁明显，核仁与核比为1∶4至1∶3。可见双核、多核、分叶核或核形不规则。少数瘤细胞核偏位，无核旁空晕（图6-44～图6-46）。部分病例是浆母细胞和幼稚浆细胞等量混合。瘤细胞排列形式多样，有的病例，瘤细胞呈弥漫分布，与淋巴瘤相似；有的病例，瘤细胞被纤维组织分隔为结节状、条索状、偶见假腺样。因此，应做免疫组化与淋巴瘤、未分化癌、恶性黑色素瘤、胚胎性横纹肌肉瘤及副节瘤鉴别。若肿瘤细胞为幼稚型浆细胞，还要与浆细胞肉芽肿鉴别。浆细胞肉芽肿为成熟浆细胞，核深染，或为车辐状或块状，胞浆丰富，嗜碱性，核偏位明显，核旁有空晕，核浆比小于1∶1。细胞成分多种，除浆细胞外，还有淋巴细胞及Russell小体并可见少量嗜酸性粒细胞、中性粒细胞、组织细胞。小血管内皮细胞增生肿胀及纤维母细胞增生，形成肉芽肿结构。

免疫组化

浆细胞肉芽肿呈κ和λ多克隆表达。浆细胞瘤呈κ和λ单克隆表达，CD38、CD138、CD79a、IgG均阳性，CD19（-）、CD20（-）。

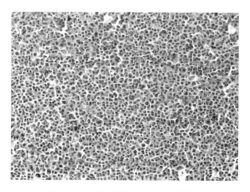

图6-44 鼻腔浆细胞瘤（低倍）

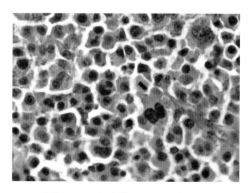

图6-45 鼻腔浆细胞瘤（高倍）

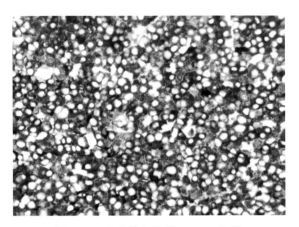

图 6-46 鼻腔浆细胞瘤 Lambda 阳性

2. 恶性淋巴瘤

鼻腔、鼻窦、鼻咽部的恶性淋巴瘤,最常见的是 NK/T 细胞淋巴瘤;其次为弥漫大 B 细胞淋巴瘤;其他类型少见。

NK/T 细胞淋巴瘤光学显微镜观察

病理形态有三多、一无、一有的特点。凝固性坏死多,病灶细胞种类多,肿瘤细胞核形态多;无肿块形成;有血管炎病变。肿瘤性淋巴细胞,可以是小型、中型、大型及间变型四种,多数为中等大,或大、小淋巴细胞混合成片分布,核形不规则或核变长,无核仁或有不明显的小核仁;胞浆中等量,着色淡(图 6-47~图 6-49);核分裂像易见。病灶内除有较多的肿瘤性淋巴细胞外,还有组织细胞、嗜酸性粒细胞、浆细胞等。病灶内常见小血管炎,瘤细胞浸润血管壁全层并伴有纤维素样坏死。

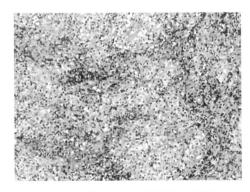

图 6-47 鼻腔 NK/T 淋巴瘤(中倍)

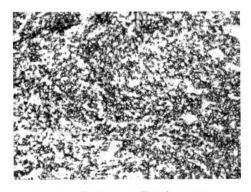

图 6-48 鼻腔 NK/T 淋巴瘤 CD56(+)

NK/T 细胞淋巴瘤免疫组化

阳性抗体有 CD56、CD3ε、CD2、TIA-1、CD45RO、CD43、颗粒酶 B;大型瘤细胞 CD30 (+),Ki-67(+)>60%,CD20(-),perforin(+)。

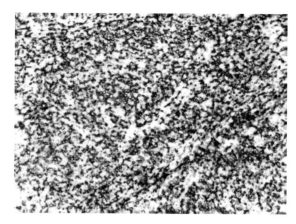

图 6-49 NK/T 淋巴瘤 perforin 阳性

EBER 原位杂交检测，大多数瘤细胞核呈阳性。

注：因鼻黏膜在一般情况下可有少量散在 NK 细胞和细胞毒性 T 细胞，所以，CD56 和颗粒酶 B 要有弥漫成片阳性才有诊断价值。

鉴别诊断

NK/T 细胞淋巴瘤应与以下三种疾病鉴别。

（1）炎性疾病，不会出现大量 CD56（+）和 EBER 原位杂交阳性细胞！

（2）Wegener 肉芽肿，上呼吸道黏膜可出现坏死、溃疡。

光学显微镜观察可见主要为纤维素性血管炎病变，也不会出现大量成片的 CD56（+）细胞。

（3）结核，有上皮样细胞结节，可有坏死、溃疡，但无大片的 CD56（+）和 EBER 原位杂交阳性细胞。

3. 嗅神经母细胞瘤

该瘤是神经母细胞瘤的一种特殊类型，来源于鼻腔嗅黏膜的嗅神经上皮；多见于鼻腔顶部。个别病例细胞瘤可位于鼻咽、筛窦、上颌窦或颅内。从儿童到老人都可发病，无性别差异。可侵入筛窦、蝶窦、上颌窦、眼眶及颅内等部位。

光学显微镜观察

可见瘤细胞为小圆形、或椭圆形，大小较一致，胞浆极少，几乎看不到，偶尔可见瘤细胞胞浆内有黑色素。瘤细胞弥漫分布，部分瘤细胞可排列呈真菊形团或假菊形团（图 6-50~图 6-52），是有诊断价值的特征之一。纤维血管间质可将瘤细胞分隔为片状或梁状、索状。部分瘤细胞间隐约可见嗜酸性神经原纤维网或无细胞区，是有诊断价值的特征之二。高分化型，瘤细胞核异型性不明显，无核仁，无核分裂像，无坏死。可见瘤细胞排列呈真、假菊形团，可见瘤细胞间的神经原纤维。低分化型，瘤细胞核有异型性，有核仁，可见核分裂像和坏死。真、假菊形团少见或无；瘤细胞间无神经原纤维。此瘤与淋巴瘤、浆细胞瘤、横纹肌肉瘤、未分化癌、小细胞神经内分泌癌、原始神经外胚层瘤（PNET）及

Ewing 肉瘤相似，须做免疫组化鉴别。若位于颅内，应与垂体腺瘤鉴别。

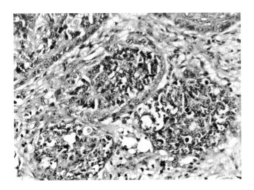

图 6-50 鼻腔嗅神经母细胞瘤（中倍）

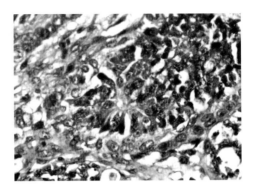

图 6-51 嗅神经母细胞瘤示菊形团

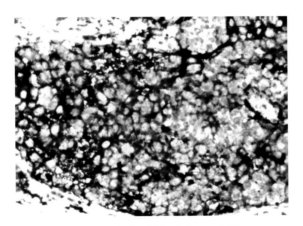

图 6-52 嗅神经母细胞瘤 Syn 阳性

免疫组化

NSE、Syn、CgA 均（+）；CK 多数病例（-）；Ki-67（+）指数 10% 至 50%；而 LCA、HMB45、Desmin、CD99、TTF-1 均（-）。

4. 恶性黑色素瘤

鼻腔的恶性黑色素瘤多见于鼻中隔，其次是下鼻甲和中鼻甲。年龄从 13 岁至 93 岁都可发病，无性别差异。

光学显微镜观察

可见瘤细胞排列呈巢状、梁状、索状或弥漫分布像肉瘤样。细胞形态多样，有上皮样型、梭形细胞型、淋巴样型、偶见巨细胞型。一般以前二者或二者混合型多见（图 6-53 和图 6-54），细胞核大小不等，空泡状，核仁明显，核分裂像可见。各例黑色素含量多少不等，有的很明显；有的极少，甚至找不到，易误诊为鳞癌或肉瘤。但做免疫组化，可见瘤细胞 HMB45（+），S-100（+），Melan-A（+）。

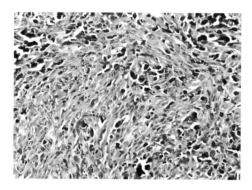
图 6-53　鼻腔恶性黑色素瘤(低倍)

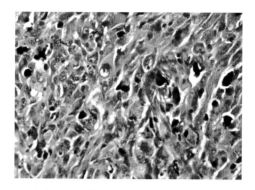
图 6-54　鼻腔恶性黑色素瘤(高倍)

鼻腔、鼻窦、鼻咽、喉部还有胚胎性横纹肌肉瘤，多见于 12 岁以下的儿童。还有颗粒细胞瘤、脑膜瘤、鼻胶质瘤等。都很少见。

诊断思路：组织结构不典型，小细胞或中等大细胞的肿瘤依次有未分化癌、淋巴瘤尤其是 NK/T 细胞淋巴瘤、恶性黑色素瘤、髓外浆细胞瘤、嗅神经母细胞瘤、小细胞神经内分泌癌、胚胎性横纹肌肉瘤、EWS/PNET、副节瘤及侵袭性或外生性垂体腺瘤。应依据细胞形态和组织结构进行鉴别，有初步诊断后再做免疫组化。

(三)2017 年 WHO 头颈肿瘤分册第四版新增以下 5 种肿瘤

1. 鼻腔鼻窦肾细胞样腺癌

临床表现鼻出血。

光学显微镜观察

可见肿瘤细胞形成巢状、腺泡状、腺管状结构。癌细胞胞浆丰富而透亮，类似透明细胞性肾细胞癌。该肿瘤呈惰性生长。

免疫组化

癌细胞表达 CK7、S-100；不表达 calponin、actin、HCK Vimentin、PAX8、RCC。而转移性透明细胞性肾细胞癌有肾原发癌病史；癌细胞 Vim、PAX8、RCC 均阳性。

2. INI-1(SMARCB1)缺失的鼻腔鼻窦癌

临床表现鼻出血。

光学显微镜观察

可见黏膜固有层癌细胞呈团块状排列，呈浸润性生长，常侵犯邻近骨组织。癌细胞多为浆细胞样或横纹肌细胞样，核大、圆形或椭圆形，核仁明显，核分裂像多见；部分癌细胞可呈基底细胞样；常见坏死。

免疫组化

INI-1 阴性，CK 阳性，部分病例癌细胞表达 Syn、P63、P40，偶见 S-100(+)。

3. 有腺样囊性结构的 HPV 相关性癌

临床表现鼻塞、鼻出血。

光学显微镜观察

组织结构类似腺样囊性癌，癌细胞排列呈巢状、片状、梁状，其中有多少不等的筛状或小囊状结构，无角化或角化很少。癌细胞有两种：①基底样细胞或肌上皮样细胞；②腔面立方形细胞。癌细胞核分裂像多见，有坏死。

免疫组化

P16 癌细胞和肿瘤表面黏膜上皮均阳性；c-Kit 腔面细胞阳性；P63 癌细胞弥漫阳性。

4. NUT 中线癌

2015 年，WHO 就将此瘤列为肺和纵隔实体肿瘤。任何年龄均可发生，青少年较多见。发病部位在人体中线如头颈部、肺、纵隔等处。

光学显微镜观察

为低分化癌或未分化癌图像，癌细胞排列呈巢状、片状、团块状，其中可见癌细胞片状坏死。其特征是，癌细胞巢内可见癌细胞突然角化或鳞化。癌细胞胞浆中等量，淡染、透亮或淡红色；核圆形、椭圆形，核仁明显，核分裂像多见。癌细胞呈浸润性生长。

免疫组化

癌细胞 PCK 阳性；NUT-1 阳性；CK7、CK20、P63、EMA、CD34 呈不同程度阳性；SMA、CgA、Syn、CD45、S-100、HMB45 均阴性。

5. 双表型鼻腔鼻窦肉瘤

该瘤是低度恶性的梭形细胞肉瘤，多见于中年女性，男女比例为 1 : 3。临床表现为鼻塞、鼻出血。肿瘤细胞有神经源性和肌源性两种免疫表型。

光学显微镜观察

可见黏膜固有层梭形细胞增生呈束状、编织状或鱼骨样排列，可围绕在原有腺体或分枝状血管周围。瘤细胞核为杆状，大小一致，形状较规则，界限不清，类似神经鞘细胞，有一定异型性；但核分裂像和坏死均少见。间质内常见鹿角形分枝血管。黏膜上皮常向下凹陷。

免疫组化

SMA、calponin、S-100 均 100%阳性；ß-catenin 91%（+），F8 80%（+），Desmin 36%（+），Myogenin 30%（+）。双表型鼻腔鼻窦肉瘤 SOX-10 是 100%阴性；而神经鞘瘤 SOX-10 是弥漫阳性。

第四节　耳部疾病

一　外耳道的疾病

1. 外耳道胆脂瘤

外耳道胆脂瘤与外耳道慢性炎症有关。

光学显微镜观察

可见该瘤由较多角化鳞状上皮细胞，慢性炎细胞，异物巨细胞及胆固醇结晶混合而成。若带有皮肤组织，则呈慢性炎改变。要注意，有时外耳道胆脂瘤是中耳胆脂瘤通过鼓膜穿孔向外扩展而来，并非单纯的外耳道胆脂瘤。后者有慢性中耳炎，中耳胆脂瘤及鼓膜穿孔。

2. 外耳道盯聍腺瘤

盯聍腺是皮肤大汗腺的变异，所以盯聍腺瘤即是大汗腺腺瘤。肿瘤由增生的盯聍腺构成，腺腔大小形状不一。腺管内层为大汗腺细胞，胞浆丰富，嗜酸性，核圆形或椭圆形；外层为短梭形肌上皮细胞，形成明显双层结构（图 6-55 和图 6-56），可见两种上皮增生形成复层或实性梁索，有时可有鳞化现象。瘤细胞无异型、无核分裂像、无坏死、无浸润，肿瘤界限清楚，无包膜。管腔内可见蛋白物质。间质为纤维血管组织。

腺上皮细胞表达 CK7；肌上皮细胞表达 P63、CK5/6、S-100。

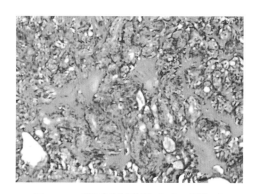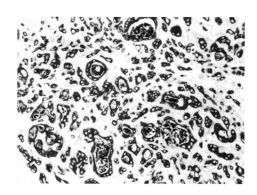

图 6-55　外耳道盯聍腺瘤示双层细胞　　　　图 6-56　外耳道盯聍腺瘤 CK7 阳性

所有皮肤及其附属器的肿瘤及瘤样病变都可发生于外耳道，如鳞癌、基底细胞癌、腺癌、腺样囊性癌、恶性黑色素瘤等。详见皮肤疾病。

二　中耳的疾病

1. 中耳慢性炎并胆脂瘤

中耳内有三个听小骨，经锤骨柄与鼓膜相连，鼓膜将外耳道与中耳分隔，镫骨底借助韧带附着于内耳的前庭窗，锤骨和镫骨之间有砧骨连接。另有中耳咽鼓管与鼻咽部相通。中耳的结构是比较封闭而复杂的气室结构，被覆薄层黏膜组织，黏膜固有层内含有混合腺。鼓膜外侧为鳞状上皮，内侧的黏膜被覆单层柱状上皮，靠近咽鼓管处为纤毛柱状上皮，上皮内有分泌黏液的杯状细胞，像支气管上皮一样，当有慢性炎症时易发生鳞状上皮化生。中耳炎最常见是急性或慢性化脓性炎症。发生化脓性炎症时，因渗出物不易排出，易转为慢性。慢性化脓性炎症可继发听小骨坏死，有死骨形成、鼓膜穿孔、上皮和间质增生及鳞状上皮化生等症状。若间质增生及炎性肉芽组织形成，其表面有上皮覆盖则形成息肉。由炎性肉芽组织与角化的鳞状上皮、角化物质混合则形成胆脂瘤。胆脂瘤 95% 以上的病例有慢性中耳炎病史，常与慢性中耳炎并存。胆脂瘤有时除炎性肉芽组织、鳞状上皮及角化物质以外，还可见多核巨细胞及较多泡沫状黄色瘤细胞，形成黄色肉芽肿或胆固醇性肉芽肿。如果是单纯胆固醇性肉芽肿，其中没有鳞状上皮和角化物质，这种胆固醇性肉芽肿不一定是胆脂瘤，很可能是中耳陈旧性出血的结果。诊断时要区分胆脂瘤和单纯胆固醇性肉芽肿。少数病例无慢性中耳炎病史而且鼓膜完整，这种非炎症性胆脂瘤可能是先天性的。

2. 中耳腺瘤

肿瘤细胞形成背靠背密集排列的腺管结构，腺腔内有 PAS 阳性的黏液。也可见部分实性梁状、索状结构。瘤细胞为立方状、柱状，有中等量嗜酸性胞浆，大小一致，分化良好，核分裂像无或极少；无肿瘤坏死；无肌上皮细胞。腺癌则细胞异型性明显，有核分裂像，呈浸润性生长。

近年来认为中耳腺瘤是有神经内分泌和黏液外分泌特点的良性腺瘤。

肿瘤细胞表达 PCK、CK7、CK8、CK20、Syn、CgA、CD56、NSE。

3. 中耳副神经节瘤

中耳副神经节瘤简称副节瘤，包含颈静脉球瘤、颈动脉体瘤及中耳化感器瘤等。瘤细胞似上皮样或内皮细胞样，被薄壁血管分隔成结节状。结节内为胞浆嗜酸性上皮样细胞即主细胞，结节周边是胞浆嗜碱性梭形细胞即支持细胞。该瘤多数为良性，极少数为恶性，其恶性标准是在无嗜铬组织如淋巴结、肺、肝等部位有转移的嗜铬细胞瘤，才能诊断。细胞异型性、局部浸润、包膜侵犯、血管侵犯都不是可靠的恶性指标。如果肿瘤细胞的核分裂像大于 1/10HPF，Ki-67 大于 3%，伴有或不伴有片状凝固性坏死时，提示肿瘤有很高的恶性潜能。主细胞表达 Syn、CgA、CD56；支持细胞表达 S-100、GFAP。

中耳还有鳞癌、横纹肌肉瘤、淋巴瘤、侵袭性乳头状瘤、转移癌、脑膜瘤、神经鞘瘤、神经纤维瘤、血管瘤、血管球瘤等。

第五节　眼部疾病

一　眼球外的疾病

(一)眼睑常见疾病

1. 麦粒肿

又称睑腺炎，是睑缘的 Moll 腺、Zeis 腺、睑板腺或毛囊发生的急性化脓性炎症。严重时可引起周围软组织蜂窝织炎或脓肿。

2. 霰粒肿

是眼睑皮脂腺溢出的脂质引起的慢性脂性肉芽肿。

3. 淀粉样变性

在慢性炎症背景中有云朵样淡红色无细胞结构均质性物质沉积，该物质也可沉积于血管壁。刚果红染成橘红色。有时可与睑结膜的浆细胞性肉芽肿并存。

4. 睑板腺癌

因睑板腺是皮脂腺，所以睑板腺癌就是皮脂腺癌。其发病率在眼睑恶性肿瘤中仅次于基底细胞癌，居第二位。多见于老年人，平均发病年龄为 57 岁。2/3 见于女性，2/3 见于上眼睑。临床表现为睑板内或睑缘出现无痛性结节或菜花样肿物，进展较缓慢。

光学显微镜观察

可见癌细胞排列呈结节状、巢状、梁状。结节中心为胞浆丰富、淡染，或空泡状向皮

221

脂腺分化的细胞，细胞界限不清（图 6-57 和图 6-58）。细胞团中央有时可见坏死。细胞团周边为基底样细胞。部分病例癌细胞巢周边无基底样细胞。癌细胞团中有时可见灶性鳞化。高分化型，癌细胞近似皮脂腺细胞，核无异型性，无核仁或核仁小。中分化型，部分癌细胞核仁明显，核深染，核分裂像少见，胞浆较少，嗜碱性。低分化型，多数癌细胞核异型明显，核仁大，核分裂像易见（见《眼科病理学》，1997 年版，590 页）。

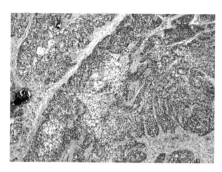

图 6-57　睑板腺腺癌（中倍）

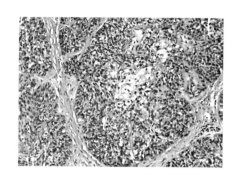

图 6-58　睑板腺腺癌（高倍）

免疫组化

皮脂腺细胞无特异性标记物，通常表达 CD15、BerEP4 和 EMA。而 S-100，GCDFP-15，CEA 均阴性。

鉴别诊断

主要与鳞癌鉴别，鳞癌无皮脂腺细胞分化，高分化者可见细胞间桥及角化现象。鳞癌 CK5/6（+），P63（+），CD15（−）。

眼睑板腺癌即皮脂腺癌治疗：以手术彻底切除为主，术中做快速病理诊断检查切缘是否为阳性，若有癌则要扩大切除范围。有淋巴结转移者应做肿瘤切除+淋巴结清扫，术后可做放疗或化疗。

眼睑皮肤肿瘤（含基底细胞癌）及瘤样病变与其他部位皮肤肿瘤及瘤样病变相同，见皮肤病变相关章节。

（二）结膜、角膜、泪腺及眼眶疾病

正常睑结膜、球结膜覆盖薄层非角化鳞状上皮，睑结膜有少量散在分泌黏液的杯状细胞。其鳞状上皮病变有乳头状瘤、不典型增生、原位鳞癌、浸润性鳞癌、黏液表皮样癌、色素痣、恶性黑色素瘤、淋巴瘤等。但较常见，有特殊性病变的有以下几种。

1. 球结膜皮样瘤

球结膜皮样瘤是最常见的结膜先天性发育异常疾病，多见于角膜颞侧的球结膜。目前认为其来源于异位的多潜能细胞。光学显微镜下可见病变组织由球结膜变为表皮组织，常见角化现象，少数病例无角化，伴有皮脂腺、汗腺、毛发及真皮层的纤维结缔组织，即球结膜组织变为皮肤组织，又称球结膜皮肤化。有的可累及部分角膜。偶尔，在皮肤的真皮内见有软骨、脂肪、泪腺组织。

2. 翼状胬肉

翼状胬肉是睑裂部球结膜，上皮下纤维组织增生变性，形成似昆虫的翼，而得名。其头端缓慢向角膜靠近并可侵袭角膜。光学显微镜下，可见结膜鳞状上皮轻度增厚，有时见上皮细胞有轻度异型性。上皮下胶原纤维变性，形成无定形、嗜酸性颗粒状物。弹力纤维增生，与变性的胶原纤维混杂。其中可见少量慢性炎细胞浸润及血管增生。

3. 泪腺 Mikulicz 病

泪腺分主泪腺和副泪腺。主泪腺由提上睑肌腱膜将其分隔为两部分：①眶部泪腺(大泪腺)，位于眼眶上缘的外上方泪腺窝；②睑部泪腺(小泪腺)，位于上睑穹隆部的外侧，副泪腺位于上、下眼睑穹隆部睑结膜的固有层。主泪腺与副泪腺的组织结构相似，但绝大多数病变都发生于主泪腺。

泪腺 Mikulicz 病的组织结构与细胞形态，诊断与鉴别诊断与前述的涎腺 Mikulicz 病相似。见涎腺 Mikulicz 病。临床可引起眼干症状。

泪腺与涎腺组织结构相似，涎腺的肿瘤及瘤样病变均可发生于泪腺。常见的上皮肿瘤依次为多形性腺瘤、腺样囊性癌、腺癌、黏液表皮样癌、恶性混合瘤、多形性低度恶性腺癌等。非上皮性病变依次有炎性假瘤、淋巴瘤、间叶组织的良性恶性肿瘤等。

4. 眼眶及泪腺炎性假瘤

炎性假瘤是一种特发性慢性炎性病变，常累及眼外肌肉、泪腺、周围脂肪组织。病变可侵及骨组织，似恶性病变。

光学显微镜观察

为非特异性慢性炎，有明显纤维组织增生伴多种炎细胞浸润。主要为淋巴细胞、浆细胞、组织细胞、嗜酸性粒细胞，少量中性粒细胞。病变可出现下列变异：①当淋巴组织增生明显时，常有淋巴滤泡形成，似假性淋巴瘤，须与真性淋巴瘤鉴别，后者多数无淋巴滤泡，细胞成分单一，免疫组化呈单克隆表达；②当浆细胞较多时，可诊断为浆细胞肉芽肿；③当背景出现黏液变，伴明显纤维母细胞增生时，似结节性筋膜炎；④当病灶内出现脂肪坏死时，可以形成脂性肉芽肿。⑤病变晚期，纤维组织明显增生并出现玻璃样变性，炎细胞明显减少，被纤维组织分隔为散在岛状。

5. 眼眶其他肿瘤及非肿瘤疾病

常见的有横纹肌肉瘤、未分化/未分类肉瘤、腺泡状软组织肉瘤、淋巴瘤、绿色瘤、Langerhans 细胞增生症、胆固醇肉芽肿、皮样囊肿、脑膜膨出等。总之，眼眶内的软组织、淋巴组织、眶周围的骨组织的良、恶性肿瘤及瘤样病变都可发生。见相应章节。眶内的转移性乳腺癌、肺癌、恶性黑色素瘤、神经母细胞瘤、Ewing 肉瘤等也不少见。

6. 眼眶及眼球寄生虫

眼眶及眼球寄生虫较少见，作者见过几例，每次遇到时，诊断都有困难。一般病理书中都无记载，而寄生虫学是从每种寄生虫的分布、分类、生活史、形态、传播途径等进行描述，很复杂而且没有病理组织学的内容。为了临床病理工作方便，作者将寄生虫学中常见内容结合病理变化归纳如下。

(1)裂头蚴病，是曼氏迭宫绦虫的幼虫在人体引起的病变。幼虫长度从数厘米到30厘米不等，多数为3厘米到8厘米，宽0.1厘米到1厘米。幼虫形成1厘米到5厘米不等的囊腔，内有裂头蚴，为长条状。

肉眼观察，多为灰褐色无包膜的软组织肿块，常需作多个切面才可发现不规则的裂隙，是裂头蚴寄生处。

光学显微镜观察

在组织切片中可见不规则管道或裂隙，其中常见长条状幼虫虫体，其表面为红色角皮层包绕，其内为平滑肌和许多散在鱼籽样的石灰小体，为其特征。周围有不同程度炎性细胞反应伴较多嗜酸性粒细胞浸润。死幼虫为长带状红染物质，周围有异物巨细胞反应。活幼虫周围有一层纤维素样坏死组织，其外为嗜酸性粒细胞及其他炎细胞。有时在坏死灶周围有上皮样细胞呈栅栏状排列，与裂隙方向垂直。偶见上皮样细胞和异物巨细胞构成假结核结节，中央无干酪样坏死。寄生部位有：眼眶、眼肌、眼睑、胸壁、腹壁、乳房、肌肉等。临床表现依其寄生部位不同而不同。人感染途径有三种：①用带有裂头蚴的蛙肉敷贴伤口；②食入带有裂头蚴的猪肉、鸡肉、蛇肉、兽肉；③接触带有原尾蚴的水。

成虫寄生于人、猫、狗的小肠内；致病力小，一般无明显症状。

(2)细粒棘球蚴病，简称包虫病。是细粒棘球绦虫的幼虫所致的病变。幼虫即棘球蚴，为圆形、椭圆形的囊状，直径多为 0.5 厘米至 5 厘米(如葡萄大)或更大达 30 厘米。囊肿受压迫破裂后囊液溢出，可致所在部位炎症及全身过敏反应，甚至可引起过敏性休克。棘球蚴寄生部位：肝、肺、胸腔、肠系膜、网膜、全身肌肉、眼眶等。在眼眶以上直肌、中直肌内较多。

肝包虫囊肿肉眼观察，囊肿多见于肝右叶，可单发或多发，严重者可布满整个肝脏。囊壁厚为 3 毫米至 5 毫米，囊腔大小不等，多为葡萄大小，囊液从数十毫升、数百毫升到一千多毫升不等。囊内液为含毒性蛋白清亮液体，若发生感染则呈混浊胶冻样似脓液。

光学显微镜观察

包虫囊肿壁分内外两层。外层为宿主组织形成的纤维包膜，其中常见被包入的小胆管和小血管。囊肿周围的肝细胞受压，常发生变性、萎缩、纤维组织增生伴有嗜酸性粒细胞、异物巨细胞及上皮样细胞浸润。内层为包虫囊，由角质膜和生发层构成。角质膜为红色平行的板层结构，它是生发层细胞的分泌物，有营养及保护作用。生发层位于角质膜内，由一层立方上皮细胞组成，有较强的繁殖力，可产生生发囊、子囊和头节。生发囊与囊壁相连，生发囊脱落掉入囊腔形成子囊。生发囊和子囊内均有许多头节，掉入囊液则形成包虫砂。子囊约黄豆大小，数量很多，位于囊液内。发生于肝外的包虫囊肿数量少，囊肿体积小，而组织结构与肝包虫囊肿相同。

人感染方式有两种：①食入被该虫虫卵或孕节污染的蔬菜和水；②接触被虫卵或孕节污染的皮毛、泥土、牧场、畜舍和水。

细粒棘球绦虫的成虫寄生在狗、狼等肉食动物的小肠上段。

(3)猪囊尾蚴病又称猪囊虫病是猪肉绦虫幼虫所致的病，比较常见。

肉眼观察，其幼虫呈小囊泡状，小囊泡为圆形或卵圆形，直径多小于 1.5 厘米约黄豆大小，白色半透明。囊内有清亮液体及小米或芝麻大的白色头节，囊壁薄而光滑。

光学显微镜观察

头节：有多个圆形吸盘及有许多小钩的顶突。囊壁：分为两层，内层为虫体本身的囊壁，有时可见囊壁向虫体凹陷形成同向密集排列形似梳齿状结构。外层是宿主组织，为纤维及肉芽组织，早期可见嗜酸性粒细胞、坏死组织；囊内为黏液样物。囊肿周围组织：活幼虫可致轻度炎性反应，死幼虫因虫体的分解产物则引起重度炎性反应。常见嗜酸性粒细胞、淋巴细胞、浆细胞、多核巨细胞、上皮样细胞及新生血管、纤维组织构成肉芽肿；有时可见灶性坏死。诊断时应多断面切片寻找幼虫头节。幼虫寄生部位有：皮下、肌肉、脑组织、眼球内的玻璃体、视网膜下、结膜下、眼眶等。因部位不同所致的症状也不一样。眼部囊尾蚴病多数位于眼球深部如玻璃体或视网膜下，可致视力障碍或失明。病变若在眼眶前部，可引起复视的临床表现。人感染的方式是：①食入未煮熟的"米猪肉"，即含有囊尾蚴的猪肉，经消化液作用 2 天到 3 天后，囊壁破裂，囊内的六钩蚴部分进入肠壁血管或淋巴管而到全身。部分六钩蚴附着于小肠壁，3 个月后就变为成虫；②猪肉绦虫（有钩绦虫）患者通过自身粪便内的虫卵或孕节污染手再经口感染。成虫寄生于人的小肠可达 25 年，不断排出孕节和虫卵。成虫一般致病力低，无症状或有轻微消化道症状。

（4）结膜吸吮线虫。雄虫，长 0.5 厘米到 1.5 厘米；雌虫，长 0.6 厘米到 2 厘米。成虫寄生部位有：眼球前房、泪腺、泪管、穹隆部的结膜囊等处。可致所在部位轻度炎症，取出虫体后炎症可消失。临床表现为眼部有异物感，痒，畏光，流泪。人感染方式可能为苍蝇舔吸动物或人眼分泌物所致，因发现幼虫在苍蝇体内。作者曾遇见 2 例结膜囊内的鲜活虫体。

（5）旋毛虫病。旋毛形线虫简称旋毛虫。其成虫位于小肠上段，虫体微小，线状。雄虫长度为 1.4 毫米到 1.6 毫米，宽度约 0.04 毫米。雌虫长 3 毫米到 4 毫米，宽约 0.06 毫米。成熟幼虫伸直长约 1 毫米，卷曲于梭形囊包内。囊包大小为 0.25 毫米到 0.5 毫米。多位于横纹肌肌纤维间。成虫在小肠上段，以小肠绒毛为食，引起肠壁广泛炎症。

光学显微镜观察

可见小肠壁局部黏膜组织淤血、出血、水肿及浅表溃疡。病变骨骼肌（偶见于眼部肌肉）出现肌炎和血管炎病变。囊包形成后，肌膜周围的纤维组织增生，形成囊包外层。在高倍显微镜下观察，可见囊包内的幼虫，形似弯曲或半伸展的蚯蚓。时间长了囊包可发生钙化，幼虫死亡。附近的骨骼肌变性、萎缩形成炎性肉芽肿伴嗜酸性粒细胞浸润。切片中要见到旋毛虫蚴才能确诊。

人感染方式：食入含有活的旋毛幼虫囊包的猪肉或其他肉类，经消化液作用后，幼虫自囊包中逸出侵入小肠黏膜，经发育交配受精后，由雌虫子宫排出幼虫，然后进入小肠壁淋巴管和小静脉随血液流到全身各处，只有到达骨骼肌的幼虫才能发育形成囊包而使人致病。

（6）视网膜弓形虫病。可致视网膜灶性坏死，其中可见弓形虫囊孢，周围形成炎性肉芽肿伴淋巴细胞、单核细胞、嗜酸性粒细胞浸润。眼眶还有阿米巴病、丝虫病、蛔虫病、血吸虫病、肺吸虫病、棘颚口线虫病等。

二 眼球内疾病

（一）恶性黑色素瘤

眼球内恶性黑色素瘤，多见于 40 岁至 50 岁成人。儿童和 70 岁以上的老人少见。常是单眼，单病灶。眼球内色素膜，任何部位均可发生恶性黑色素瘤，其中 85% 发生于脉络膜，10% 发生于睫状体，少见于虹膜。

光学显微镜观察

一般将眼球内恶性黑色素瘤分四型。

(1) 梭形细胞 A 型，瘤细胞呈梭形似良性梭形细胞痣，细胞核细长呈梭形(图 6-59)，部分细胞核可见纵行核沟，核大小一致，无异型性，无核仁，无核分裂像。瘤细胞以 A 型为主，也混有少量 B 型瘤细胞。

(2) 梭形细胞 B 型，肿瘤细胞比 A 型细胞大，细胞核有异型性，有核仁，(图 6-60) 有核分裂像。以 B 型瘤细胞为主，也可混有少量上皮样瘤细胞和 A 型瘤细胞。A 型和 B 型瘤细胞均呈紧密排列，形成束状或类似神经鞘瘤的栅栏状。有人将 A 型瘤细胞和 B 型瘤细胞混合者称为梭形细胞型。皮肤的恶性黑色素瘤的瘤细胞黏附力低，排列松散；与眼球内恶性黑色素瘤紧密排列不同。

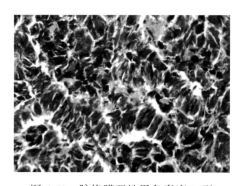

图 6-59　脉络膜恶性黑色素瘤 A 型

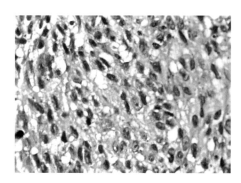

图 6-60　脉络膜恶性黑色素瘤 B 型有核仁

(3) 上皮样细胞型，瘤细胞体积较大，呈圆形、椭圆形或不规则形，胞浆丰富而透亮，细胞核异型性明显，核仁大而明显(图 6-61 和图 6-62)，可见少量多核巨细胞；核分裂像易见。有时可见部分瘤细胞退变，核固缩；胞浆呈泡沫状。有时可见片状坏死。此型瘤细胞排列较松散。上皮型预后较差。梭形细胞型，尤其是 A 型梭形细胞越多，则预后越好。

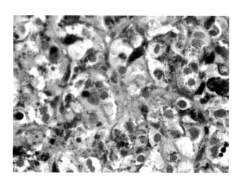

图 6-61　脉络膜恶性黑色素瘤上皮样型

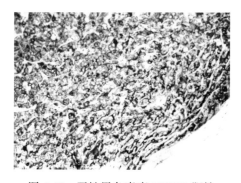

图 6-62　恶性黑色素瘤 HMB45 阳性

（4）混合型，有部分病例，上述三种细胞数量比率差不多，则称混合型，比较常见。人眼球内恶性黑色素瘤，瘤细胞黑色素含量，绝大多数病例都比较明显，无色素型极少见。

瘤细胞扩散途径有：①脉络膜上腔：它是脉络膜与巩膜之间的间隙。②睫状体上腔：是睫状体与巩膜之间的间隙。瘤细胞可在此间隙再沿着血管、神经周围间隙进入巩膜。③前房及前房角：通过前房角与巩膜之间的间隙进入结膜下。④巩膜筛板：位于巩膜后孔中，为薄层纤维膜，其中的筛状小孔有视神经纤维通过。⑤沿视神经向颅内扩散。上述部位有无扩散、浸润与预后和治疗有关，病理检查报告应注明。此外，肿瘤还可向内侵犯Bruch膜（脉络膜最内层与视网膜相连）、RPE（视网膜色素上皮是视网膜最外层与Bruch膜相连）、视网膜、玻璃体、虹膜睫状体等部位引起继发性病变，也应仔细检查。

免疫组化

瘤细胞 HMB45、Melan-A、S-100 均（+）。

鉴别诊断

（1）眼内色素痣：镜下见痣细胞无异型性，无核仁，无核分裂像，肿瘤与周围组织界限清楚，无浸润。不会侵犯血管及脉络膜上腔及上皮。

（2）皮肤黑色素瘤转移至眼球内，有皮肤黑色素瘤病史在先，后出现眼球内病变。病变常为双眼，多病灶。瘤细胞色素较少，梭形瘤细胞排列松散，不规则。眼球内原发恶黑，瘤细胞多呈束状、排列紧密。

眼球内脉络膜恶性黑色素瘤治疗原则：

1. 手术

① 眼球摘除术是治疗的标准方式，其适应证：肿瘤体积超过眼球体积的30%；肿瘤侵犯巩膜范围较大；肿瘤并发青光眼；肿瘤侵犯视神经；其他保守治疗失败或复发，有其中之一者应作眼球摘除手术。② 如果肿瘤侵犯眼球外到眼眶则作眶内容物切除。③ 如果肿瘤较小，可作肿瘤切除，保留眼球（称局部切除术）。

2. 放射治疗

放射治疗葡萄膜恶性黑色素瘤，近来有逐渐发展的倾向。巩膜盘贴敷法就是放射治疗的一种，治疗效果与手术相似，但复发率低，能保留眼球甚至可保留视力。此外还有激光治疗、药物治疗等。

3. 定期复查

肿瘤为静止状态而且厚度小于3毫米，一般做定期复查。因为小的脉络膜恶性黑色瘤与良性脉络膜黑色素痣无法区分，只有定期随访观察。

（二）视网膜母细胞瘤

视网膜母细胞瘤（Retinoblastoma，RB）是婴幼儿最常见的眼内恶性肿瘤。绝大部分发生于四岁以前，10岁以后少见。成年人甚至老年人的RB有个别报道。60%为散发，部分病例有家族史，有家族史者为常染色体显性遗传病。散发者，约30%为双眼发病，有家族史者，约90%为双眼发病。

光学显微镜观察

瘤细胞为未分化的神经母细胞，呈圆形、椭圆形、梭形或不规则形，无核仁或核仁不明显，核分裂像易见。胞浆极少，瘤细胞呈弥漫分布，或呈结节状分布，部分排列为真菊形团或假菊形团。真菊形团，中心有空腔，似腺样，有的中心空腔不明显。假菊形团不完整或不规则，其中心有薄壁小血管。部分病例，瘤细胞围绕厚壁血管生长，形成环套，伸入坏死的瘤组织中，其横断面为环形（图6-63），纵断面为管状。瘤细胞常见坏死、钙化。常见嗜苏木素物质沉积于血管壁或其周围。间质稀少。高分化型：瘤细胞中等大，核呈短梭形，大小一致，核分裂像少见，真菊形团多（图6-64），无坏死。低分化型：瘤细胞异型性明显，核圆形或椭圆形，大小不等，形状不规则，核分裂像易见。部分病例，瘤细胞为小圆形，大小较一致，呈弥漫分布（图6-65和图6-66），真菊形团很少或见不到，坏死多。

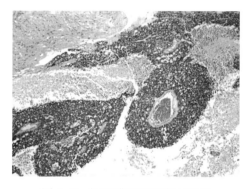

图6-63　视网膜母细胞瘤有坏死

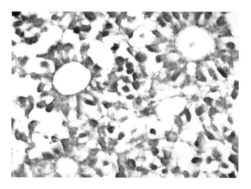

图6-64　视网膜母细胞瘤菊形团排列

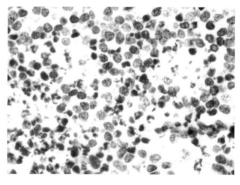

图6-65　视网膜母细胞瘤弥漫分布

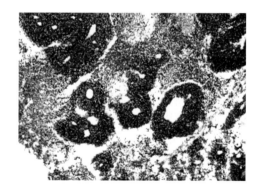

图6-66　视网膜母细胞瘤Syn阳性

视网膜母细胞瘤除直接浸润破坏周围组织外，还有以下转移途径。

（1）沿视神经→视神经交叉→软脑膜→脑脊髓液→脑、脊髓。

（2）沿巩膜筛板→眼眶软组织→眶骨、眶骨各孔→颅内。

（3）沿脉络膜上腔、睫状体上腔→血管→血液→肺、脑、骨等。

免疫组化

瘤细胞，NSE、NF、Rhodopsin（视紫质）、S-抗原、CD57、Syn、S-100、GFAP 均（+）。

鉴别诊断

视网膜母细胞瘤，尤其是低分化型，包括：①与髓母细胞瘤、松果体瘤鉴别主要看肿瘤的原发部位。②与转移性肺小细胞癌的鉴别。肺小细胞癌有肺癌病史，癌细胞排列较紊乱，纤维间质较多。

视网膜母细胞瘤治疗原则

（1）眼球摘除术：其适应证是肿瘤累及单眼而且肿瘤几乎充满眼球，视力完全丧失者。

（2）如果肿瘤占据眼球视网膜小于 1/2，临床无转移表现，有部分视力存在的患者可考虑用其他方法治疗如放射治疗、激光治疗、冷冻治疗等。

参考文献

1. Adel E I-Naggar，John K C Chan，et al. WHO Classification of Head and Neck Tumours 4th. Lyon：International Agency of Research on Cancer，2017.

2. 刘志艳．具有乳头样核特征的非浸润性甲状腺滤泡性肿瘤及其诊断标准．中华病理学杂志［J］．2017，46（3）：205-208.

3. 刘彤华主编．诊断病理学［M］．第三版．北京：人民卫生出版社，2015.

4. ［意］Rosai. Rosai & Ackeman's Surgical Pathology［M］. tenth Edition. 郑杰主译．北京：北京大学医学出版社，2014.

5. 吴奇光，孙开华，高岩．牙源性透明细胞癌的临床病理分析［J］．中华口腔医学杂志，2000，35（5）：356-358.

6. Wang C P et al. Lymphoepithelial Carcinoma Versus Large Cell Undifferentiated Carcinoma of the Major Salivary Glands［J］. Cancer，2004，101（9）：2020-2027.

7. Jefferey U M，Lucas D R，McEwan C，et al. Maligment melanoma of the conjunctiva［J］. Histopathology，1986，10：363-378.

8. 吴振中，等．眼科手术学［M］．北京：人民卫生出版社，1994.

9. 陈振东，等．肿瘤综合治疗学［M］．合肥：科学技术出版社，2015.

第七章　肺、胸膜和纵隔常见疾病

第一节　肺常见疾病

一　肺上皮性肿瘤及瘤样病变

2021 年，WHO 将肺癌分为鳞癌、腺癌、腺鳞癌、大细胞癌、神经内分泌癌、肉瘤样癌 6 种。

（一）肺鳞状细胞癌

多见于男性，与吸烟有关。发生部位多数（约 2/3）位于肺门、肺门附近。少数发生于肺外周或胸膜下。肺腺癌则相反，多是周围型。神经内分泌癌如小细胞癌中央型稍多于周围型。2021 年，WHO 将肺鳞癌分为原位鳞癌、浸润性鳞癌及淋巴上皮癌 3 种。鳞癌按分化程度分角化鳞癌、非角化鳞癌及基底细胞型鳞癌。

光学显微镜观察

角化性鳞癌，多为高分化鳞癌，癌细胞大，胞浆丰富，有角化现象，有细胞间桥。**非角化鳞癌**，多为低分化鳞癌，癌细胞胞浆少，部分癌细胞胞浆红染；核增大，形状不规则，大小不等，核深染，可见核仁，核分裂；部分低分化鳞癌的癌细胞呈梭形，但癌巢与间质分界清楚。**基底细胞型鳞癌**，癌细胞较小，胞浆少，核深染。癌巢周边的细胞呈栅栏状排列，巢内有时可见角化珠，**小细胞型低分化鳞癌**，核染色质粗，染色深，形状不规则，或呈空泡状，核仁明显，胞浆丰富，细胞界限清楚，有时可见局灶性细胞间桥或角化现象；有时需要做免疫组化与小细胞神经内分泌癌鉴别。此外，肺低分化鳞癌还有透明细胞型、梭形细胞型、乳头型、淋巴上皮瘤样型等少见类型。中分化鳞癌，细胞形态与组织结构，介于高分化鳞癌与低分化鳞癌之间（图 7-1～图 7-4）。所有鳞癌均有明显细胞核异型性，形成癌巢或条索，呈浸润性生长。肺淋巴上皮癌的病变与鼻咽淋巴上皮癌相同。

原位鳞癌，异型鳞状上皮细胞占据黏膜鳞状上皮全层，无浸润现象。此处鳞状上皮多是纤毛柱状上皮鳞化而来。

WHO 2015 年版将肺鳞癌分角化型、非角化型及基底细胞样三种；并增加"肺泡充填型"，它可有肺泡间质浸润或无浸润。

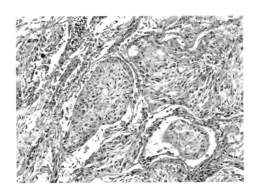

图 7-1　肺中分化鳞状细胞癌(低倍)

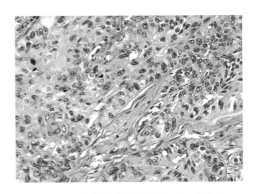

图 7-2　肺中分化鳞状细胞癌(高倍)

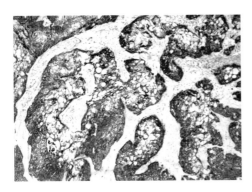

图 7-3　肺鳞状细胞癌 CK5/6(+)

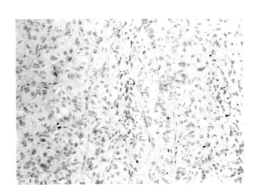

图 7-4　肺鳞状细胞癌 TTF-1 阴性

免疫组化

阳性表达 34ßE12、CK5/6、P63(核+)、EMA(胞膜+)、CEA、S-100、HPV；肺鳞癌CK7、TTF-1 阴性，肺腺癌相反。

CK5/6　鳞癌、大细胞癌、间皮瘤均阳性，腺癌多数为阴性。

P63　鳞癌 96% 为阳性，而腺癌多数阴性只有少数阳性。

(二)肺腺癌

肺腺癌好发于女性，约占女性肺癌的一半，可能与接触厨房内的致癌物有关；70%发生于肺的外周部；常伴有瘢痕形成。**肺高分化腺癌**，以腺管或乳头结构为主(图 7-5)；实性癌巢少或无。低分化腺癌，以实性团块、条索结构为主(图 7-6~图 7-8)，腺管结构少；细胞成分中黏液细胞即印戒细胞较多。**中分化腺癌**，细胞形态和组织结构介于二者之间，部分为腺管结构，部分为实性结构。

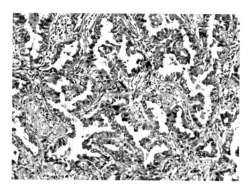

图 7-5 肺高分化腺癌(中倍)

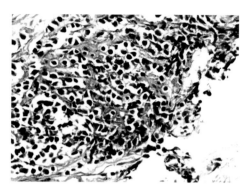

图 7-6 肺低分化腺癌(中倍)

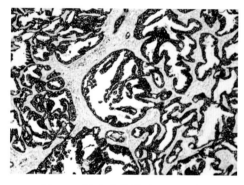

图 7-7 肺高分化腺癌 CK7 阳性

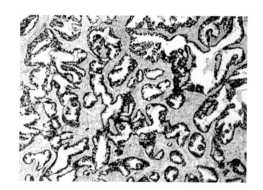

图 7-8 肺高分化腺癌 TTF-1 阳性

2015 版 WHO 将肺腺癌分为浸润前病变、微浸润性腺癌、浸润性腺癌三种。三者诊断标准与 2011 年国际肺癌研究协会等提出的标准相同,详见后文。

1. 肺浸润性腺癌

(1)附壁状腺癌,以前称非黏液性细支气管肺泡癌,浸润灶大于 5mm。

(2)腺管状腺癌,正常肺泡被圆形或卵圆形腺体取代,或有筛状结构。

(3)乳头状腺癌,肺泡腔或腺腔内出现有纤维血管轴的分支乳头。

(4)微乳头状腺癌,癌细胞聚集形成无纤维血管轴的乳头状细胞簇。与肺泡壁连接或彼此分离或呈环形腺样结构,漂浮在肺泡间隙内。常有脉管或间质浸润,有时可见砂粒体。

(5)实体状腺癌,伴黏液产生,癌细胞形成实性片状,无腺腔结构。肿瘤 100% 实性生长,每两个高倍视野中有一个高倍视野内至少有 5 个癌细胞含有黏液(通过组织化学如 AB-PAS 等染色证实)。

纯附壁生长的腺癌属低级别,预后好。腺管状腺癌和乳头状腺癌属中级别,预后中等。微乳头和实体状腺癌属高级别,预后较差。

(6)浸润性黏液腺癌即浸润性黏液癌/非黏液混合型腺癌。浸润性黏液腺癌相当于以前的黏液性细支气管肺泡癌。此外,还有胶样型腺癌、胎儿型腺癌、肠型腺癌。

WHO(2015年与2011年)、国际肺癌研究协会(IALC)、美国胸科学会(ATS)、欧洲呼吸学会(ERS)共同提出肺腺癌的新分类标准见 J Thrac, Oncol, 2011(6):244-285;杨欣等, Chin J Lung Cancer, 2016, Vol. 19, No. 6。

2. 浸润前病变

肺原位腺癌(AIS)含非黏液性和黏液性两种,诊断标准是:病灶最大直径>0.5cm但≤3cm,癌细胞贴壁生长,并具备三无(无间质、脉管、胸膜浸润,无乳头或微乳头结构,无肺泡腔内癌细胞聚集)。肺原位腺癌(AIS)大多为非黏液性腺癌,黏液性腺癌极少见。非典型腺瘤性增生为瘤细胞在肺泡壁间断分布,病灶≤0.5cm。

3. 微浸润性腺癌

微浸润性腺癌(MIA)含非黏液性、黏液性,其诊断标准:肿瘤≤3cm,癌细胞以贴壁生长为主,任一视野下,间质浸润灶最大直径≤5mm,若见多处间质浸润,以最大病灶的最大直径为准,不能相加计算。

微浸润性腺癌(MIA)浸润成分的判断标准:

(1)出现贴壁生长以外的结构,如腺泡状、乳头状、微乳头状、实性结构。间质浸润灶最大直径≤5mm 为微浸润灶。

(2)癌细胞若浸润肌纤维母细胞间质,如癌细胞侵犯血管、淋巴管、胸膜;或出现肿瘤性坏死,则诊断为浸润性腺癌。

(3)微浸润性腺癌(MIA)可用于诊断多发性病变,但这些病变必须全部是原发病,而不是肺内转移灶。

新分类建议不用细支气管肺泡癌、混合性浸润性腺癌、透明细胞腺癌、印戒细胞癌、黏液性囊腺癌,这些名称。对于小块活检标本,尽量采取描述性报告,不能确切诊断为原位癌、微浸润癌等。

4. 肺腺癌 ALK 基因免疫组化检测

中华病理学杂志, 2013, Vol. 42, No. 6, 404 记载:

肺非小细胞癌,主要是肺腺癌,近来发现其中约有5%的病例,ALK(间变性淋巴瘤激酶)阳性,这些病人用分子靶向药物如克唑替尼、吉非替尼、厄洛替尼等作靶向治疗,效果较好。目前针对 ALK 融合基因检测方法主要有二种:荧光原位杂交(FISH)、聚合酶链反应(PCR)。免疫组织化学可检测 ALK 基因蛋白,间接反应 ALK 基因状态。因为 ALK 基因相对稳定,复制的蛋白也较稳定,用免疫组化检查其蛋白质基本能反应基因状态。报道显示,用具有高度亲和力的 D5F3 和 5A4 抗体检测 ALK 基因融合蛋白的敏感性和特异性分别达到了 100%和 95%~99%。与 FISH 比较,有高度的一致性。

免疫组化因简便易行,价格便宜,操作方法成熟,在此介绍免疫组化的判断标准如下:3+,>5%的肿瘤细胞呈现颗粒状细胞质强着色(均匀褐色);2+,>5%的肿瘤细胞呈现中度细胞质着色(黄色);1+,>5%的肿瘤细胞出现微弱或模糊的细胞质着色,或≤5%的肿瘤细胞有褐色或黄色任何程度的着色;0,全部肿瘤细胞无着色。

5. 肺腺癌免疫组化

阳性：TTF-1、EMA、CEA、SP（A，B）、P53、CK7 弥漫阳性。

阴性：CK20、CDX2、Vimentin、CK5、P504S。

注意：SP（A、B）是肺泡Ⅱ型上皮标记物，α_1-AT 标记 Clara 细胞，原位腺癌（＋）。

6. 肺腺癌的鉴别诊断

（1）与肺泡上皮不典型增生鉴别，后者常与肺炎性假瘤、硬化性血管瘤或其他各种炎症性疾病并存。有上述各种病变特征伴随灶性肺泡上皮增生，非单纯肺泡上皮增生。肺泡上皮不典型腺瘤性增生，其最大直径<5mm。

（2）与肺乳头状腺瘤鉴别，后者直径为 1.0~2.5cm，此瘤罕见，它与乳头状细支气管肺泡癌（现称乳头状腺瘤）的区别是，后者癌细胞核有一定异型性，而且向邻近肺泡腔、肺泡间质呈浸润性生长，界限不清。乳头状腺瘤的瘤细胞核无异型性，无核分裂，无浸润，界限清楚。

（3）与肺泡性腺瘤鉴别，后者罕见，位于肺外周孤立结节，界限清楚，直径 1~2cm。显微镜下观察，可见肺泡呈囊状扩张，中部囊腔较大，内衬扁平、立方状或钉突样Ⅱ型上皮，无乳头，无异型，无浸润。扩张的囊腔内含淡红色蛋白液体，似淋巴管瘤。细支气管肺泡癌（现称附壁状腺癌）的癌细胞核有轻度异型，有浸润，一般不呈囊状扩张。

（4）与肺所谓硬化性血管瘤（2021 年，WHO 命名为硬化性肺细胞瘤）鉴别，后者目前多数人认为是良性肿瘤。多见于青年及中年女性，常单发，少数为多发。显微镜观察可见有立方状的Ⅱ型肺泡上皮覆盖的**乳头状结构**，乳头间质内有卵圆形瘤细胞。偶见上皮细胞有轻度异型性。还有**实性结构**，其中有中等大的上皮样瘤细胞，密集排列，胞浆中等量，淡红色或透明，核圆形或椭圆形，大小一致，有时可见小核仁。**血管瘤样结构**，实为肺泡腔扩张，腔内充满红细胞。**硬化结构**，是肺泡间质纤维增生伴广泛玻璃样变，肺泡被挤压成裂隙状常伴有血管壁硬化。大多数病例可见上述四种结构混合存在，与肺腺癌不难区别。李维华认为此瘤是一种中间型低度恶性肿瘤，来源于肺原始上皮，因为构成此瘤的两种细胞均表达 TTF-1（引自《诊断病理学杂志》，2005，12：1-4）。

（5）与肺炎性假瘤鉴别，肺炎性假瘤，其中部分病例为炎性肌纤维母细胞瘤。病灶内见肺泡上皮增生易误诊为细支气管肺泡癌（现称附壁状腺癌）。肺炎性假瘤由纤维细胞、纤维母细胞、肌纤维母细胞、泡沫细胞构成，伴淋巴细胞、浆细胞浸润。偶见 Touton 细胞、灶性钙化或骨化。病变区域肺泡结构大部分消失，肺泡上皮增生是小灶性，增生的上皮细胞无异型性，无核分裂，无浸润，有广泛炎性肌纤维母细胞增生背景。而管状腺癌，病变较单一，增生的上皮细胞有一定异型性，可见核分裂，并向附近肺泡或间质浸润，无炎性肌纤维母细胞增生病变。

（三）肺腺鳞癌

是指在同一肿瘤内有鳞癌和腺癌两种成分，其中每一种成分要占整个肿瘤的 10% 以上。少于 10%，只能诊断鳞癌含少量产生黏液的细胞。或腺癌含少量鳞状细胞分化。二者比例各异，各自均可呈高分化、中分化、低分化，二者分化程度并非一致。二者可相互分开也可相互混杂在一起。纤维间质内可见炎细胞浸润。

癌细胞表达 PCK、CK8、EMA；不表达 CK20。

腺癌成分表达 CK7、TTF-1；鳞癌成分表达 P63。

鉴别诊断

（1）腺棘癌是腺癌伴鳞状上皮化生，鳞状细胞分化成熟，无异型性。

（2）黏液表皮样癌，源于大支气管壁的涎腺，多位于支气管壁及其附近。若恶性程度高，则类似鳞癌，其中黏液细胞极少，但黏液细胞分化尚好，异型性不明显。与腺鳞不同。

免疫组化

腺癌成分表达肺腺癌指标。鳞癌成分表达肺鳞癌指标。

（四）肺大细胞癌

又称大细胞未分化癌，是一种由核大，核仁明显，胞浆丰富，界限清楚的大细胞构成的癌。它没有鳞癌、腺癌或小细胞癌任何特征。2015 年，WHO 分类中指出：①如果 TTF1 阳性呈实性生长的大细胞癌应归入实性型腺癌，非大细胞癌；②如果 P40 阳性呈实性生长的大细胞癌应归入非角化鳞癌，非大细胞癌；③大细胞性神经内分泌癌，应归入神经内分泌癌，与类癌、不典型类癌、小细胞癌放在一起，也非大细胞癌。

光学显微镜观察

可见癌细胞较大，胞浆中等量，淡染或微嗜酸性（图 7-9）。细胞核圆形、椭圆形或轻度不规则形，核着色淡或呈空泡状，核仁明显，核分裂易见。有时可见灶性单核巨细胞、多核巨细胞。癌细胞排列呈密集的团块状、巢状。巢内有时见有少量黏液阳性的细胞，一般该细胞数量<10%。癌细胞常见大片坏死。纤维间质少，有时可见少量慢性炎细胞浸润。组织结构类似乳腺的髓样癌，应与转移性乳腺癌鉴别。

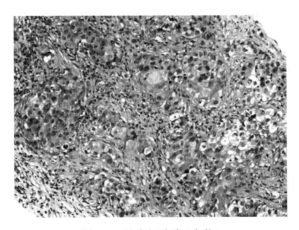

图 7-9　肺大细胞癌（中倍）

免疫组化

癌细胞表达 PCK、EMA、低分子角蛋白（35βH11）；不表达 CK14、CK20。部分病例可表达 CEA、CK7、Vimentin、NSE、Syn、CD56，若后三项指标阳性细胞数量≥50%，则称大细胞性神经内分泌癌。

（五）肺神经内分泌肿瘤

肺神经内分泌肿瘤（NET）有典型类癌、不典型类癌、小细胞肺癌、大细胞性神经内分泌癌四种类型（WHO 2021 年英文版）。

1. 光学显微镜观察

（1）肺类癌又称典型类癌（TC），是高分化神经内分泌癌，低级别，低度恶性。癌细胞较小，胞浆中等量，透亮或呈淡红色。细胞核圆形、椭圆形、短梭形，大小较一致，无核仁，核分裂<2/10HPF。Ki-67（+）接近 5%，无坏死。细胞排列紧密，形式多样，除实性巢状巢周边细胞呈栅栏状外，还有梁索状、带状、菊形团样、小腺泡样、乳头状等。类癌还有嗜酸性细胞型、梭形细胞型、透明细胞型、印戒细胞型、乳头型。

（2）肺不典型类癌（AC），属中级别，癌细胞以短梭形为主，胞核具有多形性，形状不规则，核分裂易见，通常是 2/10HPF~10/10HPF。Ki-67（+）接近 30%，偶见瘤巨细胞。癌性排列呈结节状（图 7-10）、梁索状、有时可见菊形团结构。结节中央常见灶性坏死。

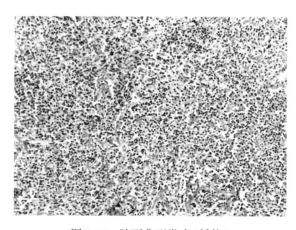

图 7-10　肺不典型类癌（低倍）

（3）肺小细胞肺癌（SCLC），占肺癌的 10%~20%，多见于中老年男性，与吸烟有关。多位于肺门，占中心性肺癌第二位。小细胞癌和大细胞神经内分泌癌二者均属高级别神经内分泌癌。SCLC 对化疗敏感。光学显微镜观察可见肺小细胞癌的癌细胞较小，圆形、椭圆形，胞核直径约为小淋巴细胞核直径的 2 倍左右，核仁不明显或无，胞浆极少，细胞界限不清（图 7-11~图 7-13）。部分病例癌细胞核呈短梭形，或呈裸核状，称燕麦细胞癌。小细胞癌，核分裂多见，通常情况是>10/10HPF，有时可达到 70/10HPF~90/10HPF。Ki-67（+）30%~100%，坏死广泛，常呈大片状。坏死灶周围常见小血管壁有苏木素着色（所谓的 Azzopardi 效应）。有时癌细胞被挤压，变为长梭形，要用高倍显微镜仔细寻找未挤压且形态如上述的癌细胞，作为诊断依据。

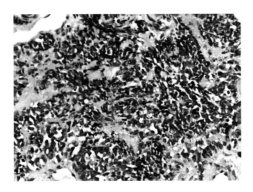

图 7-11　肺小细胞癌神经内分泌癌中倍

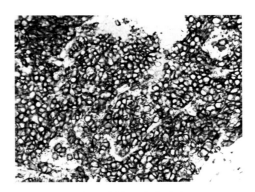

图 7-12　肺小细胞神经内分泌癌 CD56(+)

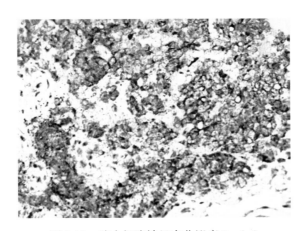

图 7-13　肺小细胞神经内分泌癌 Syn(+)

（4）肺复合性小细胞癌，是指肺小细胞癌同时伴有鳞癌或腺癌或大细胞癌，作者见到两例肺腺癌，其中均有神经内分泌癌成分，神经内分泌癌若量少容易漏看，而且转移率比腺癌高。

（5）肺大细胞性神经内分泌癌，细胞形态和组织结构似大细胞癌，细胞较大，核直径大于 3 个静止淋巴细胞核直径。细胞核空亮，有多形性，核仁明显，核分裂像为常>10/10HPF；Ki-67(+)30%～100%，胞浆较丰富，有坏死。癌细胞排列呈片状、巢状、栅栏状、结节状、菊形团样、梁带状。

2. 肺神经内分泌癌（NEC）免疫组化

肺神经内分泌癌（NEC）免疫组化见下表。

类癌 CEA(+)表示有较强侵袭性，P63 多数阴性少数阳性。小细胞癌 CK7、CK8、EMA、P63 均阳性；CD45、CD99 均阴性。全部肺神经内分泌肿瘤 P40 均阴性。

WHO：有少于 10% 的小细胞癌神经内分泌标记为阴性。

指标	类癌（TC）	不典型类癌（AC）	小细胞癌	大细胞性神经内分泌癌
CK（L）	约80%（+）	（+）	（+）	（+）
Syn	（+）	（+）	（+）	（++）
CgA	（+）	（+）	（+）	（+）
NSE	（+）	（+）	（+）	（+）
CD56	（++）	（+）	（+）	（+）
TTF-1	1/3（+）主要指中央型类癌	2/3（+）	（++）	（+）
Ki-67（+）	<5%	6%~20%	80%~90%	60%~80%
其他	MAP-2（+）100%有特异性和敏感性 有时 CD57（+），5-HT（+）		MAP-2（+）98%有特异性和敏感性 CD117（+）Bcl-2（+）有时 HCG（+）ACTH（+）	

3. 肺神经内分泌癌的鉴别诊断

（1）PNET，核分裂比小细胞癌少，CD99（+），CK、TTF-1 均（-）；肺小细胞癌则相反，CD99（-），CK（+）、TTF-1（+），P40（-）。

（2）小细胞性鳞癌，神经内分泌标记（-），P63（+），34βE12（+）。

（3）淋巴瘤，神经内分泌标记（-），LCA 多数病例（+）。

（4）促纤维增生性小圆形细胞肿瘤，表达 CK，EMA，Vimentin，Desmin，NSE，WT-1，CA125。小细胞癌不表达 Desmin 和 Vimentin。

（5）转移性 Merkel 细胞癌，CK20（+），CK7（-）、TTF-1。肺小细胞癌相反，CK20（-），CK7（+）、TTF-1（+）。

（6）类癌与血管球瘤的区别是，后者 SMA（+），CK、Syn、CD56 均（-）。

（7）类癌与副节瘤的区别是，类癌 CK（+），副节瘤 CK（-）。

（六）肺复合性癌

肺复合性癌是指除腺鳞癌外，有两种或两种以上的癌混合。多数是肺腺癌或鳞癌与神经内分泌癌混合。若神经内分泌癌成分大于 50%称神经内分泌癌伴有××癌，并注明××癌占百分比多少。若腺癌或鳞癌或大细胞癌为肿瘤主要成分带有少量神经内分泌癌则称腺癌或××癌伴有神经内分泌癌成分并注明占百分比多少。

（七）肺肉瘤样癌

肺肉瘤样癌较少见，平均发病年龄为 60 岁，男女比例为 4∶1，85%与吸烟有关。肿瘤多位于上叶周围，少数为中央型。曾命名为多形性癌、癌肉瘤、梭形细胞癌、肉瘤样鳞癌、肉瘤样腺癌、巨细胞癌、巨细胞腺癌、恶性混合性肿瘤等。

按组织形态分 5 型。

(1)多形性癌，即非小细胞癌(常为鳞癌或腺癌或腺鳞癌或大细胞癌)与梭形细胞和/或巨细胞混合。后二者含量占整个肿瘤切片面积应≥10%，瘤细胞 CK(+)，EMA(+)，Vimentin(+)，TTF-1(+)。

(2)梭形细胞癌，组织形态类似梭形细胞肉瘤，部分向上皮分化伴淋巴细胞、浆细胞浸润。表达多种角蛋白 CK 和 EMA，或 CK(+) 和 Vimentin(+)，或 CK7(+)，TTF-1(+)。要排除单向性滑膜肉瘤、恶性间皮瘤、炎性肌纤维母细胞瘤以后才能诊断。

(3)巨细胞癌，含单核巨细胞，多核巨细胞，异型性明显，弥漫分布；有时可见较多中性粒细胞浸润。CK(+)，EMA(+)，Vimentin(+)或(±)，TTF-1(+)。要排除高度恶性鳞癌、肺转移性骨肉瘤、横纹肌肉瘤、绒癌及肾上腺皮质癌等肿瘤以后才能诊断。

(4)癌肉瘤，癌与肉瘤混合。癌的成分中以鳞癌最常见，其次为腺癌，第三为大细胞癌。肉瘤成分中以横纹肌肉瘤较多见，其次为软骨肉瘤、骨肉瘤等。有少数病例，肉瘤占主要成分，癌的成分呈小灶性，易被漏看。做免疫组化可以发现，癌成分 CK7(+)，TTF-1(+)，Vimentin(+)。横纹肌肉瘤 MyoD1(+)，Myogenin(+)，Desmin(+)，软骨肉瘤 S-100(+)。

(5)肺母细胞瘤，由原始间叶成分与原始上皮成分混合形成；与癌肉瘤不同的是，肉瘤成分和癌成分均为原始胚胎性组织。原始间叶成分为短梭形细胞，密度不均匀地分布于黏液背景中。原始上皮成分为恶性腺样或裂隙状或分支的腺管结构，上皮细胞较小，密集排列，细胞有核上空泡或核下空泡，类似分泌期子宫内膜腺体。可见桑椹样小体，似鳞化细胞团。腺上皮：CK、EMA、CEA 均阳性。桑椹样小体 CgA(+)，SP(A、B)(+)，alAT(+)。肿瘤间质成分 Vimentin(+)，Desmin(+)，偶见上皮成分 Vimentin(+)，间质成分 CK(+)(见 WHO 2006 年中文版，肺肿瘤分册，59 页)。间质内偶见不成熟的横纹肌、平滑肌、软骨或骨组织等。

(八)支气管壁的涎腺型癌

支气管壁的涎腺型癌如腺样囊性癌、黏液表皮样癌、腺泡细胞癌、上皮-肌上皮癌、嗜酸性细胞癌等见本书第六章第二节"涎腺疾病"中相关涎腺肿瘤。

此外，肺部还有各种细菌(含结核杆菌、真菌等)、病毒、寄生虫感染引起的急性、慢性炎症，如支气管扩张、肺脓肿及其他炎症等疾病；还有生殖细胞来源的肿瘤如肺畸胎瘤及各种转移性肿瘤等。

(九)支气管黏膜乳头状瘤和腺瘤

乳头状瘤可被覆鳞状上皮、柱状上皮或二者混合。腺瘤肉眼呈息肉状；可为黏液腺、浆液腺或二者混合或由嗜酸性细胞组成；极少数为多形性腺瘤，组织形态与涎腺多形性腺瘤相同。均为良性肿瘤。

（十）肺癌治疗原则

1. 非小细胞肺癌治疗原则

1）手术是治疗非小细胞肺癌主要方式

1A 期（肿瘤直径≤2cm）做根治性手术切除，术后观察不用化疗。

1B 期（肿瘤直径>2cm 但≤3cm）采用根治性手术切除，术后观察；但若切缘阳性，或为低分化或有神经内分泌癌分化或有脉管侵犯，术后用化疗。

Ⅱ期（肿瘤直接>3cm 但≤5cm 或>5cm 但≤7cm）采用根治性手术切除肿瘤，手术后用化疗；或先化疗后再手术，术后再用化疗。

肿瘤<5cm 外周型肺癌无纵隔淋巴结肿大者可用胸腔镜手术切除。

ⅢA 期（出现患侧不同肺叶转移或同侧支气管旁和/或肺门旁淋巴结转移）可采用手术切除所有病灶+淋巴结清扫，术后用化疗。

有下列情形情况之一者为手术禁忌证：①ⅢB 期（出现对侧肺和/或淋巴结转移）、Ⅳ期（出现肺、胸膜外的远处转移、有胸膜转移或出现恶性胸腔积液）；②肿瘤侵犯隆突或隆突下淋巴结；③心肺功能不佳或肝肾功能衰竭者。只能用化疗、放疗或靶向药物治疗。近期有报道，肺腺癌细胞 PD-L1 阳性达 90% 以上者，可用免疫治疗。

2）复发或已转移的肺癌

主要指肺腺癌有 EGFR 基因突变者可用 TKIs（酪氨酸激酶抑制剂），如吉非替尼等或用西妥昔单抗加联合化疗。ALK 阳性者可用 ALK 融合基因抑制剂-克唑替尼等。

2. 小细胞肺癌治疗原则

1 期（肿瘤局限期即肿瘤局限于一个肺叶，同侧肺门淋巴结阴性）采用肺叶切除术，术后不管淋巴结阳性或阴性均用化疗。超出 1 期者均用化疗或化疗加局部放疗，不手术。因小细胞性肺癌对化疗敏感。

二　肺非上皮性肿瘤及瘤样病变

（一）孤立性纤维性肿瘤

肺孤立性纤维性肿瘤是发生于胸膜脏层的纤维性肿瘤，位于肺内胸膜下，孤立或多发性结节，圆形或卵圆形，质硬，界限清楚，肿瘤直径一般小于 8cm。

光学显微镜观察

可见肿瘤由梭形细胞构成，细胞核卵圆形或短梭形，核染色、质细，核仁不明显，核无明显异型性，核分裂像<4/10HPF，无坏死。细胞浆较少，淡红色或含糖原而透亮，细胞界限不清。排列呈束状、车辐状或围绕血管呈血管周细胞瘤样图像（图 7-14）、或杂乱无章。瘤细胞 CD34、Bcl-2、CD99 均（+），Vimentin 强（+），CK（-）。

鉴别诊断

（1）高分化纤维肉瘤，瘤细胞有异型性，核分裂像>4/10HPF，有坏死。CD34 多数（-）。

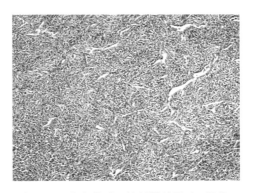

图 7-14　肺胸膜孤立性纤维性肿瘤(低倍)

(2)恶性间皮瘤，CK(+)，孤立性纤维性肿瘤 CK(-)。

(二)肺错构瘤

此瘤是肺的正常成分异常排列组合；又称软骨样错构瘤或软骨样腺瘤，多见于成年男性。多数位于肺外周部分，为孤立性结节，界限清楚，多数肿瘤可用手自肺内剥离出来。一般肿瘤直径小于 4cm。少数位于肺中央支气管壁，呈分叶状结节，突入管腔。

光学显微镜观察

可见肿瘤由纤维组织组成，部分区域伴黏液变性；还有脂肪组织、软骨组织、骨组织、平滑肌组织杂乱地混合在一起，其中软骨成分常为主要成分(图 7-15)。软骨细胞有时可见不同的成熟度，有一定不成熟现象。软骨可发生钙化、骨化。肿瘤内可见由纤毛上皮或无纤毛上皮内衬的裂隙或腺样结构。偶见有骨髓组织或支气管壁的腺体混杂其中。有的肿瘤内可无软骨成分，只有脂肪、纤维、平滑肌组织和内衬立方上皮的分支状的裂隙构成，此时称纤维平滑肌瘤样错构瘤。

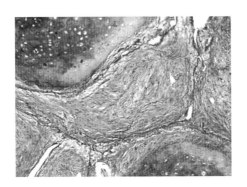

图 7-15　肺错构瘤(中倍)

(三)肺炎性假瘤

炎性肌纤维母细胞瘤是"炎性假瘤"大类别中的一个亚群。由胶原纤维、炎性细胞和温和梭形肌纤维母细胞混合而成(见 WHO 2006 年中文版,肺肿瘤分册,117 页)。可发生于任何年龄,但以 40 岁以下较多见。临床表现为肺内孤立性圆形肿块,界限清楚,平均直径为 3.0cm。

光学显微镜观察

肺炎性假瘤显微镜下可见纤维组织增生,部分区域伴黏液变性或玻璃样变性,血管增生,泡沫细胞聚集,含铁血黄素沉着,慢性炎细胞浸润伴肺泡上皮增生。具体可分四型。

(1)纤维组织细胞型,似纤维组织细胞瘤,有纤维细胞、纤维母细胞、组织细胞、泡沫细胞、Touton 多核巨细胞(核靠边并排列呈花环样)和较多淋巴细胞、浆细胞浸润。

(2)浆细胞肉芽肿型,有较多纤维细胞、纤维母细胞、肌纤维母细胞和胶原纤维为背景伴大量浆细胞和部分淋巴细胞浸润,有时可见淋巴滤泡形成。

(3)炎性肌纤维母细胞瘤,以纤维母细胞、肌纤维母细胞和少量胶原纤维为背景伴散在灶性淋巴细胞、浆细胞浸润。部分可见少量组织细胞和泡沫细胞。

(4)肺结节状淋巴组织增生型,又称假性淋巴瘤。多见于成年人,平均年龄为 50 岁到 60 岁。临床表现为偶尔发现肺内孤立性结节。常为单侧单发,偶见多发。

病变区域肺间质内淋巴组织呈结节状增生,其中可见少量残留的肺泡腔,内衬增生的肺泡上皮。结节内为静止期的小淋巴细胞,常形成淋巴滤泡。滤泡间纤维组织增生伴较多成熟浆细胞浸润及 Russell 小体,还可见到中性粒细胞和嗜酸性粒细胞,有时见到上皮样组织细胞。免疫组化显示 B 细胞和 T 细胞,滤泡生发中心 CD20(+),但 Bcl-2 和 Bcl-1 均(−),所以不是滤泡性淋巴瘤。滤泡间浆细胞显示轻链为多克隆性。还有 CD3、CD5、CD43 均(+)的 T 淋巴细胞。

免疫组化

炎性肌纤维母细胞瘤,梭形细胞:Vimentin(+)、SMA(+)、少数病例 Desmin(+),Keratin 有 30% 灶(+)。Myogenin、CD117、S-100 均为阴性。

鉴别诊断

(1)结节状淋巴组织增生型肺炎性假瘤应与肺黏膜相关性淋巴瘤(MALT)鉴别:后者可见成片的滤泡中心细胞(以前称有裂细胞)样,或单核样 B 淋巴细胞及少量散在中心母细胞(以前称无裂细胞),有淋巴上皮病变,有滤泡内 Bcl-2(+)的瘤细胞。前者滤泡 Bcl-2(−),无成片的滤泡中心细胞或单核样 B 淋巴细胞,无淋巴上皮病变。

(2)结节性淋巴组织增生型与淋巴细胞性间质性肺炎鉴别,后者为弥漫性病变,非孤立性结节。而且肺泡间隔增宽不明显,肺泡腔存在,腔内有红色分泌物。免疫组化显示肺泡间质内增生的淋巴细胞为 T 细胞,非 B 细胞。

(四)肺黏膜相关性淋巴瘤

肺黏膜相关性淋巴瘤(MALT)是结外低度恶性 B 细胞性淋巴瘤,是肺原发淋巴瘤中常见的一种。多见于中老年人的肺外周部。表现为单个或多个肺实性肿块。临床症状不明显。

光学显微镜观察

可见瘤细胞较小,细胞核直径约为静止期小淋巴细胞的 1.5~2.0 倍。瘤细胞种类有:滤泡中心细胞样细胞、单核样 B 淋巴细胞及小淋巴细胞样细胞。常以其中某一种细胞为主呈片状分布，混合另外两种成分，或三者混合出现。其中可有少量散在的中心母细胞或免疫母细胞。瘤细胞弥漫分布，或呈结节状分布，取代原有肺组织。同时见有瘤细胞成簇浸润支气管、细支气管和肺泡上皮，形成淋巴上皮病变（上皮内淋巴细胞浸润灶，淋巴细胞应在三个以上）。部分瘤细胞可形成滤泡样结节，有时滤泡结构不明显，须用 CD21 或 CD23 显示滤泡树突细胞的网状结构。瘤细胞可侵犯支气管软骨、血管壁及胸膜并形成肉芽肿，但坏死非常少见。肺 MALT 有时可见淀粉样物质沉积。MALT 除上述三种细胞外，若出现成片中心母细胞或免疫母细胞。应诊断 MALT 向弥漫大 B 细胞性淋巴瘤转化，或直接诊断弥漫大 B 细胞性淋巴瘤。

免疫组化

瘤细胞表达 CD20、CD79α。不表达 CD5、CD10、CD23、CyclinD1。浸润滤泡内肿瘤细胞 Bcl-2(+)。CD20 可标记淋巴上皮病变中的瘤细胞，CK 可标记淋巴上皮病变中的上皮成分。肿瘤细胞 Ki-67(+) 一般小于 10%。

鉴别诊断

（1）淋巴细胞间质性肺炎

淋巴细胞浸润支气管周围及肺泡间质，使肺泡壁轻度增厚，肺泡结构存在。浸润淋巴细胞为成熟的小淋巴细胞，非中心细胞或单核样 B 淋巴细胞。免疫组化呈多克隆表达。

（2）肺结节状淋巴组织增生

鉴别要点见上述肺炎性假瘤鉴别诊断。

(五)肺弥漫大 B 细胞性淋巴瘤

肺弥漫大 B 细胞性淋巴瘤是肺原发淋巴瘤中发病率仅次于 MALT 的淋巴瘤，居第二位。发病年龄、性别、部位与 MALT 相似，本病常为多灶性。

光学显微镜观察

肿瘤主要由中心母细胞和免疫母细胞组成，瘤细胞较大，核大，核直径为静止小淋巴细胞的 2~4 倍，核仁明显。瘤细胞弥漫分布，并浸润破坏肺实质（图 7-16 和图 7-17），常侵犯血管和胸膜；常见肿瘤组织坏死。

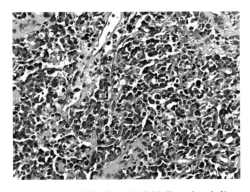

图 7-16　肺弥漫大 B 细胞性淋巴瘤（中倍）

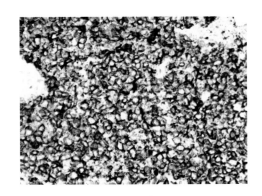

图 7-17　肺弥漫大 B 淋巴瘤 CD20(+)

免疫组化

瘤细胞表达 CD20、CD79a 和 BcL6，有 20%～40% 表达 CD10，背景有少量反应性增生细胞表达 CD4、CD57。瘤细胞 Ki-67(+)>40%。

鉴别诊断

(1) 与转移癌鉴别：后者 CK(+)，EMA(+)，LCA(-)。

(2) 与生殖细胞肿瘤鉴别：后者 PLAP(+)，CD117(+)，LCA(-)。

(3) 与恶性黑色素瘤鉴别：后者 HMB45(+)，S-100(+)。

(4) 与间变性大细胞性淋巴瘤鉴别：后者 CD30(+)，ALK(+)，CD15(-)、CD20(-)、CK(-)、EMA 多数病例(+)。

(六) 肺血管中心性免疫增生性病变

肺淋巴瘤样肉芽肿病是肺血管中心性免疫增生性病变(AIL) Ⅱ级，较常见。大部分发生于肺，但也可累及肺外多个器官。

肺血管中心性免疫增生性病变是一组以血管为中心具有发展为淋巴瘤潜能的淋巴增生性疾病，是一种 EB 病毒感染引起的外周 B 细胞增生性疾病。病变主要破坏淋巴组织；可累及多种器官如皮肤、肝、肾、脑等，但 90% 以上的病例发生于肺。多数病例有免疫抑制或免疫缺陷背景。依据病变组织中不典型 B 淋巴细胞与炎性细胞数量比例及坏死情况分Ⅰ级、Ⅱ级、Ⅲ级。

光学显微镜观察

Ⅰ级为肺良性淋巴细胞血管炎及肉芽肿病，EBER 阳性细胞数 <5/HPF，坏死极少或无。活化大 B 淋巴细胞极少或无，肺内弥漫浸润的淋巴细胞无异型性。小动脉和静脉壁有淋巴细胞浸润致壁增厚、管腔狭窄或闭锁；伴有组织细胞及多核巨细胞组成的肉芽肿。此病少见。

Ⅱ级为肺淋巴瘤样肉芽肿病，较常见，病灶界限清楚，周边部分为淋巴组织，中心部分有坏死组织。EBER 阳性细胞 5/HPF～20/HPF，有片状坏死，活化大 B 淋巴细胞少量散在分布，也可呈灶性聚集，核呈空泡状，核仁明显，似 B 免疫母细胞。以 CD3(+)小 T 淋巴细胞为主要成分，还有浆细胞及少量上皮样组织细胞和多核巨细胞构成肉芽肿。有血管炎病变，在小动脉和小静脉壁内有小淋巴细胞浸润，使血管壁增厚，管腔变窄或闭塞，有时管壁发生纤维素样坏死。

Ⅲ级为肺血管中心性大细胞淋巴瘤，EBER 阳性细胞数 >20/HPF，有大片凝固性坏死，其主要成分为中心母细胞及免疫母细胞，成片分布，核分裂易见，即相当于 EBV 阳性的 DLBCL。

免疫组化

异型大 B 细胞，CD20(+)，CD79a(+)，LMP-1(+)，CD30 不定，CD15(-)。

背景小淋巴细胞，CD3(+)，CD4>CD8(+)。

EBV 原位杂交显示大细胞核(+)。

鉴别诊断

(1) 富 T 细胞/组织细胞的大 B 细胞淋巴瘤，此瘤细胞 EBV(-)，背景细胞较单一，无浆细胞成分，无血管炎及肉芽肿病变。

（2）间变性大细胞淋巴瘤，此瘤有窦浸润特征。瘤细胞多形，大、中、小混合。核多样：单核、多核（包括包括花环样、马蹄形、R-S 细胞样、破骨细胞样等），核卵圆形、肾形、分叶状、U 字形或胚胎样。核仁明显，部分瘤细胞核可见假包涵体。瘤细胞 CD3（+），CD30 强（+），CD20（-）。背景中常见小淋巴细胞、浆细胞、组织细胞、中性粒细胞、嗜酸性粒细胞浸润。无明显血管炎和肉芽肿病变。

AIL 的 II 级 III 级中的大细胞是 B 细胞，表达 CD20 和 CD79a。

第二节　胸膜常见疾病——胸膜间皮瘤

胸膜间皮瘤多见于中老年人，30 岁以下少见，儿童极罕见。来源于胸膜或腹膜间皮细胞，有良性和恶性两种。良性为局限性，界限清楚的肿块。瘤细胞无异型性，无浸润。免疫组化同恶性间皮瘤。恶性间皮瘤多呈弥漫性浸润性生长，常累及胸膜脏层和壁层；常出现血性胸水。

一　良性间皮瘤

1. 良性单发性纤维性间皮瘤
又称孤立性纤维性肿瘤、良性梭形细胞间皮瘤、间皮下纤维瘤。肿瘤界限清楚，常呈分叶状，肿瘤直径 5~10cm 不等；多数有蒂，少数无蒂。

光学显微镜观察

瘤细胞呈长梭形，长杆状，核较肥胖，有时可见小核仁，胞浆淡红色，似纤维母细胞。细胞无异型性，无核分裂。排列呈束状、波浪状、车辐状或呈血管外皮细胞瘤样。密度不均匀，瘤细胞稀疏区常见较多胶原纤维、网状纤维及裂隙状结构。瘤细胞表达：CD34、CD99、Vimentin、Bcl-2。不表达：EMA、CK、Calretinin、S-100。恶性间皮瘤 EMA、CK、Calretinin 均阳性可供鉴别。

2. 乳头状间皮瘤
可见于腹膜、胸膜、肠系膜等处。肿瘤为局灶性或多个小结节性，直径 0.5~2cm 不等，较大的结节旁可见极小乳头状卫星灶。

光学显微镜观察

可见大小不等的乳头，部分乳头有分支。乳头表面有单层立方状或低柱状上皮覆盖，细胞分化良好，排列整齐，无异型性，无核分裂。乳头轴心为血管及纤维组织。它与胸膜炎所致的间皮增生的区别是：后者有胸膜炎的组织形态改变，间皮细胞多呈少量散在簇状增生，偶见单个小乳头。

二　恶性弥漫性间皮瘤

肿瘤呈弥漫性生长使胸膜弥漫性增厚，常含囊腔，可呈橡皮样或胶冻样，切面常有出血坏死。有的为广基性肿块，有假包膜。常有血性胸水。

光学显微镜观察

肿瘤主要分上皮型、梭形细胞型（肉瘤型）、纤维组织增生型、双向型（混合型）四种。

1. 上皮型

瘤细胞有大细胞和小细胞两种。

(1)大细胞为上皮样，柱状或椭圆形，胞浆丰富，嗜酸性或嗜碱性；核较大，空泡状，核仁明显，核：浆 = 1：2 或 1：3。细胞常排列为腺管状、乳头状、条索状或散在分布。

(2)小细胞为小立方状，核圆形或卵圆形，核膜明显，染色质均匀，核仁小或不明显；胞浆中等量，嗜酸性，核：浆 = 1：1。有的类似肺小细胞癌，但核分裂少，有腺管结构。少数可呈印戒细胞样，应与印戒细胞癌鉴别。肿瘤有时以一种细胞为主，也可以两种细胞混合。偶见双核细胞、多核细胞，核分裂少见。

2. 梭形细胞型

瘤细胞为梭形，组织形态似纤维肉瘤。瘤细胞核为椭圆形，核仁明显，核分裂多；胞浆少。可见上皮型细胞分化灶。

3. 双向型

此型最常见，由上皮型间皮瘤的腺管、乳头结构与梭形细胞型的肉瘤结构混合，每一种成分至少应占该肿瘤 10% 以上。

4. 纤维组织增生型

在双向型、梭形细胞型间皮瘤中，胶原纤维明显增生，数量占整个肿瘤 50% 以上才能诊断。纤维组织增生型，病变类似机化性胸膜炎，在瘢痕组织中有散在恶性间皮瘤细胞。当肿瘤细胞为小圆形、椭圆形似小细胞肉瘤时，若胶原纤维成分占 50% 以上则称纤维增生性小圆形细胞间皮瘤。

恶性弥漫性间皮瘤，肿瘤细胞排列方式多样，有腺管状、囊状、乳头状、裂隙状，分化差的呈实性巢状、片状或条索状。间质丰富常伴有水肿及黏液变。有时可见瘤细胞单个散在或呈条索状分布于黏液湖中。有时可见淀粉样物及鳞状细胞化生。上皮型中常见囊腔形成，有时可见砂粒体或钙化。肿瘤常浸润周围脂肪组织、骨骼肌组织、肺组织或心包组织。

免疫组化及鉴别诊断

(1)肺腺癌与恶性间皮瘤的鉴别见下表。

指标	肺腺癌	恶性间皮瘤
Calretinin	(−)	(+)
CK5/6	(−)	(+)
WT-1	(−)	(+)(部分卵巢癌也+)
E-cadherin	(+)	(−)
Mesothelin	(−)	(+)
MUC4 基因蛋白	(+)	(−)

（2）滑膜肉瘤与恶性间皮瘤的鉴别见下表。

指标	滑膜肉瘤	恶性间皮瘤
Calretinin	（−）	（+）
WT-1	（−）	（+）（部分卵巢癌也（+））
CK5/6	（−）	（+）

（3）炎性反应性间皮增生与间皮瘤的鉴别。

炎症引起的反应性间皮细胞增生，光学显微镜下可见胸膜有炎性病变，间皮细胞增生可形成散在小簇或乳头，并伴有炎细胞浸润，一般不形成肿块。此外还应与胸膜原发肉瘤、胸腺瘤、促纤维组织增生性小细胞性肿瘤鉴别。

体液中腺癌、间皮增生、恶性间皮瘤的细胞鉴别见下表。

指标	腺癌细胞	反应增生间皮细胞	恶性间皮瘤细胞
细胞团	细胞成堆有镶嵌现象	团块少见，细胞平铺，极少成堆，无立体感	与反应增生间皮细胞相同
核异型性及核位置	异型性明显，多数核偏位	异型性不明显，多数核居中	较明显，多数核居中，有时可见核拥抱
双核及多核	少见，核大小不等，排列紊乱	常见，大小形态较一致	常见，核大小不一，可见同一细胞内核大小不一
核大小及核形状	核直径大于5个小淋巴细胞，有的可见核贴边，形状不规则	核直径多是小淋巴细胞2~2.5倍，正常间皮细胞核1~2倍，形状规则	核直径≥4个小淋巴细胞，正常间皮细胞核3倍，可见梨形核或三角形核或核贴边
核仁	常见大核仁，核仁直径与核直径比1:3	少数有小核仁，核仁直径与核直径比1:5	常见大核仁，核仁直径与核直径比≥1:4
胞浆内黏液	中性黏液，PAS染成紫红色；酸性黏液，ABPAS染成蓝色	无黏液，细胞浆均质，周边有淡染的边缘带	无黏液
黏液卡红	（+）	（−）	（−）
透明质酸酶	（−）	（+）	（+）
Vimentin	（−）	（+）	（+）
CEA	（+）	（−）	（−）
TTF-1	肺、甲状腺源性腺癌则呈(+)	（−）	（−）

说明：①表中的腺癌细胞可来自肺、消化道或其他部位；②前述肺腺癌和恶性间皮瘤鉴别的免疫组化指标也适用于二者细胞学的鉴别；③胞浆内黏液在胸腔、心包腔的意义大于腹腔；④细胞免疫组化可用石蜡包埋细胞沉淀块切片制作；⑤核分裂及Ki-67应可作为鉴别的量化指标，具体数值需研究探讨。

第三节　纵隔常见疾病

一　胸腺瘤

(一)胸腺正常组织学简介

胸腺分左右两叶，表面被膜的纤维结缔组织向实质内伸入，将其分隔成不完整的小叶。每个小叶又分皮质和髓质两部分。皮质主要为胸腺细胞(前 T 淋巴细胞 TdT+)密集，着色深。其中含有散在胸腺上皮细胞，位于被膜下的上皮细胞能分泌胸腺素和胸腺生成素；位于深部的星形上皮细胞能诱导前 T 淋巴细胞发育分化。胸腺上皮细胞胞浆有许多星芒状突起，相互连接形成网状结构，此为胸腺上皮细胞的特征。有少量散在巨噬细胞。髓质着色较淡，主要为髓质上皮细胞，是分泌胸腺激素的主要细胞。髓质还有胸腺小体上皮细胞，它构成胸腺小体，不分泌激素。髓质有少量成熟 T 淋巴细胞。

免疫组化

未成熟 T 淋巴细胞表达，TdT、CD1a、CD99；

成熟 T 淋巴细胞表达，CD3、CD5、CD4、CD8；

胸腺上皮细胞标记物，CD20、CD5、CD57、PCK、CK7、AE1、CK14、CK1、CK5/6、EMA、CD117、GLUT1、MUC1。不同类型的胸腺瘤，上皮标记物各不相同。皮质上皮表达 Beta5t、PRSS16、Cathepsin V。

髓质上皮表达 AIRE。

(二)胸腺瘤的分型

胸腺瘤常见于前上纵隔，后纵隔少见。胸腺瘤绝大部分发生在成年人，儿童非常罕见。胸腺瘤中有 30% 到 45% 的病例有重症肌无力；但重症肌无力的病例中有 65% 为胸腺淋巴滤泡增生，仅有 10% 为胸腺瘤。胸腺瘤分型参考《中华病理学杂志》2015 年 3 月第 44 卷第 3 期介绍的"WHO 胸腺瘤和胸腺癌组织学分类应用共识"，加以整理。

1. A 型胸腺瘤

此型又称梭形细胞胸腺瘤或髓质性胸腺瘤。A 型胸腺瘤尽管 2004 年 WHO 分类中定为良性，但也有个别病例出现转移的情况。《阿克曼外科病理学》依据其由良性到恶性排列：A<AB<B1<B2<B3<C。他们认为 A 型 AB 型是有低度恶性潜能的肿瘤。任何一型胸腺瘤均可侵犯胸膜、心包或发生转移。

(1)A 型胸腺瘤主要由上皮细胞构成，细胞单一，短梭形或卵圆形，弥漫分布，无纤维带分隔，无结节状结构(图 7-18)。瘤细胞分化好，无异型性，无核仁，核分裂像少见(<4/10HPF)。瘤细胞排列形式多样：弥漫性、车辐状、真假菊形团样、玫瑰花环样、腺样、肾小球样、裂隙状、大小不等之囊状、血管外皮瘤样。瘤细胞间有大小不等，形状不规则的血管伴周围水肿(血管周间隙)。少数病例可见漩涡状排列。瘤细胞间未成熟 T 淋巴细胞极少(单个散在或个别短线状排列，可以计数)或无。偶见灶性肿瘤性上皮细胞有

轻度异型性。免疫组化上皮细胞表达 CD20 不表达皮质特异性标记物 Beta5t，PRSS16，Cathepsin V）。没有 TdT(+)的淋巴细胞或极少（单个散在，可清楚计数，最多接近 10%）；Ki-67(+)<10%。

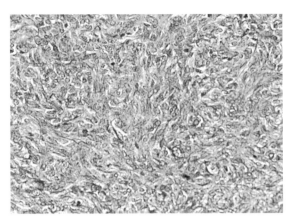

图 7-18　胸腺瘤 A 型(高倍)

（2）不典型 A 型胸腺瘤，与 A 型胸腺瘤的区别要点是：①肿瘤细胞核分裂像≥4/10HPF；②有凝固性坏死；③细胞丰富，瘤细胞核增大，核深染，Ki-67 阳性指数升高。

2. AB 型胸腺瘤

以前称混合型胸腺瘤现在主张废除此术语。低倍显微镜下观察，可见肿瘤呈器官样结构（结节状）。肿瘤由淋巴细胞少的 A 型胸腺瘤成分和淋巴细胞丰富的 B 型胸腺瘤成分构成。B 型区肿瘤性上皮细胞不同于 B1、B2、B3。肿瘤性上皮细胞呈小多角形，核小，圆形、卵圆形或短梭形，淡染，核仁不明显。偶见核大，空泡状，核仁明显。A 型区和 B 型区二者界限可以明显；也可以是 TdT 阳性 T 淋巴细胞与 CK 阳性的上皮细胞混合存在。二者数量比例各异，有时 A 型成分很少难以发现。TdT(+)的淋巴细胞出现小片状分布，无法计数，或超过病变组织总量的 10%，是其主要特征。但不是广泛弥漫分布。

免疫组化

50%AB 型胸腺瘤上皮细胞 CD20(+)，CK(+)。淋巴细胞 TdT(+)；A 型区，层粘连蛋白(+)，瘤细胞 CK(+)；B 型区瘤细胞部分 CK14(+)，部分 CD20(+)。髓质分化灶 T 淋巴细胞 CD5 阳性。

3. B1 型胸腺瘤

又称富淋巴细胞性胸腺瘤或皮质成分为主型胸腺瘤。此瘤包膜完整，界限清楚，呈膨胀性或结节状生长。低倍显微镜下观察，可见瘤组织被纤维带分成形状不规则、大小不等的分叶状，类似正常胸腺组织。高倍显微镜下观察，可见淋巴细胞广泛弥漫分布，约占整个肿瘤成分 90%以上。淋巴细胞间可见少量散在巨噬细胞形成星空现象。淋巴细胞背景中，有少量单个散在的上皮细胞(图 7-19~图 7-22)。上皮细胞较小，多为卵圆形。细胞核着色淡，或呈空泡状，有小核仁，少数核仁明显。核异型性不明显。约有 50%病例，低倍显微镜下观察，可见散在髓质样分化灶(椭圆形淡染区)，其中偶见胸腺小体样结构。

B1 型为低度恶性，10 年生存率达 90%。

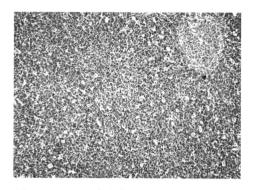

图 7-19　B1 型胸腺瘤见髓质分化灶（低倍）

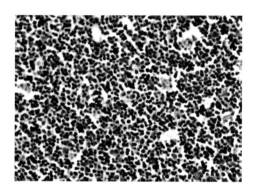

图 7-20　胸腺瘤 B1 型（高倍）

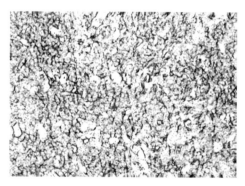

图 7-21　B1 型胸腺瘤 CK19 阳性

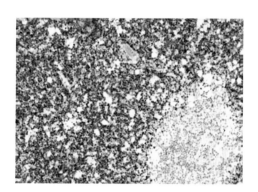

图 7-22　B1 型胸腺瘤 TdT 阳性

免疫组化

上皮细胞：CK14(+)，CK19(+)弥漫网状结构、网线纤细、散在、不连续；CD20 全部阴性；若上皮细胞 CD20(+)，其数量少于 10% 也是 AB 型，不是 B1 型。

淋巴细胞标记：浓染区，多是未成熟 T 细胞，TdT(+)，CD1a(+)，CD99(+)；淡染区，多是 CD4(+)，CD5(+)成熟 T 细胞及 S-100(+)，CD20(+)指状突细胞。

4. B2 型胸腺瘤

此型与 B1 型相似，但界限不清，可浸润周围组织。显微镜下观察也呈分叶状。与 B1 型比较，淋巴细胞数量明显减少，占整个肿瘤成分 60%~70%，淋巴细胞核增大，可见少量核分裂。上皮细胞数量增多，不是单个散在，而是连接成线状、网状或形成小簇，偶见少量灶性大片状分布。有的围绕血管呈栅栏状排列。常见血管周间隙（血管周围水肿伴少量淋巴细胞浸润）。上皮细胞胞体较大，胞浆丰富。细胞核大，呈空泡状，核仁明显。髓质岛样淡染区和胸腺小体样结构少见。若见到大量胸腺小体，则可能是胸腺恶性淋巴瘤包绕残留的胸腺，应注意鉴别。

免疫组化

上皮细胞：CK19(+)弥漫网状结构，网线粗、连续、排列较密，并见散在点状、小片状(+)。

淋巴细胞：浓染区和淡染区(髓质分化灶)染色同 B1 型。

5. B3 型胸腺瘤

B3 型胸腺瘤又称鳞状细胞样胸腺瘤、非典型胸腺瘤或高分化胸腺癌。界限不清，可侵犯纵隔脂肪和临近器官。低倍显微镜下，可见肿瘤呈明显结节状，结节之间有宽的纤维带。高倍显微镜下，可见肿瘤主要由上皮细胞组成，上皮成分约占整个肿瘤的 70%，上皮细胞类似鳞状上皮棘层细胞，形成梁状、片状结构。细胞有轻度异型性，核中等大，圆形或椭圆形，核仁不明显。有的细胞较大，类似 B2 型胸腺瘤中的上皮细胞。偶见部分肿瘤性上皮细胞核呈毛玻璃样改变或出现大而深染的核或核大而空亮，核仁明显。淋巴细胞较少，占整个肿瘤的 20%~30%。有时可见少量血管周间隙。

免疫组化

肿瘤上皮细胞可见 CK19(+)，EMA(+)，CEA(+)，CD5(+)，CD57(+)；多数病例 P53 和 BcL-2(+)，提示肿瘤侵袭性较强；淋巴细胞 TdT(+)，CD1a(+)，CD99(+)，CD5 有部分阳性。

6. C 型胸腺瘤

C 型胸腺瘤即胸腺癌，是有明显恶性细胞学特征的胸腺上皮肿瘤，与一般胸腺瘤有以下不同：① 与重症肌无力无关；② 无一般胸腺瘤的组织形态特征即无髓质分化灶、血管周间隙、发育不全的胸腺小体及 TdT(+)淋巴细胞；③淋巴细胞都是成熟 T 淋巴细胞，无未成熟 T 淋巴细胞。

胸腺癌类似其他器官相应类型的癌，如鳞癌、淋巴上皮瘤样癌、基底细胞样癌、肉瘤样癌、透明细胞癌等，所以诊断原发胸腺癌之前，首先要排除邻近器官的癌浸润或远处的癌转移。《阿克曼外科病理学》，2014 年中文版，第 450 页，提出如下几种免疫组化指标供诊断胸腺癌参考。

CD5：大多数胸腺癌(+)，而胸腺瘤(-)，非胸腺来源的癌阴性。

CD117：83%胸腺癌(+)，胸腺瘤(-)，非胸腺来源的癌偶见阳性。

CD70：大多数胸腺癌(+)，胸腺瘤(-)。

GLUT-1(葡萄糖转运蛋白 1)：胸腺癌(+)，B3 型胸腺瘤(-)。

P53：胸腺癌阳性率高，胸腺瘤阳性率低。

大多数胸腺癌有灶性或广泛的神经内分泌细胞分化：CgA(+)，Syn(+)。

2021 年，WHO 将 C 型胸腺瘤更名为胸腺癌，不用 C 型胸腺瘤这个病名；并增加"胸部 NUT 癌(见本书第六章第三节)"。

7. 各型胸腺瘤的鉴别

(1)A 型与 AB 型鉴别。

A 型，淋巴细胞无或极少，可以计数。上皮细胞 CD20(+)，不表达皮质标记物(Beta5t、PRSS16 等)。

AB 型，淋巴细胞可成片，无法计数，上皮细胞只有 50%的病例 CD20(+)，另一半是

CK(+)，可表达皮质标记物(Beta5t、PRSS16 等)。

(2)AB 型与 B1 型的鉴别。

B1 型，上皮细胞全部 CD20(-)，而是 CK19(+)，上皮细胞稀少，单个散在分布为主。淋巴细胞是广泛弥漫分布，约占整个肿瘤成分的百分之九十。约有 50% 的病例可见胸腺小体样结构。

AB 型，淋巴细胞是散在片状分布，不可计数，但数量较少。有半数病例上皮细胞 CD20(+)，不会出现胸腺小体样结构。

(3)A 型与 B3 型的鉴别。

A 型，肿瘤性上皮细胞较小呈短梭形或卵圆形，弥漫分布，无结节状结构；无血管周间隙；上皮细胞 CD20(+)。

B3 型，肿瘤性上皮细胞较大，类似鳞状上皮棘层细胞，排列有明显结节状结构，可见血管周间隙，上皮细胞 CD20(-)，而是 CK19(+)。

(4)AB 型与微结节型的鉴别。

AB 型胸腺瘤，有一部分病例是上皮细胞与淋巴细胞呈细胞间的混合即上皮细胞间有淋巴细胞，有半数病例上皮细胞 CD20(+)，另一半 CK(+)。淋巴细胞是 TdT(+)，其数量比微结节型少，一般不形成淋巴滤泡。

微结节型胸腺瘤，肿瘤性上皮细胞形成多个结节，结节内上皮细胞间淋巴细胞极少或无。结节之间有大量淋巴细胞，淋巴细胞之间无上皮细胞，并常见淋巴滤泡。淋巴细胞种类多样：有活化的、非活化的。位于滤泡生发中心的是 B 淋巴细胞。上皮细胞 CD20(-)，而是 CK19(+)，CK5/6(+)。

(5)B3 型胸腺瘤与胸腺癌的鉴别。

上述胸腺癌的免疫组化检测结果如果与组织结构不符合，应以组织病理学为主。如组织学呈现典型的 B3 型胸腺瘤，而上皮细胞免疫组化像胸腺癌，如 CD5(+)，CD117(+)，GLUT1(+)，仍诊断为 B3 型胸腺瘤。

异位胸腺瘤可见于：颈部、甲状腺内、心包内、心脏黏液瘤内、肺门、肺实质内、胸膜等处。

(6)胸腺瘤治疗原则。

手术是唯一可根治胸腺瘤的治疗方法，适用于早期、中期和可以切除的晚期患者。无法手术者可采用放疗或化疗。

二　纵隔恶性淋巴瘤

纵隔恶性淋巴瘤常见的有三种：霍奇金淋巴瘤、淋巴母细胞性淋巴瘤、大细胞性淋巴瘤。

(一)胸腺霍奇金淋巴瘤

胸腺霍奇金淋巴瘤(HL)可来源于胸腺或纵隔淋巴结或二者同时发病。青年女性较多发。发生于胸腺者，常呈多灶性，这一点与胸腺瘤有些不同。霍奇金淋巴瘤是一种源自 B 淋巴细胞的肿瘤，以瘤巨细胞散在分布于炎症背景中为其特征。HL 包含结节性淋巴细胞为主型霍奇金淋巴瘤(NLPHL)和经典型霍奇金淋巴瘤(CHL)两种。经典霍奇金淋巴瘤又分结节硬化型、富淋巴细胞型、混合型及淋巴细胞减少型四种。在纵隔活检中，除结节硬化型外，其他类型的霍奇金淋巴瘤非常罕见。胸腺是霍奇金淋巴瘤唯一的淋巴结外好发部位(见 WHO 2006 年中文版，肺、纵隔、胸膜分册，272 页)。

　　光学显微镜观察

　　纵隔霍奇金淋巴瘤，低倍显微镜下可见结节硬化型霍奇金淋巴瘤被纤维组织分隔成结节状。结节内有双核、多核 R-S 细胞、单核霍奇金细胞、陷窝细胞(核较小，分叶状，有小核仁，胞浆丰富，着色淡，与周围细胞之间有空隙)，见图 7-23～图 7-25。背景为增生纤维组织，其中有淋巴细胞、浆细胞、嗜酸性粒细胞、中性粒细胞、组织细胞、散在的胸腺上皮细胞，有时见到不典型的胸腺小体。背景中的淋巴细胞有 T 细胞和 B 细胞。而 T 细胞可围绕单个大瘤细胞形成菊形团结构。

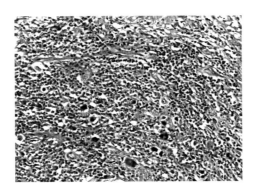

图 7-23　纵隔结节硬化型霍奇金淋巴瘤低倍

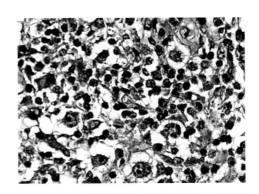

图 7-24　纵隔结节硬化型霍奇金淋巴瘤高倍

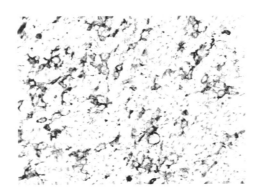

图 7-25　结节硬化型霍奇金淋巴瘤 CD15(+)

　　胸腺霍奇金淋巴瘤有以下两个特点。

　　(1)常伴有胸腺上皮细胞反应性增生或称假上皮瘤样增生，增生的胸腺上皮细胞(CK+)呈星芒状或片状分布，常有轻度异型性类似增生的角化鳞状上皮，所以增生的胸腺上皮细胞易与高分化鳞癌混淆。

　　(2)肿瘤外形及切面常呈结节状，纤维分隔与肿瘤界限不清，纤维组织可伸入单个瘤细胞之间。结节内常有大小不等的囊肿形成，囊肿内为清亮或黏稠液体。囊腔内衬扁平上皮，也可以是柱状上皮、纤毛柱状上皮、黏液柱状上皮、非角化鳞状上皮。肿瘤可在囊肿外或囊壁内形成结节，向腔内突起。囊肿也可发生于残留胸腺组织内。

免疫组化

瘤细胞 CD30(+)，83%的病例 CD15(+)，20%的病例 CD20(+)，其着色比背景中非肿瘤性 B 细胞淡。20%的病例 EBV(+)。背景中的淋巴细胞有 T 细胞和 B 细胞，可分别表达 T 细胞、B 细胞相应的标记物。

鉴别诊断

(1)肿瘤有时可见部分区域瘤细胞较单一，并围绕坏死组织，或见瘤细胞簇穿插于纤维组织之间，此时易与 NHL、生殖细胞肿瘤、癌细胞混淆。要做免疫组化鉴别。

(2)肿瘤周围常见明显纤维化伴炎性细胞浸润，可误诊为硬化性纵隔炎。后者不会出现陷窝细胞、R-S 细胞、单核霍奇金细胞。

(3)肿瘤间质淋巴细胞密集区，有时可伴有淋巴滤泡和生发中心形成，应注意与纵隔巨大淋巴结增生症(Castleman disease)鉴别。

(二)纵隔淋巴母细胞性淋巴瘤

纵隔淋巴母细胞性淋巴瘤占成人 NHL 的 3%~4%，占儿童 NHL 的 40%~50%。淋巴母细胞性淋巴瘤中，T 淋巴母细胞性淋巴瘤约占 80%；B 细胞性及其他占 20%。多见于男性儿童和青少年的胸腺。临床表现为快速生长的纵隔肿块，常伴有胸水或心包积液。属高度恶性肿瘤，预后较差。

光学显微镜观察

瘤细胞弥漫分布，形态较单一，核中等大偏小，核直径约为静止小淋巴细胞的 1.5 倍到 2 倍，核染色质细，核膜有不同程度扭曲，可见不明显的小核仁。胞浆稀少(图 7-26 和图 7-27)。核分裂像多，坏死明显是其重要特点。部分病例，在瘤细胞之间有少量散在分布的巨噬细胞，形成所谓"星天"现象(图 7-28~图 7-30 为免疫组化)。有时可出现纤维化和有上皮内衬的小囊肿。

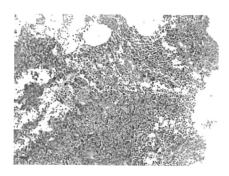

图 7-26　纵隔淋巴母细胞淋巴瘤(低倍)

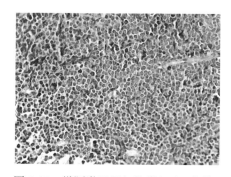

图 7-27　纵隔淋巴母细胞淋巴瘤(高倍)

图 7-28 淋巴母细胞淋巴瘤 TdT(+)

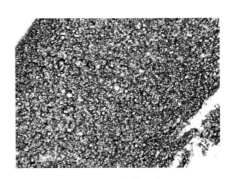

图 7-29 淋巴母细胞淋巴瘤 CD99(+)

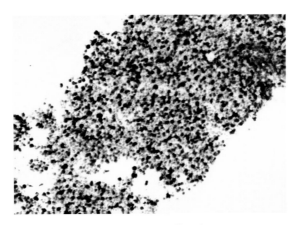

图 7-30 淋巴母细胞淋巴瘤 Ki-67

免疫组化

淋巴母细胞(含 T、B)，TdT(+)，CD99(+)。

T 淋巴母细胞，CD1a(+)，CD7(+)，CD3(+)。

B 淋巴母细胞，CD79a(+)，PAX5(±)。MPO(-)，Ki-67(+)50%~60%。

鉴别诊断

(1)与 B1 型胸腺瘤鉴别，二者免疫组化相似，但 B1 型胸腺瘤多见于成人，病程较缓慢。显微镜下可见淋巴细胞核分裂少，坏死少；淋巴细胞之间有少量散在的胸腺上皮细胞(CK19+)可以鉴别。

(2)与 Burkitt 淋巴瘤鉴别，Burkitt 淋巴瘤多见于儿童，其次是青年人，好发部位为颅面骨和腹部，发生于胸腺极罕见。它是生发中心 B 细胞源性的淋巴瘤。瘤细胞 TdT(-)，CD10(+)，CD20(+)，CD79a(+)，Ki-67(+)90%~100%。此外还要注意排除粒细胞肉瘤；粒细胞肉瘤 MPO(+)、CD117(+)、CD68(+)。

(三)胸腺大细胞性淋巴瘤

该瘤含纵隔原发弥漫大 B 细胞性淋巴瘤和间变性大细胞淋巴瘤(T 细胞性)，多见于青年女性。临床表现为纵隔肿块，常出现上腔静脉受压症状。局限于胸腺内的大细胞性淋巴瘤对放疗、化疗都敏感。

光学显微镜观察

低倍显微镜下，可见肿瘤被宽纤维带分隔呈结节状。高倍显微镜下，可见结节内的瘤细胞成分较单一，弥漫成片状。核大，核空亮，核直径为小淋巴细胞的 3 倍到 5 倍，形状不规则，有多形性及分叶核，可见大小不等的核仁，胞浆丰富而透亮。少数病例可见反应性的淋巴细胞、中性粒细胞、组织细胞，而嗜酸性粒细胞极少见。

免疫组化

T 细胞性，CD2（+），CD4（+），CD30（膜+），多数病例 TIA-1（+），CD45RO（+），EMA（+），而 CD5（-），CD7（-）。

B 细胞性，CD20（+）>CD19（+），CD79a（+），CD30 灶（+）。

部分病例 CD38（+），但 CD138（-）。

鉴别诊断

要与纵隔的胸腺瘤、生殖细胞肿瘤、癌等鉴别。若是女性患者纵隔发生类似大细胞淋巴瘤、无性细胞瘤或胸腺癌的病变，首先考虑为大细胞淋巴瘤，然后做免疫组化鉴别。

三　纵隔囊肿

1. 胸腺囊肿

胸腺囊肿可位于颈部正中或纵隔内。囊肿壁在显微镜下观察，可见有胸腺组织，囊壁内衬鳞状上皮或柱状上皮；有时内衬上皮明显增生形成假上皮瘤样结构，易误诊为恶性病变。囊肿壁常见慢性炎细胞浸润和胆固醇性肉芽肿形成。

2. 心包囊肿

胚胎时期心包腔是由多个互不相通的腔隙融合而成，如果其中的一个腔隙未与其他腔隙连通，则形成心包囊肿。多位于右侧心隔角，偶见位于心包上方，常与心包和膈肌相连。可以是单腔或多腔，可与心包腔相通。若无感染则囊内为水样清亮液体，囊壁内衬单层间皮细胞。

3. 前肠囊肿

人胚胎发育至第三周末形成一条纵行的管道，称原始消化管，其头侧称前肠，尾侧称后肠，中段为中肠，中肠腹侧与卵黄囊相连。气管、支气管和十二指肠上段以上的消化道均起源于同一管道即前肠，所以前肠囊肿应包括支气管囊肿、食管囊肿、胃和小肠囊肿。

（1）支气管囊肿。

支气管囊肿好发于隆突后，偶见于膈上。囊肿一般为单房，球形，平均直径为 3cm 左右。囊内物为清亮或胶状液体，囊壁内衬纤毛柱状上皮，有时可见灶性或广泛鳞化。若内容物多，上皮受压可变薄。囊壁可见软骨组织、少量平滑肌、支气管腺和神经组织。

（2）食管囊肿。

此囊肿多见于食管下段的食管壁内，内衬鳞状上皮、纤毛柱状上皮或二者混合上皮。囊壁内有内环、外纵两层平滑肌，一般无软骨组织。有两层平滑肌无软骨是与支气管囊肿的鉴别要点。

（3）胃和小肠囊肿。

该囊肿多见于脊柱旁，附于食管壁甚至可埋在食管壁肌层内，常伴有脊柱畸形。胃壁囊肿其壁的结构如胃。肠壁囊肿其壁的结构如小肠。二者混合称胃肠囊肿。囊壁内常见神经节细胞和神经纤维。此囊肿一般不与支气管或食管相通。极少恶性变，较大的囊肿可产生压迫症状。

纵隔还有生殖细胞肿瘤，与睾丸生殖细胞肿瘤相似，多位于前纵隔。纵隔神经源性肿瘤，与外周神经肿瘤相似，多位于后纵隔。纵隔神经内分泌肿瘤，与肺神经内分泌肿瘤相似，多位于上纵隔和前纵隔。纵隔软组织肿瘤，可位于纵隔的任何部，但前纵隔较多见，病变与其他部位软组织肿瘤相似。各种囊肿以中纵隔和后纵隔较多见。恶性淋巴瘤可发生于上纵隔、前纵隔和中纵隔。纵隔还可发生甲状腺和甲状旁腺的各种病变。纵隔的分区及各种肿瘤好发部位见下面示意图。

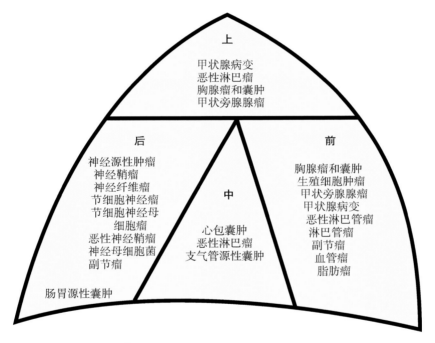

引自 Rosai J 著 Ackerman' Surgical Pathology. 7th Ed. 1989，346。

参 考 文 献

1. 杨欣，等．WHO（2015）肺肿瘤组织学分类简介［J］．中国肺肿瘤杂志，2016，19（6）．

2. 刘彤华．诊断病理学［M］．第3版．北京：人民卫生出版社，2015.

3. 吴一龙．评中国间变性淋巴瘤激酶（ALK）阳性非小细胞肺癌诊断专家共识［J］．中华病理学杂志，2013，42（6）．

4. 张杰，朱蕾．"国际胸腺恶性肿瘤兴趣组织关于 WHO 胸腺瘤和胸腺癌组织学分类应用共识"的解读[J]. 中华病理学杂志，2015，44(3).

5. 谈万联. 肺原发性血管中心性 T 细胞淋巴瘤[J]. 诊断病理学杂志，1996，3：98.

6. Giulio R，Bruno M，Aberto C，et al. Mucinous(so-called colloid)Carcinoma of the Lung[J]. Am J Surg Pathol，2004，28：442-452.

7. Butler A E，Colby T V，Weiss L，et al. Lymphoepithelioma Carcinoma of the Lung[J]. Am J Surg Pathol，1989，13：632.

第八章　淋巴组织常见疾病

第一节　正常淋巴结的组织学与细胞学

一　皮质区

皮质区外与被膜之间有被膜下淋巴窦也称边窦；它与输入淋巴管相连，窦内淋巴液部分进入皮质，部分进入髓窦。窦壁由单层内皮细胞及内皮外薄层基质构成。窦内有淋巴液、较多巨噬细胞及少量淋巴细胞。淋巴窦是淋巴结特有结构，在鉴别增生性淋巴组织与淋巴结时有重要作用。

正常情况下，皮质区由单层排列的淋巴滤泡和滤泡间区组成。而淋巴滤泡是 B 细胞免疫功能区，由套区和生发中心组成。生发中心(有中心细胞、中心母细胞、巨噬细胞、滤泡树突细胞及少量散在 T 淋巴细胞 CD4+，CD57+)。套区由 B 小淋巴细胞组成，外套区厚薄不一，一般由 5~10 层小淋巴细胞组成。边缘区位于套区外，由单核样 B 淋巴细胞组成。此区在腹腔淋巴结和脾小体的淋巴滤泡周围约有 2~5 层淋巴细胞，其他部位的淋巴结则不易见到。反应性增生的淋巴滤泡可为多层，可进入副皮质区、皮质与髓质交界处、甚至可以进入髓质。滤泡间区是 T 细胞免疫功能区的一部分。

二　副皮质区

副皮质区是位于皮质区内侧与髓索之间的带状区。滤泡间区与副皮质区主要由成熟 T 淋巴细胞组成，还有少量散在 B 淋巴细胞和指状突树突细胞(IDC)。

三　髓质区

髓质区由髓索和髓窦组成，髓索内含较多 B 小淋巴细胞、B 免疫母细胞、浆母细胞、成熟浆细胞，及少量 T 淋巴细胞、巨噬细胞、肥大细胞。髓索之间为髓窦，窦内有巨噬细胞、淋巴细胞、窦内皮细胞及淋巴液。

四　淋巴细胞、组织细胞、树突细胞、自然杀伤细胞的形态

淋巴细胞包括：B 淋巴细胞、T 淋巴细胞(功能上可分为 TH 与 TS)、NK 细胞。有人提出还有 D 淋巴细胞(T、B 双阳)、Null 淋巴细胞(T、B 双阴)。

(一)B 淋巴细胞的形态

(1)B 小淋巴细胞，在淋巴结内主要位于淋巴滤泡套区。圆形，直径约为 7μm；胞浆

极少，几乎看不到；只见核，不见核仁。

（2）中心细胞（核裂细胞），直径 8～15μm（小淋巴细胞直径约为 7μm），高倍显微镜下可见核形不规则，略呈梨形或三角形，一侧有一裂沟伸入核内，核膜薄，核仁不明显或无，胞浆量少，淡红色或透亮（图 8-1）。该细胞位于淋巴滤泡生发中心。

（3）中心母细胞（无核裂细胞），直径 15～30μm（小淋巴细胞直径约为 7μm），近似组织细胞，核圆，核膜薄，核淡染，有 2～3 个近核膜偏位的小核仁（图 8-2）。胞浆中等量，淡红色或透亮。该细胞也位于生发中心。

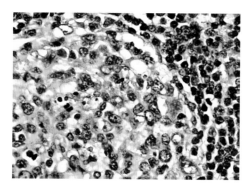
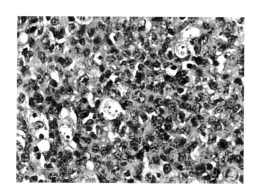

图 8-1　显示有裂沟的中心细胞位于视野中心偏右　　　　图 8-2　显示中心母细胞，核仁小靠近核膜

（4）B 免疫母细胞，是 B 淋巴细胞转化过程中最大的细胞，直径 20～40μm，稍大于组织细胞。核呈圆形、卵圆形，核膜薄，核空亮，有一个居中而嗜碱性的大核仁。偶见双核，胞浆丰富，淡红色或透亮（图 8-3）。该细胞多见于皮质、髓质交界处。

（5）浆细胞样淋巴细胞，圆形或卵圆形，胞体近似浆细胞或比浆细胞稍大。核似小淋巴细胞，核偏位，胞浆嗜碱性，似浆细胞。该细胞多见于髓索。

（6）浆细胞，胞体大于小淋巴细胞，直径 8～20μm。核偏位，核染色质粗大，紧贴核膜，形成钟面状或车辐状。胞浆丰富，嗜碱性，近核膜处可见核周空晕（图 8-4）。

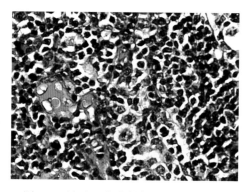
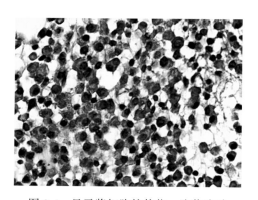

图 8-3　显示 B 免疫母细胞（视野中下）　　　　　　图 8-4　显示浆细胞核偏位，胞浆嗜碱

(7)单核样 B 淋巴细胞，中等大小，略大于小淋巴细胞。核圆或稍不规则，居中，着色较深，无核仁。胞浆中等量，淡红或透亮，界限不清。该细胞多位于淋巴滤泡套区外的边缘带，正常情况下，一般不易见到。

B 淋巴细胞发生增殖衍化过程：骨髓干细胞→淋巴干细胞→前 B 淋巴细胞即 B 淋巴母细胞(正常情况位于骨髓内)→B 小淋巴细胞→进入外周淋巴器官、淋巴组织→B 小淋巴细胞受抗原刺激后又分为：①活化母细胞/免疫母细胞→浆母细胞→浆细胞样淋巴细胞→浆细胞；②滤泡母细胞→中心母细胞→中心细胞→记忆 B 细胞→浆细胞。

(二)T 淋巴细胞的形态

(1)T 小淋巴细胞与 B 小淋巴细胞在 HE 切片中细胞形态相同，要做免疫组化标记才能鉴别。

(2)T 淋巴母细胞(正常情况位于胸腺内)，体积稍大于小淋巴细胞，细胞的直径为 7~9μm，圆形或卵圆形，胞浆量少，着色淡。核分两种：一种为圆形核，核膜薄，核染色质细如粉尘，有小核仁或核仁不明显；另一种为曲核，核呈分叶状或鸡爪样，核仁不明显。B 淋巴母细胞，核呈圆形或椭圆形，核染色质细，核仁不明显，胞浆稀少。B 淋巴母细胞在正常淋巴结内不易见到，在骨髓内或淋巴母细胞性淋巴瘤/白血病中可见到。T 淋巴母细胞与 B 淋巴母细胞单从形态上有时不易区别，但二者免疫表型不同。

(3)T 免疫母细胞，体积比 B 免疫母细胞小，核为卵圆形或不规则形，着色淡，有 1~2 个小核仁。胞浆中等量，着色淡红或透亮。该细胞在 HE 切片不易见到。

T 淋巴细胞发生增殖衍化过程：骨髓干细胞→ 淋巴干细胞→前 T 淋巴细胞即 T 淋巴母细胞(位于胸腺皮质 TdT+，CD4、CD8 均阴性)→(位于胸腺髓质 CD4+、CD8+、TdT-)→到外周淋巴器官、淋巴组织的成熟 T 小淋巴细胞(CD3+)→ T 小淋巴细胞受抗原刺激后→ 活化 T 淋巴细胞(TH、TS)→ T 免疫母细胞及记忆 T 淋巴细胞。

NK 细胞(自然杀伤细胞)，HE 切片上的形态与 T 淋巴细胞相同，但 CD56 和 CD57 标记均呈(+)。

(三)自然杀伤细胞

自然杀伤细胞(NK 细胞)是由骨髓淋巴样干细胞分化而来，分布于鼻黏膜、肠黏膜及皮肤等处。在 HE 切片中，细胞形态与 T 淋巴细胞不能区分，但用 CD56、CD57 标记可以显示。NK 细胞活化后能分泌 TIA-1、perforin、granzyme B 细胞毒性颗粒，破坏杀伤靶细胞。

(四)组织细胞与树突细胞的形态

(1)组织细胞，有吞噬功能，形态多样(作者体会，组织细胞形态和功能像孙悟空)。它起源于骨髓干细胞，分化成熟后进入血液称单核细胞，进入淋巴组织、其他组织或器官，则称为组织细胞、巨噬细胞或吞噬细胞，直径在 20μm 以上，圆形或卵圆形或不规则形。细胞浆丰富，淡红色，吞噬脂质后胞浆透明或泡沫状(图 8-5 和图 8-6)；核为卵圆形、豆状或肾形，有一个小核仁，有时核仁不明显；有时可形成多核巨噬细胞。若在淋巴滤泡生发中心则称可染体巨噬细胞，在肺组织称尘细胞或心衰细胞。吞噬脂质者称泡沫细胞、杜顿细胞；吞噬异物者称异物巨细胞等。还可变成类上皮细胞和纤维细胞。能非特异性地吞噬各种异物、病原体、坏死细胞等；还能增强抗原性，呈递抗原信息，协助 T 淋巴细胞完成免疫功能。

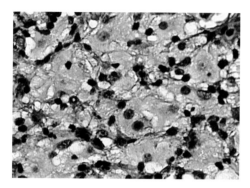 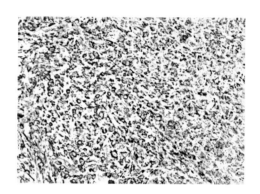

图 8-5　显示吞噬脂质的组织细胞(高倍)　　　　图 8-6　显示组织细胞 CD68 阳性

（2）树突细胞，固定于组织内，不能迁移，无吞噬功能，仅能将抗原信息传递给 T 淋巴细胞或 B 淋巴细胞，起免疫反应。树突细胞包括滤泡树突细胞（FDC）、指状突树突细胞（IDC）、成纤维细胞性树突细胞（FBDC）、朗格汉斯细胞（LC）等。

①滤泡树突细胞（FDC），位于生发中心，其细胞突起相互连接形成网状结构（CD21、CD23、CD35 标记成褐色网状）（图 8-7）。核呈卵圆形，空泡状，有一个小核仁；有时可见滤泡树突细胞双核。

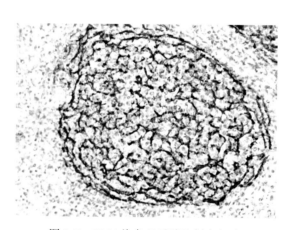

图 8-7　CD21 染色显示滤泡树突细胞

②指状突树突细胞（IDC），散在分布于副皮质区。细胞核呈圆形或不规则形，染色质细，小核仁。该细胞 HE 切片看不到，S-100 染色显示，形如脑胶质细胞，有树状突起。

③成纤维细胞性树突细胞（FBDC），分布于淋巴窦及小血管周边，与高内皮毛细血管

后静脉一起围绕淋巴滤泡。一般不易识别，但 CK(+)，Vimentin(+)。

④朗格汉斯细胞(LC)，正常分布于表皮基底层、骨髓、胸腺、淋巴结等部位，固定于组织。其功能是将抗原信息传递给 T 淋巴细胞或 B 淋巴细胞，引起免疫反应。胞体直径 10~15μm，细胞核有核沟，像葵花籽样，或呈分叶状，核仁小或不明显。

第二节　免疫组化的应用

一　应用范围

(1) 淋巴瘤的分型；

(2) 淋巴瘤与其他小细胞肿瘤(如未分化癌、神经内分泌癌、软组织的小圆细胞肿瘤等)的鉴别；

(3) 淋巴瘤与淋巴组织增生病变的鉴别。

二　注意事项

(1) 标本离体后应尽快用 10% 中性福尔马林液固定。未固定的组织，夏天不能超过 15 分钟，冬天不能超过 30 分钟。固定液的水平面要高出标本最高部位 5~10cm。固定时间随标本大小不同而异。

(2) 脱水、浸蜡、包埋严格按正规操作执行。

(3) 切片质量要优(厚度<5μm，无刀痕，无折叠，切全，染色清晰)。

(4) 要有阳性和阴性对照。每批次试剂在使用前、使用中均要检测效价，这是保证免疫组化结果正确的必要措施。

三　免疫组化结果的正确识别与评估

(1) 假阳性与假阴性的识别：内外对照阴性，而靶目标为阳性者为假阳性，反之则为假阴性。

(2) 全片 100% 阴性者可能为假阴性，反之可能为假阳性。

(3) 组织边缘、刀痕两侧、坏死细胞、出血灶周围的阳性为假阳性。

(4) 观察免疫组化切片之前，先看准相应的 HE 切片，确定哪是肿瘤成分，哪是非肿瘤成分，再看免疫组化阳性细胞是否为肿瘤细胞。

(5) 不同免疫试剂其阳性模式不一样，要看清切片中阳性细胞的阳性模式是否符合标记试剂的阳性模式，如试剂模式为核阳，切片中也为核阳才对。

(6) 各种抗体的阳性模式：

TdT、Cyclin D1、PAX5、MyoD1、Myogenin、Ki-67 均为核阳性。

CD79a、CD3ε、CD68、TIA-1、GrB、CD21 均为胞浆阳性。

CD45、CD20、CD45RO、CD5、CD43、CD1a 均为胞膜阳性。

CD30、CD15、CD2 均为膜点状阳性。

CD30、CD138 均为胞膜/浆或 CD3ε、CD15 浆/膜阳性。

ALK 为核/浆阳性或 S-100 浆/核阳性。

若试剂的阳性部位与上述不对应，视为染色失败。

（7）抗体的特异性是相对的，没有 100% 特异性抗体

为了避免非特异性着色误导诊断，一般不能凭一种抗体阳性下结论，应同时用两、三种抗体标记，若有两种或两种以上抗体都表达，而且组织形态也符合才能诊断。

（8）淋巴细胞不同分化阶段的阳性表达不同

如淋巴母细胞和浆细胞 CD20 弱阳性或阴性。浆细胞或浆样分化 B 淋巴细胞 CD79a（+）。滤泡性淋巴瘤 Ⅰ级~Ⅱ级 BCL-2（+）而Ⅲ级 BCL-2 可能（−）。正常或反应性增生的生发中心及皮肤滤泡性淋巴瘤 BCL-2 均（−）。

注意：

（1）一般情况下是以阳性优势细胞成分为定性或分型依据，但有少数情况例外，如富 T 细胞/组织细胞丰富的大 B 细胞淋巴瘤（THRLBCL）、结节性淋巴细胞为主型霍奇金淋巴瘤（NLPHL）、经典型富于淋巴细胞型霍奇金淋巴瘤（LRCHL）及淋巴组织细胞型间变性大细胞型淋巴瘤（ALCL）。上述肿瘤瘤细胞大，但数量比背景细胞少，散在分布。背景中反应性细胞数量多，弥漫分布。

（2）CD30 阳性除 R-S 细胞外，还有活化淋巴细胞（如免疫母细胞）、未分化癌、胚胎性癌的癌细胞也呈阳性。要结合组织学及免疫组化其他指标综合分析。

（3）LCA 阴性不能完全排除淋巴瘤，有一部分如淋巴母细胞性淋巴瘤和间变性大细胞性淋巴瘤 LCA（−），霍奇金淋巴瘤中的 R-S 细胞 LCA（−），浆细胞瘤 LCA 可部分阴性或全阴性。另外，ALCL 与大 B 细胞淋巴瘤 EMA 可以阳性。

四　部分淋巴瘤分型的常用抗体

B 淋巴母细胞性淋巴瘤：TdT，CD79a，PAX5，CD99，CD10。

T 淋巴母细胞性淋巴瘤：TdT，CD3ε，CD99，CD45RO，CD2，CD7。

B 细胞常用标记物：CD20，CD79a，PAX-5。

T 细胞常用标记物：CD2，CD3，CD4，CD7，CD8，CD43，CD45RO

NK/T 细胞淋巴瘤常用标记物：TIA-1，Perforin，Granzyme B，CD3，CD56，CD5，EBER。

滤泡性淋巴瘤：CD10，CD20，BCL-2，BCL-6，CD21。

套细胞性淋巴瘤：Cyclin D1，SOX-11，CD5，CD20，CD79a。

伯基特（Burkitt）淋巴瘤：CD10，CD20，Bcl-6，C-myc，Ki-67。

浆细胞瘤：CD38，CD138，CD79a，κ，λ。

间变性大细胞淋巴瘤：CD30，ALK，CD3ε。

霍奇金淋巴瘤：CD30，CD15，CD20，PAX5，EBER。

血管免疫母细胞性 T 细胞淋巴瘤：CD3，CD45RO，CD21，CD10，PD-1，CXCL-13。

朗格汉斯细胞瘤：S-100，CD1a，Langerin。

组织细胞肉瘤：CD68，CD163。

树突细胞肉瘤：FDC-CD21，CD23，CD35，IDC-CD68，S-100。

第三节 淋巴结非肿瘤性疾病

一 反应性免疫母细胞增生性淋巴结病

反应性免疫母细胞增生性淋巴结病是病毒感染、注射或口服病毒性疫苗后，或长期服用抗痉挛药物(如笨妥因钠等)引起以免疫母细胞增生为特征的副皮质区增生性淋巴结病(淋巴结炎)。

光学显微镜观察

(1)可见大量增生的 B 免疫母细胞散在分布于副皮质区，形成斑点状。

(2)副皮质区增生的背景细胞以小淋巴细胞为主，混有免疫母细胞、浆母细胞、浆细胞、嗜酸性粒细胞、组织细胞、中心母细胞等，核分裂可见。

(3)淋巴窦闭合。有少数增生淋巴滤泡。偶见灶性坏死或多核巨细胞。

免疫组化

B 免疫母细胞，CD20、CD79a、PAX5 均(+)，CD30(+)；背景细胞呈 T 细胞、B 细胞混合表达，T 细胞稍多。

鉴别诊断

(1)与经典型富于淋巴细胞型霍奇金淋巴瘤鉴别，后者有诊断性 R-S 细胞，有典型大核仁；不像核仁小的 B 免疫母细胞。HL 背景细胞为非活化小淋巴细胞，一般无增生滤泡。HL 临床上无增生性淋巴结病的相关病史。

与结节性淋巴细胞为主型霍奇金淋巴瘤鉴别，后者瘤细胞为"爆米花样细胞"，体积比 B 免疫母细胞大两倍左右，细胞常为分叶核或多核，核仁小，多嗜碱性。胞浆中等，着色淡。

(2)鼻咽部和子宫颈黏膜组织的病毒感染引起免疫母细胞散在或片状增生，应与弥漫大 B 细胞淋巴瘤鉴别。前者增生的免疫母细胞形态正常，而且常与小淋巴细胞、浆细胞、粒细胞混合存在。这些与弥漫大 B 细胞淋巴瘤不同。

二 传染性单核细胞增生症

传染性单核细胞增生症(infectious mononucleosis，IM)应称"活化淋巴细胞增生症"，因它与单核细胞无关。是 EBV 感染引起的全身淋巴结肿大，扁桃体和肝脾肿大。临床有发烧，咽痛和血清学改变(EBV 嗜异性凝集试验阳性)。好发于儿童、青少年，无性别差异。有自限性，多数持续 3~4 周后痊愈。

光学显微镜观察

淋巴结，早期，淋巴滤泡增生并出现明显的生发中心，稍后副皮质区增生扩张，淋巴滤泡被分散。副皮质区免疫母细胞明显增生是其特征。增生的活化淋巴细胞主要为免疫母细胞，还有中心母细胞及各种大小的淋巴细胞。还有浆母细胞、浆细胞、嗜酸性粒细胞及组织细胞浸润。免疫母细胞，核大空泡状，核仁明显，嗜碱性。核周有空晕，偶见双核，类似 R-S 细胞。胞浆丰富，嗜碱性。免疫母细胞可散在分布或成片分布。核分裂易见。免疫母细胞浸润淋巴结的皮质、髓索、淋巴窦、淋巴结被膜及被膜外脂肪组织。淋巴结正常结构紊乱，有时可见淋巴窦扩张，窦内有免疫母细胞或单核样 B 淋巴细胞。偶见少量残留的淋巴滤泡呈退行性改变。副皮质区增生的小血管呈薄壁扩张状态，内皮细胞扁平或肿胀。IM 累及扁桃体、肝脾也见大量免疫母细胞增生，易误诊为淋巴瘤。

　　免疫组化

　　免疫母细胞，CD20(+)，EBV 可用分子原位杂交方法检测；部分大细胞，CD30(+)或 CD8(+)，CD3(+)，CD20(−)，CD15(−)。

　　鉴别诊断

　　(1)与 T 细胞/组织细胞丰富的大 B 细胞淋巴瘤鉴别，后者好发于中年男性，极少发生于儿童及青少年，无 IM 的临床表现及血清学改变。瘤细胞为单个散在分布，体积较大的 B 免疫母细胞不聚集、不成片。背景细胞为 T 小淋巴细胞和组织细胞，无浆细胞、无嗜酸性粒细胞。而 IM 的免疫母细胞分布可散在也可聚集成片。背景有淋巴细胞、组织细胞、浆细胞和嗜酸性粒细胞。

　　(2)经典型富于淋巴细胞型霍奇金淋巴瘤，应有较多"诊断性 R-S"细胞。多见于男性，中位数年龄为 43 岁。无 IM 的临床表现及血清学改变，发生于儿童及青少年也较少见。

三　人免疫缺陷病毒淋巴结病

　　人免疫缺陷病毒(HIV)淋巴结病又称淋巴结炎。

　　光学显微镜观察

　　早期，淋巴结皮质、髓质内滤泡明显增大，滤泡外套层变薄或中断，滤泡外形不规则，有时两两融合呈哑铃状，或外套层细胞呈片状向内侵入生发中心，形成滤泡溶解现象又称爆炸性(explosive)滤泡增生。生发中心反应性增生，可见大量免疫母细胞、浆细胞及吞噬核碎片的巨噬细胞。滤泡间区单核样 B 淋巴细胞明显增生，成片分布。淋巴窦内见片状单核样 B 淋巴细胞增生和中性粒细胞浸润。少数病人可见散在分布的滤泡树突细胞变为多核巨细胞(CD21、CD35 均为阳性)。

　　中期，部分淋巴滤泡萎缩，淋巴细胞减少，滤泡树突细胞和血管内皮细胞相对增多，或呈玻璃样变类似 Castleman 病的滤泡即所谓熄灭的滤泡。滤泡间及副皮质区逐渐扩大，使淋巴滤泡分离。滤泡间血管增生，其周围淋巴细胞减少，浆细胞增多，偶见免疫母细胞及组织细胞。

　　晚期，淋巴结内淋巴滤泡及副皮质区消失，只见残留的髓索及髓窦。淋巴细胞几乎看不到，只见各级浆细胞、Russell 小体、少量中性粒细胞、嗜酸性粒细胞及肥大细胞。被膜下及淋巴窦内可见纤维组织增生。

　　艾滋病可继发多种病变如分枝杆菌病、Kaposi 肉瘤、恶性淋巴瘤等。

　　免疫组化

　　早期淋巴滤泡生发中心 HIV 核心蛋白 P24(+)。

　　鉴别诊断

　　(1)反应性滤泡增生与 HIV 淋巴结病早期病变的区别是，前者滤泡外形规则，无滤泡融合现象，无滤泡融解现象。生发中心 BCL-2(−)，CD10(+)，套区 CyclinD1(−)。临床上无 T4 和 T8 倒置现象。

（2）滤泡性淋巴瘤（FL）与 HIV 淋巴结病早期的区别是：后者生发中心存在而呈增生状态，有较多吞噬核碎片的巨噬细胞。淋巴滤泡外套层存在，但可变薄或者不连续。FL 之滤泡背靠背密集排列，套区消失。生发中心无或少有吞噬细胞。

（3）Castleman 病，淋巴结内淋巴窦多数消失，淋巴滤泡套区小淋巴细胞呈靶环样排列，围绕退化的生发中心。临床上无 HIV 感染表现。

四　组织细胞性坏死性淋巴结炎

组织细胞性坏死性淋巴结炎（HNL）又称（Kikuchi-Fujimoto 坏死性淋巴结炎），多见于儿童和年轻女性，是有自限性的淋巴结病，以淋巴结灶性坏死，富含组织细胞与核碎片为特征。病因不明，倾向病毒感染。

临床表现，多数患者有高热、白细胞减少、ESR 升高现象，用抗生素无效，但一般情况尚好；大部分患者 1 个月到 3 个月可自愈；少数可复发；颈淋巴结单个或多个肿大，一般直径都小于或等于 2cm。少数为腋窝或腹股沟淋巴结肿大。

光学显微镜观察

可见淋巴结病变分三期（增生期、坏死期、黄色瘤期），三区（病变区、交界区、反应区）。

病变早期（增生期），病变区淋巴结的结构部分保存，残留淋巴滤泡生发中心呈反应性增生；副皮质区见片状幼稚的组织细胞增生（CD68+），细胞核呈圆形或卵圆形，稍不规则，核膜薄，核淡染，有小核仁，核位于细胞中央，核异型性不明显，可见核分裂；胞浆丰富，着色淡，界限不清；组织细胞间，有少量散在的核碎片。此期病变易与 T 细胞性 NHL 混淆！

病变中期（坏死期），皮质和副皮质区出现多个片状或结节状凝固性坏死，坏死灶可相互融合（图 8-8 和图 8-9）。其中有细胞核固缩，核碎裂，有大量组织细胞吞噬核碎片。部分吞噬细胞可呈印戒状或泡沫样。

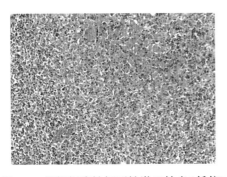
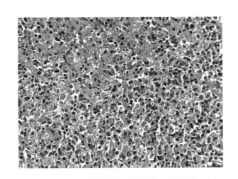

图 8-8　组织细胞性坏死性淋巴结炎（低倍）　　图 8-9　组织细胞性坏死性淋巴结炎（中倍）

病变晚期（黄色瘤期），坏死组织减少，泡沫细胞增多，聚集成片。再往后发展则纤维组织增生。病灶内无中性粒细胞，嗜酸性粒细胞也极少见到，这是诊断要点之一。

病灶边缘区（交界区），有较多散在免疫母细胞、小淋巴细胞、组织细胞、浆细胞样树突细胞。交界区以外为反应区，淋巴组织呈一般反应性改变，有淋巴细胞、浆细胞、组织细胞及少量散在免疫母细胞。淋巴滤泡呈增生反应。

免疫组化

浆细胞样树突细胞，CD68(+)，CD123(+)，CD3(-)。

活化 T 淋巴细胞，CD3(+)，CD30(+)。交界区免疫母细胞 CD30(+)。

组织细胞，CD68(+)，MPO(+)，CD163(+)，Mac387(+)。

少量 B 淋巴细胞 CD20(+)，偶见 CD56(+)细胞，病灶区 ki67(+)指数较高。

鉴别诊断

（1）T 细胞性非霍奇金淋巴瘤与本病的区别是，后者增生的主要为成片组织细胞，核异型性不明显；免疫组化 CD68(+)，MPO(+)，基因重排阴性。前者有核异型 T 细胞标记阳性细胞弥漫成片，组织细胞标记阴性。

临床方面，多见于儿童及年轻女性，多数病人有高热，白细胞减少，抗菌素治疗无效，淋巴结肿大与发热同步等表现。

（2）与淋巴结猫抓病鉴别：淋巴结猫抓病与本病区别是，前者多数有被猫抓伤的病史。淋巴结内见结节状化脓性病灶，有较多中性粒细胞。后期，病灶边缘出现增生的类上皮细胞。

五　猫抓性淋巴结炎

本病又称淋巴结猫抓病，是猫或其他动物抓伤皮肤带入汉氏巴尔通体感染，引起引流区淋巴结坏死性肉芽肿性病变，以颈部和腋下淋巴结受累多见，有自愈倾向。

光学显微镜观察

早期，淋巴结正常结构破坏不明显，主要表现为淋巴滤泡增生，淋巴窦扩张，伴血管增生及单核样 B 淋巴细胞增生。**中期**，主要表现为有中性粒细胞呈小灶聚集(图 8-10)。淋巴结皮质、髓质出现多个散在灶性中性粒细胞浸润及小灶性化脓性坏死伴有组织细胞增生。**晚期**，出现大小不等的脓肿形成(图 8-11)，有时呈"星芒状"或裂隙状，其周围有栅栏状排列的类上皮细胞，该组织学特征有诊断价值。猫抓性淋巴结炎的另一特点是可见成片的单核样 B 淋巴细胞增生伴淋巴滤泡增生。此时与弓形虫病淋巴结炎相似，但弓形虫病一般无中性粒细胞浸润，不会出现脓肿形成。猫抓病病变最后脓液被吸收，类上皮细胞增生并逐渐变为成纤维细胞产生胶原纤维及纤维细胞，使病灶纤维化。

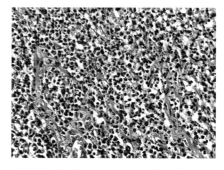

图 8-10　猫抓性淋巴结炎中性粒细胞浸润

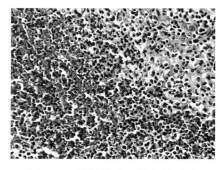

图 8-11　猫抓性淋巴结炎的脓肿

病原体检测：Warthin-Starry 银染色可见汉氏巴尔通体在坏死灶和血管壁呈灶性分布。

鉴别诊断

(1)组织细胞坏死性淋巴结炎(HNL)与猫抓性淋巴结炎的区别是，HNL 病灶内有片状凝固性坏死及吞噬核碎片的巨噬细胞，无中性粒细胞，无类上皮细胞，无猫抓史，多数无嗜酸性粒细胞。

(2)弓形虫病淋巴结炎与猫抓性淋巴结炎的区别是，前者在增生的淋巴滤泡内外有单个或成簇分布，胞浆丰富的上皮样组织细胞，无脓肿形成，少见中性粒细胞和嗜酸性粒细胞浸润，偶见坏死或巨细胞。

六 弓形虫病淋巴结炎(淋巴结病)

弓形虫是原虫类寄生虫之一，在人体巨噬细胞内生长、繁殖。弓形虫病淋巴结炎(toxoplasmosis lymphadenitis)。常因食入生的或未煮熟的肉类或被猫粪污染的食物而致病，猫是病原的宿主。常累及颈后淋巴结、腮腺淋巴结、腋窝淋巴结，致淋巴结肿大，其他临床症状不明显。是常见的寄生虫感染性疾病之一。弓形虫病原体长 2~6μm，新月形，位于巨噬细胞内，常聚集成群，Giemsa 染色可以发现，HE 切片很难见到。所以组织病理学病变必须有血清学证实才能诊断！

光学显微镜观察

可见有三个主要特点：①淋巴结正常结构存在，淋巴滤泡增生；②胞浆丰富的上皮样组织细胞明显增生，可单个或成群分布于淋巴滤泡内外；③窦内或血管周围有成片增生的单核样 B 淋巴细胞。另外在髓索见有免疫母细胞、浆细胞增生。少见中性粒细胞和嗜酸性粒细胞浸润。偶见坏死或巨细胞。

Sabin-Feldman 染色试验阳性。

IgM 免疫荧光抗体试验97%(+)。

PCR 弓形虫基因检测阳性。

鉴别诊断

(1)与拉奈特(Lennert)淋巴瘤鉴别：Lennert 淋巴瘤的淋巴结正常结构(淋巴滤泡及髓索、髓窦)消失，瘤细胞为弥漫分布的 T 小细胞(CD3+)，核圆，胞浆透明；其中有散在或成片分布的胞浆丰富的上皮样组织细胞(CD68+)；还有嗜酸性粒细胞及浆细胞；TCR基因重排阳性；PCR 弓形虫基因检测阴性。

(2)利什曼原虫淋巴结炎即黑热病的淋巴结病：其病变与弓形虫病淋巴结炎相似，鉴别要点是在前者组织细胞及多核巨细胞的胞浆内可查出利什曼原虫。用瑞氏染色可见利什曼虫无鞭毛体，为椭圆形，长 3~6μm，宽 2~4μm，有一个大而明显的红色核仁；与 2~6μm，新月形弓形虫不同。组织切片 HE 染色无鞭毛体长 2~4μm，宽 1~2μm，胞体一侧有一圆形主核，胞体周围有一层透明膜，嗜银染色阳性，PAS 染色阴性。

七 皮病性淋巴结炎

此病是慢性皮肤病，尤其是泛发性脱屑性皮肤病等引起的引流区淋巴结副皮质区反应性增生，其中以组织细胞增生为主并以吞噬黑色素及脂质沉积为特征。

光学显微镜观察

淋巴结正常结构保存，淋巴滤泡增生，淋巴窦扩张；副皮质区明显增宽，组织细胞增生，胞浆内含有黑色素和脂质空泡；还有朗格汉斯细胞、指状突树突细胞增生；组织细胞间为小 T 淋巴细胞、浆细胞、少量嗜酸性粒细胞；后期，组织细胞崩解，黑色素游离，纤维增生。

免疫组化

组织细胞 CD68(+)；指状突树突细胞 S-100(+)；朗格汉斯细胞 S-100 及 CD1a 均阳性。

鉴别诊断

(1)与蕈样霉菌病(MF)又称蕈样肉芽肿(MG)侵犯淋巴结鉴别：MF 侵犯淋巴结有吞噬黑色素的组织细胞，还有 MF 细胞浸润；皮肤应有 MF 病变，又有 TCR 基因重排阳性才能诊断。

(2)与淋巴结朗格汉斯细胞增生症鉴别：后者朗格汉斯细胞为主要成分，成片或散在分布，其他组织细胞很少或无，无组织细胞吞噬黑色素现象；朗格汉斯细胞核有核沟，S-100(+)，CD1a(+)，另有大量嗜酸性粒细胞浸润，有时可形成嗜酸性脓肿。

八 淋巴结 Castleman 病

淋巴结 Castleman 病(CD)又称巨淋巴结增生，是病因不明的淋巴结血管滤泡特殊性增生。组织学分透明血管型(HV)、浆细胞型(PC)及多中心型(MCD)。后二者预后较差，有继发恶性淋巴瘤的可能。单发性 CD 淋巴结内径为 1.5~16cm，多中心性 CD 为多个淋巴结肿大。好发于颈部、腋下、纵隔、肠系膜等处淋巴结。

光学显微镜观察

可见透明血管型最多，约占 90%，病变有三个特点：①淋巴结内淋巴窦消失；②淋巴滤泡呈萎缩性改变，生发中心被增生的血管内皮细胞及滤泡树突细胞形成的胸腺小体样结构替代，其周围是套淋巴细胞，形成靶环样(洋葱断面样)结构；③有小血管长入淋巴滤泡，血管壁呈玻璃样变，淋巴滤泡间小血管增多，有浆细胞及免疫母细胞增生。

浆细胞型：生发中心有嗜伊红物质沉积，无管壁透明变的小血管长入淋巴滤泡；滤泡之间和副皮质区有大量浆细胞浸润是其特点。

多中心型：淋巴结病变多数与浆细胞型相同，少数为透明血管型与浆细胞型混合；淋巴滤泡生发中心滤泡树突细胞 CD21(+)，CD35(+)。

Castleman 病免疫组化表型与淋巴滤泡增生相似。滤泡 CD20、CD79a 阳性，BCL2 生发中心阴性，CD10 生发中心阳性，套细胞区 CyclinD1 阴性。

CD21 和 CD35 标记滤泡生发中心滤泡树突细胞(FDC)增生。

九 非典型性淋巴组织增生

非典型性淋巴组织增生(ALH)又称恶性未能确定的病变。病变特点：①淋巴结局灶性淋巴细胞非典型性增生，疑为早期淋巴瘤；②副皮区弥漫增生伴大淋巴细胞明显增生活跃；③组织学与免疫组化表型存在矛盾而又无法解释。在改进切片质量，采用所有技术手段及临床、病理共同商讨之后仍不能确诊时，才用此名称。

十 淋巴结结核及结节病

淋巴结结核，由结核杆菌引起的炎性病变，是常见多发性疾病。发病部位不定。

光学显微镜观察

典型病变为形成结核结节，其中心为干酪样坏死，周围是类上皮细胞密集排列，其中有散在朗格汉斯多核巨细胞、较多淋巴细胞。干酪样坏死是一种特殊的凝固性坏死，坏死组织呈粉末状，见不到细胞轮廓，核碎片也很少。坏死灶周围和类上皮细胞内做抗酸染色，有时可发现结核杆菌。必要时可做细菌培养或 PCR 检测病原菌。朗格汉斯多核巨细胞的核常呈马蹄形（U 字形）排列。增殖型结核，以类上皮细胞为病变的主要成分，呈结节状分布，其中有朗格汉斯多核巨细胞及较多淋巴细胞，干酪样坏死很少，有时须做连续切片才能发现。干酪样坏死型结核，坏死组织为主要成分，坏死组织周围仅见少量类上皮细胞，朗格汉斯多核巨细胞、有较多淋巴细胞。陈旧结核结节可发生纤维化、钙化。

鉴别诊断

（1）干酪样坏死型结核与梅毒第三期的树胶肿的区别是，后者有梅毒病史，显微镜下可见坏死灶内有残留的坏死血管，坏死灶周围有大量浆细胞、淋巴细胞，无类上皮细胞和朗格汉斯多核巨细胞。

（2）结节病的病变与增殖型结核相似，都是类上皮细胞呈结节状增生，二者的区别是增殖型结核，多少有一点坏死组织；而结节病无坏死组织。作者体会是：结节病的结节有多、小、密的特点，即结节数量较多，每个结节面积较小，排列密集相互融合较少；结核的结节数量相对较少，每个结节的面积较大，排列可密集也可稀疏，疏密不匀，相互融合现象较多见。

（3）结节病与淋巴结结核样型麻风的区别是，麻风有相应病史及皮肤病变，病变常侵犯神经，用 antiformin 集菌法可从病灶内查出麻风杆菌。

（4）结节病与不典型分枝杆菌病的区别是，后者多见于儿童或免疫受抑制的个体，但要用可靠的方法做病原学检测加以鉴别。

十一 淋巴结嗜酸性淋巴肉芽肿

淋巴结嗜酸性淋巴肉芽肿（木村病即 kimura 病、金氏病即金显宅病）好发于 10～40 岁，男性比女性多。表现为头颈部皮下结节，直径为 1cm 左右，常为多发，互不连接为其特征。结节可反复发作，持续多年。有半数病例累及淋巴结和涎腺，也有部分病例只有淋巴结和涎腺病变，无皮肤病变。病人外周血嗜酸性粒细胞及 IgE 升高，故认为是过敏性疾病。

光学显微镜观察

可见：①皮下结节显示淋巴组织与小血管增生伴大量嗜酸性粒细胞浸润。小血管增多但内皮细胞扁平，管腔明显存在。②病变淋巴结显示淋巴结正常结构存在，滤泡增生，生发中心扩大伴有许多嗜酸性粒细胞浸润，有时可见嗜酸性脓肿形成。皮质及副皮质区小血管增生，玻璃样变伴嗜酸性粒细胞、浆细胞、组织细胞浸润。晚期出现纤维化。

免疫组化

无特殊有意义的免疫标记，通常 CD21、CD35、FDC 阳性。

鉴别诊断

①与上皮样血管瘤鉴别，后者血管内皮肿胀呈上皮样或组织细胞样，嗜酸性粒细胞较少，一般不累及淋巴结；②与淋巴结朗格汉斯组织细胞增生症鉴别，后者有增生成片的朗格汉斯组织细胞，有核沟，免疫组化朗格汉斯组织细胞表达 S-100 和 CD1a。

第四节　恶性淋巴瘤

2008 年，WHO 将淋巴组织肿瘤分 5 大类：前驱淋巴组织肿瘤（B/T 淋巴母细胞白血病/淋巴瘤）、成熟 B 淋巴细胞肿瘤、成熟 T 淋巴细胞肿瘤、霍奇金淋巴瘤（HL）、组织细胞和树突细胞肿瘤。也可简化为 B 细胞淋巴瘤、T 细胞淋巴瘤、霍奇金淋巴瘤及组织细胞和树突细胞肿瘤 4 大类；可再简化为非霍奇金淋巴瘤（NHL）、霍奇金淋巴瘤（HL）及组织细胞和树突细胞肿瘤 3 大类。WHO 2017 年淋巴组织肿瘤分类与 2008 年基本相同，只增加了"伴有免疫缺陷的淋巴组织增生性疾病"。

一　B 细胞淋巴瘤

（一）滤泡性淋巴瘤

滤泡性淋巴瘤（FL）占中国人非霍奇金淋巴瘤的 5%~10%。主要见于成人，20 岁以下少见，中位数年龄是 59 岁，女性发病率高于男性，偶见于儿童。最常发生于颈部、腋窝、腹股沟等处的淋巴结及皮肤、胃肠等结外组织。临床症状多不明显，是低度恶性淋巴瘤中预后最好的。

光学显微镜观察

可见：①肿瘤性滤泡密集排列，80% 有背靠背现象；②滤泡套层细胞消失，滤泡间为 T 小淋巴细胞、浆细胞及高分化内皮静脉形成网状结构；③滤泡内细胞较单一，主要为中心细胞、中心母细胞，无明区暗区之分，无巨噬细胞形成的"星天现象"。

滤泡性淋巴瘤有 30%~40% 可转化为弥漫性大 B 细胞淋巴瘤。

滤泡性淋巴瘤按滤泡结构占整个肿瘤的比例多少分为三型：

滤泡型，滤泡结构>75%。滤泡型和弥漫型混合型，滤泡结构占 25%~75%（相当于 1/2 左右）。弥漫型，滤泡结构<25%。以滤泡中心细胞为主要成分，有少量中心母细胞，而且具有滤泡性淋巴瘤的免疫表型和遗传学特点。

按滤泡内中心母细胞所占比例多少分三级。

Ⅰ级，中心母细胞为 0~5 个/HPF（1 个高倍视野），见图 8-12~图 8-16。

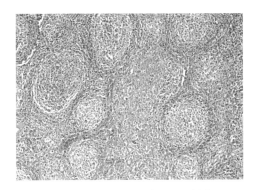

图 8-12　滤泡性淋巴瘤 1 级(低倍)

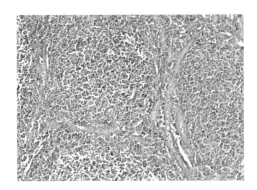

图 8-13　滤泡性淋巴瘤 1 级(中倍)

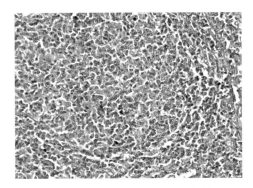

图 8-14　滤泡性淋巴瘤 1 级(高倍)

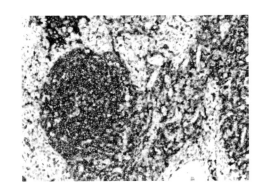

图 8-15　滤泡性淋巴瘤 1 级 BCL-2 染色(+)

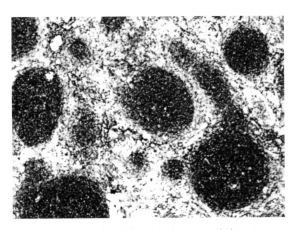

图 8-16　滤泡性淋巴瘤 1 级 CD10 染色(+)

Ⅱ级，中心母细胞为 6~15 个/HPF。

Ⅲ级，中心母细胞>15 个/HPF，治疗同 DLBCL。其中：

Ⅲa 为中心母细胞与中心细胞混合；

Ⅲb 为中心母细胞与免疫母细胞混合，无中心细胞（可诊断为弥漫大 B 细胞性淋巴瘤）。

中心母细胞计数时，应选择不同滤泡，最少要数 10 个高倍视野，以每一高倍视野的平均值表示。

WHO（2008 年）提出 FL1-2 级为低级别，中心母细胞少。FL3 级为高级别，中心母细胞多，其数量>15/10HPF；若出现中心母细胞弥漫区则诊断 DLBCL 伴 FL（1-2 级或 FL3A 或 FL3B）。FL3A 为中心母细胞>15/HPF，有少量中心细胞；FL3B 为中心母细胞>15/HPF 呈片分布，无中心细胞。

"原位"滤泡性肿瘤即滤泡内肿瘤，其特点是淋巴结结构正常，在一个或多个滤泡中心出现 BCL2（+）/CD10（+）单克隆性 B 细胞。

滤泡性淋巴瘤可发生多种变异：瘤细胞呈单核样 B 淋巴细胞分化、瘤细胞呈印戒状、瘤细胞核呈分叶状、瘤细胞呈浆细胞样等。十二指肠型和儿童型滤泡性淋巴瘤局部切除能治愈，预后好。

若同一肿瘤内不同区域有不同的级别或类型，作者以级别高的为准，有的学者主张分别列出。

免疫组化

BCL-2：1 级 100%（+），3 级 75%（+），儿童 FL 只有 30%（+），皮肤原发滤泡性淋巴瘤 BCL-2（-）；滤泡反应性增生 BCL-2（-）。

淋巴结滤泡性淋巴瘤 CD10（+），CD20（+），CD79（+），BCL-6（+），CD21（+）；而 CD3，CD5，CD23 均阴性。

Ki-67（+）在 1~2 级为 20%，3 级为≥30%。

鉴别诊断

（1）与滤泡反应性增生鉴别，后者有套区存在，生发中心有巨噬细胞，有多种细胞混合，BCL-2（-），Ki-67（+）60%~100%。IgH 基因重排阴性。

（2）与套细胞淋巴瘤鉴别，后者肿瘤内无中心母细胞。瘤细胞 Cyclin D1（+），CD5（+）。

（3）与边缘区淋巴瘤鉴别，后者有时瘤细胞可排列呈结节状或伴有边缘区细胞分化。主要靠免疫组化鉴别，边缘区淋巴瘤 CD10（-），BCL-6（-）。

（二）套细胞性淋巴瘤（MCL）

套细胞淋巴瘤（MCL）占非霍奇金淋巴瘤 3%~10%。多见于中老年人，发病高峰年龄是 60 岁至 70 岁，男性较多。临床表现为全身淋巴结肿大，约半数病人有肝脾肿大，或累及骨髓。结外常见累及胃肠和 Waldeyer 咽淋巴环。

光学显微镜观察

（1）病变表现为滤泡套区增宽型、结节型、弥漫型。同一淋巴结有时只见到其中一类型；也可见到三型混合，以其中一种为主。

（2）瘤细胞核比小淋巴细胞略大，着色浅，核形不规则，无核仁。胞浆少，不易见到。核分裂数量少（图 8-17~图 8-21）。偶见少量散在转化的中心母细胞、免疫母细胞或副免疫母细胞。

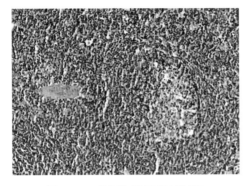

图 8-17　套细胞淋巴瘤（低倍）

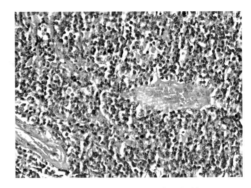

图 8-18　套细胞淋巴瘤（中倍）

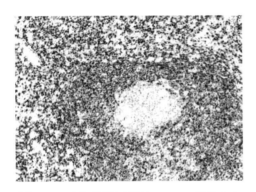

图 8-19　套细胞淋巴瘤的 SOX-11 染色(+)

图 8-20　套细胞淋巴瘤 Cyclin　D1 染色(+)

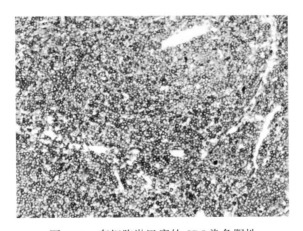

图 8-21　套细胞淋巴瘤的 CD5 染色阳性

（3）肿瘤内有时可见单个散在的组织细胞，呈"星天"现象。

(4)肿瘤间质常见玻璃样变的小血管。

套细胞淋巴瘤可发生如下变异。

(1)母细胞样型，肿瘤细胞似淋巴母细胞，核形不规则、色浅，核分裂常见大于 10 个/10HPF；但有 MCL 的免疫组化表型。

(2)多形型，瘤细胞核有多形性，部分细胞有核仁，核分裂多见，胞浆着色淡。但有 MCL 的免疫组化表型。

(3)小细胞型，瘤细胞似小淋巴细胞，似 SLL；但有 MCL 的免疫组化表型。

(4)边缘区样型，瘤细胞似边缘区单核样 B 淋巴细胞，胞浆丰富而透明，核小，色深，位于细胞中部；但免疫组化检测证明是 MCL。

免疫组化

瘤细胞 SOX-11（+）、CyclinD1（+）、CD5（+）、CD20（+）、CD43（+）、BCL-2（+）、CD79a（+）。

阴性：CD10、BCL-6、CD3。

Ki-67（+）5%~50%，平均 20%。

鉴别诊断

(1)MCL 母细胞型与淋巴母细胞性淋巴瘤/急性淋巴细胞性白血病的区别是，后者瘤细胞 TdT（+），CyclinD1（-）；前者相反。

(2)滤泡性淋巴瘤 1 级与套细胞淋巴瘤的区别是，前者瘤细胞 CD10（+），BCL-6（+），CyclinD1（-）；后者则相反。

(3)淋巴结内边缘区 B 细胞淋巴瘤与套细胞淋巴瘤的区别是：前者 CyclinD1（-），CD5（-）；而套细胞淋巴瘤则相反。

（三）淋巴结内外边缘区 B 细胞淋巴瘤

淋巴结内边缘区 B 细胞淋巴瘤（NMZL）比较少见，此病占全部淋巴瘤的 1.8%。发病高峰年龄是 60 岁左右，无性别差异。常累及颈淋巴结、腋下淋巴结、腹股沟淋巴结。临床症状不明显，进展缓慢，5 年无症状生存率为 28%。病变类似 MALT，只缺乏淋巴上皮病变（图 8-22~图 8-26）。

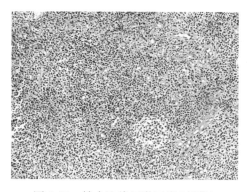

图 8-22　结内边缘区淋巴瘤（低倍）

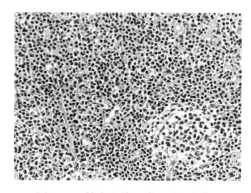

图 8-23　结内边缘区淋巴瘤（中倍）

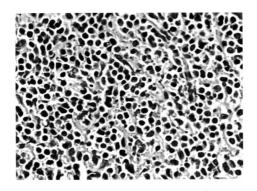
图 8-24 结内边缘区淋巴瘤(高倍)

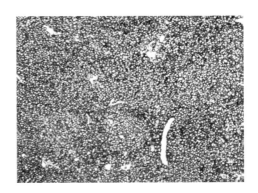
图 8-25 结内边缘区淋巴瘤 CD20(+)

图 8-26 结内边缘区淋巴瘤 BCL-2(+)

淋巴结外黏膜相关淋巴组织淋巴瘤(MALT)较常见,占全部 B 细胞淋巴瘤的 7%-8%,发病年龄、性别与淋巴结内的相似。发病部位依次为:胃、脾、肺、涎腺、泪腺、皮肤、甲状腺、乳腺等。

光学显微镜观察

(1)肿瘤细胞为单核样 B 淋巴细胞或中心细胞。单核样 B 淋巴细胞胞浆丰富,颜色淡染,因此瘤细胞区着色浅;核居中圆形,核仁不明显,形如成熟小淋巴细胞,细胞核间距离较宽而且等宽。

(2)肿瘤细胞围绕淋巴滤泡,致边缘区明显增宽增厚并互相融合,在滤泡外弥漫成片分布。有时可见上述肿瘤细胞伸入生发中心,此现象称滤泡植入。晚期肿瘤细胞可替代生发中心,要用 CD21,CD35 标记滤泡树突细胞才能显示。

(3)肿瘤细胞中可有较多小淋巴细胞、浆细胞及少量散在中心母细胞、免疫母细胞,偶见嗜酸性粒细胞。

(4)淋巴结外黏膜相关淋巴组织淋巴瘤(MALT)除上述病变外,还有淋巴上皮病变,即肿瘤细胞侵入上皮细胞，数量在三个以上，并破坏上皮细胞或使上皮细胞发生嗜酸性变。胃 MALT 有近 30% 的病例不局限于黏膜，可浸润胃壁全层，甚至可累及胃旁淋巴结。

（5）淋巴结内外边缘区 B 细胞淋巴瘤均可向弥漫大 B 细胞淋巴瘤转化。此时肿瘤细胞间出现成片的中心母细胞或免疫母细胞，而不是少量散在。

免疫组化

MALT 淋巴瘤表达，CD20，CD79a。CD20 和 CK 同时标记可清楚显示淋巴上皮病变。浸润至滤泡内的肿瘤细胞 BCL-2(+)，CD10(-)，ki67 阳性指数较低。CD21 可显示 FDC 网稀疏不均匀。还有 CD5，CD10，CD3，CD23，Cyclin D1 均阴性。

NMZL，BCL-6、CD10 均阴性，大部分病例 BCL-2(+)。其余同上。

鉴别诊断

（1）黏膜慢性炎伴淋巴组织增生，滤泡生发中心完整，套区存在，边缘区细胞层数 2~5 层，或不明显。上皮细胞间可有单个散在淋巴细胞或偶见小灶性 2~3 个淋巴细胞浸润而且不破坏上皮。免疫组化显示：生发中心细胞 BCL-2(-)，CD10(+)。用 CD21 或 CD35 可显示滤泡树突细胞网（FDC）完整，未见破坏。

（2）MALT 滤泡植入现象明显时与滤泡性淋巴瘤 HE 切片难鉴别。免疫组化显示：滤泡性淋巴瘤 CD10(+)，BCL-6(+)，BCL-2(+)。

淋巴结外 MALT 和淋巴结内 NMZL 均 CD10(-)，淋巴结内边缘区 B 细胞淋巴瘤 BCL-6(-)。

（3）套细胞性淋巴瘤 Cyclin D1(+)，CD5(+)。MALT 这两项均阴性。

（4）小淋巴细胞性淋巴瘤可见假滤泡，无淋巴上皮病变。瘤细胞 CD5，CD23 两项指标均阳性。MALT 淋巴瘤这两项指标均阴性。

（四）慢性淋巴细胞性白血病/小淋巴细胞性淋巴瘤

本病是一种成熟 B 细胞来源的肿瘤。在外周血、骨髓、淋巴结中可见单克隆的小淋巴细胞浸润，常伴有副免疫母细胞、幼淋巴细胞。二者聚集可形成假滤泡结构（增殖中心）。瘤细胞表达 CD5，CD23。

慢性淋巴细胞性白血病（CLL）和小淋巴细胞性淋巴瘤（SLL）组织形态和免疫表型相同，属同种病变。二者区别在于：SLL 原发于外周淋巴组织，部分病例骨髓和血象可不出现白血病改变；CLL 原发于骨髓，诊断 CLL 时，骨髓和外周血常同时受累，外周血淋巴细胞计数 $\geq 5 \times 10^9/L$，持续三个月以上，淋巴结也可或多或少有肿瘤细胞浸润。CLL 占欧美国家慢性淋巴细胞性白血病的 90%。CLL/SLL 约占非霍奇金淋巴瘤的 6.7%。多见于中老年人，30 岁以下罕见，中位数发病年龄为 65 岁，发病率男性较高，男女比例为 2:1。临床症状多不明显，部分病例可有疲乏、贫血、感染、肝脾肿大、淋巴结肿大等症状。疾病进展缓慢，生存期较长。

光学显微镜观察

（1）淋巴结正常结构消失，瘤细胞弥漫浸润。

（2）瘤细胞为小淋巴样细胞，胞浆少，不易见到，核圆，着色深。

（3）瘤细胞之间有多少不等的幼淋巴细胞、副免疫母细胞。幼淋巴细胞，胞体中等大，核染色质细，有小核仁，胞浆丰富。副免疫母细胞，胞体中等大或较大（比免疫母细胞小），核圆形或卵圆形，空泡状，有一个中位核仁，胞浆丰富略嗜碱性。幼淋巴细胞和副免疫母细胞在小淋巴样细胞之间聚集成着色淡的小片状，形成假滤泡（增殖中心）。低倍显微镜下，可见深染的小淋巴细胞之间有大小形状不规则，边缘不清的淡染区，这是CLL/SLL 具有诊断价值的形态特征。少数病例，幼淋巴细胞和副免疫母细胞只散在分布，不形成假滤泡。

（4）核分裂少，只见于假滤泡（增殖中心）。

（5）骨髓浸润可呈结节型、间质型、弥漫型、混合型等。

（6）当肿瘤中发现大量中心母细胞、免疫母细胞融合成片时，表示 CLL/SLL 向弥漫大B 细胞淋巴瘤转化。少数可转化为霍奇金淋巴瘤，或出现浆样分化。

有人提出幼（前）淋巴细胞>10%，核裂细胞>10%，浆样细胞>10%，称为非典型 B-CLL/SLL。

免疫组化

阳性：CD5，CD23，LEF-1，CD19，CD20，CD79a，CD43，Ki-67 阳性指数较低。

阴性：CD3，CD10，CD103，Cyclin D1。

有 2%~7% 病例不表达 CD5。

鉴别诊断

（1）与（淋巴结外）淋巴组织反应性增生鉴别，后者在形态上与 CLL/SLL 难鉴别，要仔细询问病史，检查骨髓、外周血象及治疗反应等情况，以助于鉴别。淋巴组织反应性增生时，滤泡内淋巴细胞 CD20(+)，CD5(-)。滤泡间淋巴细胞 CD3(+)。

（2）与边缘区淋巴瘤鉴别，后者瘤细胞主要为单核样淋巴细胞和中心样细胞。免疫组化，瘤细胞 CD5(-)，CD23(-)。

（3）与滤泡性淋巴瘤鉴别，后者瘤细胞主要为中心细胞、中心母细胞。免疫组化，瘤细胞 CD10(+)，BCL-6(+)。

（4）与套细胞淋巴瘤鉴别，后者瘤细胞为套区淋巴样细胞，大细胞少，瘤细胞 Cyclin D1(+)，CD5(+)，SOX-11(+)。

（五）伯基特淋巴瘤

伯基特淋巴瘤（BL）临床分地方性、散发性、免疫缺陷相关性三种。地方性好发于非洲赤道附近。免疫缺陷相关性多发生于 HIV 感染患者，是艾滋病 AIDS 的早期病变。而散发性全球各地均可发生，常见于儿童和年轻人，成人发病中位年龄为 30 岁，老年人少见。BL 是生发中心 B 细胞来源的高度侵袭性淋巴瘤，是儿童常见的恶性肿瘤，占儿童所有淋巴瘤的 30%~50%，男女发病率之比约为 2∶1。多发生于淋巴结外，如颌骨、眶骨、回盲部、腹腔淋巴结、卵巢、肾及青春期和妊娠期的乳腺等部位，常形成巨大肿块或白血病伴髓外巨大肿块，少数病例仅表现为白血病。与 EBV 感染有关。

光学显微镜观察

（1）肿瘤细胞形态单一，密集排列，弥漫浸润。瘤细胞中等大，核圆，深染，可见小核仁，胞浆量少，淡染，细胞界限清楚，呈铺砖样。肿瘤细胞有大量核分裂，其数量有时可大于 10 个/HPF。

（2）肿瘤细胞间有数量较多的巨噬细胞，散在分布于肿瘤细胞之间，形成明显的"星天现象"。

（3）部分病例，肿瘤细胞全部或大部分发生浆细胞分化、核偏位，有核周空晕，胞浆丰富、嗜碱性、呈浆细胞样。或为不典型 Burkitt，有经典型伯基特的共同特点，如核分裂多，有"星天现象"等。但瘤细胞异型性更明显，核仁少而大，有 MYC 基因易位证据。

免疫组化

阳性：CD10，CD20，CD19，CD22，C-MYC，BCL-6，Ki-67（+）>95%。

阴性：BCL-2，CD3，CD5，CD23，TdT。

伯基特（Burkitt）白血病瘤细胞为成熟 B 细胞表型，CD34（−），TdT（−）。

几乎所有病例均有 MYC 基因易位；但并非 BL 特有的，少数别的肿瘤也可出现 MYC 基因易位。

鉴别诊断

（1）与淋巴母细胞性淋巴瘤鉴别，后者核圆形，或为曲核，核仁小，染色质细，可见"星天现象"。瘤细胞 TdT（+），CD34（+），BCL-6（−），EBV（−），Ig-MYC（−）。

（2）与中心母细胞型弥漫大 B 细胞淋巴瘤鉴别，后者无"星天现象"，瘤细胞可见 2~3 个贴核膜的核仁。瘤细胞 BCL-2（+），ki67（+）<80%。MYC 基因（−）。

（3）与粒细胞肉瘤鉴别，后者多发生于儿童的眼眶和皮肤，瘤细胞胞浆丰富，嗜酸性，可见有不同分化程度的粒细胞。瘤细胞 MPO（+），CD15（+）。

（六）B 淋巴母细胞白血病/淋巴瘤

B 淋巴母细胞白血病/淋巴瘤（B-ALL/B-LBL），普通型，主要发生于儿童和青年。B-ALL 占儿童 ALL 的 80%~85%，B-LBL 占 LBL 的 10%，成年人少见。B-ALL 主要累及骨髓和外周血液（骨髓淋巴母细胞>25%），表现为骨髓衰竭（血小板减少、贫血、中性粒细胞减少）及肝、脾、淋巴结肿大。B-LBL 病变主要见于淋巴结、皮肤、软组织肿块；骨髓和血液有可能轻度受累，但淋巴母细胞≤25%。本病进展快，但化疗效果好，儿童完全缓解率近 95%，成人为 60%~85%。

光学显微镜观察

（1）瘤细胞形态一致，核圆形或椭圆形，染色质细，核仁不明显；可见少量胞浆。瘤细胞弥漫分布，核分裂多见，骨髓活检 B-ALL 的核分裂较少。

（2）病变淋巴结正常结构部分或全部破坏，可见部分残留滤泡。

（3）部分病例可见灶性"星天现象"。

免疫组化

阳性：CD79a、PAX5、CD10、CD19、Ki-67（+）80%~100%、TdT、CD99。

部分阳性：CD45（LCA）、CD20、BCL-2、CD34。

阴性：MPO、CD117。

鉴别诊断

（1）与 T 淋巴母细胞白血病/淋巴瘤（T-ALL/T-LBL）的鉴别，二者细胞形态和组织结构相同。TdT，CD99 均阳性。T-ALL/T-LBL 中 CD3（+）、CD3（+）、CD43（+）。B-ALL/B-LBL 中 PAX5（±），CD79a（+）。

（2）与急性髓细胞白血病（AML）鉴别，二者形态无法区别，均可表达 TdT 或 CD13、CD34、CD33。但 AML 表达 MPO、CD117 和 Lysozyme，不表达 T 细胞或 B 细胞抗原。AML 有一定程度髓系分化，有一定数量幼粒细胞或幼单核细胞。

（3）与伯基特淋巴瘤鉴别，后者有明显"星天现象"，瘤细胞有小核仁。肿瘤细胞不表达 TdT、BCL-2、CD34，Ki-67（+）几乎 100%，EBER（+）。

（七）弥漫性大 B 细胞淋巴瘤（DLBCL），非特殊型

广州淋巴瘤病理协作组统计它占淋巴瘤的 40%，为 NHL 中最常见的类型。好发于老年人，中位数发病年龄为 70 岁，青少年也可发病，但儿童很少见。无性别差异。淋巴结内、外均可发病，结外依次为胃肠道、骨、睾丸、脾、Waldeyer 咽淋巴环、涎腺、肝、肾、肾上腺、皮肤、中枢神经系统、女性生殖系统、肺等部位。可以原发，也可从其他低度恶性淋巴瘤转化而来。病因不清，可能与病毒感染或自身免疫性疾病有关。临床常表现为生长较快的一处或多处结内或结外肿块，其他症状不明显。有侵袭性，但对化疗敏感，有半数患者可完全缓解。

生发中心型比非生发中心型多见。CD5（-）比 CD5（+）的预后好。BCL-6（+）/CD10（+）比 MUM-1（+）预后好。

弥漫性大 B 细胞淋巴瘤，非特殊型（DLBCL-NOS）含三种类型：中心母细胞型（CB）、免疫母细胞型（IB）、间变型（AP）。

光学显微镜观察

淋巴结病变可为完全性、部分性、滤泡间或窦性，或几种形式混合。瘤细胞弥漫分布，常浸润淋巴结外组织。间质可出现宽窄不一的纤维化，部分病例有弥漫性纤维组织增生伴玻璃样变，瘤细胞被分隔成巢状或条索状（图 8-27~图 8-32）。

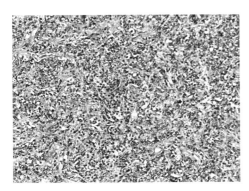

图 8-27　弥漫性大 B 细胞淋巴瘤（低倍）

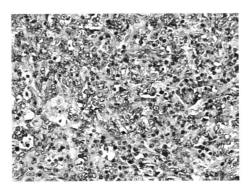

图 8-28　弥漫性大 B 细胞淋巴瘤（中倍）

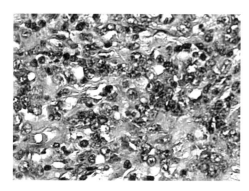

图 8-29 弥漫性大 B 细胞淋巴瘤(高倍)

图 8-30 弥漫性大 B 细胞淋巴瘤 Bcl-6(+)

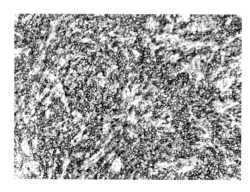

图 8-31 弥漫性大 B 细胞淋巴瘤 CD10(+)

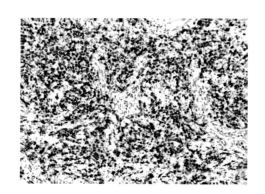

图 8-32 弥漫性大 B 细胞淋巴瘤 MUM-1 阳性

(1)中心母细胞型,中心母细胞数量大于 90%,瘤细胞核圆形或卵圆形,空泡状,有 2~4 个贴近核膜的小核仁。胞浆较少,嗜双色性或嗜酸性。少数瘤细胞核可呈分叶状。

(2)免疫母细胞型,瘤细胞 90% 以上为 B 免疫母细胞,瘤细胞核呈空泡状,单个明显核仁,居中。胞浆较丰富,嗜碱性紫色或嗜双色性。有时可见少数瘤细胞伴浆细胞分化,核偏位,有核周空晕。

(3)间变型,瘤细胞非常大,核有多形性,怪异,有的呈马蹄形(U 字形)、花环形或类似 R-S 细胞。可形成巢状结构或呈窦内浸润,与癌相似。免疫组化表达 B 淋巴细胞标记,不表达上皮细胞标记。

以上各型背景为纤维组织,可发生黏液变或纤维化。反应细胞为小 T 细胞、组织细胞、偶见少量嗜酸性粒细胞。

免疫组化

(1)表达 B 细胞标记:CD20,CD79a,CD19,PAX5(其中可能有一两项不表达)。

(2)生发中心型:CD10(+),BCL-6(+/-),MUM-1(+/-);或 CD10(-),BCL-6(+),MUM-1(-)。生发中心型预后比非中心型好。

(3)非生发中心型:CD10(-),BCL-6(±),MUM-1(+)。上述各标记阳性细胞要大于

30%，才能定为阳性。

DLBCL 中有 10%的病例 CD5(+)，多见于老年女性，有淋巴结外侵犯的倾向。

部分间变型 DLBCL 表达 CD30 有 30%~50%病例 BCL-2(+)，Ki-67(+)大于 40%。

鉴别诊断

(1)与转移癌、精原细胞瘤、胚胎性癌、恶性黑色素瘤等鉴别，做相应的免疫组化指标可帮助鉴别，如 CK，EMA，PLAP，CD117，S-100，HMB45，LCA，CD30，CD15。

注意：间变型 DLBCL 有 30%的病例不表达 LCA，60%的病例表达 EMA。

(2)与传染性单核细胞增生症鉴别，后者多见于儿童和青少年，有急性临床症状；常可见部分残留的淋巴滤泡、淋巴窦，免疫母细胞无异型性；血清学 EBV 嗜异性凝集试验阳性，而且 Ig 基因重排阴性。

(3)与粒细胞肉瘤鉴别，后者部分瘤细胞核呈肾形或豆形，胞浆内有嗜酸性或嗜中性颗粒。瘤细胞 MPO(+)，CD43(+)；T、B 标记物均阴性。

(4)与间变性大细胞淋巴瘤鉴别：后者多见于儿童及年轻人，是 T 细胞或裸细胞性淋巴瘤，瘤细胞核可呈肾形或胚胎形，胞浆丰富而透亮。瘤细胞表达 T 细胞标记物或非 T 非 B 表达。DLBCL 多见于老年人，表达 B 细胞标记物。

(八)弥漫性大 B 细胞淋巴瘤(DLBCL)，特殊型

(1)T 细胞/组织细胞丰富的大 B 细胞淋巴瘤(THRLBCL)，好发于中年男性，约占 DLBCL 的 10%。多数发生于淋巴结内，少数也可发生于肝、脾、骨髓等部位。

光学显微镜观察

可见瘤细胞为单个散在大 B 免疫母细胞样细胞、中心母细胞样细胞，背景有较多 T 小淋巴细胞和多少不定的组织细胞，无浆细胞和嗜酸性粒细胞。各种细胞混杂弥漫分布，无结节结构。

免疫组化

瘤细胞表达 CD20，CD79a，BCL-6；少数病例瘤细胞表达 BCL-2，EMA；瘤细胞不表达 CD3，CD30，CD15，CD138，EBV。

背景：T 小细胞，CD3(+)，CD8(+)，CD45，CD5(+)，组织细胞 CD68(+)。

鉴别诊断

① 与结节性淋巴细胞为主型霍奇金淋巴瘤(NLPHL)鉴别，组织形态和瘤细胞的免疫组化表达二者有些相似，但后者(NLPHL)有结节状结构，有分叶核或多核的"爆米花"样细胞，背景细胞主要为 B 小细胞表达 CD20；而 THRLBCL 为弥漫性分布，无结节状结构，无"爆米花"样细胞，背景细胞主要为 T 小细胞 CD3(+)和组织细胞 CD68(+)。

② 与经典型富于淋巴细胞型霍奇金淋巴瘤(LRCHL)鉴别，后者(LRCHL)有经典 R-S 细胞，该细胞 CD30(+)，CD15(+)，CD20(-)，CD45(-)；而 THRLBCL 无经典 R-S 细胞，免疫表型则相反。背景细胞无鉴别意义。

(2)EBV 阳性弥漫性大 B 细胞淋巴瘤

多见于 50 岁以上的老年人，中位数年龄为 71 岁，年轻人也可发生，发病率男比女高。发病部位有 70%在淋巴结外，如皮肤、肺、扁桃体、胃等处，可伴有或不伴有淋巴

结侵犯。有 30% 的病例仅发生于淋巴结内。与 EBV 感染有关，占 DLBCL 的 8%~10%。病因与免疫系统衰老有关。

光学显微镜观察

肿瘤细胞为中心母细胞和 B 免疫母细胞及少量 R-S 样细胞，散在或成簇分布。背景为小淋巴细胞、浆细胞、组织细胞。肿瘤组织内常见大片地图样坏死。诊断前要确定患者无免疫缺陷或先发淋巴瘤。要排除其他 EBV 相关的淋巴组织增生性疾病，如淋巴瘤样肉芽肿病(LYG)(见肺淋巴瘤)等疾病。并要与 LRCHL 鉴别。

免疫组化

瘤细胞表达：CD20，CD79a，MUM-1。EBV 原位杂交瘤细胞核(+)。

瘤细胞不表达：CD10，CD15，BCL-6。

(九)浆细胞肿瘤

1. 浆细胞骨髓瘤

又称多发性骨髓瘤。此病多见于老年人，是一种原发于骨髓的多灶性浆细胞肿瘤，以血清单克隆性免疫球蛋白 M 蛋白升高和溶骨性破坏为特征，临床表现为病理性骨折、骨痛、高钙血症、贫血等现象，可伴有反复发作的细菌感染和肾功能不全。97% 的病例血清或尿中可查出 M 蛋白 >30g/L。骨髓细胞涂片：浆细胞数量国内规定应 ≥15%(国外规定 ≥20%)，并出现幼浆细胞、浆母细胞及异型浆细胞。少数病例临床症状不明显。

骨髓活检诊断浆细胞骨髓瘤，要临床(含实验室资料)、影像学、病理学三结合，不能单凭组织形态。

光学显微镜观察

其病理组织学改变如下。

(1)数量方面，肿瘤性浆细胞呈片状或多结节状或弥漫分布，所占面积大于造血细胞总面积的 30% 并取代了正常骨髓组织，可以诊断浆细胞骨髓瘤。如果肿瘤细胞以接近成熟的幼稚浆细胞为主，浆母细胞较少，则称成熟型。以浆母细胞为主，称浆母细胞型或间变型或多形性浆细胞骨髓瘤。有时其中可掺杂少量成熟浆细胞(图 8-33~图 8-36)。

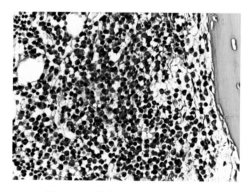

图 8-33 浆细胞骨髓瘤(中倍)

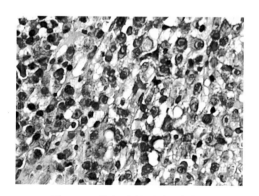

图 8-34 浆细胞骨髓瘤(高倍)

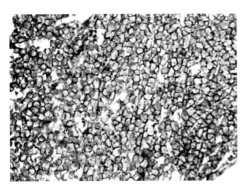 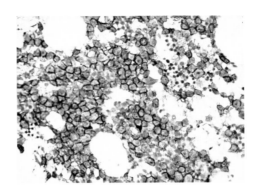

图 8-35 浆细胞骨髓瘤 CD138(+)　　　　图 8-36 浆细胞骨髓瘤 CD38(+)

（2）质量方面，肿瘤性浆细胞主要为不成熟（幼稚）的浆细胞和/或浆母细胞，二者数量比例，在不同病例或同一病例的不同部位，都不一样。

幼稚浆细胞，胞体比成熟浆细胞大，核偏位，核形规则，核染色质细而松亮，核/浆比例增高，约为1/1.5（正常为1/2或1/2.5）。无核旁空晕或核旁空晕不明显。有时可见小核仁，核仁/核近似1/5或1/4或无核仁，偶见双核。胞浆较多，嗜碱性紫红色或嗜酸性。

浆母细胞，胞体大于幼稚浆细胞，核轻度偏位，核浆比例增高，核染色质细而松亮，核仁明显，核仁/核近似1/4或1/3，偶见胞核双核。若出现多核、多形核或分叶核，或类似 R-S 细胞；胞浆丰富嗜双色性或嗜酸性；有大核仁则称间变型。

成熟浆细胞，胞体较小，呈卵圆形或椭圆形。单个核圆形或椭圆形，核偏位明显，核染色质粗，着色深，排列呈车辐状或钟面状或块状，无核仁。胞浆丰富嗜碱性紫红色，核/浆为1/2或1/2.5。核旁空晕明显。

（3）预后方面，如果肿瘤性浆细胞占造血细胞总面积50%以上，提示预后差；若不大于20%提示预后较好。反应性浆细胞增生时，如慢性骨髓炎等病变，增多的浆细胞为成熟浆细胞，无幼稚浆细胞及浆母细胞，同时有大量中性粒细胞。正常骨髓或一般骨髓反应性浆细胞增生只是少数（5~6个）成熟的浆细胞聚集，而且多位于骨髓内小动脉周围。

2. 骨孤立性浆细胞骨髓瘤

浆细胞骨髓瘤除多发性以外还有单发性即孤立性；其组织形态、免疫表型、分子生物学方面均与多发性浆细胞骨髓瘤相同。少数浆细胞骨髓瘤可引起原发性淀粉样变性或伴有骨髓纤维化，致骨小梁增厚和淋巴结发生 Castleman 病。

骨髓瘤免疫组化

阳性：CD138，CD38，CD79a，OCT2，BOB1，MUM1，EMA，κ 或 λ。

若 $K:\lambda=10:1$ 或 $1:10$ 也有诊断价值（正常 $K:\lambda=3:1$ 或 $2:1$）。

大部分病例阴性标记抗体：CD20，PAX5，CD10，CD43。

有时阳性标记抗体：LCA，Cyclin D1。绝大部分病例瘤细胞 IgH 基因重排阳性。

骨髓瘤鉴别诊断

（1）与骨转移癌鉴别，后者也有多灶性溶骨性改变，但临床有原发癌如乳腺癌、前列腺癌等病史。依据组织结构、细胞形态及相应的免疫组化结果进行鉴别。

（2）与反应性浆细胞增生鉴别，如类风湿性关节炎、播散性红斑狼疮、结节病、肝硬化、药物过敏反应、粒细胞缺乏症、再生障碍性贫血等疾病，骨髓浆细胞可出现增生，但浆细胞数量≤10%，常为小灶性（约 5 个到 6 个细胞）分布在血管周围，其细胞为多克隆性成熟浆细胞。

（3）与淋巴浆细胞性淋巴瘤累及骨髓鉴别，后者瘤细胞 CD20(+)，CD138(-)，而浆细胞骨髓瘤则相反。

（4）与骨髓急性粒细胞白血病（AML）鉴别，细胞形态上，幼稚粒细胞与幼稚浆细胞类似，难区分。但急性粒细胞白血病的瘤细胞 MPO、CD117 均阳性。

3. 骨外浆细胞瘤

骨外浆细胞瘤占全部浆细胞肿瘤的 3%~5%，多见于成年人，中位发病年龄为 55 岁，男女发病比例为 2∶1。其中 80% 发生于上呼吸道，如口咽、鼻咽、鼻窦、喉、支气管等部位。其他部位如消化道、膀胱、乳腺、甲状腺、皮肤、淋巴结等处也可发生，但少见。临床表现不明显，不累及骨、骨髓、外周血液。其组织形态表现为多数瘤细胞分化程度较高伴有分化程度不同的浆细胞，呈片状或结节状分布于局部组织中。免疫表型、分子生物特性均与浆细胞骨髓瘤相同。放疗效果较好。

4. 浆细胞瘤治疗原则

（1）早期无症状型可以观察，定期（3 个月到 6 个月）检查有关指标。有症状出现后再进行治疗。

（2）孤立性浆细胞骨髓瘤可进行手术切除后加局部放疗。

（3）活动性浆细胞骨髓瘤以化疗为主或进行高剂量化疗配合干细胞移植。

（4）手术不是主要治疗方式，但在有适应证时也有治疗作用。

二　T 细胞淋巴瘤

（一）T 淋巴母细胞白血病/淋巴瘤（T-ALL/LBL）

T 淋巴母细胞淋巴瘤（T-LBL）与 B 淋巴母细胞淋巴瘤（B-LBL）HE 组织形态相同，但免疫表型不同（图 8-37~图 8-39）。前者，CD3(+)，CD43(+)；后者，CD79a(+)，PAX5(+)。二者均表达 TdT，CD99。细胞形态及组织结构见 B 淋巴母细胞淋巴瘤（B-LBL）。T-LBL 临床有肿块不伴或伴有轻微骨髓和血液受累。T 淋巴母细胞白血病（T-ALL）临床无肿块，骨髓和血液广泛受累（骨髓淋巴母细胞大于 25%）。T-ALL/LBL 鉴别诊断与前面 B-ALL/LBL

鉴别诊断相同。

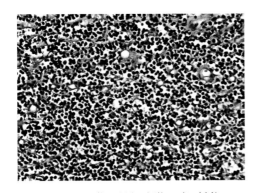

图 8-37 T 淋巴母细胞淋巴瘤(低倍)

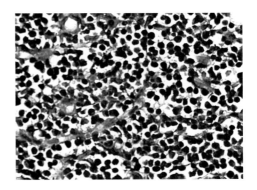

图 8-38 T 淋巴母细胞淋巴瘤(高倍)

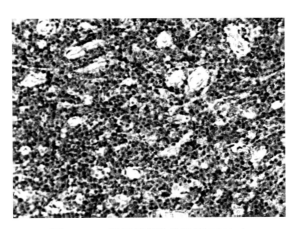

图 8-39 T 淋巴母细胞淋巴瘤 TdT(+)

(二)外周 T 细胞淋巴瘤,非特指型(PTCL,NOS)

该型占外周 T 细胞淋巴瘤 30%,多见于成人,男性较多,儿童罕见。常见淋巴结肿大,可累及肝、脾、骨髓及皮肤常伴有嗜酸性粒细胞增多。是高侵袭性 NHL 肿瘤之一。

光学显微镜观察

(1)多数病例,瘤细胞为中至大的细胞,核呈圆形、扭曲形、锯齿形,有多形性或为双核的 R-S 样细胞。胞浆丰富淡染或透亮。核分裂多见。

(2)少数病例,瘤细胞较小,稍大于小淋巴细胞,但核形不规则,核染色质着色淡,称小多形 T 淋巴瘤。

(3)早期,瘤细胞主要在滤泡间区弥漫浸润,可见残留的淋巴滤泡。

(4)背景有小淋巴细胞、浆细胞、嗜酸性粒细胞和成簇分布的上皮样组织细胞。小血管增生,呈树枝样分布,内皮细胞肥胖。

（5）有两种变异型。

① T区变异型淋巴瘤，瘤细胞主要在滤泡间区弥漫浸润，可见残留甚至增生的淋巴滤泡。瘤细胞小至中等大，核形较单一，胞浆透亮，成簇分布。常见R-S样细胞。常见瘤细胞呈虫食样侵蚀淋巴滤泡（CD20可标示淋巴滤泡），此现象有诊断价值。

② 淋巴上皮样细胞变异型（Lennert淋巴瘤），瘤细胞小或中等大，核圆，核形轻度不规则，胞浆透亮。可见R-S样细胞。背景中常见浆细胞和嗜酸性粒细胞。可见大量上皮样组织细胞（CD68+），成群分布于瘤细胞之间，此现象有诊断价值。PTCL，NOS是一组异质性肿瘤，在排除其他T细胞淋巴瘤后才能作出诊断。

免疫组化

阳性：CD2、CD3、CD4、CD5、CD45RO，Ki-67（+）>70%。

阴性：CD20、EBER。

多数病例TCR基因呈克隆性重排。

鉴别诊断

（1）与淋巴结T区反应性增生鉴别，反应性增生，T区淋巴细胞不侵蚀淋巴滤泡，须做基因重排检测才能确诊。

（2）与血管免疫母细胞性T细胞淋巴瘤鉴别，后者突出特点是有较多分枝状高内皮血管增生。瘤细胞CD10（+），CXCL-13（+），PD-1（+）。

（3）与边缘区B细胞淋巴瘤鉴别，后者瘤细胞为单核样B淋巴细胞，CD20阳性，CD79a（+）。

（4）与套细胞淋巴瘤鉴别，后者瘤细胞Cyclin D1（+），CD20（+），CD5（+），SOX-11（+）。

（三）血管免疫母细胞性T细胞淋巴瘤（AITL）

此病以前称血管免疫母细胞性淋巴结病（AILD），自2003年以来认为是外周T细胞淋巴瘤的一种特殊类型，因此命名为血管免疫母细胞性T细胞淋巴瘤（AITL）。起源于淋巴滤泡生发中心辅助T淋巴细胞（CXCL-13+）。多见于中老年人，发病无性别差异。临床表现为全身淋巴结肿大，常累及肝、脾、骨髓，有皮疹、关节炎、发热及胸腹水等症状。

光学显微镜观察

（1）瘤细胞为小至中等大，核圆形或椭圆形，核形轻度不规则、大小不等，着色浅。胞浆中等量，淡染或透亮。

（2）瘤细胞弥漫成片浸润于副皮质区，使副皮质区明显扩大，并可浸润淋巴结被膜及周围组织。淋巴结正常结构大部分被破坏，可见残留的淋巴滤泡及边缘窦。

（3）背景有B免疫母细胞、B淋巴细胞、浆细胞、嗜酸性粒细胞、组织细胞，有时可见EBV阳性的R-S样B细胞，类似经典型霍奇金淋巴瘤。上述细胞间有较多高内皮的血管增生呈树枝状生长，血管壁有PAS阳性物质沉积。血管周围有增生的滤泡树突细胞（CD21+）。

免疫组化

AITL瘤细胞表达：CD10，CXCL-13，PD-1，可与不典型T区增生和其他外周T细胞淋巴瘤鉴别。此外还表达：CD3，CD4，BCL-6。滤泡外血管周围树突细胞网CD21（+）。

背景中B免疫母细胞常呈EBV（+），肿瘤细胞EBV（−）。

肿瘤细胞不表达 CD20，Ki-67(+)增殖指数较高。

鉴别诊断

(1)与病毒和药物等引起的淋巴结反应性病变鉴别，反应性病变，淋巴结正常结构基本存在；不会出现成簇分布的透明细胞样的瘤细胞及树枝状分布的高内皮细胞的血管增生。

(2)与外周 T 细胞淋巴瘤，非特殊型的鉴别，AITL 免疫组化，瘤细胞表达 CD10，CXCL-13，PD-1，有鉴别价值。

(3)与霍奇金淋巴瘤鉴别，HL 不会出现成簇分布透明细胞样的瘤细胞及高内皮细胞树枝状血管增生；而且有典型 R-S 细胞或"爆米花"细胞。

(四)结外 NK/T 细胞淋巴瘤 鼻型

我国此病在外周 T 细胞淋巴瘤中是最常见的，约占 1/3。主要见于成年人，男性多于女性。发病部位主要在上呼吸道，如鼻腔、鼻咽、鼻窦、腭等部位。皮肤、胃肠、软组织、睾丸也可发生。原发于淋巴结和骨髓则很少见。累及鼻腔者常有鼻塞、鼻出血、鼻黏膜坏死伴溃疡形成等。本病与 EBV 有密切关系。

光学显微镜观察

(1)瘤细胞形态多样，多为小或中等大淋巴细胞样。核形不规则，核染色质细，核仁不明显。胞浆中等量，淡染或透亮(图 8-40~图 8-44)。常呈片状弥漫分布，核分裂易见。

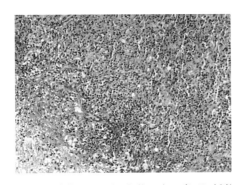

图 8-40 结外 NK/T 细胞淋巴瘤，鼻型(低倍)

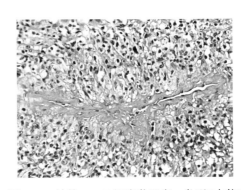

图 8-41 结外 NK/T 细胞淋巴瘤，鼻型(中倍)

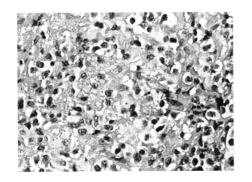

图 8-42 结外 NK/T 细胞淋巴瘤，鼻型(高倍)

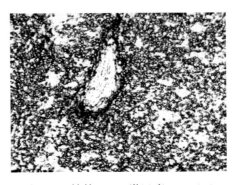

图 8-43 结外 NK/T 淋巴瘤 CD56(+)

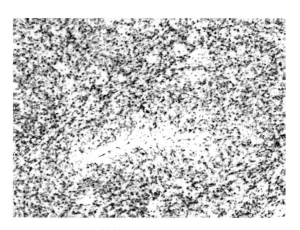

图 8-44　结外 NK/T 淋巴瘤 TIA-1(+)

(2)瘤细胞弥漫浸润血管壁或黏膜组织,引起血管壁发生纤维素样坏死和黏膜广泛凝固性坏死。因坏死多,常须多次取材才能确诊。

(3)病灶内有多种炎性细胞浸润,如小淋巴细胞、浆细胞、嗜酸性粒细胞、组织细胞等,类似炎性病变。

免疫组化

阳性:CD56,CD2,CD3ε, granzyme B, perforin, TIA-1。

大型瘤细胞 CD30(+)。CD56(+)要弥漫呈片状才有诊断价值(单个散在正常就有,不能作为诊断依据)。

阴性:CD20,CD4,CD5,CD8,CD16,CD57。

鉴别诊断

(1)与炎性病变鉴别,结外 NK/T 细胞淋巴瘤,在炎性细胞中有弥漫呈片状 CD56(+)细胞,有 EBERs 原位杂交瘤细胞核阳性,可供鉴别。

(2)与肠病型 T 细胞淋巴瘤鉴别,二者组织形态相似。后者在消化道其他部位常出现多发性溃疡;肿瘤多发生在小肠,有亲上皮现象,肿瘤旁有绒毛萎缩;瘤细胞核有时可呈空泡状,有核仁,可见多核瘤细胞。瘤细胞 CD103(+),EBV(-)。

(3)与皮下脂膜炎样 T 细胞淋巴瘤鉴别,后者病变位于皮下脂肪,一般不累及真皮及表皮。瘤细胞围绕单个脂肪细胞形成'花边'样结构。瘤细胞之间有胞浆丰富,能吞噬核碎片的组织细胞。瘤细胞 CD8(+),EBV(-)。

(4)与 Wegener 肉芽肿鉴别,Wegener 肉芽肿是一种全身性纤维素性血管炎,有多核巨细胞反应,无异型淋巴细胞;病变常累及上、下呼吸道和肾等部位。要结合临床进行鉴别。

(五)皮肤蕈样霉菌病

皮肤蕈样霉菌病(MF)又称蕈样肉芽肿(MG)发生血液扩散者称 Sezary 综合征。MF 是发生于皮肤的成熟 T 细胞惰性淋巴瘤，MF1 期可持续 4～10 年，MF Ⅱ 期可持续数月；多见于成年人或老年人，男女发病比例为 2：1。常见于躯干及四肢屈侧皮肤，形成褐色或紫红色斑片、斑块、或斑疹、丘疹。皮肤干燥，无光，伴顽固性瘙痒。

光学显微镜观察

（1）MF 细胞的共同特点是核增大，核形不规则，扭曲成脑回样，瘤细胞核内有单个或多个核仁；胞浆中等量，淡染或透亮。MF 细胞依据大小分为小型、中型、大型三种。小型：细胞核直径约 9μm，比小淋巴细胞稍大（成熟小淋巴细胞直径约 7μm），核常位于细胞一侧，核形不规则，有一个核仁，胞浆透亮。中型：核直径 12～18μm，可见多个核仁，胞浆丰富淡染或透亮。大型：胞核直径最大可达 24～28μm，可为多核，多核仁，有的类似 R-S 细胞；胞浆丰富淡染或透亮。常见三者混合出现。

（2）MF 分期。MF Ⅰ 期，真皮乳头层见核扭曲，胞浆透明的淋巴样小 MF 细胞呈片状或带状分布在小血管及毛囊、汗腺或皮脂腺周围。表皮下部可见单个散在的 MF 细胞浸润。MF Ⅱ 期，MF 细胞除在真皮浸润外还向表皮扩展，在表皮内形成 pautrier 微聚集（四个以上 MF 细胞成群聚集）。浸润表皮基底层呈线样排列，表皮内的 MF 细胞与表皮细胞之间出现空晕带。MF Ⅲ 期，MF 细胞在真皮内弥漫浸润，可向皮下脂肪组织扩散，并可侵入病灶附近的淋巴结，可进入血液累及肺、肝、脾、肾等器官。有时可见 MF 细胞由中型、小型变成大型，出现双核、多核或 R-S 样细胞。此期，在病变区，偶见类似结核结节样肉芽肿。

（3）病灶内除 MF 细胞外，还有小淋巴细胞、嗜酸性粒细胞，偶见上皮样组织细胞或多核巨细胞。

免疫组化

瘤细胞表达：CD2、CD3、CD4、CD5，Ki-67（＋）变化范围较大；Cytotoxic proteins（granzyme B，perforin，TIA-1）Ⅲ 期阳性，Ⅰ-Ⅱ 期阴性。

瘤细胞不表达：CD7、CD8、CD20、CD56、CD30。

鉴别诊断

（1）与浅表性血管周围炎的皮炎鉴别：MF Ⅰ～Ⅱ 期，真皮层炎性细胞中有核扭曲，有核仁而胞浆透亮的 MF 细胞，并可见表皮内 pautrier 微聚集。MF 的所有病例 CD7 均阴性，非 MF 的良性炎性病变 CD7（＋）。

（2）MF 与非特指型外周 T 细胞淋巴瘤组织形态鉴别较困难。但 MF 原发于皮肤，晚期才侵犯淋巴结。而且 MF Ⅰ 期（红斑期或称湿疹样期）可持续数月，数年或十多年。而非特指型外周 T 细胞淋巴瘤多原发于淋巴结，而后才侵犯皮肤。为高侵袭性非霍奇金淋巴瘤，病程较短，5 年生存率为 20%～30%。二者均属于 T 细胞淋巴瘤，其治疗原则和方法基本相同。

（3）MF 与弥漫大 B 细胞淋巴瘤的鉴别：前者为 T 细胞淋巴瘤，后者为 B 细胞淋巴瘤，二者免疫表型不同。

（六）Sezary 综合征（Sezary syndrome，SS）

它是 MF 细胞沿着血道播散引起特征性红皮病，同时也累及淋巴结及全身内脏，是一种全身性疾病。只见于成年人。皮肤及淋巴结病变与 MF 相似。血液中有扭曲呈脑回状的 SS 细胞，多数病例不少于 1000 个 SS 细胞/mm³，CD4/CD8 比例增高。瘤细胞 CD7 与 CD26 均（-）是其特点。

其余的免疫表达与 MF 细胞相似。TCR 克隆性基因重排。SS 与 CLL 及成人 T 细胞白血病的区别是后二者瘤细胞单一，不呈脑回样扭曲，无红皮病的临床表现。

（七）间变性大细胞淋巴瘤（ALCL）

是一种肿瘤细胞大，异型性明显的 T 细胞淋巴瘤。肿瘤细胞表达 CD30，有 ALK（+），ALK（-）两种。ALK（+）者多见于儿童和 30 岁以下的年轻人。化疗敏感，预后较好。ALK（-）多见于 40~65 岁的中老年人，青少年少见，男性多于女性，预后较差。病变发生于淋巴结内，也可累及结外的骨髓、皮肤、软组织、肺、肝等部位。常有高热等症状。

光学显微镜观察

（1）瘤细胞大，胞浆丰富，淡染或嗜酸性，胞膜清楚（细胞界限清楚）；核可为单个大核，着色淡，卵圆形、肾形、"U"字形、分叶状，或多核（核排列呈花环样、破骨细胞样、马蹄形或 R-S 细胞样）；有一个或多个嗜酸性明显核仁。核分裂多见。部分瘤细胞核内可见核膜构成的假包涵体。部分瘤细胞为小型、中型（似组织细胞）。所以瘤细胞常是大、中、小混合。三者数量多少在不同病例或同一病例不同部位各不相同。瘤细胞常围绕血管分布或凝集成团块状。ALK 阴性者常见淋巴窦浸润。

（2）背景有 T/B 成熟小淋巴细胞、组织细胞、嗜酸性粒细胞、中性粒细胞。少数病例有纤维组织增生将瘤细胞分隔成结节状，易误诊为癌或结节硬化型霍奇金淋巴瘤。

（3）早期病变主要累及淋巴结皮质区及淋巴窦，可见残留淋巴组织，而后才破坏淋巴结正常结构。

免疫组化

瘤细胞，CD30（胞膜+），细胞越大阳性越强，反之则越弱；少数病例（-）。CD30（+）无特异性，未分化癌和胚胎性癌也可阳性。

ALK（+）也无特异性，炎性肌纤维母细胞瘤、横纹肌肉瘤等也可呈阳性。

阳性：CD2，CD4，granzyme B，perforin，TIA1，EMA（45%~60%），CD3（±），CD43（±）。

阴性：CD20，PAX-5，CD5，CD7，CD8，CD45RO（±），LCA（±），Ki-67（+）率较高。90% 的病例瘤细胞 TCR 基因重排阳性，Ig 阴性。

ALK（-）病例 CD3（±），CD5（±）；其余与 ALK（+）者相同。

缺乏 ALK 基因重排，瘤细胞 TCR 基因重排阳性。

鉴别诊断

（1）与结节硬化型霍奇金淋巴瘤（NSCHL）鉴别。

ALCL：CD30（+），ALK（+），CD15（-），CD2（+），granzyme B（+），TIA1（+），CD20（-）。

NSCHL：CD30（+），ALK（-），CD15（+），T 抗原（-），CD20（±），PAX5（+）。

（2）与 ALK 阳性大 B 细胞淋巴瘤鉴别，后者非常少见，在 DLBCL 中不到 1%，主要成分为 B 免疫母细胞，有时可见灶性浆细胞分化，偶见多核巨细胞，常侵犯淋巴窦易误诊为转移癌；瘤细胞 ALK（+），CD138（+），EMA（+），CD30（-），CD20（-），CD79a（-）。

（3）与皮肤原发间变性大细胞淋巴瘤（C-ALCL）鉴别，后者为惰性淋巴瘤，占皮肤 T 细胞淋巴瘤的第二位，多见于中老年男性，预后较好，十年存活率为 90%。病变原发并局限于皮肤，形态学与原发于淋巴结 ALK 阴性的 ALCL 累及皮肤相似，但 C-ALCL 只有 10% 累及局部淋巴结；瘤细胞 ALK(-)，EMA(-)。

（4）与外周 T 非特殊型淋巴瘤鉴别，后者瘤细胞无多形性，不浸润淋巴窦。不出现瘤细胞膜 CD30(+)。

三　霍奇金淋巴瘤(HL)

HL 是淋巴滤泡生发中心 B 细胞来源的淋巴瘤，临床表现、病理形态、免疫表型及遗传学方面均有特殊性，所以作为 NHL 之外独立的疾病。其组织特点是：少数肿瘤性诊断性和/或变异型 Reed-Sternberg(R-S) 细胞散在分布于反应性炎细胞背景中。目前分两大类：结节性淋巴细胞为主型(NLPHL)和经典型(CHL)。CHL 又分为四个亚型：富于淋巴细胞型(LRCHL)、结节硬化型(NSCHL)、混合细胞型(MCCHL)、淋巴细胞消减型(LDCHL)。霍奇金淋巴瘤的肿瘤细胞有六种：双核 R-S 细胞、单核 R-S 细胞、间变型 R-S 细胞、爆米花细胞、陷窝细胞、木乃伊细胞。

双核 R-S 细胞为经典 R-S 细胞，细胞体积约大于等于 2 个组织细胞，呈圆形或椭圆形，细胞直径 20~60μm，胞浆丰富，略嗜酸性或嗜双色性。细胞核呈空泡状，每个核中央有一嗜酸性红色大而明显核仁，核仁直径≥核直径 1/3，约相当于同一切片中的红细胞或成熟小淋巴细胞直径，其周围有空晕。若是多核细胞，其核大小形状较一致，无多形性，核仁同双核 R-S 细胞也算经典 R-S 细胞。

单核 R-S 细胞又称霍奇金细胞(H 细胞)体积大，核及核仁特征同经典 R-S 细胞。经典 R-S 细胞与单核 R-S 细胞合称为 HRS 细胞。

间变型 R-S 细胞又称奇异型或多形核 R-S 细胞，细胞体积大，核多形性明显，形状奇异，核染色质粗、着色深，核仁嗜酸性大而明显，可为单核或多核。多见于 LDCHL。

爆米花细胞(LP 细胞或 L&H 细胞)细胞体积比组织细胞大，胞浆丰富、着色淡，核呈分叶状或多核重叠似爆米花或单核，有嗜碱性小核仁或核仁不明显。多见于结节性淋巴细胞为主型霍奇金淋巴瘤(NLPHL)。

陷窝细胞其大小与爆米花细胞相似，胞浆丰富淡红色或空亮，核呈分叶状或多核或单核，有嗜碱性或嗜酸性小核仁或核仁不明显。多见于 NSCHL。

木乃伊细胞是变性或凋亡的 R-S 细胞，细胞体积较大，胞浆丰富而嗜酸性，核固缩、着色深，结构不清。与 HRS 细胞同时出现才有诊断价值，单独出现无意义。

HRS 瘤细胞同时表达 CD15 和 CD30，不表达 CD45(LCA)、CD20 和 CD79a，但表达 PAX5。约 40%CHL 有 EBV 潜在感染，表达 EBER。

爆米花细胞(LP 细胞或 L&H 细胞)与 HRS 细胞相反不表达 CD15、CD30，但表达 CD20，CD79a，CD45，BCL-6，与 EBV 无关。

(一)结节性淋巴细胞为主型霍奇金淋巴瘤(NLPHL)

NLPHL 占 HL 的 5%，30~50 岁的男性较多见。常累及颈部、腋窝、腹股沟等浅表部位淋巴结。病程缓慢，治疗效果好，早期病例 10 年生存率大约为 80%。结节性淋巴细胞为主型霍奇金淋巴瘤有 3%～5% 的病例可转化为弥漫性大 B 细胞淋巴瘤。

光学显微镜观察

（1）淋巴结正常结构完全或部分被破坏，取而代之的是小淋巴细胞构成模糊的结节或结节与弥漫结构混合。其中有单个散在的 LP 细胞；HRS 细胞罕见。

（2）瘤细胞为 LP 细胞，又称爆米花细胞是一种变异 R-S 细胞。核分裂极少。爆米花细胞主要见于 NLPHL，也可见于 LRCHL。爆米花细胞表达 B 细胞抗原，不表达 CD30、CD15。NLPHL 诊断时要排除富于 T 细胞/组织细胞性大 B 细胞淋巴瘤。

（3）背景主要为 B 小淋巴细胞，其中可有少量散在组织细胞，部分组织细胞胞浆丰富呈上皮样。可有少量 T 淋巴细胞（CD3+，CD57+，TIA-1+），CD3（+）小淋巴细胞常围绕 LP 细胞。中性粒细胞和嗜酸性粒细胞少见。

（4）约有 20% 的病例在肿瘤边缘可见进行性转化生发中心。复发病例常有纤维化。

免疫组化

瘤细胞表达：CD20，CD79a，CD19，CD45，BCL-6，可同时表达 OCT2，BOB. 1。

瘤细胞不表达：CD15，CD30（±），CD3，BCL-2。

背景以 B 小淋巴细胞 CD20（+）为主，多分布在结节内。有少量散在 T 小细胞 CD3（+），CD57（+）。结节内可见 CD21 或 CD35 阳性的 FDC 网。

鉴别诊断

（1）与富于淋巴细胞型经典型霍奇金淋巴瘤（LRCHL）鉴别，后者瘤细胞为典型 R-S 细胞，CD15（+），CD30（+），CD20（−），CD45（−）。LP 细胞则相反。

背景，LRCHL 背景中 CD57（+）细胞少，TIA-1（+）细胞多。而 NLPHL 背景中 CD57（+）细胞多，TIA-1（+）细胞少。

（2）与滤泡性淋巴瘤（FL）鉴别，后者主要成分为滤泡中心细胞，无爆米花细胞。FL 中的瘤细胞 BCL-2（+），NLPHL 中的瘤细胞（LP 细胞）BCL-2（−）。

（3）与富 T 细胞/组织细胞大 B 细胞淋巴瘤（THRBCL）鉴别，后者瘤细胞为单个散在的大 B 淋巴细胞。二者组织形态和免疫表型相似，但 THRBCL 的瘤细胞一般为一个核的中心母细胞或免疫母细胞；核背景中淋巴细胞多是 CD3（+）的 T 淋巴细胞。而 NLPHL 的瘤细胞多数为分叶核或多核的爆米花细胞；背景主要是 CD20（+）的 B 淋巴细胞及少数 CD57（+）的 T 淋巴细胞。

（二）经典型霍奇金淋巴瘤（CHL）

经典型霍奇金淋巴瘤占 HL 的 95%，含富于淋巴细胞型（LRCHL）、结节硬化型（NSCHL）、混合细胞型（MCCHL）、淋巴细胞消减型（LDCHL）四种。

1. 富于淋巴细胞型（LRCHL）

LRCHL 占 HL 的 5%，是 HL 中较少见的一型，多见于年轻人，发病中位年龄是 43 岁，其中男性占 70%。常累及颈部、锁骨上、腋窝等部位的淋巴结，早期病例多无临床症状，治疗效果及预后与 NLPHL 相似。

光学显微镜观察

（1）淋巴结正常结构完全或大部分被破坏，取而代之的是弥漫或结节状分布的淋巴细胞，背景中有少量单个散在的 HRS 细胞。

（2）霍奇金细胞和经典型 R-S 细胞合称为 HRS 细胞，是 CHL 特征性的瘤细胞。霍奇金细胞（H 细胞）又称单核经典 R-S 细胞；核形态与经典型 R-S 细胞相同，但只有一个核。它们若出现在以小淋巴细胞为主的或炎性细胞背景中常提示 CHL。

（3）背景，大量小淋巴细胞及少量组织细胞掺杂其中，无浆细胞、嗜酸性粒细胞及中性粒细胞。小淋巴细胞呈弥漫性或结节状分布。

免疫组化

HRS 细胞阳性表达：CD15，CD30，MUM-1，PAX-5，EBV，CD20（±），CD79a（±）；

HRS 细胞不表达：CD3，CD45，OCT2，BOB1，或很少同时表达 OCT2 及 BOB1。

背景细胞：结节内的小淋巴细胞 CD20（+），IgM（+），IgD（+）的 B 细胞；结节外的小淋巴细胞 CD3（+）的 T 细胞；结节内有 CD21（+）的 FDC 网。

鉴别诊断

（1）与富于 T 细胞/组织细胞性大 B 细胞淋巴瘤鉴别，后者无诊断性 R-S 细胞，瘤细胞 CD20（+），CD45（+），CD30（-），CD15（-）；而 LRCHL 的瘤细胞则相反。

（2）与结节性淋巴细胞为主型霍奇金淋巴瘤（NLPHL）鉴别，NLPHL 的瘤细胞为 LP 细胞即爆米花细胞，不是经典 R-S 细胞；NLPHL 的瘤细胞 CD30（-）、CD15（-）、CD20（+）、CD45（+），LRCHL 的瘤细胞则相反。

2. 结节硬化型（NSCHL）

是 CHL 中最多见的一型。发病中位年龄为 15 岁到 34 岁，无性别差异。发病部位依次为纵隔（含胸腺）、颈淋巴结、骨和骨髓等。

光学显微镜观察

（1）淋巴结正常结构被破坏，纤维组织广泛增生将瘤细胞分隔成完整或不完整结节状。最少有一个结节被纤维组织带呈环形包绕。结节内为炎性细胞及单个散在或成片的陷窝细胞（图 8-45~图 8-48）。

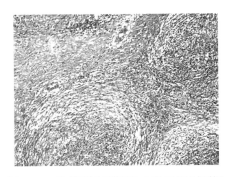

图 8-45　结节硬化型霍奇金淋巴瘤（低倍）

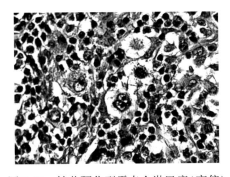

图 8-46　结节硬化型霍奇金淋巴瘤（高倍）

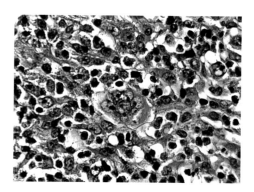

图 8-47　结节硬化型霍奇金淋巴瘤的
多核 R-S 细胞

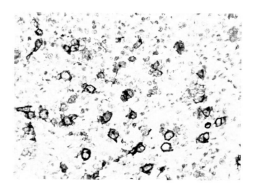

图 8-48　结节硬化型霍奇金淋巴瘤的
陷窝细胞 CD30(+)

（2）结节内的瘤细胞以陷窝细胞为主，也可见部分 HRS 细胞。瘤细胞可单个散在也可聚集成簇成片。瘤细胞密集成片排列称合体细胞型，可见坏死。

NSCHL 分级：

1 级：75% 或 75% 以上的结节含有散在的瘤细胞。

2 级：至少 25% 的结节含有成片（至少 1 个高倍视野）R-S 细胞或呈合体细胞亚型。

陷窝细胞，胞体较大，胞浆丰富淡染或透亮，有时在细胞周围可见界限清楚的透亮区即所谓陷窝；胞核比 HRS 细胞核略小，可为单个圆形或椭圆形，也可呈分叶状或有多核，核仁小，嗜酸性红色或嗜碱性，核仁直径/核直径<1/4。陷窝细胞也称 HRS 型陷窝细胞，因免疫组化表型与 HRS 细胞相同。

（3）背景，有较多嗜酸性粒细胞、中性粒细胞、组织细胞及小淋巴细胞。早期小淋巴细胞较多；晚期纤维化加重，细胞性结节稀少而变小。

免疫组化

瘤细胞（陷窝细胞）与 HRS 细胞一样，CD30(+)，CD15(+)，CD20(-)，CD45(-)。

背景：有 CD3+ 的 T 小淋巴细胞及 CD20+ 的 B 小淋巴细胞；前者数量多。

鉴别诊断

（1）与淋巴结良性结节硬化鉴别，后者多见于成人腹股沟淋巴结，多因会阴、肛门或下肢长期慢性感染致淋巴结广泛纤维化，将结内淋巴组织分隔成结节状，伴淋巴细胞、浆细胞及嗜酸性粒细胞浸润，有时可见少量散在 B 免疫母细胞或 T 免疫母细胞，有残留的淋巴滤泡。无陷窝细胞及 HRS 细胞。免疫母细胞 CD20(+)或 CD3(+)，CD30(-)，CD15(-)。

（2）与结节状分布的转移癌、精原细胞瘤、胚胎性癌、恶性黑色素瘤等用 CK，PLAP，CD117，AFP，S-100，HMB45，CD30，CD15 等，可以进行鉴别。

（3）与伴纤维化的间变性大细胞淋巴瘤鉴别，后者为 T 细胞淋巴瘤，瘤细胞 CD2，CD4，EMA 均阳性，CD15(-)。部分病例 ALK(+)。

（4）与原发纵隔大 B 细胞淋巴瘤（MLBCL）鉴别，MLBCL 部分病例可见增生的纤维组织将瘤细胞分隔成结节状，结节内全部是瘤细胞。瘤细胞 CD20(+)，CD30 弱(+)，CD15 多数病例阴性，偶见个别病例阳性。而 NSCHL 的结节内主要为反应性炎细胞，其中瘤细胞多呈单个散在或成片分布，瘤细胞 CD20(-)，CD30(+)，CD15(+)。

3. 混合细胞型

混合细胞型(MCCHL)，它是 CHL 中较多见的一型。此病多见于 HIV 感染者，患者中位年龄为 38 岁，男性占 70%。常累及体表淋巴结。恶性程度较高，预后较差。

光学显微镜观察

(1)淋巴结正常结构全部或部分破坏，少数病例瘤细胞在滤泡间浸润。

(2)病变介于 LRCHL 与 LDCHL 之间，是 CHL 代表性病变。R-S 细胞和 HRS 细胞易见，若经典型 R-S 细胞少见或见不到则不能诊断 MCCHL。

(3)背景，有小淋巴细胞、浆细胞、嗜酸性粒细胞、中性粒细胞、组织细胞；并有成纤维细胞和毛细血管增生，形成肉芽肿样结构。部分病例可以其中一种或两种细胞为主。

免疫组化

(1)瘤细胞为 CHL 表型，CD30(+)，CD15(+)，CD20(-)，CD45(-)。

(2)背景，以 CD3(+)，TIA-1(+)的 T 小淋巴细胞为主。

(3)瘤细胞 EBV 阳性率约 75%，比 LRCHL 和 NSCHL 高。

鉴别诊断

(1)与病毒性淋巴结炎(VL)鉴别，VL 可见免疫母细胞增生，偶见少量散在 R-S 样细胞，但该细胞比 HRS 细胞小，核仁小，细胞形态单一，CD20(+)或 CD3(+)，CD30(-)，CD15(-)；而 MCCHL 的瘤细胞相反。

(2)与血管免疫母细胞性 T 细胞淋巴瘤(AITL)鉴别，AITL 的瘤细胞 CD3(+)，CD4(+)，CXCL-13(+)，CD30(-)，CD15(-)；MCCHL 瘤细胞相反。

4. 淋巴细胞消减型

淋巴细胞消减型(LDCHL)，它是 CHL 中最少见的一型。此病多见于 30～37 岁男性，好发于 HIV 感染的病例。主要累及深部淋巴结，如腹膜后淋巴结、腹腔脏器、骨髓。较少累及外周浅表淋巴结。

光学显微镜观察

(1)淋巴结正常结构完全或大部分被破坏，取而代之的是肿瘤成分。

(2)病变区肿瘤细胞即 HRS 细胞的数量比背景的小淋巴细胞多，是特征。

(3)病变分两型：肉瘤型，肿瘤细胞数量明显比背景小淋巴细胞多，肿瘤细胞的数量>15 个/HPF。弥漫纤维化型，背景纤维组织可呈玻璃样变或是较幼稚的成纤维细胞，肿瘤细胞稀少，散在分布于纤维背景中。

免疫组化

瘤细胞：CD30(+)，CD15(+)，CD20(-)，CD45(-)。

免疫组化 EBV-LMP-1 标记，HRS 细胞(浆+)。

鉴别诊断

(1)与间变性大细胞淋巴瘤(ALCL)鉴别，ALCL 多见于儿童及年轻人，瘤细胞 CD2(+)，CD4(+)，TIA-1(+)，多数病例 EMA(+)，ALK(+)，PAX5(-)。

LDCHL 的瘤细胞 PAX5(+)，CD2(-)，CD4(-)，TIA-1(-)，EBV-LMP-1(+)。

(2)与淋巴结转移性未分化癌、精原细胞瘤、肉瘤等鉴别，做相应的免疫组化指标如 PCK，PLAP，CD117，Vimentin，CD30，CD15，CD20，CD45 等可帮助鉴别。

附：淋巴瘤治疗原则

1. 非霍奇金淋巴瘤的治疗原则

（1）惰性 NHL 淋巴瘤如 FL1 级等治疗适应证。在病理确诊后若肿瘤较大，有临床症状，患者要求治疗者可手术切除，术后观察。若无临床症状，老年患者或不要求治疗者可随访观察，定期复查。胃黏膜相关淋巴瘤可先治疗幽门螺杆菌。胃外的消化道、皮肤、肺、眼眶等处 MALT 可以手术切除或做放疗。脾脏 MZL 应以抗乙肝病毒治疗和脾切除手术为主。

（2）侵袭性 NHL 如弥漫性大 B 细胞淋巴瘤，这类病情发展较快但可能治愈的肿瘤，可按弥漫大 B 成熟的化疗方案进行治疗。而 NK/T 淋巴瘤对化疗相对不敏感，1-Ⅱ 期患者主要用放射治疗为主的综合治疗。

利妥昔单抗是第一个用于肿瘤治疗的单克隆抗体，广泛用于 CD20 阳性的 B 细胞淋巴瘤治疗，利妥昔单抗与常规化疗联合应用称免疫化疗，可提高原化疗方案的近、远期疗效，延长患者生存时间。DLBCL 初始治疗方案是否规范能决定患者疗效持续时间及远期生存时间。初始治疗如果用药不规范或剂量不足则仅有短暂疗效而丧失可能治愈的机会。

（3）高侵袭性 NHL 病情发展快，但对化疗敏感，及时的合理化疗也有可能治愈。治疗方案应是疗程短、强度高的多药联合化疗。

（4）放疗，DLBCL 对放疗敏感，在化疗后也可做病灶照射。

（5）手术，各种类型淋巴瘤能切除病变淋巴结或局限病灶，也是根治性治疗方法之一。此外，还有新靶点药物治疗、自体造血干细胞移植。

（6）外周 T 细胞淋巴瘤与间变性大细胞淋巴瘤治疗原则是，ALK 阳性间变性大细胞淋巴瘤用基础化疗，必要时加放疗。PTCL-NOS、ALK 阴性 1 期、Ⅱ 期患者间变性大细胞淋巴瘤用多药联合化疗；Ⅲ 期Ⅳ 期患者可进行多药联合化疗加放疗。

注：惰性淋巴瘤含 B 小细胞性，淋巴浆细胞性、MALT、FL1、Ⅱ 级、皮肤原发间变大细胞淋巴瘤（C-ALCL）、皮肤霉蕈样菌病（MF），后二者为 T 细胞惰性淋巴瘤。

侵袭性淋巴瘤含套细胞性淋巴瘤、滤泡性淋巴瘤Ⅲ 级、DLBCL、原发纵隔大 B 细胞淋巴瘤、血管内大 B 细胞淋巴瘤、NK/T，鼻型及 ALCL 等。

高侵袭性淋巴瘤含 T、B 淋巴母细胞淋巴瘤，伯基特淋巴瘤（BL）、外周 T 细胞淋巴瘤、非特殊型等等。

2. 经典型霍奇金淋巴瘤治疗原则

早期以放疗为主；中期单纯放疗，必要时加化疗；4 期（晚期病例）用高剂量化疗和/或自体造血干细胞移植。NLPHL，Ⅰ A、Ⅱ A 单病灶者切除后观察；Ⅱ B、Ⅱ B 以化疗加局部放疗。

四　朗格汉斯细胞组织细胞增生症

朗格汉斯细胞组织细胞增生症（LCH）是朗格汉斯细胞肿瘤性增生，可分为 Letterer-Siwe 病即勒-雪病，简称 L-S 二氏病；Hand-Schuller-Chistian 病，简称为 H-S-C 三氏病即汉-雪-克病及孤立性嗜酸性粒细胞肉芽肿。三种疾病以前曾统称组织细胞增生症 X。

（一）孤立性嗜酸性粒细胞肉芽肿

该病又称孤立性朗格汉斯细胞增生症，其中最常见的是骨嗜酸性粒细胞肉芽肿，它与淋巴结嗜酸性淋巴肉芽肿是完全不同的两种病。孤立性嗜酸性粒细胞肉芽肿是 LCH 中最常见，病变最轻的一种。多见于 30 岁以前的少儿或年轻人，发病高峰期为 5 岁到 10 岁，男性稍多。发病部位依次是：颅骨、肋骨、颌骨、肱骨、椎骨、股骨近端、淋巴结、皮肤、肺、软组织等。X 射线检查表现为骨髓腔内有斑状溶骨性改变。

光学显微镜观察

可见朗格汉斯细胞、嗜酸性粒细胞、淋巴细胞、浆细胞等，有时可见多核巨细胞散在分布。后期朗格汉斯细胞和嗜酸性粒细胞减少，纤维组织、血管增生，淋巴细胞增多。朗格汉斯细胞，胞体较大，直径 10~15μm，核单个，多为长椭圆形，略有不规则，核膜薄染、色质细、着色淡，有纵行核沟，是其特征，核仁小或不明显，核分裂少见。胞浆中等量，轻度嗜酸性淡红色。电子显微镜下可见胞浆内有 Birbeck 颗粒或称为朗格汉斯颗粒。本病术后局部小剂量放疗效果好。

(二)汉-雪-克氏病

汉-雪-克氏病(Hand-Schuller-Chistian 病)，多见于 3 岁到 30 岁的幼儿或成人，常累及单系统如多个部位骨组织，颅骨是最多见的。临床表现为骨穿孔样病变、眼球突出和尿崩症三联征。

光学显微镜观察

可见朗格汉斯细胞增生，胞浆丰富，常形成泡沫细胞；因含有胆固醇和胆固醇酯构成的脂质，胞核有时可见轻度异型性。此外还有淋巴细胞、少量嗜酸性粒细胞及散在多核巨细胞。

(三)勒-雪氏病

勒-雪氏病(Letterer-Siwe 病)，多见于 3 岁以下幼儿尤其是 1 岁以下的婴儿，常是多系统、多部位发病，被认为是 LCH 的急性期，是三者中病情最重的一种。患儿有发热伴皮疹，病变可累及肝、脾、肺、骨等组织；还有淋巴结肿大，全血减少等症状。病灶内嗜酸性粒细胞、泡沫细胞数量都很少，朗汉斯细胞核异型性比 H-S-C 三氏病明显，可见有核分裂 0 到 20 个/10HPF，平均约 2 个/10HPF，其余与 H-S-C 三氏病相似。

(四)朗格汉斯细胞肉瘤

朗格汉斯细胞核增大，核异型性比 H-S-C 三氏病明显，核沟较少而不明显，细胞核仁明显，核分裂大于 50 个/10HPF。伴有淋巴细胞及少量嗜酸性粒细胞，无中性粒细胞。

免疫组化

瘤细胞表达：S-100，CD1a，langerin，Vimentin；CD68，LCA，Lysozyme 表达不定；其中 CD1a 有特异性。

瘤细胞不表达：CD30，MPO，EMA，CD21，CD35，T 与 B 淋巴细胞标记(CD4 除外)。Ki-67(+)增殖指数为 2%~25%。

鉴别诊断

(1)与皮病性淋巴结炎鉴别。后者在组织学方面有明显的组织细胞增生并有噬黑色素现象，有少量散在或灶性朗格汉斯细胞增生，有指状突树突细胞增生及小淋巴细胞、浆细胞和少量嗜酸性粒细胞浸润，与孤立性朗格汉斯细胞增生症相似。但淋巴结正常结构存在，有重度皮炎病史，朗格汉斯细胞稀少而组织细胞量多有噬黑色素现象可供鉴别。

（2）与淋巴结嗜酸性淋巴肉芽肿鉴别。嗜酸性淋巴肉芽肿，好发于青壮年头颈部或四肢深部软组织。病灶中有大量嗜酸性粒细胞、小淋巴细胞常伴有淋巴滤泡形成，有小血管及纤维组织增生，无朗格汉斯细胞，是其主要特点，由此可与孤立性朗格汉斯细胞增生症鉴别。

（3）与伴有嗜酸性粒细胞浸润的 T 细胞淋巴瘤鉴别。因二者都有嗜酸性粒细胞，T 细胞淋巴瘤有的瘤细胞形态与朗格汉斯细胞相似。在诊断前要想到二者的鉴别！列出各自相应的免疫别组化指标，不难鉴别。

（4）组织细胞肉瘤（HS）其瘤细胞的形态与免疫表型与正常组织细胞相似。临床、病理与真性恶性组织细胞增生症相似。常见淋巴结内与淋巴结外（肠道、皮肤等）瘤块形成。瘤细胞 CD68(+)，CD163(+)，MAC387(+)，Lysozyme(+)，CD1a(−)。它与恶性组织细胞增生症的区别是后者一般不形成肿块。

而朗格汉斯细胞 CD1a(+)，CD68 多数(−)，Lysozyme 多数(−)。

以前称**恶性组织细胞增生症**，免疫组化及电子显微镜检查为组织细胞，但分子生物学检测证明其中大部分是系统性大细胞淋巴瘤；或是鼻、肠 NK/T 细胞淋巴瘤伴**噬血细胞综合征**（HPS）；或是脂膜炎样 T 细胞淋巴瘤伴**噬血细胞综合征**（HPS）。WHO 2008 年淋巴造血组织肿瘤分类中未列入。该病可发生于各年龄，多见于青壮年。临床表现为持续高热，抗炎治疗无效；肝、脾肿大，全血细胞减少等。部分病例以肺部症状为主要表现。病变范围广泛，肝、脾、骨髓、淋巴结等部位组织中出现异型组织细胞灶性增生伴有明显的血细胞被吞噬现象；但一般不形成形成肿块。在淋巴结内见异型组织细胞浸润淋巴结的边窦和髓窦，也可浸润淋巴滤泡周围，呈靶环样分布；组织细胞异型性程度各个病例不同，有的明显，有的不明显。仔细寻找可见组织细胞有吞噬血细胞现象，常见吞噬红细胞。吞噬血细胞现象骨髓涂片和淋巴结印片比组织切片更容易发现。随访发现部分病例演变为间变性大细胞淋巴瘤。晚期病例可出现浅表淋巴结肿大，结构破坏；皮肤或黏膜出血。

参 考 文 献

1. ［意］Rosai. Rosai & Ackeman' Surgical Pathology［M］. tenth Edition. 郑杰，主译. 北京：北京大学医学出版社，2014.

2. 刘彤华主编. 诊断病理学［M］. 北京：人民卫生出版社，2015.

3. 朱梅刚主编. 淋巴瘤病理诊断图谱［M］. 广州：广东科技出版社，2010.

4. Swerdlow S H，Campo E，Harris N L，et al. WHO Classification of Tumours of Haematopoietic and Lymphoid Tissues［M］. 4th. Lyon，France：International Agency of Research on Cancer，2008.

5. Wolfram Klapper. Pathology and Diagnosis of Follicular Lymphoma［J］. Seminars in Dignostic Pathology，2011，28：146-160.

6. Jenniffer R，Arthur T R，Skarin. Clinical Mimics of Lymphoma［J］. The Oncologist，2004，9：406-416.

第九章　皮肤常见疾病

第一节　皮肤组织学

皮肤的面积为 $1.2\sim2m^2$，重约 4 公斤（皮下组织除外），是人体面积最大的器官。皮肤包括表皮、真皮、毛发、汗腺、皮脂腺及指（趾）甲。

一　表皮

表皮的厚度和层数随部位不同而有变化，以手掌皮肤为例，由内向外分五层。

1. 基底细胞层

基底细胞层（又称基底层）位于基底膜上，为一层低柱状或立方状上皮细胞，核相对较大，圆形，着色较浅，胞浆相对较少，呈嗜碱性。

2. 棘细胞层

棘细胞层（又称棘层）位于基底层上方，由 4 层到 10 层多边形细胞组成。

3. 颗粒细胞层

颗粒细胞层（又称颗粒层）位于棘层上方，由 3 层到 5 层呈扁平梭形细胞组成，排列与表面平行。胞浆含有较多嗜碱性颗粒又称透明角质颗粒。

4. 透明层

透明层位于颗粒层上方，只在无毛的厚表皮如手掌、足底的表皮中才能见到。HE 切片中呈红色透明均质连续的带状，无细胞核。

5. 角质层

角质层位于表皮最上方，由多层扁平的角化细胞组成，细胞完全角化呈红色长梭形，无细胞核，其长轴与表面平行。

此外，表皮内还有三种细胞：①黑色素细胞，来源于神经外胚层的神经嵴，位于表皮基底层细胞之间。在 HE 切片中为胞浆透明的细胞，胞浆含有酪氨酸酶，能将酪氨酸转化为二羟苯丙氨酸（Dopa 多巴）再氧化后转变为黑色素，再经过树突细胞传递给鳞状上皮细胞。正常情况下约 10 个基底细胞之间有一个黑色素细胞。②朗格汉斯细胞，源自骨髓，位于表皮棘层。HE 切片中细胞浆也呈透明状，但多巴染色阴性，不含色素。用硝酸银染色可见其树突状结构，核呈脑回状。与皮肤的免疫功能有关。③麦克尔细胞（Merkel cell），该细胞数量少，平均每平方毫米只有一个，多位于毛囊附近表皮的基底层。细胞较小，多角形，核不规则，电子显微镜下观察，核呈脑回状，细胞排列与表面平行。HE

切片见不到，银染色后见该细胞底部有 Merkel 盘，电子显微镜下观察，可见胞浆内有神经分泌颗粒，所以麦克尔细胞是皮肤的神经内分泌细胞。

二 真皮层

真皮层位于表皮下面，由乳头层和网状层构成。

1. 乳头层

乳头层为紧贴表皮的薄层结缔组织，向表皮底部突起，形成许多笔架样或乳头状凸起，称真皮乳头。乳头层毛细血管丰富，有许多神经末梢，在手指等触觉敏感处常有触觉小体。

2. 网状层

网状层在乳头层下方，较厚，是真皮层的主要成分，有许多胶原纤维和弹力纤维，其中可见血管、淋巴管、神经、毛囊、皮脂腺、汗腺，有时可见环层小体(图 9-1)。

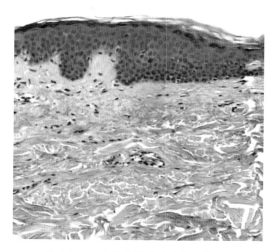

图 9-1 显示表皮及真皮组织(低倍)

三 毛发

毛发在皮肤外的部分称毛干，在皮肤内的部分称毛根，包绕毛根周围由上皮和结缔组织构成的鞘膜称毛囊。毛根和毛囊的下端融合为一体，形成膨大的毛球(图 9-2 和图 9-3)。毛球底部向内凹陷，其中含有丰富的血管和神经纤维组织，此处称毛乳头。毛乳头能营养、诱导和支持毛球。毛球是毛根和毛囊生长的起始点。皮脂腺导管开口以上至毛孔的毛囊称毛囊漏斗部。皮脂腺导管开口以下至立毛肌附着处是毛囊峡部即毛囊、毛根的中部。立毛肌附着处以下至毛球是毛囊下部。毛囊是表皮沿毛根向真皮深部的延伸，与毛球外层细胞相连接。毛囊由外向内可分为纤维根鞘、玻璃鞘、外根鞘三层；其中外根鞘是毛囊的主要成分。外根鞘起自毛球的外层细胞，其在毛球部分为单层，在毛球以上变为复层，最外为基底层细胞，中间各层细胞小、排列密，胞浆富含糖原而透亮，基底层细胞和其中散在的黑色素细胞，胞浆都透亮，所以外根鞘细胞色浅透亮。外根鞘向上延伸到皮脂腺导管开口处开始出现角化，并替代毛囊内根鞘的角化。

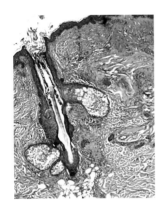

图 9-2　显示毛根及其周围的
毛囊皮脂腺（低倍）

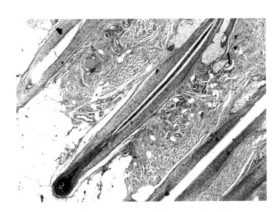

图 9-3　显示毛囊毛根底部的毛球及毛囊
外侧的汗腺（低倍）

　　毛鞘角化：基底层细胞层数较多，棘层细胞间桥不明显，该角化是不经颗粒层的直接角化，角化细胞多呈片状分布，红色均质状，无层状结构。

　　表皮样角化：该角化是经过颗粒层过渡到角化，角化细胞排列有层状结构。

　　外根鞘只形成固定毛发的管道，不参与毛根、毛干的生长。其营养主要来自外周的中胚层组织。内根鞘源自毛球内部细胞，在毛球部最多，往上逐渐减少，至毛根中下 1/3 处（相当于立毛肌附着处）开始角化，再往上到皮脂腺导管开口处角化被外根鞘的角化替代。毛内根鞘的营养主要源自毛乳头，其上皮生长由内向外，是毛发生长的主要来源。内根鞘主要由毛母质细胞组成，胞浆内含有大量嗜碱性颗粒，所以内根鞘细胞在光学显微镜下观察呈深暗色。

　　四　汗腺

　　汗腺分小汗腺和大汗腺两种。小汗腺又称局泌汗腺或外泌汗腺，即通常所称的汗腺。除口唇、甲床、小阴唇、龟头、包皮内侧无汗腺外，其他全身皮肤都有汗腺。汗腺是弯曲的单管状腺，可分为分泌部和导管两部分。分泌部位于真皮深部，盘曲成团，由单层锥体形细胞组成。有亮细胞，胞浆含丰富糖原，着色淡；暗细胞，胞浆含较多嗜碱性颗粒。核都呈圆形，位于基底部，其外有明显基底膜，在基底膜与腺上皮细胞之间有肌上皮细胞。导管细、长、直，开口于皮肤表面。真皮内导管由双层小立方状上皮构成，内层上皮细胞胞浆嗜酸性红色；外层上皮细胞嗜碱性。表皮内汗腺导管呈螺旋状，导管由单层内衬细胞和二三层外层细胞组成。导管上皮从表皮棘层开始出现角化，到表皮颗粒层至完全角化。

表皮棘层内的小汗腺导管腔面有薄层嗜伊红小皮。表皮内的小汗腺导管称末端汗管或表皮汗腺导管单位。

大汗腺又称顶泌汗腺，主要分布在腋窝、乳晕、外阴等处，与毛发、皮脂腺、共同起源于毛芽或原始上皮胚芽；导管一般开口于毛漏斗部，皮脂腺导管口上方；少数直接开口于毛囊口附近的皮肤表面。大汗腺也含分泌部和导管两部分，分泌部也位于真皮深部，盘曲成团，分泌部由单层上皮细胞组成，胞浆含嗜酸性大颗粒，管腔较大；导管分真皮部分和表皮部分，两部分导管均细而直，表皮内导管不像小汗腺导管呈螺旋状；导管上皮与小汗腺真皮内导管上皮相同，腔面为嗜酸性细胞，外层为嗜碱性细胞。

五 皮脂腺

除手掌、足底外，皮脂腺分布于全身，常位于立毛肌上方，在毛囊周围与毛发相连，是全浆分泌腺，不分叶的泡状腺，由一个或几个囊状的腺泡与一个共同的短导管构成。导管开口于毛漏斗底部汗腺导管开口下方。腺泡周围的细胞较小而幼稚，呈立方状或扁平状，胞浆内脂滴较少，细胞器丰富；腺泡中心细胞较大，呈多边形，胞浆内充满脂滴，细胞核固缩，细胞器消失。最后，中心部位的腺细胞解体，连同脂滴一起经导管排出，即为皮脂，能润滑保护皮肤。

第二节 皮肤疾病的基本病理变化

一 表皮病变

（一）角质层病变

1. 角化过度

表皮角质层的厚度明显超过周围正常皮肤角质层的厚度称角化过度，有颗粒层增厚或颗粒层不增厚两种。

表皮角化过度：角化物呈层状，有棘细胞层和颗粒层，基底层薄。

毛鞘角化过度：角化物呈均质片状，无颗粒层，基底层较厚。

2. 角化不全

在角质层内出现有核残留的细胞称角化不全(图9-4)。

3. 角化不良

角化不良又称异常角化或过早角化，是鳞状上皮细胞未达到角质层就出现角化。可以是单个细胞角化，也可以形成角化珠（多个细胞角化并形成圆形小体）。

（1）良性角化不良，可以是单个细胞或成团细胞。

① 圆体细胞：角化细胞大而圆，胞浆角化，胞核固缩，有核周空晕。

② 谷粒细胞：单个小圆形或梭形角化不良细胞，核呈短梭形，胞浆呈红色均质性。

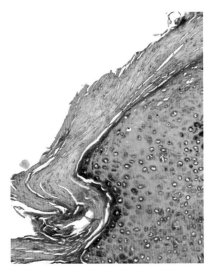

图 9-4 显示表皮角质层过度不全角化(中倍)

③ 肿瘤性角化不良细胞:即单个细胞角化,胞浆呈红色均质性,有时可见核残留或核固缩;多见于角化棘皮瘤、Bowen 病、日光角化病。

(2)恶性角化不良,细胞浆为红色均质性,细胞核有异型性。可单个散在也可为多个成团排列。多见于鳞状细胞癌。

4. 毛囊角质栓

毛囊角质栓由扩张的毛囊或汗腺导管在表皮内的开口处角化过度而形成。

5. 真性角囊肿

囊肿中心完全角化,周围为基底层细胞,无颗粒层细胞,这种突然角化的角囊肿称真性角囊肿。若角化物周围有颗粒层细胞、棘层细胞,再外面为基底层细胞,称假角囊肿;是因表皮角化过度并下陷而成;胞浆有明显角化现象,多见于鳞状细胞癌。

(二)颗粒层病变

(1)颗粒层增厚:病变区表皮颗粒层厚度超过周围正常皮肤颗粒层。

(2)颗粒层减少或消失:病变区表皮颗粒层厚度比周围正常皮肤颗粒层减少或消失。

(三)棘细胞层病变

(1)鳞状细胞漩涡:棘层细胞排列呈漩涡状,核大,有时可见核仁。

(2)棘层增厚:病变区表皮棘层厚度明显超过周围正常皮肤棘层。

(3)乳头瘤样增生:表皮棘层向上呈乳头状增生,上皮乳头中心有真皮的纤维血管轴心(图 9-5)。

(4)疣状增生:鳞状上皮增厚(包括棘层、颗粒层、角质层)以山峰样或笔架样向上生长为主,峰的轴心无真皮的纤维血管轴心(图 9-6);常伴有不同程度的向下生长即表皮突延长或称上皮脚延长。

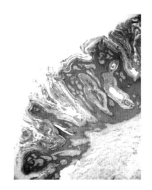 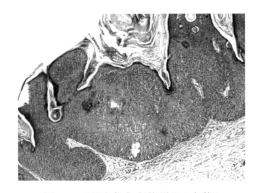

图 9-5 显示表皮乳头瘤样增生(低倍) 图 9-6 显示表皮疣状增生(中倍)

（5）假上皮瘤样增生：表皮的上皮脚向真皮延伸，其深度超过周围正常皮肤上皮脚的深度（图 9-7）；有时伴有弯曲分枝状生长。

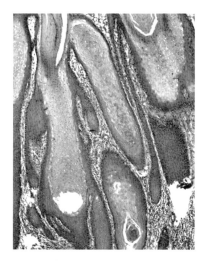

图 9-7 显示表皮向下呈假上皮瘤增生(中倍)

（6）表皮萎缩：病变区表皮厚度比周围正常皮肤的表皮厚度明显变薄，可以是局灶性（如乳头上方）或广泛性。

（7）表皮水肿。

① 细胞内水肿：棘层细胞内液体增多，细胞体积增大，胞浆色淡；陈旧性细胞内水肿伴有核固缩，核偏位，形似气球，称气球样变性。严重细胞内水肿，只留下残留的细胞膜，相互连接形成网状结构，或网破后形成多房性水疱，称网状变性。多见于病毒感染或接触性皮炎。

② 细胞间水肿：表皮细胞间液体增多，细胞间隙增宽，称棘层松解；细胞间桥被拉长，桥间距离加大，形似海绵或网状结构，称海绵形成。多见于皮炎、湿疹、汗疱疹等疾病。

（8）水疱或脓疱：水疱内主要为组织液，可含少量炎细胞。水疱可位于角质层下、颗粒层下、表皮上部棘层内、表皮下部基底层上、表皮与真皮交界处及真皮乳头层。水疱的形成过程：细胞内水肿→气球样变性→网状变性→水疱。临床上将直径大于 0.5cm 的水疱称大疱。疱内若含大量中性粒细胞则称脓疱。

Munro 微脓肿：在角质层内或角质层下方的小脓疱。Pautrier 微脓肿：是棘层或基底层内出现大量淋巴细胞呈灶性聚集，多见于蕈样肉芽肿。Kogoj 氏海绵状脓疱：是表皮上部棘层内或颗粒层内海绵形成伴网眼内有中性粒细胞聚集，形成多房性脓疱。乳头部微脓肿：是真皮乳头顶部有灶性中性粒细胞或嗜酸性粒细胞聚集。

(9)绒毛形成：表皮下部、基底层上部的水疱或棘层松解处的底部真皮乳头向上延伸，其表面覆盖 1 层到 2 层基底细胞的乳头状结构称绒毛形成。多见于毛囊角化病、寻常型天疱疮等疾病。

(10)表皮细胞坏死：表皮细胞核碎裂或核固缩或核溶解，胞浆空泡变性或嗜酸性变。

(11)结痂：由表皮细胞坏死脱落与炎细胞、炎性渗出液等混合干枯而成。

(四)基底层病变

(1)基底层细胞液化：是表皮基底层的细胞发生变性，出现空泡化或破裂，使病灶内基底层全层细胞失去正常的栅栏状排列，发生紊乱；严重时基底层细胞消失，棘层细胞直接与真皮连接。

(2)基底层色素的变化：色素增多、色素减少、色素失禁等。基底层色素含量的多少均以病灶周围正常皮肤基底层所含色素量为标准。所谓色素失禁，是基底细胞及色素细胞损伤后，色素从这些细胞中脱落到真皮上部，或被吞噬细胞吞噬，或游离在组织间隙中。这些色素脱落的现象称为色素失禁。

作者体会：皮肤病变尤其是表皮病变应以病灶周围正常皮肤为标准。因为不同的人，或同一个人不同部位，或同一人同一部位在不同年龄或不同状态下，皮肤的结构，特别是表皮结构是有变化的。所以做皮肤活检时，除了要完整切除病灶外，应将病灶周围正常皮肤也切一部分作正常对照。皮肤标本取材应沿标本长轴中间纵行切开，要保留病灶旁边的正常皮肤组织。包埋时将切面向下，切片要薄、全而完整。

二　真皮病变

真皮病变与全身其他器官软组织的基本病变是相同的，包括血液循环障碍、变性与坏死、增生与萎缩、炎症等。可参考病理学教科书或软组织的基本病理学，此处不再赘述。

第三节　表皮肿瘤及瘤样病变

一　表皮良性肿瘤及瘤样病变

(一)皮肤脂溢性角化病(症)

2018 年，WHO 将皮肤脂溢性角化病更名为良性棘皮瘤/角化病，又称基底细胞乳头状瘤、老年疣，是基底细胞增生形成的良性肿瘤。主要见于老年人，尤其是男性，好发于面、胸、背等处，也可发生于四肢，但不见于手掌及足底。病变呈褐色或黑色，高出皮肤面，绿豆至蚕豆大小，表面附有油性鳞屑或结痂。可单发或多发，去痂后底部湿润不平，不易出血。一般无临床症状，恶变罕见，偶见与基底细胞癌、鲍温病并存。

光学显微镜观察

可分以下几型。

1. 棘层肥厚型

以基底细胞为主的上皮细胞呈疣状或山峰样向上生长，也可呈实性巢状或结节状在表皮内生长，使表皮增厚。间质较少，乳头结构较少；底部比较平坦，其深度一般在真皮乳头层（图 9-8 和图 9-9）。棘层鳞状上皮细胞少，有时可见假角质囊肿形成。

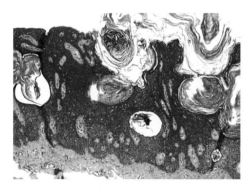

图 9-8　皮肤脂溢性角化病（低倍）

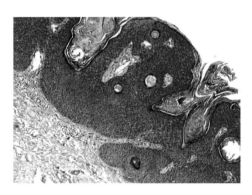

图 9-9　脂溢性角化病棘层肥厚型（中倍）

2. 角化型（乳头型）

以基底细胞为主的上皮细胞呈乳头状向上生长，乳头之间有较多角化物，底部也比较平坦（图 9-10）。

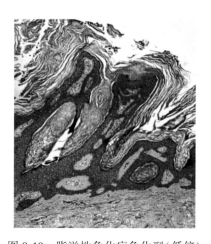

图 9-10　脂溢性角化病角化型（低倍）

3. 腺样型（网状型）

病变以条索结构为主，多数条索由两排基底样细胞构成，条索宽度一致相互连接形成网状或指状结构。基底细胞含较多黑色素。此型角质囊极少或无。条索下端基本在同一水平线，两侧边界清楚，无浸润。间质为纤维血管组织，数量与上皮成分基本相等。它与腺样基底细胞癌的区别是条索宽度一致，由双排细胞构成，无浸润。

此型要与腺样基底细胞癌（BCC）鉴别，后者条索宽窄不一，长短不齐，其下端呈浸润性生长，不在同一水平线，两侧界限不清，可见少数核分裂，间质常有黏液变。

脂溢性角化病中棘层肥厚型、角化型及腺样型三型，结构混合者称混合型。以上几型的共同特点是：细胞成分以基底样细胞为主，棘细胞成分较少。上述各型均可见程度不等的黑色素增多。病变基底部在同一水平线，两侧界限清楚，无浸润现象，低倍显微镜下可见病变好像把黑色肿块贴附在皮肤表面。此特征有诊断价值！

4. 扁平型

表皮无乳头或疣状增生，病变区域表皮轻度角化，表皮层比正常稍增厚。棘细胞层轻度增生；基底层增厚，色素增多，细胞为大小一致，排列紧密的小型基底样细胞，分化成熟，无异型性，不侵犯毛囊漏斗部。此型要与鲍温病（表皮原位癌）鉴别。后者细胞有明显异型性，细胞排列紊乱，核分裂可见，可侵犯毛囊漏斗部为鉴别要点。

5. 刺激型（激惹型）

此型有五大特点：①组织图像为上述乳头型与棘层肥厚型的混合，真皮浅层间质内常见大量慢性炎细胞浸润；②上皮向下生长，常超过其他类型深度，少数可达真皮深部，但增生上皮团下缘基本在同一水平线；③增生的上皮成分常见鳞状上皮漩涡；④增生的上皮细胞可见正常核分裂（小于5/10HPF）；⑤少数病例可见棘层松解。此型要与鳞癌鉴别，后者细胞有异型性，呈浸润性生长，上皮团下缘深浅不一，间质内有散在异型上皮条索或团块。

6. 克隆型

表皮增厚主要向真皮内生长，向上生长形成的乳头结构较少；增厚的表皮内有多个成熟角化鳞状上皮团即角化珠或有多个小型基底细胞样细胞漩涡，界限清楚；有时见向下生长的上皮脚相互连接形成网状结构。如果增生的表皮内鳞状上皮漩涡多并有正常核分裂（小于5/10HPF），但无病理性核分裂，有学者将其称为反转性毛囊角化症。

鉴别诊断

（1）腺样型脂溢性角化病与基底细胞癌鉴别，刺激型脂溢性角化病与鳞癌鉴别；扁平型脂溢性角化症与鲍温病鉴别。见本章节前述相关内容。

（2）棘层肥厚型脂溢性角化病与小汗腺汗孔瘤（汗孔上皮瘤）鉴别，后者上皮细胞团下缘深浅不一，一般较深可达真皮网状层。上皮团内可见少量散在由鳞状细胞围成的小孔或有立方状上皮构成的导管。上皮团内的细胞比棘细胞小，大小一致，胞浆含糖原，所以较透亮；细胞团内无黑色素细胞及黑色素。这几点可与肥厚型脂溢性角化病鉴别。

（二）角化棘皮瘤

也称自愈性原发性鳞癌。好发于中老年男性的面部、手背、臂部、小腿、外生殖器的黏膜等处。可单发或多发。皮损开始为一小丘疹，迅速增大，在1个月到2个月内病灶可达 2cm 左右的结节状，呈正常皮肤颜色，中央有一充满角质的凹陷，表面可有结痂。以后病变逐渐停止，约半年至一年可自行消退，留下疤痕。

光学显微镜观察

病变可分早期、中期、晚期。

早期，见数个相邻的毛囊漏斗部角化物和角化不全的细胞增多，使毛囊漏斗部加深并增宽，同时伴有鳞状上皮细胞增生形成条索和团块。部分病例可见增生上皮细胞核增大，大小不等，形状不规则；团块、条索周围的基底层细胞可见核异型性、核仁及正常核分裂像。间质内出现少量淋巴细胞和组织细胞浸润。《阿克曼外科病理学》中提道：早期，偶见有肿瘤细胞侵袭血管及神经周围现象。

中期，低倍显微镜下观察，可见整个肿瘤呈半圆形结节，高出皮肤面，有类似心脏的肿块嵌入真皮。皮损中心凹陷，充满角化物质，形如火山口或肉包子样。凹陷周围鳞状上皮呈唇状或拱桥样隆起。中、高倍显微镜下观察，可见肿瘤周围有许多鳞状上皮条索或团块伸入真皮组织。增生上皮为棘层细胞，体积较大，胞浆丰富呈强嗜酸性红色；有时见部分细胞核有轻度异型性。肿瘤内可见较多角化珠或角质囊，囊内常有较多中性粒细胞聚集，此特征对诊断有重要参考价值。肿瘤底部常见肉芽组织带，边缘界限比较清楚，多数位于真皮中部汗腺分泌部以上，肿瘤无真性溃疡。真皮内有较多中性粒细胞、嗜酸性粒细胞、淋巴细胞、浆细胞浸润。

晚期，增生的上皮变薄，上皮突减少或消失，角化物质也明显减少，火山口形状逐渐变平。真皮间质纤维组织增生，有时可见异物巨细胞。

鉴别诊断

角化棘皮瘤主要与普通型高分化鳞癌鉴别。普通型高分化鳞癌病变一般不形成半圆形结节，皮肤常见溃疡。显微镜下观察，一般无火山口样或唇样隆起，角化现象比较分散。普通型高分化鳞癌底部鳞状上皮细胞呈条索状、团块状、小点状或有三五成群地浸润周围真皮组织或皮下脂肪组织。团块周围及中心的上皮细胞均有较明显异型性，核仁明显。核分裂不局限于基底层，有时可见病理性核分裂。上皮团块中心一般无中性粒细胞聚集。普通型高分化鳞癌则呈进行性生长，半年至一年内不会停止生长更不会出现自行消退现象。

（三）日光角化病

又称老年角化病或光线性角化病，主要见于老年男性暴露部位如面部、手背等处，非暴露部位也可发生。皮损为黄豆至蚕豆大小的角化过度性斑块，表面可光滑或粗糙不平附有鳞屑，少数角化过度呈皮角样。病变发展缓慢，无自觉症状，约 20% 可以癌变，有 1% 左右可以转移。发生于下唇红缘处称日光性唇炎，表面可有糜烂、溃疡或结痂，其癌变和转移率较高。

光学显微镜观察

病变有 6 型：肥厚型、萎缩型、鲍温病型、色素型、苔藓样型、棘突松解型。肥厚型：表皮角化过度，棘层增厚呈乳头状生长，表皮突轻度延长，基本病变是基底层或表皮下 1/2 细胞排列紊乱，有异型性，核增大，大小不等，核着色深浅不一，核仁明显，核分裂易见；但位于表皮的毛囊及小汗腺导管上皮一般无病变。萎缩型：除有上述基本病变外还有表皮萎缩变薄，表皮突消失等。鲍温病型：表皮增厚，异型细胞占表皮下半部与表皮原位癌相似，但病变未累及表皮全层；表皮内的毛囊和小汗腺导管上皮无病变。色素型：病变区黑色素明显增多。苔藓样型：除有上述基本病变外，还有基底层细胞液化和表皮下带状炎症细胞浸润。棘层松解型：病变区异型细胞间出现许多裂隙。

日光角化病与原位恶性黑色素瘤鉴别是：原位恶性黑色素瘤 S-100、MelanA、HMB45 均阳性，而日光角化病均阴性。

日光角化病与基底细胞癌的区别除细胞不同以外，基底细胞癌 Bcl-2 阳性，Ber-EP4 阳性，而日光角化病二者均阴性。

附：皮角是日光角化病、脂溢性角化病、角化棘皮瘤、疣、基底细胞癌等良性或恶性多种皮肤疾病伴局灶性过度角化（角化层厚度大于或等于 4 倍其基础病变上皮厚度），形成动物角样结构称皮角。

（四）表皮样囊肿

表皮颜色无改变，多数为单发，少数为多发，直径为 1~4cm 不等。显微镜下观察，可见以下特点：①囊内为疏松排列分层的角化物质；②囊壁由内向外依次为颗粒层、棘细胞层、基底细胞层（图 9-11）；③囊壁无上皮突，鳞状上皮厚薄不一，多数较薄；如果囊壁破裂可引起异物巨细胞反应。

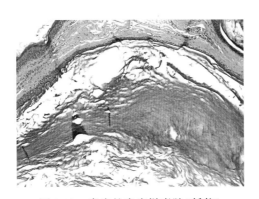

图 9-11　真皮的表皮样囊肿（低倍）

（五）毛根鞘囊肿

毛根鞘囊肿又称毛外根鞘囊肿、毛皮脂腺囊肿，旧称皮脂腺囊肿或毛发囊肿。应属毛发的疾病，为了与表皮样囊肿比较，而放在此处。2014 年版《阿克曼外科病理学》称其为毛发型角质囊肿。好发于头皮。

光学显微镜观察

有以下特点：①囊内为致密的均质、片状，无层状结构的毛式角化物；偶见毛干；有时制片中，片状角化物脱落，囊内空虚。②囊壁由内向外依次为棘细胞层、基底细胞层，无颗粒层；而且棘细胞比表皮棘细胞略小，界限不清，胞浆透亮似外根鞘细胞（图 9-12 和图 9-13）。囊壁有时可见皮脂腺组织。如果囊壁破裂可引起异物巨细胞反应。

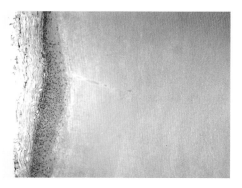 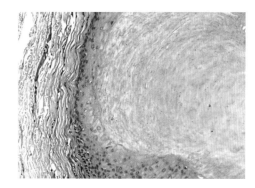

图 9-12　毛外根鞘囊肿(低倍)　　　　　图 9-13　毛外根鞘囊肿(高倍)

（六）皮样囊肿

皮样囊肿位于皮下，常出生就有，单发性，多位于身体中线或眼部。无症状，质软，直径 1～4cm 不等。显微镜下观察有以下特点为：①囊内为角化细胞，排列呈层状或网状，偶见皮脂、毛发；②囊壁为皮肤组织，表皮含有颗粒层、棘细胞层、基底细胞层，囊壁外为真皮组织，含有毛发、皮脂腺、小汗腺，有时有大汗腺。如果囊壁破裂可引起异物巨细胞反应。

（七）皮脂腺囊肿

皮脂腺囊肿源自毛外根鞘和皮脂腺导管的囊肿。好发于胸部、腋窝、颈、臂、腹部等部位。囊肿为绿豆至蚕豆大小，其顶部常有一凹陷小孔，通向皮肤表面，从中可挤出油状物，有臭味，感染后可有疼痛感。

光学显微镜观察

有以下特点：囊壁组织结构类似毛外根鞘囊肿。①囊腔内为均质化红色角化物和皮脂；②囊壁由内向外依次为红色均质性角质层、其外为数层棘层细胞，胞浆含糖原而透亮，PAS 阳性；再外为 1 层到 2 层基底层细胞。角质层与棘细胞层之间无颗粒层。它与毛外根鞘囊肿区别是囊壁内或囊壁周围可见少量皮脂腺小叶(图 9-14)。部分病例囊壁内层角化物形成阶梯状或锯齿状结构。

二　表皮恶性肿瘤

（一）Bowen 病

Bowen 病即鲍温病，又称表皮原位癌，多见于中老人，身体任何部位均可发生，包括皮肤和黏膜。病程长、进展缓慢，一般可达 10 年左右；病变呈单个形状不规则的斑块状。

光学显微镜观察

可见表皮角化过度、角化不全、棘层增厚，表皮突增宽并延长。表皮各层细胞均有明显异型性，核仁明显，核分裂可见于表皮中、上部(图 9-15)。有时可见巨核或/和多核瘤

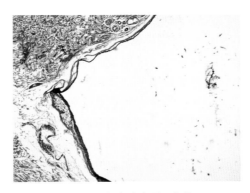

图 9-14 皮脂腺囊肿(中倍)

细胞，细胞浆常有空泡化有时可见角化珠形成。瘤细胞间常有散在角化不良细胞。病变可累及表皮内的毛囊漏斗部、小汗腺导管及皮脂腺导管。肿瘤与周围正常表皮界限清楚，基底膜完整。有 3%～10%可发展为浸润性鳞状细胞癌。生殖器周围皮肤病变与高危型 HPV感染有关(WHO 第四版)，其他部位病变与 HPV 感染无关，无典型挖空细胞出现。

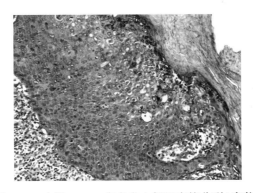

图 9-15 皮肤 Bowen 病表皮上部见有核分裂(高倍)

鉴别诊断

鲍温病要与鲍温样丘疹病鉴别：后者好发于外生殖器、会阴、肛门周围。病变呈多发小颗粒或丘疹样，与 HPV 感染有关，可见典型的挖空细胞，异型细胞不累及表皮全层，不累及皮肤附属器。

(二) 基底细胞癌

基底细胞癌(BCC)旧称基底细胞上皮瘤，是最常见的皮肤恶性肿瘤，多见于老年人头颈部。临床表现为浅表性结节或斑块；多数病例有溃疡形成。目前认为基底细胞癌不是来自表皮的基底细胞，而是起源于原始上皮芽，可向表皮附属器(毛发、汗腺、皮脂腺)分化，但停留在较原始阶段。有多种组织学亚型。

光学显微镜观察

各亚型的共同特点是：①肿瘤由基底样细胞组成，多数病例肿瘤细胞与表皮基底层或与毛囊相连。癌细胞大小一致，胞浆少，核染色深，有一定异型性，可见少数核分裂（作者体会：核分裂常≥2/10HPF）。②瘤细胞常排列呈实性团块状或条索状，团块大小不等，形状不规则，深浅不一，呈浸润性生长，可侵袭周围骨骼肌或其他组织。③团块周边细胞呈栅栏状排列，中心部分的瘤细胞胞浆稍多，核排列不规则。④瘤细胞巢索内偶见奇形核或多核，与生物行为无关。⑤瘤细胞内常有黑色素。⑥瘤细胞间细胞间桥一般不易见到，但在高质量薄切片中有时可见到。⑦基底细胞癌可向毛发、皮脂腺、汗腺及鳞状上皮分化出现角化。如果肿瘤大部分（>60%）或全部为皮肤附属器结构则应诊断为附属器肿瘤。⑧瘤细胞团块内有时可见单个或多个瘤细胞坏死；可形成单个或多个囊腔。⑨瘤细胞团块与间质之间有时可见裂隙结构，间质常见黏液变性及淋巴细胞浸润，偶见淀粉样物质沉积。

组织学分以下几种常见类型：

（1）结节型：最常见，占基底细胞癌的60%～70%。真皮内可见较多瘤细胞团块，团块大小不等，形态不一，团块周边的细胞排列呈栅栏状，团块中心的细胞排列紊乱（图9-16和图9-17）。

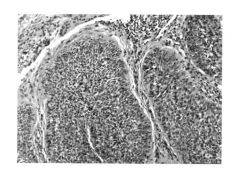
图 9-16　皮肤基底细胞癌（中倍）

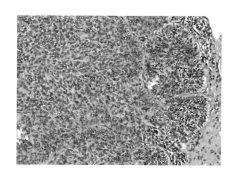
图 9-17　皮肤基底细胞癌（中倍）

（2）角化型：在瘤细胞团块中有较多角化细胞及不全角化细胞，可形成角质囊（图9-18）。

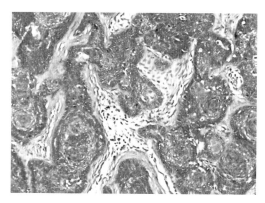
图 9-18　皮肤化生型基底细胞癌（中倍）
巢中见基底细胞向鳞状细胞转化

（3）毛囊漏斗部分化型：BCC 中有部分类似毛囊漏斗的结构如有颗粒层细胞、有排列呈网状的角化细胞。

（4）浅表型：基底细胞从表皮基底层呈多灶性或结节状或出芽样向真皮生长，结节与表皮基底层细胞相连。

（5）色素型：瘤细胞团块内的黑色素和黑色素细胞比一般基底细胞癌明显增多。

（6）纤维上皮瘤型：瘤细胞形成宽窄不一的梁状、条索状，相互连接成网状；细胞有轻度至中度异型性，呈浸润性生长，界限不清。网眼内为疏松纤维黏液样间质。

（7）鳞状细胞基底细胞癌：基底细胞癌中有灶性向鳞状细胞化生并有细胞异型性，基底细胞癌中有灶性鳞癌成分。

（8）硬化型：瘤细胞形成条索状或小团块（3~9 个细胞）分布在大量的纤维间质中；较大的瘤细胞团块周边细胞仍呈栅栏状排列。

（9）浸润型：癌细胞排列呈宽窄不等较长的条索状，分布于纤维间质中。

（10）微结节型：癌细胞排列呈许多小结节状，散在分布于纤维间质中。

（11）肉瘤样型：基底细胞癌中出现梭形细胞肉瘤或骨肉瘤成分。

作者体会：上述详细分类有困难时可不分类直接诊断为基底细胞癌；后面注明是低危险性（上述类型中（1）~（6））或高危险性（上述类型中（7）~（11））；因为二者治疗原则有些不同。

2018 年 WHO 皮肤肿瘤分类中将基底细胞癌分为低危险性和高度危险性两大类。

低危险性包括：结节型、角化型、浅表型、色素型、毛囊漏斗部分化型、纤维上皮瘤型共 6 种基底细胞癌。

高危险性包括：鳞状细胞基底细胞癌、硬化型 BCC、浸润型 BCC、肉瘤样型 BCC、微结节型 BCC 一共也有 5 种 BCC。

免疫组化

瘤细胞表达：低分子量的细胞角蛋白、CD10、AR、Ber-EP4、Bcl-2。80% 基底细胞癌表达 P53。

鉴别诊断

（1）与低分化鳞癌鉴别，后者细胞异型性更明显，核分裂更多，癌细胞比基底细胞癌的癌细胞大。

（2）与毛发上皮瘤鉴别，毛发上皮瘤的组织形态特点如下。

① 表皮完整，无溃疡；瘤细胞与表皮基底层不相连。

② 细胞无异型性，核分裂无或极少（0~1/10HPF）。

③ 瘤细胞团块内的瘤细胞多呈筛网状排列，网眼内有疏松纤维间质；团块内囊腔少见，瘤细胞很少形成完全实性的团块或条索。

④ 多数病例瘤细胞团块形状较规则，界限清楚，无浸润性生长，常见有乳头间质体形成（间质伸入瘤细胞团块凹陷内如毛球样）。

⑤ 瘤细胞无坏死或钙化。

⑥ 免疫组化：毛发上皮瘤细胞 CK15（＋），CK20 灶（＋），Ki-67 极低（1%~3%＋）；间

质细胞有散在 CD34（+）；CD10 和 Bcl-2 阳性细胞位于瘤细胞团块周围。而基底细胞癌 CD10 和 Bcl-2 阳性细胞位于团块中心；基底细胞癌 CK15（-），CK20（-），间质细胞 CD 34（-）（引自中国体视学杂志，2015，Vol20，N04，353）。

作者体会二者鉴别主要看四点：①表皮有无溃疡是否与肿瘤相连；②肿瘤细胞排列方式；③肿瘤细胞有无核分裂，毛发上皮瘤一般是无核分裂。④ 肿瘤间质有无炎症细胞浸润，毛发上皮瘤一般无炎症细胞浸润。

（3）硬化型基底细胞癌要与转移癌鉴别，后者有原发癌病史，可结合相应的免疫组化进行鉴别。

基底细胞癌治疗原则

2022 年 NCCN 指南建议低危险性 BCC 标准手术切除干净（切缘距肿瘤 2~4mm，伤口四周和底部病理证实均无肿瘤），术后观察不用放疗。也可用激光或冷冻治疗；高危险性 BCC 可手术切除干净（切缘距肿瘤 4~6mm 伤口四周和底部病理证实均无肿瘤）手术后观察或加局部放疗。

（三）皮肤鳞状细胞癌

皮肤鳞状细胞癌，简称皮肤鳞癌，它分为普通型和特殊型。普通型鳞癌包括高分化、中分化、低分化三种。特殊型鳞癌包括疣状癌、腺样型、梭形细胞型、透明细胞型和棘层溶解型 5 种，均少见。多见于中老年人身体日光照射部位，但其他部位也可发生。光学显微镜下观察有以下特点：①癌细胞为异型鳞状细胞呈浸润性生长有角化现象（图 9-19）或有角化珠形成；②高倍显微镜下可见细胞间桥；③分化较高的鳞癌细胞有鳞状上皮的分层结构，癌巢中心为角化细胞，最外层为基底样细胞，二者之间为棘层样细胞。依据癌细胞分化程度可分为高分化、中分化、低分化。高分化：癌细胞可见明显角化现象，有鳞状上皮的分层结构，细胞间桥明显。中分化：癌巢内少数细胞有角化现象，细胞间桥少见。低分化：癌巢内细胞体积较大，形状不规则可为多边形或梭形或圆形、椭圆形，无角化或极少角化，无细胞间桥，无分层结构。

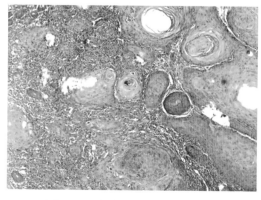

图 9-19　皮肤鳞状细胞癌（中倍）

若鳞癌细胞间粘附性差，细胞松解形成裂隙及腺样结构称腺样鳞癌。如果鳞癌细胞以梭形为主，但有巢状结构称梭形细胞鳞癌。如果多数鳞癌细胞发生明显空泡变或透明变，则称透明细胞性鳞癌。

(四)疣状癌

疣状癌是一种特殊类型高分化鳞癌，多见于阴茎、肛门、女性外阴、口腔、足底等部位。生长缓慢，开始为疣状或结节状，可向深部浸润，淋巴结转移罕见。光学显微镜下观察，可见鳞状上皮呈疣状或乳头状增生，或二者兼有，细胞异型性不明显，而且增生的上皮脚下端多为圆形、椭圆形或方形，基本在同一水平线上，即所谓推挤式生长，是其特征。

(五)皮肤癌治疗原则

(1)鲍温病为原位癌，疣状癌为低度恶性肿瘤，治疗原则与基底细胞癌治疗原则相同。

(2)鳞癌，标准切除术(底部和四周切缘不能有癌残留，切缘距肿瘤应有10mm)。

(3)区域淋巴结有癌转移者(多数为鳞癌)一并作清扫。若头颈部淋巴结直径≤3cm者术后观察；直径>3cm者术后淋巴结要放疗。肿瘤累及腮腺淋巴结则切除肿瘤，切除腮腺淋巴结、腮腺表面及同侧颈淋巴结，术后用同步放化疗。

躯干和四肢的鳞癌伴区域淋巴结转移者应切除肿瘤加区域淋巴结清扫，术后淋巴结要放疗。

(4)鳞癌晚期无法手术者或不愿接受手术者或术后复发者均可进行放疗、化疗。

第四节 毛源性肿瘤及瘤样病变

一 毛母质瘤

毛母质瘤以前称钙化上皮瘤，是来源于毛母质细胞的良性肿瘤。任何年龄均可发生，多发于年轻人或儿童头部、项部、背部等部位。临床表现为皮肤硬结，与表皮粘连，常为单个，缓慢生长，病程几年或十几年，无自觉症状。

光学显微镜观察

可见肿瘤位于真皮，界限清楚。由嗜碱性细胞和影子细胞构成(图9-20～图9-22)。嗜碱性细胞似基底细胞，核圆形或椭圆形，胞核着色深，无核仁，胞浆少，嗜碱性，细胞膜不清楚。此种细胞位于肿瘤外周部分，肿瘤中心部分为影子细胞，细胞较小，胞浆空亮或淡染，细胞膜清楚，无核或有核影子，二者之间有过渡型细胞。影子细胞可发生钙化或骨化。肿瘤细胞间可伴有黑色素沉积。间质可出现异物巨细胞反应。病变早期，影子细胞少，嗜碱性细胞多；病变晚期，影子细胞多，嗜碱性细胞较少或无。

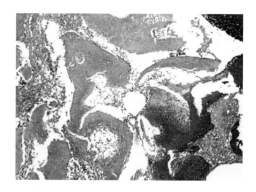

图 9-20 毛母质瘤示影细胞(中倍)

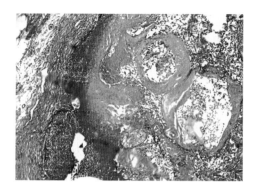

图 9-21 毛母质瘤图左示嗜碱性细胞(中倍)

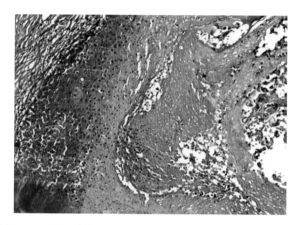

图 9-22 毛母质瘤图左为嗜碱性细胞，右为影细胞(高倍)

侵袭性毛母质瘤：是嗜碱性细胞出现明显异型性，伴局部浸润和复发。恶性毛母质瘤(毛母质癌)：毛母质瘤的嗜碱性细胞出现向鳞状细胞或透明细胞转化并有明显异型性和核分裂，有坏死，有浸润性生长。肿瘤直径常大于 10cm。

二 毛外根鞘囊肿

毛外根鞘囊肿又称毛根鞘囊肿，毛皮脂腺囊肿。囊内为毛式角化物呈片状，囊壁无颗粒层，只有棘层和基底层，而且棘层细胞胞浆透亮，类似毛外根鞘细胞。2014 年版阿克曼外科病理学称毛发型角质囊肿。

光学显微镜观察

有以下特点：①囊内为致密的均质、片状，无层状结构的毛式角化物；偶见毛干；有时制片中，片状角化物脱落，囊内空虚。②囊壁由内向外依次为棘细胞层、基底细胞层，无颗粒层。囊壁有时可见皮脂腺组织。③棘细胞比正常表皮棘细胞小，界限不清，胞浆透亮似外根鞘细胞。如果囊壁破裂可引起异物巨细胞反应。

三　毛发上皮瘤

WHO 认为该瘤与毛母细胞瘤是同一肿瘤。毛发上皮瘤与基底细胞癌的区别是：毛发上皮瘤表面表皮完整，无溃疡，瘤细胞与表皮基底层不相连。细胞无异型性，核分裂无或极少（0~1/10HPF）。瘤细胞团块内的瘤细胞多呈筛网状（图 9-23 和图 9-24）或脑回样排列，筛网眼内有疏松纤维间质；团块内少见囊腔。瘤细胞很少形成完全实性的团块或条索。毛发上皮瘤细胞团块形状较规则，界限清楚，无浸润性生长；常见有乳头间质体形成（类似毛球、毛乳头结构）。毛发上皮瘤的瘤细胞无坏死或钙化。肿瘤间质内一般无慢性炎症细胞浸润。

免疫组化

毛发上皮瘤细胞 CK15(+)，CK20 灶(+)，Ki-67 极低(1%~3%+)；间质细胞有散在 CD34(+)；CD10 和 Bcl-2 阳性细胞位于瘤细胞团块周围。而基底细胞癌 CD10 和 Bcl-2 阳性细胞位于团块中心。基底细胞癌 CK15(-)，CK20(-)，间质细胞 CD 34(-)（引自《中国体视学》杂志，2015，Vol20，N04，353）。

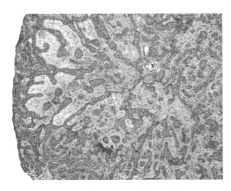 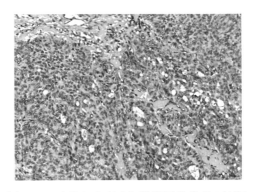

图 9-23　皮肤毛发上皮瘤（中倍）　　　图 9-24　毛发上皮瘤瘤细胞筛网状排列（高倍）

四　毛外根鞘瘤

多见于 20 岁至 80 岁男性的面部、头皮、颈部和其他部位。皮损为丘疹或小结节状，直径多小于 1cm。肿瘤源于毛外根鞘细胞的良性肿瘤。

光学显微镜观察

可见真皮毛囊附近有较多实性片块或巢状结构，或呈结节状结构。团块周围为基底细胞呈栅栏状排列，中心部分为胞浆透明的外根鞘细胞，含糖原，PAS(+)。团块中心不见毛鞘角化而见表皮样角化，可形成小的角化中心，但无管腔及囊腔，由此可与透明细胞汗腺瘤区别。团块外是玻璃膜样结构，HE 切片中呈红色均质线状物质。

增生性毛外根鞘瘤，是毛外根鞘瘤的瘤细胞出现轻度异型性和核分裂（<3 /10HPF），可见瘤细胞变性、坏死并有局部浸润性生长。属于交界性肿瘤。

第五节　黑色素细胞肿瘤及瘤样病变

一　黑斑、单纯雀斑、雀斑样黑色素细胞痣

1. 黑斑

黑斑又称日光性雀斑，是发生于皮肤、黏膜、甲部的黑色素病变，特点是表皮或黏膜上皮基底层过度色素沉着伴黑色素细胞轻度增加。常见部位：外阴、阴茎、口唇、手掌、足底、甲部、皮肤等。可以是单独的病变也可以是多种综合征伴随病变。

2. 单纯雀斑

单纯雀斑是表皮基底层黑色素细胞增生，单个散在分布，伴有不同程度的表皮脚延长和黑色素过度沉着。

3. 雀斑样黑色素细胞痣

由表皮基底层黑色素细胞密度增大，黑色素增多所致。表皮上部及角质层内有大量黑色素颗粒。表皮突最下端偶见个别小的痣细胞巢，有交界痣特征。表皮突轻度延长，长度基本一致。

以上三种病变临床为良性经过，无恶性潜能。上述病变如果出现一个以上的黑色素细胞巢（表皮基底层出现 3 个或 3 个以上的黑色素细胞聚集在一起）。即称交界痣。

二　皮肤黑色素细胞痣

痣细胞按成熟过程可分为：透明细胞、上皮样细胞、梭形细胞、淋巴样细胞、纤维样细胞五种。按细胞核形状可分为：A 型，核圆形或椭圆形有核仁；B 型，核圆形或椭圆形无核仁；C 型，核呈梭形。

(一)普通型黑色素细胞痣

含皮内痣、交界痣、复合痣(图 9-25～图 9-28)。

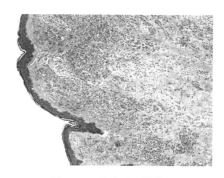

图 9-25　皮内痣(低倍)

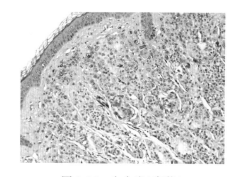

图 9-26　皮内痣(高倍)

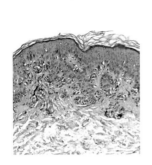

图 9-27　皮肤交界痣(中倍)

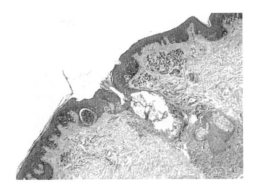

图 9-28　皮肤复合痣(中倍)

痣细胞 S-100 和 HMB45 均阳性；部分病例角蛋白可以阳性。

皮内痣：痣细胞全部位于真皮内，痣细胞与表皮基底层之间有一无痣细胞的分界线，所以也称真皮内痣；偶见痣细胞巢内有脂肪细胞。

交界痣：痣细胞位于表皮基底层和/或基底以上，未进入真皮层。

复合痣：皮内痣、交界痣同时存在，若表皮下痣细胞核异型性明显；痣细胞巢大小不等形状不规则伴淋巴细胞浸润称非典型痣。

皮内痣的痣细胞成熟现象：从真皮浅层往真皮深层看，痣细胞巢由大变小，浅层细胞巢大而明显，深层细胞巢小，巢间界限不清。痣细胞由大变小，真皮浅层痣细胞为圆形或椭圆形，深层变为梭形或神经纤维细胞样。痣细胞核由大变小，浅层痣细胞核为圆形或椭圆形，到真皮深层细胞核呈短梭形。痣细胞核仁也有变化，浅层核仁为嗜酸性红色，深层核仁为嗜碱性蓝色或核仁消失。痣细胞黑色素颗粒由多变少或消失，浅层痣细胞黑色素多，深层痣细胞黑色素少。痣细胞核分裂只见于真皮乳头层或表浅网状层。一般真皮中部或下部无核分裂。

免疫组化

HMB45，浅层痣细胞阳性，深层痣细胞阴性或弱阳性。Ki-67，浅层痣细胞阳性较多，深层痣细胞阳性较少。

注意：①蓝痣无上述成熟现象；②痣细胞过度成熟或退化时可变为多核巨细胞、泡沫样细胞、脂肪样细胞或形成触觉小体样结构；间质可发生黏液变性。

(二)特殊型痣

1. Spitz 痣

Spitz 痣又称良性幼年性黑色素瘤或梭形细胞/上皮样细胞痣。多见于儿童和青少年，80%发生于 20 岁以下。女性多于男性。好发于下肢和面部；但全身任何部位均可发生。皮损常为单个，偶见多发或聚集成簇。其直径多数为 1~2cm，圆顶，粉红色似血管瘤，或呈褐色丘疹样，表面光滑，无毛发，从不形成溃疡。显微镜下观察，常表现为复合痣，早期可见交界痣，晚期可为皮内痣。它与普通痣有以下不同之处。①痣细胞体积大，有异形性，核仁明显，可见少数核分裂。②痣细胞常为大梭形或上皮样或二者混合，上皮样细胞胞浆丰富可为圆形、卵圆形，胞核可有异型性，可见核仁。有时可见双核、多核巨痣细胞，核大而深染。③痣细胞对 dopa 和酪氨酸酶均呈阴性反应，对胆碱酯酶呈阳性反应。④多数病例痣细胞内黑色素极少或无，约 15% 的病例痣细胞内有较多黑色素。⑤多见于儿童和青少年，发病高峰期为 10~20 岁。

与普通痣有如下相同之处：①痣细胞有成熟现象，即位于真皮浅层痣细胞核较大，真皮深层的痣细胞核较小。但不会像普通痣那样过渡为神经纤维。②皮损较小，多数为 1cm 左右，个别为 2cm，界限清楚，同一水平线的痣细胞或细胞巢大小相似；黑色素的含量也基本相等。

光学显微镜观察

Spitz 痣细胞先在表皮中下部形成细胞巢或弥漫分布，很少侵入表皮上部。巢的大小和形状较一致，与周围的鳞状上皮细胞界限清楚，常见人工裂隙。而后可见痣细胞穿过基底层进入真皮。Spitz 痣在真皮上部或在表皮深部有痣细胞团。真皮梭形痣细胞常排列呈束状，部分痣细胞束与表皮垂直；也可呈巢状或漩涡状排列或散在分布于真皮胶原纤维之间。上皮样痣细胞可呈巢状、呈束状或弥漫分布，胞浆丰富，淡红色；核呈空泡状，形状不规则，大小不等，核仁明显；偶见双核或多核，可见核内假包涵体。梭形和上皮样两种细胞也可混合存在。在真皮上部可见正常核分裂。部分病例在真皮、表皮交界处可见红色均质胶样小体又称 Kamino 小体，淡红色圆形或椭圆形，相当于 3 个到 5 个棘细胞大小。其主要成分为基底膜样物质，PAS-D 阳性；免疫组化：层粘蛋白 Laminin 和Ⅳ型胶原蛋白阳性。有诊断意义。

晚期：真皮乳头层的痣细胞巢向下进入网状层的中部或下部，并可见痣细胞巢和痣细胞均有上述成熟现象。再晚时，表皮基底层的交界性痣细胞可消失，完全变成真皮内的 Spitz 痣。有时可见弥漫纤维化。表皮常有角化过度、颗粒层、棘层增厚，表皮突延长，偶见假上皮瘤样增生或角化珠形成。有时表现为表皮变薄。真皮可出现淤血、水肿及淋巴细胞、组织细胞浸润。

WHO 2018 年将 Spitz 痣分为良性 Spitz 痣、不典型 Spitz 痣、Spitz 黑色素瘤。良性 Spitz 痣痣细胞核分裂 0~2/mm^2，Ki-67(+)<5%，无坏死，有成熟现象。Spitz 黑色素瘤，瘤细胞核分裂>6/mm^2，Ki-67(+)>20%，有明显坏死，无成熟现象。不典型 Spitz 痣介于上述二者之间。

Spitz 痣与恶性黑色素瘤的鉴别见后面恶性黑色素瘤的鉴别诊断。

2. 蓝痣

蓝痣又称黑色素纤维瘤或良性间叶性黑色素瘤，是发生于真皮黑色素性树突状梭形细胞的良性黑色素细胞痣。好发于 20 岁至 50 岁，女性较多。分布范围广，皮肤、黏膜均可发生，以头颈部和上肢较多见。临床表现为单个半球形蓝色或蓝黑色丘疹，直径常小于 1cm，无症状。

光学显微镜观察

分为普通型蓝痣和细胞型蓝痣两种。普通型蓝痣，痣细胞多位于真皮网状层，可伸入皮下脂肪组织，病灶与表皮之间有一带状无病变的真皮组织，表皮一般无病变。痣细胞常围绕皮肤附属器或神经组织，但不破坏原有组织。痣细胞为良性梭形或树突分枝状，细胞浆含较多黑色素，细胞核小，着色深，有时可见嗜碱性小核仁；核分裂罕见。痣细胞周围有大量噬色素细胞是其恒定特征。痣细胞排列多与表皮平行但可为斜行或不规则行(图 9-29

和图 9-30）。噬黑色素细胞为吞噬黑色素的组织细胞，体积较大，无树枝状突起，Dopa 反应阴性。痣细胞从真皮浅层到深层无成熟现象，细胞和细胞核大小一致。偶与毛发上皮瘤并发。

免疫组化

瘤细胞表达 HMB45、S-100、Melan-A。

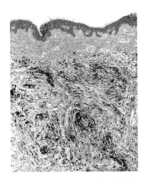 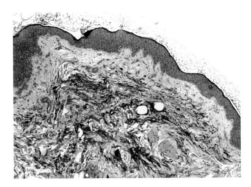

图 9-29　皮肤蓝痣（低倍）　　　　　图 9-30　皮肤蓝痣（高倍）

细胞型蓝痣，腰骶部较多见。低倍显微镜（物镜×4）下观察，可见病灶呈哑铃状，上下端粗圆，中间较细，常伸入皮下脂肪组织。痣细胞胞浆丰富，胞体较大，核为椭圆形或短梭形，空泡状，可见一个嗜碱性小核仁。多数病例痣细胞浆含黑色素极少或无，核分裂稀少。偶见少量散在单核巨细胞或多核巨细胞。痣细胞可呈束状、团块状或散在分布于胶原纤维之间。部分病例可见痣细胞向神经鞘细胞分化。细胞性蓝痣偶见局部淋巴结转移，非恶性特征。细胞性蓝痣较易恶变，若出现灶性痣细胞核明显异型，核分裂平均每十个高倍视野大于 1 个或有灶性坏死称为非典型性细胞性蓝痣。若细胞性蓝痣出现恶性黑色素瘤病灶，肿瘤深部细胞有核分裂或坏死则称为恶性蓝痣。偶见蓝痣与交界痣、皮内痣、复合痣并存，此时称联合痣。

3. 晕痣

常见于青少年和年轻人，老人少见。多数病例临床表现像靶环，中心为普通型良性黑色素痣，其外有一圈脱色素带，似"光晕"；病灶一般不超过 0.5cm。

光学显微镜观察

表现为普通型黑色素痣，多为复合痣。其特点是真皮痣细胞巢内、外有大量淋巴细胞、组织细胞、噬黑色素细胞、肥大细胞等成分浸润，偶见炎性肉芽肿反应，将痣细胞分散或掩盖，不易被发现。但在真皮大量淋巴细胞浸润带内有较多噬黑色素细胞；在真皮与表皮交界处可见痣细胞巢存在，提示可能是晕痣。做免疫组化，用 Melan-A 可显示出淋巴细胞之间的痣细胞。晕痣的痣细胞分两型：A 型细胞大而有黑色素；B 型细胞小而无黑色素。约有 50% 病例可见痣细胞有轻度异型性，无核分裂或有极少核分裂。若痣细胞异型性明显，核分裂易见，应与恶性黑色素瘤鉴别（详见后面鉴别诊断）。多数晕痣其病灶旁 1~2mm 处真皮纤维组织增生，其上方表皮黑色素细胞明显减少或消失，即为临床上的晕区。再外面的表皮黑色素细胞正常。

鉴别诊断

晕痣主要与恶性黑色素瘤鉴别，后者：①瘤细胞异型性明显，核分裂易见；②同一水平线上的瘤细胞巢和细胞核大小、密度不同；③可浸润表皮或脂肪组织；④有时可见瘤细胞坏死；⑤病灶直径常大于 6mm；⑥炎性细胞多分布在肿瘤性病变周围。

三　皮肤恶性黑色素瘤

皮肤恶性黑色素瘤是一种常见的恶性程度较高的黑色素细胞肿瘤。部分病例由黑色素痣恶变而来，特别是肢端等常摩擦部位的老年性雀斑、交界痣、巨大色素痣、细胞性蓝痣等较易恶变。可发生于任何年龄，但以中老年人的皮肤比较多见。除皮肤以外全身许多器官和组织如鼻黏膜、消化道黏膜、眼球脉络膜、脑膜等部位均可发生。

(一)皮肤恶性黑色素瘤组织学诊断条件

(1)肿瘤细胞有明显异型性，细胞核大小不等，形状不规则，核仁明显。绝大多数病例肿瘤细胞浆内有黑色素。

(2)肿瘤细胞出现核分裂，尤其在真皮深部或中部出现病理性核分裂或生理性核分裂，有诊断意义。

(3)位于真皮的肿瘤细胞无成熟现象，即真皮浅部、深部的瘤细胞大小及胞核大小均基本一致。

(4)同一水平线的瘤细胞巢和瘤细胞核的大小不一，形状不规则，分布密度不均匀。

(5)瘤细胞常散布表皮全层，侵犯表皮上 1/3 更有诊断意义。

(6)有交界活动性，即表皮基底层的瘤细胞异型增生明显并向下穿破基底膜，侵入真皮乳头层，该处瘤细胞巢有融合成片的倾向；肿瘤底部有以淋巴细胞为主的带状慢性炎细胞浸润；伴有表皮突增生延长。

(二)恶性黑色素瘤的组织结构和细胞形态多样性

组织结构可为：癌样、肉瘤样、腺样、乳头样等结构。多数病例为其中 1 种到 2 种形式混合。瘤细胞主要有 4 种：①上皮样型，瘤细胞状态似鳞状上皮细胞，胞体大，胞浆丰富，核大，核呈空泡状，核仁明显，多排列成巢状或腺泡状；②梭形细胞型，瘤细胞似成纤维细胞，核大，常排列成束状；③痣样瘤细胞，细胞形态似痣细胞，但核仁明显或核深染；④巨细胞型，胞体很大，可为单个大核或有 2 个或多个深染而畸形核。此外，还有横纹肌样、泡沫细胞样、气球样、印戒细胞样等。排列松散。多数病例是前 2 种细胞混合。瘤细胞核深染或呈空泡状，核仁大而明显，红色，类似假包涵体样结构。

恶性黑色素瘤中的色素多少各个病例差异很大，有的瘤细胞内、外都有较多黑色素，有的在 HE 切片中可见不到黑色素，称无黑色素性黑色素瘤。但用 HMB45 标记、做 dopa 反应、电子显微镜检查均可发现黑色素。

恶性黑色素瘤常伴有炎细胞浸润，早期侵袭性恶性黑色素瘤，以淋巴细胞为主的慢性炎细胞多位于肿瘤底部。中期，炎性细胞常位于肿瘤周围。晚期，炎性细胞很少或无。

间质纤维成分各例多少不等，若纤维成分明显增多成为肿瘤主要成分，梭形瘤细胞排列呈岛状或条索状散在分布于大量纤维组织中则称促纤维组织增生型恶性黑色素瘤。此型易误诊!

（三）恶性黑色素瘤临床及病理分型

恶性黑色素瘤可分为恶性雀斑样黑色素瘤、表浅扩散型恶性黑色素瘤、结节型恶性黑色素瘤及肢端雀斑型恶性黑色素瘤四种。

1. 原位恶性黑色素瘤

又称恶性雀斑样黑色素瘤，瘤细胞较大，胞浆丰富而透明，核大，异型性明显。瘤细胞单个散在、小巢状或呈单层线条状分布于表皮下部，主要是基底层，可单个散在或小巢状侵犯表皮上 1/3。瘤细胞常侵犯毛囊外根鞘，该特征有诊断意义。真皮浅层可见带状慢性炎细胞浸润。

此型为原位恶性黑色素瘤；占恶性黑色素瘤的 10%，预后较好。

2. 表浅扩散型恶性黑色素瘤

此型为原位黑色素瘤伴早期浸润；占恶性黑色素瘤的 80%，可发生于身体任何部位。其组织学特点为：有上述恶性雀斑样黑色素瘤的特点并伴有部分瘤细胞浸润真皮乳头层。乳头层的瘤细胞可弥漫或呈巢状分布。瘤细胞还沿表皮与真皮交界处向两侧水平方向扩散，常超过主瘤体外 3 个表皮突。晚期也可侵犯真皮深层。

3. 结节型恶性黑色素瘤

瘤细胞多为上皮样型，呈结节状排列；并主要在真皮浸润，可达真皮深层或皮下脂肪组织。肿瘤主体上方的表皮可被累及也可不累及，若累及一般仅侵及肿瘤正上方（图9-31~图9-34），横向不超过肿瘤主体外 3 个表皮突。肿瘤浸润深度与预后有关，浸润越深，预后越差；ClarK 提出恶性黑色素瘤浸润深度分度法：

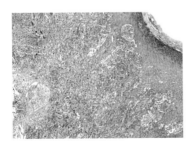

图 9-31 皮肤恶性黑色素瘤（低倍）

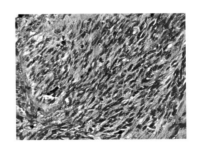

图 9-32 皮肤恶性黑色素瘤（高倍）

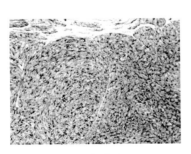

图 9-33 恶性黑色素瘤 HMB45（＋）

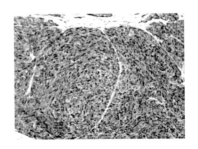

图 9-34 恶性黑色素瘤 S-100（＋）

Ⅰ度：恶性黑色素瘤只侵犯表皮和附属器。

Ⅱ度：瘤细胞侵犯真皮乳头层但未充满；或少数瘤细胞侵至乳头层与网状层交界处。

Ⅲ度：肿瘤细胞充满乳头层，未侵犯真皮网状层或侵犯不明显。

Ⅳ度：肿瘤细胞明显侵犯真皮网状层。

Ⅴ度：肿瘤细胞侵犯皮下脂肪组织。

有人将恶性黑色素瘤分为三级、三期。

Ⅰ级：核分裂数<2/10HPF　　　　　　Ⅰ期临床无转移证据

Ⅱ级：核分裂数 2—10/10HPF　　　　　Ⅱ期仅有局部淋巴结转移

Ⅲ级：核分裂数>10/10HPF　　　　　　Ⅲ期有远处转移扩散

研究结果表明，上述分级分期与临床治疗和预后有关系。皮肤恶性黑色素瘤有 7%~8.3%可以完全消退，有 13%~15.5%可以部分消退。

4. 肢端雀斑型恶性黑色素瘤

多见于手掌、足掌，也可发生于皮肤和黏膜交界处。病变特点与恶性雀斑样黑色素瘤相似，但部位不同。预后同浅表扩散型恶性黑色素瘤。

（四）恶性黑色素瘤免疫组化

有特异性的标记物：HMB45、Melan-A、SOX-10（核+）、KBA.62。

非特异性的标记物：Vimentin、S-100 二者 100%阳性；CK（L）、EMA、CEA、CK8/18、CD68 可见不同程度阳性。

促纤维组织增生型恶性黑色素瘤表达 S-100、KBA.62（50%阳性）。

不表达 HMB45、Melan-A。

（五）恶性黑色素瘤鉴别诊断

1. 与非恶性黑色素瘤的疾病鉴别

依据组织结构、细胞形态和部位进行初步筛查。主要是要仔细而全面地检查，看瘤细胞浆内是否有黑色素并要做免疫组化证实有无黑色素存在。

2. 恶性雀斑样黑色素瘤要与交界痣鉴别

后者痣细胞无异型性，不会侵犯表皮上 1/3，两侧界限清楚，病变底部一般无炎症细胞浸润。免疫组化检查对于二者鉴别意义不大。

3. 恶性黑色素瘤与 Spitz 痣鉴别

Spitz 痣与恶性黑色素瘤的鉴别见下表。

指标	Spitz 痣	恶性黑色素瘤
年龄	80%发生于 20 岁以下	多见于中老年人
皮损大小	多数小于 2cm，少数达 2cm	多数大于 2cm
皮肤溃疡	无	常有

续表

指标	Spitz 痣	恶性黑色素瘤
横向观察	同一水平线巢大小密度基本相同 痣细胞核大小形态基本相同	同一水平线巢大小密度不同，瘤细胞核的大小形态不同
成熟现象	有	无
浸润部位	一般上不到表皮上 1/3；下界不侵犯皮下脂肪组织	上可达表皮上 1/3；下可侵犯皮下脂肪组织
核分裂	0~2/10HPF，而且是位于真皮上部或中部	大于 3/10HPF，其部位可见于真皮上部、中部及下部
P53	痣细胞阴性	多数瘤细胞阳性
HMB45	真皮浅层痣细胞(+)深层痣灶(+)或(-)	真皮浅层、深层瘤细胞均阳性
Ki-67	真皮浅层少数(小于 5%)痣细胞阳性，深层痣细胞常阴性	真皮浅层深层瘤细胞有 50%阳性

免疫组化引自 MCKEE 皮肤病理学下册 1272 页。

(六)皮肤恶性黑色素瘤治疗原则

1. 手术切除

为了保证切缘阴性，2022 年 CSLO 指南建议肿瘤厚度<2mm，切缘距肿瘤 10~20mm；如果肿瘤的厚度为 2~4mm，切缘距肿瘤应为 20mm；肿瘤厚度>4mm，切缘距肿瘤的边缘应>20mm；四周及底部切缘不能有肿瘤残留(需病理检查证实)。肿瘤附近的区域淋巴结应进行清扫。

2. 复发病灶或不能切除的肿瘤

可用化疗、免疫治疗(IFN、BCG 等)、新靶点药物(威罗菲尼等)治疗及放疗。ER 阳性的恶性黑色素瘤可用三苯氧胺(他莫昔芬)加化疗药治疗。

第六节　汗腺及皮脂腺肿瘤

一　透明细胞汗腺瘤

透明细胞汗腺瘤又称透明细胞肌上皮瘤，肿瘤常为单发，偶见多发，为生长缓慢的皮内结节，直径 1~2cm，多数病例表面光滑。好发于头面部、胸腹部，女性多于男性。为良性肿瘤，偶见恶变。

光学显微镜观察

可见肿瘤位于真皮，可伸入皮下脂肪组织，界限清楚，结节状或大片状。结节内肿瘤主要由两种细胞构成,其一为透明细胞,胞浆透亮,含丰富糖原,PAS染色阳性,核小而圆;排列在实性团块中心。其二为小多边形或短梭形细胞,胞浆轻度嗜酸性或微嗜碱性,核短梭形;常位于团块周边(图9-35和图9-36)。团块中常见少量散在腺管结构或微囊腔结构,腔内有红色均质浆液性或黏液性物质。不同病例两种细胞数量之比例各不相同,二者之间尚有过渡型细胞,胞浆嗜酸性。有时可见化生的鳞状上皮漩涡或角化珠,也可见鳞状上皮细胞围绕小腔,腔的内缘上皮红染,似表皮内汗孔结构。偶见少量黏液细胞形成小团块。上述细胞混合存在,形成实性结节或团块,上皮细胞团块有时可与表皮相连。该肿瘤显微镜下特点作者归纳如下:主要呈实性团块状,团块内可有5种细胞、5种结构。5种细胞是,透明细胞、小多边形细胞、嗜酸性细胞、鳞状细胞、黏液细胞;5种结构是,腺管结构、微囊结构、角化珠结构、漩涡结构、汗孔结构。

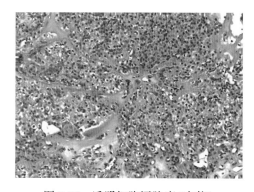

图9-35 透明细胞汗腺瘤(中倍)

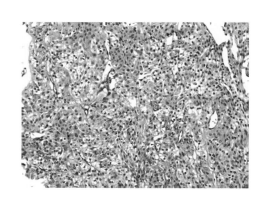

图9-36 透明细胞汗腺瘤(中倍)

如果瘤细胞核异型性明显,核分裂易见,肿瘤边界不清,呈浸润性生长或出现瘤细胞坏死及局部淋巴结转移,则称恶性透明细胞汗腺瘤。

二 小汗腺腺瘤

小汗腺腺瘤又称小汗腺螺旋腺瘤或实体性小汗腺腺瘤。肿瘤为良性,常单发,少数病例多发。常见于20岁至40岁,无性别差异。好发于躯干、胸部,偶见于头皮、面部、肩部、腘窝等处。大小为0.1~5cm,半球形软结节,常有疼痛或压痛。

光学显微镜观察

可见肿瘤位于真皮,孤立或分叶状结节,界限清楚,不与表皮相连。肿瘤细胞向汗腺分泌部或螺旋导管上皮分化。高倍显微镜下可见肿瘤小叶内由上皮细胞构成实性条索、团块其中有少量小腺腔结构。梁索间有薄层纤维组织分隔,间质血管丰富,常有淋巴细胞浸润。条索或团块内有两种细胞:第一种是明细胞,位于团块中心的细胞稍大,核淡染或空泡状,有小核仁;第二种是暗细胞,位于团块周边,细胞较小,核小而深染,无核仁。肿瘤细胞大小一致,无异型性,核分裂极少或无。细胞成分和组织结构比透明细胞汗腺瘤要单纯得多。

三 汗管瘤

汗管瘤多见于青春期及中年妇女，与内分泌有关。好发于头面部、颈部、胸部及女性外阴；有50%以上发生于下睑及面颊部。病变常为多发性，约数十个，直径2~3mm淡黄色的小丘疹，一般无自觉症状。

光学显微镜观察

真皮浅层纤维间质内有很多散在小导管、腺腔、小囊腔及实性条索。其特征是：形成蝌蚪样或逗号样导管，其一端为实性条索另一端为导管或小囊腔，管腔由双层上皮细胞构成。真皮乳头层的小囊腔内可含角蛋白，囊壁可见表皮颗粒层细胞；真皮网状层上部小囊肿内含无定形碎片。病变一般不侵入真皮网状层底部。含角质的囊肿破裂可引起异物巨细胞反应。若腺管或囊壁细胞异型明显，核分裂多，浸润表皮或深部脂肪组织并伴表皮溃疡形成则称恶性汗管瘤。

四 汗孔上皮瘤

汗孔上皮瘤又称汗孔瘤或汗管口瘤，是起源于表皮内小汗腺导管上皮的良性肿瘤。好发于中老年人的手掌、足掌、四肢、躯干。常为单发，呈扁平稍隆起的结节状。

光学显微镜观察

表皮内有成片界限清楚的瘤细胞团块，向真皮伸展；或瘤细胞团块位于真皮内但与表皮相连，瘤细胞团块周围细胞不呈栅栏状排列；或形成宽阔的瘤细胞条索，互相吻合。瘤细胞较小，似基底样细胞，大小一致，胞浆富含糖原而透亮，有细胞间桥。有诊断意义的镜下形态学特点是：瘤细胞团内可见散在汗孔分化，孔的最内层为红色角化细胞，再外是颗粒层细胞，颗粒层外的棘层细胞排列呈同心圆样或靶环样。

鉴别诊断

（1）与脂溢性角化病鉴别，后者下界平坦，瘤细胞以基底细胞为主，胞浆不透亮，可见无颗粒细胞层的假角质囊，但无上述典型汗孔分化。

（2）与基底细胞癌鉴别，后者瘤细胞团块周围的细胞呈栅栏状排列，瘤细胞胞浆不透亮，也无典型汗孔分化。

五 汗腺癌

光学显微镜观察

汗腺癌分微囊型汗腺癌、大汗腺腺癌和小汗腺黏液癌三种。微囊型汗腺癌与汗管瘤的区别是，前者细胞异型性明显，呈浸润性生长，常侵入真皮深部或皮下脂肪组织，无典型蝌蚪样的腺管结构。大汗腺腺癌，多见于大汗腺分布区，如腋窝等处，病变为2~8cm。呈结节或囊实性包块。显微镜下观察可见肿瘤与皮肤转移癌相似，但有大汗腺的特点，胞浆丰富，深红色，有顶浆分泌现象。皮肤小汗腺黏液癌，组织结构类似乳腺黏液癌。皮肤小汗腺黏液癌和大汗腺腺癌的诊断都要结合临床病史及免疫组化，排除转移癌后再诊断。

免疫组化

汗腺癌及汗腺瘤都表达CK、EMA、CEA；汗腺癌P63（+）。

六　皮脂腺癌

皮脂腺癌其组织来源和细胞形态与睑板腺腺癌基本相同，均为皮脂腺起源的低度恶性肿瘤。

光学显微镜观察

可见瘤细胞形成大小不等，形状不规则的实性巢状或结节状。结节中心部分细胞较大、核大、深染、核分裂易见；胞浆丰富而透亮或呈空泡状，细胞界限不清，无细胞间桥，类似成熟皮脂腺细胞。癌巢中心常见细胞坏死。癌巢周边常见基底样细胞或称生发细胞（图9-37和图9-38）。部分病例，癌巢周边可无基底样细胞。皮脂腺的导管为鳞状上皮，故皮脂腺腺癌常有灶性鳞癌分化，或出现角化。低分化皮脂腺腺癌的癌细胞巢小，或形成条索或单个散在分布于纤维间质内。间质有纤维组织增生，可伴有较多淋巴细胞、浆细胞浸润及上皮样细胞反应，形成结节病样结构。

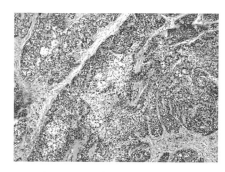 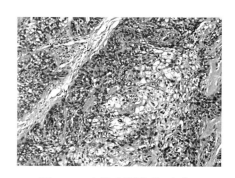

图9-37　皮肤皮脂腺癌（低倍）　　　　图9-38　皮肤皮脂腺癌（高倍）

免疫组化

癌细胞表达 EMA、AR、BerEP4、adipophilin；用苏丹Ⅲ染色，癌细胞浆内有橘红色脂滴。借此可与鳞癌区别。

真皮软组织肿瘤及皮肤淋巴瘤请分别见软组织肿瘤及淋巴瘤相关内容。

第七节　皮肤非肿瘤性疾病

一　银屑病

银屑病又称牛皮癣，是一种常见的易复发的慢性炎症性皮肤病。

光学显微镜观察

有以下特征：①表皮明显角化不全，颗粒层减少或消失。②棘层增厚与棘层萎缩相间，棘层增厚处上皮脚呈棒槌状延长，其下端基本在同一水平线上，相邻上皮脚下端可相互连接。③在角化不全处或其下方有中性粒细胞聚集，形成 Munro 微脓肿（图9-39）。④真皮乳头水肿，毛细血管扩张；乳头上方的表皮棘层萎缩变薄，通常只有2~3层细胞。所以临床刮之易见少量出血。⑤真皮浅层有中等量炎细胞浸润。其中前4条是特征性病变，有诊断意义。

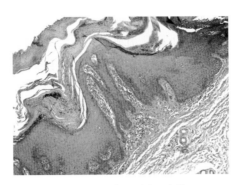

图9-39 皮肤银屑病（中倍）

二 扁平苔癣

扁平苔癣是一种病因不明的较常见的皮肤和黏膜亚急性或慢性疾病。多见于中年以上，四肢屈侧。皮损为多发性小丘疹，可融合成斑块，有明显瘙痒。

光学显微镜观察

扁平苔癣的组织学特征如下：①表皮角化过度，可有灶性角化不全；颗粒层呈串珠样不规则增厚。②棘层增厚，表皮突不规则延长；部分病例表现为表皮萎缩。③基底细胞空泡变性或液化坏死，严重时可致基底细胞消失，或形成表皮下裂隙。④真皮浅层，在表皮与真皮交界处有带状淋巴细胞和组织细胞浸润（图9-40）。⑤有37%的病例，在表皮下部或真皮浅层可见PAS阳性的胶样小体，可能是细胞凋亡的结果。其中③④为特征性，有诊断意义。

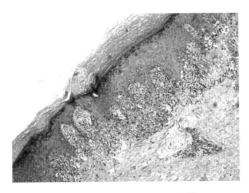

图9-40 皮肤扁平苔癣（中倍）

三 皮肌炎

皮肌炎是以进行性近端肌无力和典型皮肤损害为特征的炎症性肌病，病因不明。多见于儿童及中年以后，女性明显多于男性。皮损好发于面部，尤其是眼睑、颈部、胸背部及四肢伸侧。少数病例可累及食管上段肌肉，引起吞咽困难，严重者可损害心肌、呼吸肌，引起呼吸困难。

光学显微镜观察

皮肌炎的皮肤损害是非特异性炎症，其病变与系统性红斑性狼疮很难区别。皮肤病变：①表皮萎缩基底细胞液化变性；②真皮上部水肿，有少量炎症细胞浸润；③表皮与真皮交界处及真皮浅层血管周围有 PAS 阳性的纤维蛋白样物质沉积。肌肉病变：①肌纤维肿胀，或透明变性，横纹消失，严重时可见肌纤维断裂、颗粒或空泡变性；②肌纤维粗细不均，有的比正常肌纤维粗，有的萎缩比正常肌纤维细；③肌细胞核数量增多，有的可见核内移，有再生时可见核肥大；④晚期可见纤维间质内血管周围有淋巴细胞、浆细胞浸润。

皮肌炎的肌肉病变好发于近端肌肉如三角肌、冈上肌等处，而且病变是局灶性、非弥漫性。故活检时应取压痛明显处的肌肉；有时显微镜下观察病变不明显，可能未取到病变的肌肉组织，不能排除临床皮肌炎的诊断。

四　硬皮病

硬皮病是原因不明的炎症性皮肤病，分局限性与系统性两种。局限性硬皮病又称硬斑病，多见于女性头面部、胸部、大腿等处。皮损常为单一的类圆形皮肤肿胀，逐渐变硬，继之表面发亮，脱毛，无汗。系统性硬皮病可累及口面部、食管、胃肠、肺、肾等多个内脏。

光学显微镜观察

早期，真皮水肿，胶原纤维肿胀。小血管壁水肿，血管周围有较多淋巴细胞及少量浆细胞浸润。晚期，真皮胶原纤维增粗，玻璃样变性，淋巴细胞浸润不明显。表皮正常或萎缩变薄，表皮突消失，基底层色素增加。真皮小汗腺、毛囊及皮脂腺均萎缩；汗腺周围脂肪细胞减少或消失；血管壁增厚，管腔闭塞，血管数量极少。由于真皮胶原纤维增生，数量增多，取代部分皮下脂肪组织，使汗腺好像位于真皮内；而正常时汗腺位于真皮与皮下脂肪交界处。

五　天疱疮

天疱疮是由于血液中存在抗角质细胞表面分子的自身抗体，导致表皮细胞松解，是以表皮内水疱形成为特征的自身免疫性皮肤、黏膜炎症性疾病。临床及病理分寻常型、落叶型、红斑型、地方性落叶型又称巴西天疱疮四种。

1. 寻常型天疱疮

主要发生于中老年人，临床表现为大疱性皮损，病变还可累及口腔、肛管、直肠、外生殖器及眼结膜等部位。疱周皮肤尼氏征阳性，即用手指轻压陈旧性水疱，水疱壁可向周边扩展。

光学显微镜观察

其组织形态特征有以下 5 个。①基底层上方棘层松解，形成裂隙或大疱（图 9-41）；此病变可累及毛囊、汗腺导管等。疱内有渗出液、松解的棘层细胞、淋巴细胞、单核细胞、少量中性粒细胞、嗜酸性粒细胞。②而角质层、颗粒层、浅棘层和基底层细胞无明显松解。③真皮乳头上排列着单层基底细胞像一排墓碑附着在真皮上，称为绒毛。④嗜酸性粒细胞浸润于棘层松解周围的棘细胞之间，称为"嗜酸性海绵形成"。⑤真皮浅层有少量淋巴细胞、单核细胞、少量中性粒细胞、嗜酸性粒细胞浸润。

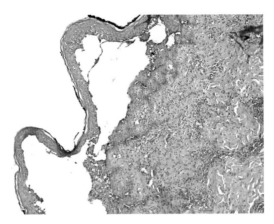

图 9-41　皮肤寻常天疱疮棘层水疱

免疫荧光：显示有 IgG 及 C3 在表皮细胞之间呈花边状沉积。

2. 落叶型天疱疮

好发于成人，一般不累及黏膜。组织形态特征是水疱位于表皮上部即位于颗粒层或颗粒层下方。

免疫荧光：显示有针对桥粒核心糖蛋白 1 的 IgG 型自身抗体沉积于表皮颗粒层细胞间。

3. 红斑型天疱疮

以面部中央的红斑样皮疹为特征，与红斑狼疮的蝶形红斑类似。可累及头、颈及躯干上部，极少累及黏膜。组织形态和免疫荧光与落叶型天疱疮类似，但疱内有大量中性粒细胞并伴有脓疱性皮炎。

4. 巴西天疱疮

其临床表现、组织形态、免疫荧光与落叶天疱疮不能区别，可视为同一疾病，主要流行于巴西。

六　类天疱疮

类天疱疮是一种良性慢性大疱性自身免疫性皮肤病。常见于 60 岁以上老人的四肢屈侧、腹部、腰部、腋窝、腹股沟等处，一般不累及黏膜。水疱呈半球形，壁厚，不易破，尼氏征阴性(用手指轻压陈旧水疱，水疱壁向周边扩展为尼氏征阳性，不扩展为阴性)。

光学显微镜观察

组织形态特征为表皮基底层下方有水疱或裂隙形成，水疱上面为表皮组织，下面为真皮的纤维血管组织。水疱内有渗出液、嗜酸性粒细胞、纤维素、少量淋巴细胞、中性粒细胞。真皮有乳头水肿。

免疫荧光：直接和间接检查可见表皮基底膜上有 IgG 和 C3 呈线状沉积；也可见 IgM、

IgD、IgE 等。

七　皮肤结核

皮肤结核大多由人型结核杆菌所致，其次为牛型结核杆菌。结核杆菌是一种抗酸杆菌。感染途径有外感染与内感染两种。外感染是皮肤损伤后，直接接触了结核杆菌或含有结核杆菌的排泄物。内感染是人体内有活动性结核病灶，其中的结核杆菌经血液或淋巴液传播到皮肤组织而发病。

典型的结核结节为上皮样细胞聚集，其中有少量散在朗汉斯巨细胞，周围有淋巴细胞浸润，上皮样细胞中心有不同程度的干酪样坏死，这是典型结核结节（图 9-42）。有时看不到典型的结核结节，只在炎症浸润灶中有不规则的上皮样细胞聚集，没有干酪样坏死。这种病变称为结核样结节或非干酪样肉芽肿病变。出现结核样结节并不一定是结核病，因为这种病变也可见于不典型分枝杆菌病、梅毒、麻风、部分真菌感染及异物反应等。结核病诊断的确立，理论上应证明有结核杆菌的存在；但找结核杆菌有时也很困难。作者体会要根据病理组织学、临床表现及实验室的检查结果（如结核杆菌形态学检查、细菌培养、PCR 检测等），若三者都符合则可以诊断，若有其中一项不支持，建议作描述性诊断。临床病理活检中常见的皮肤结核有以下几种。

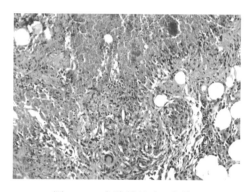

图 9-42　皮肤结核病（中倍）

（1）寻常狼疮，多见于儿童及青年的面部，尤其是鼻及面颊部。皮损为黄褐色小结节逐渐融合成斑块，用玻片压检，可见其中有散在棕褐色小点，称为狼疮结节，有诊断意义。结节可变为溃疡，症状不明显。OT 试验多为阳性。

光学显微镜观察

可见由上皮样细胞和多核巨细胞构成的结核性或结核样结节，干酪样坏死少或无。结节周围有淋巴细胞浸润。表皮可萎缩，破溃形成溃疡；也可表现为增生，棘层增厚，角化过度与乳头瘤样增生。

（2）疣状皮肤结核，为有较强免疫力的人遭受毒力强的外源性感染所致。好发于手、踝、臀及股部；皮损为高出皮肤面的暗红色硬结节或斑块。病程缓慢，临床症状不明显。结核菌素试验多为阳性。

光学显微镜观察

可见真皮中部有结核结节，有中等量的干酪样坏死。抗酸染色偶见结核杆菌。真皮上部有中性粒细胞、淋巴细胞及少量浆细胞、嗜酸性粒细胞浸润，有时可见小脓肿。表皮角化过度，棘层肥厚，有时可见假上皮瘤样增生。

（3）瘰疬性皮肤结核，又称液化性皮肤结核，简称瘰疬。患者常先有淋巴结结核或骨结核或关节结核，然后直接累及邻近皮肤而发病。皮损早期为皮下结节，逐渐与皮肤粘连，而后软化破溃，形成窦道或溃疡。

光学显微镜观察

可见病灶中心为非特异性炎症，如脓肿或溃疡，其周围为慢性炎性肉芽组织；在病灶深部或边缘可见结核结节，常见大量干酪样坏死及较多炎症细胞浸润。抗酸染色常可找到结核杆菌。

附注：抗酸染色阳性菌有结核杆菌、不典型分枝杆菌、麻风杆菌等。要由细菌学专业人员进行形态学分析鉴别，确定是否为结核杆菌；不能单凭抗酸染色阳性来确定结核杆菌。

八　麻风

麻风是由麻风杆菌引起的慢性传染病，主要侵犯皮肤和末梢周围神经。病变特点：麻风病变有亲神经性，常沿神经分布；神经有炎性细胞浸润；神经鞘有增生及破坏；神经轴索有变性、坏死；神经内或神经周围有肉芽肿形成。临床及病理分以下几型。

（1）未定型。早期非特异性炎症，表现为真皮内血管、毛囊、汗腺及皮神经周围有淋巴细胞、单核细胞浸润。皮肤感觉障碍轻，可自行消退。

（2）结核样型。患者免疫力强，皮损只有一处或一条浅神经干受累。感觉障碍明显，毳毛脱落，汗闭。皮损为界限清楚的红斑。光学显微镜下观察，可见真皮内有上皮样细胞构成的肉芽肿，与结节病类似。与结节病不同的是该肉芽肿多位于皮神经周围，皮神经常发生变性坏死，故真皮肉芽肿中心可见坏死组织，淋巴细胞、单核细胞浸润可累及表皮下或进入表皮的棘细胞层。表皮下境界带有淋巴细胞、单核细胞浸润。抗酸染色查麻风杆菌可为阴性或阳性。

（3）瘤型。患者抵抗力差，皮损数量多，分布广泛、对称。皮损为斑块或结节状。临床表现为狮面，眉毛、睫毛脱落。如果浅神经干受损可出现肢端对称性麻木。有时皮损处感觉障碍不明显。光学显微镜下观察，可见真皮内有较多泡沫细胞即麻风细胞浸润神经、毛囊、汗腺及皮脂腺，有时可见麻风细胞侵入皮下脂肪组织。真皮内淋巴细胞较少。抗酸染色可见大量麻风杆菌位于泡沫细胞内。表皮萎缩变薄；表皮下境界带为狭窄的正常胶原纤维无细胞浸润带，这是瘤型麻风组织学特征之一。

（4）中间界线类。组织结构变化较大，具有结核样型和瘤型麻风两种成分。此外还有界线偏结核样型麻风和界线偏瘤型麻风。

九　梅毒

梅毒是由梅毒螺旋体感染引起的疾病，大多数通过性行为传播，是性传播疾病，又称获得性梅毒；少数通过胎盘传播给胎儿，称先天性梅毒。临床及病理分三期。

一期梅毒，又称硬下疳。感染后15天到30天左右，在外生殖器发生单个偶尔多个小丘疹或结节，很快破溃形成无痛性糜烂或溃疡，呈圆形或椭圆形，暗红色，界限清楚，质硬，常伴有局部淋巴结无痛性肿大。不治疗经2周到8周后溃疡自愈。有的可累及口腔或肛门。

光学显微镜观察

可见外生殖器的皮肤或黏膜呈非特异性炎症伴溃疡形成。早期，有较多淋巴细胞、单核细胞及中性粒细胞，而后则出现大量浆细胞和淋巴细胞浸润为主的血管炎。小血管扩张充血，内皮细胞增生，管壁增厚。用银染色法或荧光抗体染色检查可见梅毒螺旋体，位于真皮毛细血管周围。每个螺旋体长$1\sim1.2\mu m$，有8个到12个弯曲。

二期梅毒，又称隐性梅毒。大约在一期梅毒4周到12周后发病。主要表现为全身皮肤、黏膜出现斑疹、丘疹或脓疱型梅毒疹；皮损分布广，对称，疹形较一致，暗红色，常无自觉症状。皮损经数周后可自行消退，但可反复发生。有的病例可出现全身浅表淋巴结肿大。病理组织学改变与一期梅毒相似即可见大量浆细胞和淋巴细胞浸润为主的血管炎，但有25%的病例浆细胞较少。有时可见上皮样细胞肉芽肿(上皮样细胞和散在多核巨细胞构成的肉芽肿，无干酪样坏死，类似结节病所以又称结节病样肉芽肿)。

三期梅毒，又称内脏梅毒。在二期梅毒未经治疗消退后进入1年到10年或更长的潜伏期，而后发生三期梅毒。病变除了有皮肤、黏膜损害以外，主要累及主动脉尤其是胸主动脉、睾丸、肝脏、心肌、脑和脊髓等部位形成树胶肿和弥漫性间质性炎症。树胶肿为上皮样细胞肉芽肿病变广泛，可累及大血管和皮下脂肪组织并可出现干酪样坏死。若上皮样细胞肉芽肿未侵犯大血管，无干酪样坏死，病变局限于真皮层，则称结节性梅毒疹。弥漫性间质性炎症表现为小血管内皮增生，管腔狭窄或闭塞，管壁及管腔周围均有大量浆细胞和淋巴细胞浸润，器官的实质萎缩，被增生的纤维组织代替。皮肤和黏膜的病变主要为浅表的结节性梅毒疹与深部组织的树胶肿。

一期和二期梅毒，合称早期梅毒，在病变组织内均可查见梅毒螺旋体；三期梅毒在病变组织内常查不到梅毒螺旋体。所有各型梅毒，除早期感染者外，梅毒血清反应常为阳性。

十　寻常疣

寻常疣是病毒感染所致的约绿豆大、半球形丘疹，表面粗糙不平、角化、发硬，基底无炎症，单发或簇集。好发于手背、面部、颈部。病程缓慢，无自觉症状。

光学显微镜观察

皮损表现为：①皮肤棘层增厚，乳头瘤样增生，疣的四周上皮脚向下延长呈弧形向内弯曲；②表皮角化过度伴乳头顶部不全角化，其下方颗粒层消失，乳头顶部不全角化细胞呈塔形分布与表皮垂直；③乳头状突起的基底部颗粒层的透明角质颗粒细胞呈灶性聚集；④颗粒层及棘层上部有灶性空泡细胞，细胞核小、圆形、嗜碱性，细胞浆透亮，似空泡，又称挖空细胞；⑤真皮乳头毛细血管扩张。

十一 尖锐湿疣

尖锐湿疣的病变特点是：①表皮呈乳头状、疣状增生；②表皮角化过度及角化不全，浅层有挖空细胞；③挖空细胞核增大周围有空泡，呈簇分布。

十二 传染性软疣

传染性软疣是传染性软疣病毒所致，多见于儿童或青年，通过直接接触而传染，可自体接种传染。好发于躯干、四肢近心端。皮损数目多少不定，为粟米或绿豆大、半球形，皮肤颜色正常或微红，中心有脐凹，可挤出白色乳酪样物质，称为软疣小体。

光学显微镜观察

本病主要病变位于表皮，表现为棘层肥厚，呈树叶状向下深入真皮，形成密集排列的梨形小叶，叶间的真皮乳头细而窄。表皮内出现许多软疣小体。软疣小体开始出现在深棘层即基底层上 1 层到 2 层细胞内，出现卵圆形红色均质结构，而后逐渐上移可达表皮上部，小体也逐渐增大，可挤压每个受损细胞的细胞核，使其靠边，形成半月形。当小体到达颗粒层、角质层时，则由红色变为嗜碱性的蓝色。角质层内的嗜碱性小体可达 35 微米，镶嵌在红色角质网中，对比鲜明。最后，病变中心角质层破裂，排出软疣小体，形成中心火山口样病变。病变的真皮层无炎症，或炎症轻微。若软疣小体进入真皮则可致明显炎症及异物巨细胞反应。

十三 扁平疣

扁平疣由人乳头瘤病毒 HPV-3 所引起，好发于青少年的面部、手背、前臂等处，为小米或绿豆大褐色丘疹。无自觉症状，病程缓慢，有时可自行消退，不留痕迹。

光学显微镜观察

可见表皮角化过度，因角质细胞空泡化，致角质层呈明显的网篮样外观。颗粒层均匀增厚，棘层肥厚，上皮脚轻度延长。颗粒层及棘层上部有弥漫性空泡化细胞，核位于中心，胞浆内透明角质颗粒很少，而周围非空泡化细胞内有大量透明角质颗粒。真皮无明显病变。

十四 痛风

本病95%发生于男性的足趾、踝、手、腕、肘、膝等关节。一般为单关节炎，少数为游走性多关节炎。临床表现为突发性关节红、肿、热、痛，持续数天或数周自愈，但常反复发作。痛风性关节炎是嘌呤代谢障碍性疾病，血浆尿酸水平升高超过 8mg/dl 即为超饱和，尿酸盐就会以结晶形式沉积于中枢神经以外的所有组织中。其中最常见的部位是关节及其周围组织。临床早期表现为不规则反复发作的急性关节炎，晚期在各关节内及其周围有尿酸盐沉积，引起慢性关节炎，可伴有关节及附近骨质破坏。约有 50% 的晚期病例尿酸盐沉积于皮肤的真皮及皮下组织，称为痛风石，临床表现为硬性黄色结节，直径为 3~5mm，少数可达数厘米，可不伴有痛风性关节炎。

痛风石好发于耳轮、肘部及指趾等处。

光学显微镜观察

可见尿酸盐结晶沉积于关节滑膜，早期(急性期)引起滑膜充血水肿伴中性粒细胞、淋巴细胞、少量浆细胞浸润；部分病例在滑膜内见到尿酸盐结晶。若尿酸盐结晶沉积于关节软骨，可使软骨面被破坏形成糜烂；若沉积于软骨膜可引起软骨膜增生骨化形成骨赘；若沉积于软骨下面的骨质则形成局部骨质破坏，可致骨关节炎。晚期(慢性期)，关节滑膜组织有痛风性肉芽肿形成，在纯酒精固定的标本中，肉芽肿中心为尿酸盐结晶，呈针形成束平行排列或放射状排列，与一些无定形灰白色均质性或粉末状蛋白物质混合；周围有大量多核异物巨细胞、成纤维细胞，部分淋巴细胞、单核细胞及浆细胞浸润共同组成痛风结节或称痛风性肉芽肿。痛风性肉芽肿可继发钙盐沉着、钙化，偶尔可见骨化。临床疑为痛风的标本应当用纯酒精固定；福尔马林固定的标本因尿酸盐可微溶于水，可能使针形尿酸结晶看不清楚，但有无定形蛋白物质及其周围的大量多核异物巨细胞、成纤维细胞，以及少量单核细胞、淋巴细胞围绕，也颇有特征。对无痛风结节的病例，可抽取关节液沉淀涂片直接查尿酸盐结晶，也可诊断。

鉴别诊断

主要与假痛风鉴别，假痛风又称关节软骨钙化病、焦磷酸钙结晶沉着病，可能与钙代谢紊乱有关。病变常为多发性、对称性分布，好发于膝关节，少见于踝、髋、肩、肘、腕等关节。临床常表现为急性、亚急性或慢性关节炎伴血浆钙升高。患者常有甲状旁腺功能亢进。光学显微镜下观察，可见钙盐沉着于软骨细胞，可致软骨细胞变性、坏死破裂；可继发变性性关节炎。若钙盐沉积增多可融合成块，用 X 射线可显示点状钙化。钙盐沉积于滑膜，可致急性滑膜炎。焦磷酸钙可游离于关节渗出液内，呈线形或菱形结晶状。关节滑膜等软组织内只有钙化，无痛风结节。

参 考 文 献

1. Rosai J. Rosai and Ackerman's. Surgical Pathology [M]. 10th ed. St Louis：Mosby，2011：2892.

2. Mckee P. H. Pathology of the Skin with Clinical Correlations [M]. 3th. 朱学骏，孙建方主译. 北京：北京大学医学出版社，2007.

3. 刘彤华主编. 诊断病理学 [M]. 第 3 版. 北京：人民卫生出版社，2015.

4. David E，Elder，et al. WHO Classification of Skin Tumours [M]. Lyon France：International Agency of Research on Cancer (IARC)，2018.

5. 陈锡唐，刘季和，等. 实用皮肤组织病理学 [M]. 广州：广东科技出版社，1994.

6. Leboit P E，Burg G，Weedon D，et al. Pathology and Genetics of Skin Tumours [M]. Lyon France：IARC Press，2006.

第十章　骨与关节常见疾病

第一节　概述

一　骨组织的基本病变

(一)未成熟骨组织及反应性增生骨组织

1. 骨样组织

骨样组织是骨母细胞产生的未钙化的骨基质，为无细胞的淡红色均质性物质，宽带状，其周围骨母细胞呈单层连续排列，贴在骨样组织表面。骨母细胞在静止状态时为梭形似成纤维细胞；机能活跃时呈椭圆形或多边形，核圆，胞浆丰富嗜碱性，有突起伸入骨表面的骨小管内。它分布于骨表面，未成年人骨母细胞较多，成年后骨母细胞较少或无。

肿瘤性骨样组织与胶原纤维的区别是：肿瘤性骨样组织宽窄不一，可从丝线样到带状，可见多向分支现象。肿瘤性骨样组织在高倍显微镜下观察，呈均质性淡红色无纤维结构。肿瘤性骨样组织附近的骨母细胞活跃或有异型性。胶原纤维在高倍显微镜下观察，可见原纤维结构，其附近为成熟的纤维细胞或成纤维细胞，无异型性，无不成熟的骨母细胞，排列有一定方向性。

2. 编织骨

编织骨又称纤维骨，其骨基质中的胶原纤维排列呈编织状，是骨样组织和成熟骨组织之间的过渡性骨组织。编织骨表面常有薄层骨样组织和骨母细胞，其内的骨细胞体积大，陷窝不明显，分布不均匀。基质内有弥漫分布粉末状的钙盐沉着，但无板层结构。基质内胶原纤维粗大，横径可达 $13\mu m$(成熟骨基质胶原纤维横径为 $2\sim4\mu m$)，排列紊乱，无极向性。

成人只有少量编织骨分布于肌腱或韧带附着处、牙床、颅骨骨间隙等处，其余为成熟骨组织。编织骨若出现在非正常部位则为病理性改变。

3. 反应性骨组织

反应性骨组织又称反应性增生骨组织或新生骨组织。是由炎症、肿瘤、外伤或代谢性疾病所形成的新骨，是病理性改变。良性反应性增生骨组织，骨小梁较宽呈带状，形状规则，其外的骨母细胞呈单层连续排列，细胞无异型性。骨母细胞与骨小梁之间有少量骨样组织。骨小梁内的骨细胞较多，排列较密。反应性骨组织，存在从不成熟的骨样组织到编织骨再到成熟的板层骨逐渐过渡的现象。肿瘤性骨样组织无这样的过渡现象。反应性骨样组织排列较规则，有一定的力学方向。肿瘤性骨样组织排列紊乱，常在宿主骨之间浸润，无力学方向。骨肉瘤的骨样组织宽窄不等，形状不规则，骨母细胞有异型性，排列成簇或条索状。

（二）成熟骨组织及其基本病变

1. 成熟骨组织的组织结构

成熟骨组织（板层骨）含骨密质、骨松质在 HE 切片上均有靶环样黏合线。骨密质分布于长骨骨干和骨骺外侧即骨皮质。其中有横向穿越的 Volkmann 管与纵向行走的中央管（哈弗管）相连，内有神经、血管及骨膜。骨松质又称骨髓质位于长骨内侧，呈小梁状、片状，相互连接形成网状结构，网孔内充满骨髓组织。在骨小梁表面有一层薄的骨内膜，含有毛细血管、神经和纤维组织。在骨皮质外有较厚的骨外膜，含有纤维组织、骨母细胞、小血管和神经组织。

长骨两端为骨骺，未骨化前的骨骺为软骨。两端骨骺之间的部分称骨干，骨干和骨骺交界处称干骺端，是骨长度增长的主要部分。干骺端在成年（17 岁）前为软骨构成的骺板，骺板中的软骨细胞不断分裂增殖及退化，经过破骨细胞及成骨细胞的改造逐渐形成骨小梁，使骨化现象不断向两端推进，长骨因而不断增长。随着年龄的增长，骺板逐渐骨化变窄，到成年（20 岁）后则闭合成为骺线。长骨两端的骨骺中心逐渐变为松质骨，其表面形成关节软骨。关节软骨与一般透明软骨有一定差异：表层细胞较小，单个分布，深层细胞较大排列成行与表面垂直，近骨质的软骨基质常见钙化并与骨骺线相连。

软骨成骨：成骨细胞由软骨细胞化生而来。显微镜下观察，可见软骨基质的背景上出现灶性骨小梁。在骨小梁的基质中可见少量残留的软骨细胞。

2. 宿主骨

宿主骨即原有的正常成熟骨组织，含骨密质（骨皮质）和骨松质（骨髓质）。骨结构正常，黏合线可见，骨细胞存在，骨片边缘不规则。

3. 骨质吸收

骨质吸收是指在成熟骨组织的骨陷窝内出现多核破骨细胞。

4. 坏死骨（骨坏死）

坏死骨是指骨基质呈片状红色均质状，或紫色粉末状或云雾状伴有大片骨细胞消失，留下空陷窝。死骨片着色深，可见较多钙盐沉着，外形不规则，边缘常呈地图样。

（1）缺血性骨坏死，又称无菌性骨坏死，骨皮质和骨髓质同时坏死，骨细胞在陷窝内广泛消失，其周围无炎性细胞浸润。有时死骨一侧有骨质吸收，出现破骨多核巨细胞；另一侧有成骨现象，出现骨母细胞，有新生血管及成纤维细胞长入坏死区。

（2）炎症性骨坏死，死骨片周围有大量中性粒细胞或化脓性肉芽组织或有结核病变等。死骨形态同上述坏死骨。

（3）慢性骨髓炎与正常骨髓组织的鉴别：正常成年人骨髓组织切片，中性分叶粒细胞和中性杆状粒细胞之和≤30%，成熟浆细胞极少（<2%），成熟淋巴细胞 15%~25%，单核细胞 5%，嗜酸性粒细胞（含幼稚及成熟的）<5%。如果中性分叶粒细胞>1/3 并有较多成熟浆细胞，提示慢性骨髓炎可能性大。结合临床及影像学综合分析再诊断。如果中性分叶粒细胞和浆细胞数量之和大于骨髓细胞总数的 1/2，或 2/3 伴有炎症性死骨形成，则可诊断为慢性骨髓炎。

注意：看组织切片中的骨髓细胞必须用高倍显微镜或油镜仔细而全面观察。

（4）人工造成的骨细胞丢失，骨基质结构组正常，黏合线存在，骨细胞多是散在或小灶性缺失。

5. 间质黏液变性，显微镜下观察，可见骨小梁之间纤维组织结构疏松，间质细胞为梭形或星芒状，背景为淡蓝色或灰蓝色，着色深浅不一。该病变可见于多种疾病。

二 骨肿瘤的诊断

骨肿瘤的诊断要严格遵循临床、影像、病理三结合的原则。骨病理诊断中，临床、影像资料特别重要，单凭小块标本诊断易误诊。如早期良性新生骨组织即早期骨痂，骨细胞增生活跃，易误诊为骨肉瘤。若参考临床有骨外伤史及取材时间，距离受伤有多久可帮助鉴别。甲状旁腺功能亢进的棕色瘤与骨巨细胞瘤易混淆，但若知道临床血钙升高，血磷低，PTH 升高，骨病变是多灶性可帮助鉴别。

骨肿瘤诊断要注意发病年龄、病变部位、肿瘤大小、临床表现、影像学特征。如骨肉瘤好发于 10 岁至 25 岁，男性较多，50%以上发生于膝关节附近(股骨下端或胫骨上端)；影像学常有日光样骨膜反应及 Codman 三角。骨样骨瘤、骨母细胞瘤、软骨母细胞瘤、骨嗜酸肉芽肿、骨性纤维结构不良等好发于青少年。脊索瘤好发于中轴骨，尤其是骶尾部和颅底。内生性软骨瘤多见远心端，如手、足部小骨，其直径一般小于 3cm；反之，若发生于近心端，如髂骨、股骨或骨盆等体积较大的软骨肿瘤，尽管细胞分化较好，也要考虑有高分化软骨肉瘤的可能性。Ewing 肉瘤多见于幼儿，影像学见病骨有洋葱皮样层状骨膜反应；临床有明显全身症状，如发烧、贫血、衰竭。

三 骨肿瘤发生与基因的关系

骨肿瘤发生与基因的关系归纳起来有以下 5 种情况：①抑癌基因(如 RB、P16、P53 等)失活或丢失；②癌基因(如 CDK4、MDM2、SAS 等)激活；③DNA 受损后，修复基因失活；④染色体易位后嵌合体的发生；⑤端粒和端粒酶的异常改变，尤其是端粒酶重新激活，致端粒延长，可使细胞获得无限分裂能力，形成恶性肿瘤。

第二节 成骨性肿瘤

一 骨瘤

多见于 30 岁至 50 岁的成人，男性多于女性，骨瘤发生部位依次为颅面骨、额窦、筛窦、长骨等。临床表现为单发无痛性骨样外突肿块。

光学显微镜观察

可见肿瘤由粗大的骨小梁相互连接成网，网孔内为疏松纤维组织和血管。偶见脂肪组织和骨髓组织。

内生性骨疣，为骨髓内的骨瘤，是由板层骨和编织骨构成的圆形结节，无骨样组织。好发于成年人，任何部位均可发生，生长缓慢，多数无症状，偶有疼痛感，其直径多为 2~20mm。

二 骨样骨瘤

多见于 11 岁至 30 岁的男性，女性较少，好发部位依次为股骨、胫骨、肱骨、手足骨及脊柱。发生于长骨者多位于干骺端的骨皮质。瘤体小，直径常为 1~1.5cm 左右。常为单发，偶见多发。临床表现为疼痛，夜晚加重，可用水杨酸类药物(如阿司匹林)缓解。X射线可显示特征性的"鸡眼征"即透光区中心有高密度钙化灶，透光区周围为硬化骨。

光学显微镜观察

早期，肿瘤由多量骨母细胞和少量纤细的骨样组织及梁带状编织骨连接成网状的骨小梁，网眼内为疏松纤维及血管组织，有成纤维细胞及纤维细胞，偶见少量多核巨细胞。中晚期，有少量骨母细胞及较多骨样组织，并可出现灶性钙化，形成 X 射线上的中心钙化。骨样骨瘤的网状骨样组织可钙化变为编织骨但不会变为成熟的板层骨。肿瘤周围反应性硬化骨为成熟的板层骨，为"鸡眼征"外壳，二者界限清楚。

鉴别诊断

(1)骨化性纤维瘤，其直径常大于 1.5cm，肿瘤内无骨样组织。

(2)骨母细胞瘤，瘤体大于 2cm，肿瘤内骨母细胞数量比骨样骨瘤多。

三　骨母细胞瘤

常见于 10 岁至 30 岁，男女比例为 2∶1，发病部位多见于长骨的干骺端或骨干的骨松质，很少累及骨骺或骺板；其次是椎骨的椎弓和棘突。影像学表现为圆形或椭圆形，界限清楚，偏心性，溶骨性病变，溶骨灶直径常大于 2cm，可伴有钙化。

光学显微镜观察

其组织形态与骨样骨瘤相似，所以又称巨大骨样骨瘤。肿瘤由骨母细胞、骨样组织及编织骨小梁共同组成，相互连接成网状结构。胖梭形、立方状或多边形的骨母细胞呈单行或双行线状排列，贴附在骨样组织或编织骨小梁的周边，形态单一，无异型性；核分裂极少或没有。间质为富血管的疏松纤维组织，可见少量散在小型的多核巨细胞。少数病例肿瘤间质内可见少量透明软骨或有动脉瘤样骨囊肿样病变。

以前认为是良性的骨母细胞瘤，2020 年，WHO 将其归为中间型，有局部侵袭性。

鉴别诊断

(1)骨样骨瘤，瘤体直径为 1~1.5cm，骨母细胞较少。

(2)普通型骨肉瘤，骨母细胞有明显异型性，排列呈片状、条索状，非单行或双行线状；核分裂易见并有病理性核分裂，常见肿瘤坏死。肿瘤组织内有时见宿主骨被侵蚀后，残留的成熟板层骨片。X 线显示有明显骨质破坏及日光样骨膜反应。这些与骨母细胞瘤不同。

以前的分类中有侵袭性骨母细胞瘤，WHO 2002 年及 2020 年分类未见此名，可能是将它归入骨母细胞型的普通型骨肉瘤中。

四　成骨肉瘤

成骨肉瘤(骨肉瘤)，是最常见的骨原发恶性肿瘤，约占骨恶性肿瘤的 21%。好发于10 岁至 25 岁，男性较多；10 岁以下，40 岁以上少见。发病部位主要为股骨下端、胫骨上端(二者之和占 73%)其次是肱骨、腓骨等。

骨肉瘤发生于手足小骨和脊柱骨者极为罕见。骨肉瘤有原发性和继发性两种；继发性是其他骨肿瘤如骨 Paget 病、纤维结构不良等恶变而来。

骨肉瘤依据部位不同，可分为骨内骨肉瘤和骨表面骨肉瘤。骨内骨肉瘤中 90% 为普通型骨肉瘤，另外的 10% 为血管扩张型、低级别中心型、小细胞骨肉瘤型等几种。普通型骨肉瘤依据其主要成分可分为：骨母细胞型、软骨母细胞型、纤维母细胞型三大类。骨表面骨肉瘤又分为：骨旁骨肉瘤、骨膜骨肉瘤、骨表面高级别骨肉瘤、去分化骨旁骨肉瘤等几种。为了工作方便除普通型骨肉瘤外，作者将其他少见的骨肉瘤统称为特殊型骨肉瘤。

（一）普通型骨肉瘤

普通型骨肉瘤又称经典型骨肉瘤。临床表现为进行性，持久性和严重的关节肿痛，活动受限，发热，血清碱性磷酸酶升高等。

影像学

X 射线显示骨质破坏区呈低密度筛孔状或虫蚀样，骨质增生区密度增高呈棉絮样或云朵样，同时伴有日光样骨膜反应或称 Codman 三角。肿瘤多位于长骨干骺端骨髓腔内，可穿破骨皮质侵犯软组织，将骨膜抬起，在骨膜下有垂直骨干的肿瘤骨及针状反应骨形成。肿瘤极少累及骺板或骺线，可能是软骨对骨肉瘤有阻挡作用。

光学显微镜观察

普通型骨肉瘤占骨肉瘤 80% 以上，组织形态多种多样，按其优势原则，可将普通型骨肉瘤分为**骨母细胞型**，最常见，主要为异型骨母细胞和肿瘤性骨样组织（图 10-1 和图 10-2）；**纤维母细胞型**，肿瘤性骨母细胞以梭形为主，有时可见散在多核巨细胞（图 10-3~图 10-5）；**软骨母细胞型**，肿瘤组织一半以上为结节状软骨肉瘤，其间为梭形骨母细胞及肿瘤性骨样组织；有时可见网状肿瘤性骨样组织包绕残留的板层骨形成所谓"脚手架"现象。

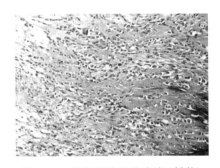

图 10-1　骨母细胞型骨肉瘤（低倍）

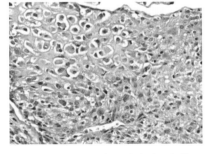

图 10-2　骨母细胞型骨肉瘤（高倍）

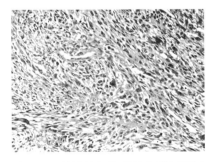

图 10-3　纤维母细胞型骨肉瘤（低倍）

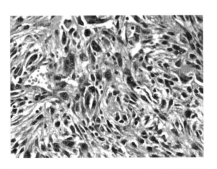

图 10-4　纤维母细胞型骨肉瘤（高倍）

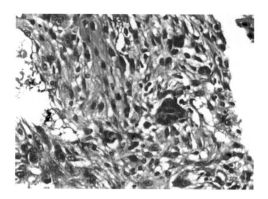

图 10-5 骨肉瘤中多核巨细胞(高倍)

　　有一条基本原则是：必须有异型性的骨母细胞加上肿瘤性骨样组织。异型性的骨母细胞可以是椭圆形、多边形、梭形，细胞核深染，核偏位或居中，核分裂易见，胞浆丰富，嗜碱性或双色性。细胞排列呈片状、块状、梁状或条索状。异型骨母细胞周围有形状不规则的肿瘤性骨样组织，宽窄不一，多为纤细网状结构。此为诊断骨肉瘤的必备条件。有时可见肿瘤细胞软骨化生，化生的软骨细胞呈结节状分布。结节周围的软骨细胞生长活跃，核大，可见双核或巨核软骨细胞，中心部分软骨细胞较稀少，细胞背景为淡蓝色软骨基质。此时不要误诊为软骨肉瘤！有时在软骨结节中见有灶性骨化生。在骨样组织、骨母细胞密集区和化生软骨结节之间有多少不等的成纤维细胞样的梭形肿瘤细胞及胶原纤维，似纤维肉瘤。三者混合，数量相近的称混合型骨肉瘤。

　　WHO 骨肿瘤分类中，在普通型骨肉瘤增加下面几个亚型：①硬化型，肿瘤内有较多粗大钙化的骨样组织即编织骨，形成网状结构侵蚀包绕残留的板层骨，肿瘤细胞似成纤维细胞或纤维细胞。②透明细胞型，肿瘤细胞胞浆透明，肿瘤细胞间为肿瘤性骨样组织。③上皮样型，肿瘤细胞胞浆丰富排列呈巢状，细胞巢之间为肿瘤性骨样组织。④富巨细胞型，肿瘤内有大量破骨细胞样的多核巨细胞散在分布，背景为纤维母细胞型骨肉瘤。⑤软骨黏液样纤维瘤型，肿瘤呈结节状，结节内有广泛黏液变，骨样组织呈片状或条索状，散在分布，瘤细胞异型性不明显，常侵蚀包绕宿主骨。⑥恶性纤维组织细胞瘤样型，明显异型的梭形细胞呈车辐状或漩涡状排列，瘤细胞间为肿瘤性骨样组织。

　　(二)特殊型骨肉瘤

　　1. 血管扩张型骨肉瘤

　　好发于儿童及青少年的下肢长骨。显微镜下观察为普通型骨肉瘤，其中有较多囊状扩张的小血管，似动脉瘤样结构。血管周围有时可见散在小型良性多核巨细胞，可能是出血反应。预后较差。

　　2. 低级别中心型骨肉瘤

　　又称髓内高分化骨肉瘤，多见于 30 岁以上的成人股骨下端或胫骨上端的干骺端，从髓腔内开始。病程多在一年以上，病变的组织形态非常类似骨旁骨肉瘤。与骨旁骨肉瘤的区别是影像学见此瘤的瘤体主要位于骨髓内，而骨旁骨肉瘤主要瘤体在骨表面。与骨促结缔组织增生性纤维瘤即骨侵袭性纤维瘤病的唯一区别是用中倍显微镜仔细寻找，低级别中心型骨肉瘤在梭形细胞间可见数量不等的编织骨、骨样组织，其周围梭形细胞增生活跃有轻度异型性。低级别中心型骨肉瘤临床预后比普通型骨肉瘤好。

3. 小细胞型骨肉瘤

类似 Ewing 肉瘤的小圆形细胞肿瘤，不同的是在小细胞之间可见网状或小片状骨样组织，有时可见小片状软骨样基质。

4. 骨表面骨肉瘤

它包含骨旁骨肉瘤、骨膜骨肉瘤、骨表面高级别骨肉瘤、去分化骨旁骨肉瘤等 4 种。

（1）骨旁骨肉瘤 又称皮质旁骨肉瘤是骨表面发生的骨肉瘤，多见于 20~40 岁的成人的股骨下端后侧或肱骨上段。临床表现为腘窝部无痛性大肿块，生长缓慢，病程常在数年以上。低度恶性，预后较好。

影像学表现

骨皮质旁软组织结节状块影，广基，界限清楚，肿瘤基底及中心部密度高，边缘密度低。有的可环绕股骨干生长或破坏骨皮质侵入骨髓腔。

光学显微镜观察

可见肿瘤附着于骨皮质，表面有包膜。肿瘤包膜下主要成分为核稍大的梭形纤维样细胞及胶原纤维，梭形细胞之间有梁状编织骨、骨样组织和软骨岛。基底部及中心部骨小梁较多而且较成熟，骨母细胞较小。远离基底的边缘部分，骨小梁较少，骨母细胞生长活跃，胞体较大。骨小梁周围为成纤维细胞样骨母细胞。肿瘤组织极似良性病变！肿瘤晚期可侵犯骨髓腔和哈伏氏管。

骨旁骨肉瘤的鉴别诊断

与骨化性肌炎鉴别。后者是创伤反应增生性病变，病程短，多在数周之内，病变部位在肌肉内。组织学见病灶中心为增生活跃纤维细胞，病灶外周为成熟的硬化骨壳，与骨旁骨肉瘤相反。影像学表现像鸡蛋壳，外周密度高，中心密度低。而骨旁骨肉瘤影像学与它相反，中心密度高，边缘密度低。

与纤维结构不良鉴别。后者病变位于骨内，影像学呈毛玻璃样改变，与前者有明显不同。组织学二者也有明显不同。

与低级别中心型骨肉瘤鉴别。本节见前面低级别中心型骨肉瘤中相关内容。

（2）骨膜骨肉瘤，是骨表面发生的骨肉瘤，多见于 20~30 岁男性的胫骨中上端或股骨骨干，也可见于肱骨、腓骨、髂骨。临床表现为外生性小肿物，平均直径为 3cm，病程为 2 个月至 2 年不等。

光学显微镜观察

可见主要成分为肿瘤性软骨组织呈结节状分布；肿瘤基底部结节内有少量骨样组织、编织骨及纤维组织。

骨膜骨肉瘤应与骨皮质旁软骨肉瘤鉴别：前者多见于 20~30 岁，发病年龄较轻，肿瘤底部有肿瘤性骨样组织；骨皮质旁软骨肉瘤好发于 30~60 岁，肿瘤内无骨样组织，依此可与骨膜骨肉瘤鉴别。

（3）骨表面高级别骨肉瘤，好发于 20~30 岁的男性股骨下端骨表面的骨肉瘤。组织形态类似骨母细胞型骨肉瘤，但肿瘤内有大量肿瘤性骨样组织。影像学特征及预后与普通型骨肉瘤相同，但位于骨表面。

（4）去分化骨旁骨肉瘤，其组织学特征是：大部分为高分化（低级别）骨旁骨肉瘤，少数为低分化（高级别）梭形细胞肉瘤，如纤维肉瘤、恶性纤维组织细胞瘤（未分化/未分类肉瘤）、普通型骨肉瘤等。2020年，WHO在骨肉瘤中增加"继发性骨肉瘤"，它常来源于骨Paget病。

作者体会：在诊断骨肉瘤时要注意以下几点。

（1）肿瘤性骨样组织与胶原纤维如何鉴别？胶原纤维常与纤维细胞伴随，可单条散在，也可呈片状分布，排列均有一定的方向性。单条的胶原纤维一般不会出现钙盐沉着或钙化现象。而肿瘤性骨样组织常与异型骨母细胞伴随，排列紊乱常形成网状结构，网眼大小不等，形状不规则，无方向性。网眼内为团块或条索状排列的异型骨母细胞。肿瘤性骨样组织多为较窄的红丝线样或纤维状，宽窄不一。单条肿瘤性骨样组织有时可以找到钙盐沉着现象。高分化骨肉瘤，肿瘤性骨母细胞与纤维母细胞、纤维细胞相似，此时要看有无侵蚀包绕宿主骨，并要结合影像学特征及临床表现综合分析。

（2）良性反应性增生骨样组织与骨肉瘤的骨样组织如何区别。骨肉瘤的骨样组织一般比较纤细，粗细不均匀，排列不规则，常与肿瘤性骨母细胞伴随。肿瘤性骨母细胞有异型性，呈簇状或条索状分布。良性反应性增生骨样组织一般比较粗，排列规则，伴随的骨母细胞无异型性，多呈单层连续排列。

（3）关于软骨问题。正常关节面的软骨组织，软骨细胞密集，排列成行，有一定的方向性。长骨两端为骨骺，在未成年以前为软骨，但有逐渐成熟现象（由幼稚逐渐向成熟过渡，排列部分紊乱，部分成行成排，细胞核部分圆形淡染部分核浓缩）；成年后骨骺表面的软骨变为关节面软骨，骨骺中心变为松质骨。良性病理性新生软骨，软骨细胞结构清楚，核形态正常，无异型性；细胞排列紊乱；软骨基质常有钙化和/或黏液变性。普通型骨肉瘤有时可见大片软骨组织，有时软骨细胞有明显异型性，似软骨肉瘤，此时要多取材，仔细观察，若有骨肉瘤的背景还是应该诊断为骨肉瘤。因软骨肉瘤中一般无骨肉瘤成分。

普通型骨肉瘤、骨母细胞瘤、骨样骨瘤三者的鉴别表如下。

指标	普通型骨肉瘤（恶性）	骨母细胞瘤（良性）	骨样骨瘤（良性）
年龄	10~25岁	10~30岁	10~30岁
部位	股骨下、胫骨上段	椎骨、长骨、颅骨、手、足骨	股骨、胫骨、肱骨、手、足骨、椎骨
大小	大小不定	大于20mm	10~15mm
症状	肿胀、疼痛伴有血管怒张	疼痛不明显	疼痛明显，夜晚疼痛加重
X线	日光样改变或出现Codman三角	膨胀性溶骨性改变	中心密度低伴钙化，周围密度高"鸡眼征"。
组织学	异型骨母细胞成团分布加肿瘤性骨样组织	异型不明显的骨母细胞单行连续排列加带状骨样组织	带状骨样组织加少量骨母细胞呈单行连续排列
核分裂	易见，常大于2/10HPF	小于2/10HPF	罕见

（三）骨肉瘤治疗原则

保肢手术适应证：①年龄大于 15 岁骨骼发育基本成熟；②临床分期为ⅡA 或ⅡB 化疗效果良好；③肿瘤恶性程度较低而且未累及神经、血管、皮肤，无病理性骨折和局部感染；④能在肿瘤包膜外完整切除肿瘤；⑤保留肢体的复发率和生存率与截肢术差不多；⑥患者和家属要求保肢，而且有心理和经济上的承受能力。

截肢手术：无上述适应证者原则上应行截肢手术。对于低级别骨肉瘤需扩大切除术，要保证切缘无肿瘤细胞。术后病理结果仍为低级别骨肉瘤可以随访观察，若病理结果为高级别骨肉瘤，术后应加辅助化疗。对于骨膜骨肉瘤手术，术前应做辅助化疗再进行扩大切除术，术后处理同低级别骨肉瘤。对于高级别骨肉瘤，肿瘤侵犯骨髓及表面者，应先做辅助化疗，然后查胸片、PET 及病灶局部 X 线，排除转移后可做截肢或扩大切除术，术后继续化疗。无法手术者进行化疗联合放疗。

化疗：上述保肢和截肢手术，若肿瘤为高级别，术前要做化疗，术后也要化疗；无法手术或术后复发或不接受手术者也可用化疗。

放疗：骨肉瘤对放疗不敏感，但若切缘阳性或手术难度大的部位如颅底也可用放疗。

第三节　成软骨性肿瘤

一　软骨瘤

好发于 10~40 岁，无性别差异。发病率仅次于骨软骨瘤。

1. 外生性软骨瘤

又称骨膜性软骨瘤，好发于长骨和手、足小骨。是骨膜发生的良性肿瘤，可呈膨胀性侵蚀骨皮质，呈蝶状硬化，极少累及骨髓腔。显微镜下观察为软骨组织呈分叶状结构，软骨细胞较密集，细胞核圆形深染多呈固缩状态，偶见双核。基质均匀淡蓝色，可见灶性黏液变性或钙化。

2. 内生性软骨瘤

是发生于骨髓腔的良性软骨肿瘤，好发于 20~40 岁，男性较多；发生部位以手掌骨、手指骨最多；位于骨干中心呈膨胀性病变，使骨皮质变薄。肿瘤可为单发或多发。如果是多发性内生性软骨瘤并发肢体发育畸形者称为 Ollier 病；如果是多发性内生性软骨瘤并发血管瘤者称为 Maffucci 综合征。二者易恶变为软骨肉瘤或骨肉瘤。

光学显微镜观察

可见肿瘤由分叶状透明软骨组成。软骨细胞为圆形或卵圆形，核圆，居中，着色深，胞浆丰富内含空泡。软骨基质为淡蓝色均质性（图 10-6 和图 10-7）可伴有钙化或骨化。有时软骨细胞为多角形或梭形，软骨基质有黏液样变。内生性软骨瘤与高分化软骨肉瘤鉴别困难时，必须结合临床部位、肿瘤大小及影像学资料综合分析。如果肿瘤位于近心端如髂骨、股骨、肋骨、肩胛骨、肱骨等处，或肿瘤直径大于 6cm，（肋骨内生性软骨瘤直径大于 4cm，或骨软骨瘤的软骨帽厚度大于 3cm，外生性软骨瘤直径大于 8cm）；组织学上尽管软骨细胞异型性不明显，也要考虑高分化软骨肉瘤。如果是远离心脏的手、足部位小骨内生性软骨瘤，瘤细胞有少量双核，类似软骨肉瘤 1 级，仍可诊断为软骨瘤，不能诊断为软骨肉瘤！

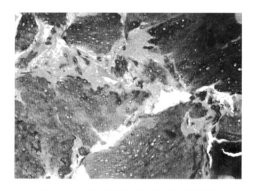 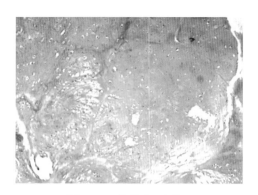

图 10-6　软骨瘤的分叶结构(低倍)　　　　　　图 10-7　软骨瘤(中倍)

二　骨软骨瘤

是骨良性肿瘤中最常见的，好发于 10~30 岁，男性比女性多。常累及四肢长骨的干骺端，其中有近一半发生在股骨下端和胫骨上端。常为单发，偶见多发。肿瘤直径多数为 2~5cm。多发，恶变率为 20%。临床表现常为局部肿块伴疼痛。

光学显微镜观察

低倍镜由表面向下观察骨软骨瘤：可见表面为纤维性软骨膜；其下为软骨帽，深部有软骨化骨；第三层为疏松的骨小梁即松质骨，其中有时可见骨髓组织。软骨帽为成熟软骨组织(图 10-8 和图 10-9)；软骨细胞多数由表面向下呈直线排列，类似关节软骨。成年患者，若软骨帽厚度大于 3cm，或整个瘤体最大直径大于 8cm，应考虑恶性变。

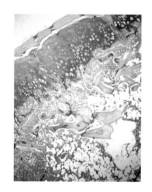 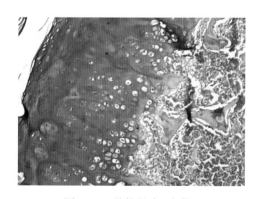

图 10-8　骨软骨瘤三层结构(低倍)　　　　　图 10-9　骨软骨瘤(中倍)

三　软骨母细胞瘤

此瘤比较少见，好发于 10~20 岁，男性较多。肿瘤几乎全部发生在长骨的骨骺端，紧贴关节软骨，为本瘤特征。发病部位依次为股骨下端、胫骨上端、股骨大转子。患部疼痛明显。

影像学

显示骨骺或骨骺附近界限清楚，有溶骨性病变，其中可见灶性钙化，肿瘤周围骨质轻度硬化，无骨膜反应。

光学显微镜观察

低倍镜下可见瘤细胞丰富，密集排列，细胞均匀一致，异型性不明显。瘤细胞间有少量散在多核巨细胞。约有 50% 的病例见有格子样钙化，约有 1/3 的病例合并动脉瘤样骨囊肿。高倍镜可见瘤细胞为圆形、椭圆形或多角形，胞浆中等量，透亮或淡红色，细胞膜非常清楚所以细胞界限清楚；细胞核呈圆形、卵圆形，居中，核膜厚，部分细胞核可见纵行的核沟或核形不规则。偶见核内有 1 到 2 个小核仁，核分裂极少见，无病理性核分裂。个别瘤细胞可见核增大，核深染。瘤细胞之间有少量软骨基质，部分区域可见软骨基质有钙盐沉着呈深蓝色网格样包绕瘤细胞，形成"格子样钙化"（图 10-10~图 10-12）此病变有特异性，但非所有软骨母细胞瘤都有此病变。WHO 2006 年中文版（283~284 页）记载：少数病例发生于颅骨，年龄多为 40 岁左右，发生于颞骨者复发率为 50%，其他部位复发率为 14%~18%，良性软骨母细胞瘤偶尔可发生肺转移，这些转移灶临床多处于静止状态，长期观察或手术均有满意的疗效。

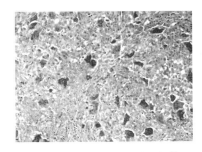

图 10-10　软骨母细胞瘤（中倍）

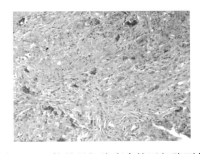

图 10-11　软骨母细胞瘤多核巨细胞不匀

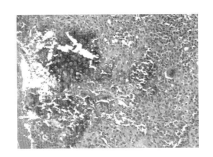

图 10-12　软骨母细胞瘤的格子样钙化

免疫组化

瘤细胞 S-100(+)，Vimentin(+)，骨巨细胞瘤和非骨化性纤维瘤二者均有多核巨细胞但 S-100 均阴性。

鉴别诊断

(1)与软骨肉瘤的区别。软骨肉瘤的瘤细胞周围有软骨陷窝，单核大细胞、双核细胞常见，瘤细胞异型性较明显。软骨肉瘤Ⅲ级才有少量多核巨细胞。细胞之间有较多软骨基质，瘤细胞排列疏松，瘤细胞呈结节状分布。高峰发病年龄 30~60 岁，比软骨母细胞瘤发病年龄大些(软骨母细胞瘤好发于 10~20 岁，男性较多)。软骨母细胞瘤，肿瘤细胞无明显异型性，无双核细胞。多核巨细胞较多，分布不均匀。瘤细胞密集排列，周围无陷窝，细胞之间软骨基质很少，瘤细胞密集弥漫分布，不呈分叶状，常见"格子样钙化"。

(2)与骨巨细胞瘤的区别。骨巨细胞瘤中的多核巨细胞数量多，分布均匀，单核基质细胞呈短梭形。好发年龄 20~40 岁，比软骨母细胞瘤 10~20 岁晚一些。影像学表现为长骨干骺端，偏心性、溶骨性、膨胀性病变，病灶多呈肥皂泡样改变。与软骨母细胞瘤的溶骨伴钙化性改变也不同。

四 软骨黏液样纤维瘤

是比较少见的良性骨肿瘤，有时可与软骨母细胞瘤混合存在于同一肿瘤内。好发于 10~30 岁的少年或青年；发病部位依次为胫骨、股骨、腓骨、手足骨、盆骨、椎骨。

影像学

多表现为长骨干骺端偏心性、溶骨性、多房性界限清楚的病变。部分病例肿瘤可外突。骨内骨质硬化形成蚌壳样或扇形骨壳，影像学称"贝壳征"病灶内可见钙化，其周围无骨膜反应。

光学显微镜观察

低倍镜可见肿瘤略呈结节状，结节间分隔不完全。结节中心部分呈广泛黏液样变，周边部分细胞较密集。高倍镜可见结节中心细胞稀少，主要有星芒状细胞、梭形细胞、黏液样细胞、空泡样细胞及灶性软骨细胞分化。结节周边为纤维细胞、成纤维细胞、软骨母细胞及散在多核巨细胞，细胞排列密集。细胞分化好，无异型性。

免疫组化

肿瘤细胞表达 S-100、Vimentin。

鉴别诊断

主要与软骨肉瘤鉴别，因为二者均有结节状结构，结节周边细胞较密集。但软骨肉瘤细胞成分较单一，均为软骨细胞，单核大细胞、双核细胞常见，3 级软骨肉瘤可见少量多核巨细胞。二者影像学也有差别。

五 软骨肉瘤

是比较常见的恶性骨肿瘤，其发病率仅次于骨肉瘤。按其病理类型分为普通型、特殊型；按其发生部位分为中心型、周边型、骨膜型；按其发病过程分为原发性、继发性。继发性软骨肉瘤常是由多发性内生性软骨瘤或是多发性骨软骨瘤恶变而来。

(一)普通型软骨肉瘤

11 岁至 60 岁均可发病,但高峰期是 30 岁至 60 岁。男性比女性发病率高。发病部位依次为股骨、髂骨、肋骨、胫骨、肩胛骨、肱骨。临床表现为肿块伴有疼痛或有局部压迫症状。

影像学

中心型软骨肉瘤,肿瘤位于长骨干骺端,可破坏骨皮质进入软组织形成肿块,病灶中可见散在环状钙化。周边型软骨肉瘤常为分叶状肿块,与长骨或扁平骨相连,肿瘤内可见钙化。

光学显微镜观察

低倍镜可见肿瘤由软骨细胞及软骨基质组成,呈结节状排列;结节中心细胞较稀少,基质较多;边缘部分细胞较密集,基质较少。基质常可见钙化现象。高倍镜可见肿瘤细胞位于软骨陷窝内,细胞可呈圆形、三角形或星形;可见核肥大、双核、多核(图 10-13~图 10-16);有时可见核分裂。肿瘤细胞呈浸润性生长,可浸润破坏肿瘤附近的骨小梁或包绕原有的宿主骨或软骨肉瘤细胞侵入哈伏氏管、伏克曼氏管。

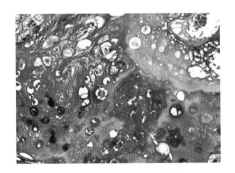

图 10-13　软骨肉瘤(中倍)

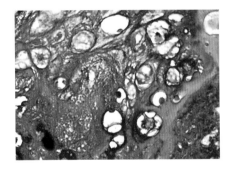

图 10-14　软骨肉瘤(高倍)

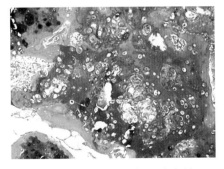

图 10-15　软骨肉瘤侵蚀宿主骨

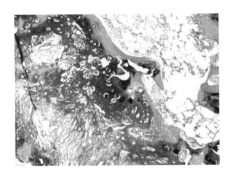

图 10-16　软骨肉瘤黏液变

作者总结国内专家经验,软骨肉瘤的诊断要三看。一看部位,肿瘤若位于髂骨、股骨、肋骨、肩胛骨等部位,对软骨细胞异型性的诊断标准要适当降低,有轻度细胞异型性就可以诊断。反之，若肿瘤位于手、足部位的小骨，诊断软骨肉瘤的标准要高，当软骨细胞有核肥大、双核、细胞密集，甚至出现病理性骨折，仍可诊断为良性软骨瘤；不诊断为软骨肉瘤。二看肿瘤大小，内生性软骨瘤，瘤体大于 6cm，外生性软骨瘤，瘤体大于 8cm，肋骨内生性软骨瘤，瘤体大于 4cm，骨软骨瘤的软骨帽厚度大于 3cm。作者体会，凡 45 岁以上，髂骨内生性软骨肿瘤，瘤体直径大于 5cm，90% 以上为软骨肉瘤，不管软骨细胞分化如何，异型性大小。三看软骨细胞异型性，良性软骨瘤似成熟软骨组织，软骨细胞核小，染色深，似芝麻或绿豆样；软骨基质较多，软骨细胞排列较稀疏。软骨肉瘤的瘤细胞，核肥大，核着色淡，可见双核或多核。软骨基质较少，软骨细胞排列较密集。

传统习惯，按软骨细胞异型性大小将软骨肉瘤分为高分化（Ⅰ 级）、中分化（Ⅱ 级）、低分化（Ⅲ 级）。三者鉴别见下表。

软骨肉瘤 Ⅰ 级、Ⅱ 级、Ⅲ 级鉴别表

指标	Ⅰ 级	Ⅱ 级	Ⅲ 级
细胞核肥大	常见	多见	多见
双核	少见	易见	多见
多核	无	偶见	易见
核分裂	无	少见	常见
细胞密度	稍密	较密	密度大
钙化、骨化	多见	少见	偶见
浸润现象	偶见	易见	常见

此表要结合上述肿瘤部位、肿瘤大小、临床及影像学综合分析。分级与临床治疗及预后有关。软骨肉瘤瘤细胞 Vimentin、S-100 均阳性。

（二）特殊型软骨肉瘤

1. 黏液样软骨肉瘤

骨组织和软组织均可发生，组织形态与脊索瘤相似，肿瘤细胞呈条索状、团块状或单个散在分布于广泛黏液变的基质中。低倍镜下可见肿瘤细胞略呈结节状分布，但结节分隔不完全。瘤细胞中等大小，胞浆内有空泡，核圆着色深。

免疫组化

瘤细胞表达 Vimentin，S-100；不表达 Keratin，EMA。

脊索瘤瘤细胞表达 Keratin，EMA，S-100，Vimentin。

2. 间叶性软骨肉瘤

好发于 20~30 岁的成人，该肿瘤 2/3 发生于扁骨，依次为颌骨、盆骨、肋骨、椎骨、肩胛骨、颅骨等处。长骨少见。约 1/3 病例发生于骨旁软组织，其部位依次为四肢、眼眶、脑膜、脊髓膜、躯干等部位。临床表现为局部肿块，还有肿瘤压迫引起的相应症状。

影像学表现基本上与一般的软骨肉瘤相似。

光学显微镜观察

可见肿瘤主要为高分化软骨肉瘤或软骨组织(S-100+)中有散在分布的未分化间叶细胞岛。未分化间叶细胞为小圆形、卵圆形或短梭形小细胞(Vimentin+，CD57+)，似 Ewing 肉瘤或恶性淋巴瘤。但细胞异型性不明显，核分裂不多。软骨组织和小细胞间叶组织二者界限清楚，无过渡现象。偶见灶性鳞状上皮。有时以未分化间叶细胞为主，软骨细胞数量少呈岛状。间叶细胞不表达 S-100，软骨细胞 S-100(+)。

3. 去分化软骨肉瘤

肿瘤呈结节状生长，中心为软骨成分可见钙化或黏液样变。显微镜下可见大部分为高分化软骨肉瘤或成熟的软骨岛，少部分为其他低分化肉瘤，如纤维肉瘤、骨肉瘤、未分化多形性肉瘤、横纹肌肉瘤等。二者界限清楚无过渡。临床上，开始多为高分化软骨肉瘤，病程很长，而后突然出现高度恶性肿瘤的临床表现。

4. 透明细胞软骨肉瘤

好发于 30~50 岁的成人，男性多于女性，常发生于长骨如股骨、肱骨等的骨骺部位，可单发或多发。此型罕见。影像学：本病多累及长骨骨骺部为其特点，病灶呈膨胀性、溶骨性病变，病灶内钙化较少，边缘部可见骨质硬化。

光学显微镜观察

可见肿瘤表面略呈结节状，分隔不完全，深部肿瘤细胞弥漫分布。瘤细胞胞体大，胞浆丰富含大量糖原而呈透亮或淡红色，核异型性不明显，核居中，核分裂罕见。瘤细胞之间有少量散在多核巨细胞。有时可见灶性格子样钙化、骨样组织和/或骨组织。此瘤为低度恶性，预后较好。瘤细胞 S-100(+)，此瘤是与软骨母细胞瘤对应的恶性肿瘤。

鉴别诊断

主要与软骨母细胞瘤(成软骨细胞瘤)鉴别。软骨母细胞瘤的瘤细胞体积较小，多呈卵圆形或梭形，大小较一致。细胞膜清楚，可见"格子样钙化"是其特点。透明细胞软骨肉瘤的瘤细胞体积很大，大小不一，胞浆透亮是其特点，格子样钙化较少。

5. 骨膜软骨肉瘤

好发于 20 岁左右青年男性的股骨骨干表面骨膜下。肿瘤生长缓慢伴局部疼痛。X 线显示肿瘤靠近骨皮质，直径约为 5cm，可见钙化或见有与骨干垂直的放射状骨针。显微镜下观察，可见肿瘤表面有纤维膜。瘤细胞呈分叶状分布，肿瘤性软骨细胞体积大，核肥硕，可见双核、巨核。可见灶性钙化，但无肿瘤性骨样组织及骨母细胞；可与骨膜骨肉瘤区别。与皮质旁软骨瘤的区别是后者多见于手足小骨，直径小于 3cm。显微镜下可见瘤细胞分化良好。

(三)软骨肉瘤治疗原则

(1)治疗方案主要取决于肿瘤组织学分级和肿瘤发生部位。
(2)普通型和去分化软骨肉瘤可进行扩大切除术，若不能切除应考虑放疗。
(3)多数软骨肉瘤对化疗不敏感；但间叶性软骨肉瘤化疗效果较好。
(4)多数软骨肉瘤对放射治疗不敏感；对于颅底等无法手术的肿瘤或手术切缘阳性者或其他治疗效果不佳等情况可考虑放疗。

第四节 其他骨肿瘤及瘤样病变

一 骨巨细胞瘤

骨巨细胞瘤是一种常见的骨肿瘤，好发于20~40岁的成人，15岁以下，55岁以上少见。患者女性多于男性。发病部位依次为股骨下端、胫骨上端、桡骨下端、脊骨、盆骨、骶骨等；主要发生于长骨的骨骺，但可以累及干骺端，或破坏骨皮质，进入软组织或破坏关节面。骨巨细胞瘤很少发生在手、足的短小管状骨，极少见多发病灶。

骨巨细胞瘤有局部侵袭性和术后易复发的特点，偶见肺转移，而组织形态学不能预测侵袭程度。

影像学

早期病变位于骨端，呈偏心性，溶骨性改变，骨皮质变薄。中晚期可侵犯干骺端、骨皮质，有的可进入软组织。很少有骨膜反应。部分病例可见病变骨质内呈肥皂泡样改变或发生病理性骨折。

光学显微镜观察

骨巨细胞瘤的基本成分有二种：①单核基质细胞为肿瘤的主质，其间变程度决定肿瘤良恶性。瘤细胞呈圆形、卵圆形或短梭形。细胞浆中等量，淡红色，细胞界限不清。细胞核圆形、卵圆形或短梭形，核染色质着色淡，部分可见一个小核仁，偶见核分裂，无病理性核分裂。②多核巨细胞，数量多，体积大，分布基本均匀，见于整个肿瘤组织中（图10-17和图10-18）。多核巨细胞的核集中于胞体中部，每个核的形态与基质细胞核相同。基质细胞疏松区，多核巨细胞相对较多；基质细胞密集区部分细胞形态像成纤维细胞，此区多核巨细胞相对较少。间质血管丰富，常有出血及含铁血黄素沉着，部分区域可见较多泡沫细胞呈片状分布。少数病例，肿瘤间质中可见少量骨样组织和/或新生成熟骨小梁；易与骨肉瘤混淆，应结合临床及影像学综合分析。

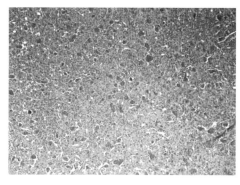

图10-17 骨巨细胞瘤（低倍）

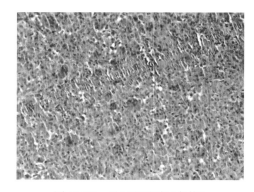

图10-18 骨巨细胞瘤（高倍）

关于骨巨细胞瘤的分级，以前分Ⅰ级、Ⅱ级、Ⅲ级。**WHO 2020年的骨肿瘤分类中认为骨巨细胞瘤多数是有局部侵袭性的肿瘤，容易局部复发，区分Ⅰ级、Ⅱ级无意义。**少数病例为恶性巨细胞瘤即原来的Ⅲ级骨巨细胞瘤，单核基质细胞呈高级别梭形细胞肉瘤，核分裂多见；多核巨细胞体积较小，数量较少，大小不一，分布不均匀，核大小不等，核仁明显。梭形细胞肉瘤可以是肿瘤的局部或全部。恶性巨细胞瘤影像学常见肿瘤穿破骨皮质形成软组织肿块。巨细胞瘤恶变，必须在同一部位以前有良性巨细胞瘤的诊断依据，经过一段时间后在同一部位又出现其他的肉瘤，如纤维肉瘤、骨肉瘤等。单核间质细胞和多核巨细胞均表达 CD68，单核间质细胞 P63（核+）。恶性和复发巨细胞瘤瘤细胞 P53 阳性。

刮除植骨术后有 25%复发，广泛切除术后复发率为 7%。

鉴别诊断

含有多核巨细胞的骨疾病很多，不一定都是巨细胞瘤。骨巨细胞瘤具有两大特点：①多核巨细胞数量多，体积大，形状规则，分布比较均匀，并见于整个肿瘤组织，不是在肿瘤局部结节状分布；②基质细胞核与巨细胞的核形一致，呈圆形、卵圆形、短梭形，着色淡。非骨巨细胞瘤的其他骨疾病中的多核巨细胞数量少，常呈灶性或结节性状分布，非均匀分布于整个肿瘤。间质细胞核与基质细胞核也不同；间质细胞类似纤维细胞或成纤维细胞，核呈长梭形。诊断时一定要结合临床情况及影像学资料综合分析，不能单凭组织学观察。若临床表现为先后发生或同时发生的多骨多灶或单骨多灶性，或手足小骨的巨细胞瘤样病变，一定要查 PTH，AKP，血钙、血磷；排除甲旁亢的棕色瘤！甲旁亢的棕色瘤（囊性纤维性骨炎）有三高一低即 PTH 高，AKP 高，血钙高，而血磷低。含有多核巨细胞非骨巨细胞瘤的疾病有：甲旁亢的棕色瘤、软骨母细胞瘤、软骨黏液样纤维瘤、骨样骨瘤、骨母细胞瘤、富巨细胞性骨肉瘤、动脉瘤样骨囊肿、单纯性骨囊肿、非骨化性纤维瘤、骨纤维组织细胞肿瘤、颌骨的巨细胞修复性肉芽肿、透明细胞软骨肉瘤、软组织巨细胞瘤、恶性腱鞘巨细胞瘤等 14 种疾病。

骨巨细胞瘤治疗原则

骨巨细胞瘤若瘤体较小，骨皮质完整的一般采用病灶手术刮除术+植骨（自体或异体）或用石碳酸烧灼、酒精局部灭活加骨水泥填塞。

若肿瘤体积大，破坏骨皮质侵入周围软组织应做关节离断术或截肢术。

放射治疗对骨巨细胞瘤只有一定的抑制作用。化疗效果不理想。

二　Ewing/PNET

二者是向神经外胚层分化的同一家族的肿瘤。是一种来源未明确（可能是骨髓细胞或神经外胚层？）的小圆形细胞肿瘤，好发于 10～20 岁的儿童及青少年，男性发病率比女性高。5 岁以下和 30 岁以上极少见。病变常累及股骨、肱骨、胫骨的骨干或干骺区，也可发生于髋骨、肩胛骨等部位的不规则骨。

临床方面，有发热、贫血、消瘦、白细胞高等类似骨髓炎的表现。

光学显微镜观察

可见瘤细胞呈弥漫密集排列，形态较单一的小圆形，胞浆较少，胞核圆形，核染色质呈粉末状，均匀分布，核仁不明显，核分裂罕见。瘤细胞排列呈结节状、条索状，部分可排列呈菊形团样，肿瘤细胞条索或结节之间有纤维组织分隔。结节内常见大片坏死。瘤细胞胞浆内含有糖原所以透明（图 10-19 和图 10-20），PAS 染色阳性。少数病例，瘤细胞核形状不规则，核分裂较多，胞浆内糖原减少，则称非典型 Ewing 肉瘤。

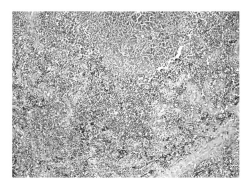

图 10-19　骨 Ewing 肉瘤/PENT(低倍)

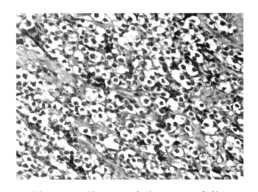

图 10-20　骨 Ewing 肉瘤/PENT(高倍)

Ewing 肉瘤瘤细胞表达 CD99，Vimentin，有时表达 CK，EMA。

PNET 表达 CD99，NSE，S-100，NF。

鉴别诊断

该肿瘤应与骨淋巴瘤、浆细胞性骨髓瘤、小细胞性骨肉瘤、骨髓白血病及转移性小细胞癌及神经母细胞瘤等进行鉴别。

尤文肉瘤治疗原则

常用化疗；其次为放疗；前二者均比较敏感，治疗效果较好。少数可用手术治疗。

骨恶性淋巴瘤、浆细胞性骨髓瘤、骨嗜酸性细胞肉芽肿等内容详见淋巴组织常见疾病章节。

三　纤维结构不良

纤维结构不良又称纤维异常增殖症，是骨内瘤样病变中最常见的，可能与局部骨发育障碍有关。可累及单骨或多骨，多数病变开始于儿童，到青春期才出现症状。累及单骨时，表现为肿胀、疼痛；累及承重骨时，则出现跛行、畸形、疼痛，甚至可引起病理性骨折。发生于肋骨则为无痛性肿块。多骨性纤维结构不良、皮肤色素斑、性早熟三者同时见于一个病人则称 Albright 综合征。

影像学

病变位于骨髓腔内，呈膨胀性、溶骨性改变。骨髓腔呈毛玻璃样改变，与骨皮质界限不清，无骨膜反应。

光学显微镜观察

病变基本特点是，在疏松排列短梭形细胞背景上，有散在的形态多样的编织骨构成的骨小梁。骨小梁为编织骨，骨质不成熟，无黏合线，骨小梁周围多数病例无骨母细胞。骨小梁可为鱼钩形、逗点状或蚯蚓形，可散在分布或相互连接成网状(图 10-21 和图 10-22)。骨小梁的多少，各个病例不同。骨小梁与间质之比例可为 1∶1~1∶50，骨小梁的宽窄各例也不相同，可宽于或窄于正常骨小梁。间质的梭形细胞分化好，无异型性，胶原纤维少；间质偶见黏液变性、囊性变或出现小灶性软骨组织。在囊性变附近，可见泡沫细胞、多核巨细胞。若有陈旧性出血，常有含铁血黄素沉着。个别病例可见灶性软骨化生或骨小梁周围有骨母细胞。

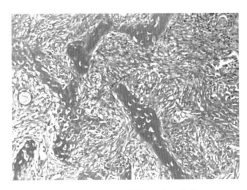

图 10-21　纤维结构不良(中倍)

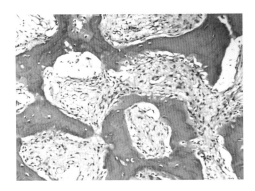

图 10-22　纤维结构不良(高倍)

鉴别诊断

(1)与骨性纤维结构不良鉴别，后者好发于 10 岁以下的儿童，几乎都发生于胫骨或腓骨骨干。组织形态与纤维结构不良类似，区别是后者骨小梁周围有生长活跃，单行连续排列的骨母细胞及少量破骨细胞。常见成熟骨小梁，可见成熟的板层骨。

(2)与骨化性纤维瘤鉴别，后者多发生于颌骨，个别病例可发生于颅骨、胫骨、腓骨等部位。显微镜下可见肿瘤界限清楚，骨小梁宽大，骨质较成熟，有黏合线，骨小梁周围有骨母细胞包绕。这些与纤维结构不良不同。

作者体会：骨化性纤维瘤与骨性纤维结构不良，二者仅是发病部位不同。骨化性纤维瘤多见于颌骨。骨性纤维结构不良几乎都发生于胫骨或腓骨骨干。

(3)与低级别中心性骨肉瘤鉴别，后者显微镜下可见背景中的梭形细胞有轻度异型性，细胞之间有较多胶原纤维，骨小梁较直，呈平行排列，部分骨小梁周围有少量骨样组织和骨母细胞。

四　巨细胞修复性肉芽肿

好发于 10~20 岁的青少年女性，多见于颌骨尤其是下颌骨。少数发生于蝶骨、颞骨、手足骨。常为单灶性病变；此病为颌骨损伤及出血后的反应性增生。

X 线显示界限清楚，有溶骨性病变，可见小灶性钙化，不穿破骨质。

光学显微镜观察

病变见增生的成纤维细胞及胶原纤维呈车辐状排列伴淋巴细胞浸润。常见灶性出血，在出血灶周围有多核巨细胞及含铁血黄素沉着；多核巨细胞呈不均匀的灶性分布，体积较小，形状不规则，细胞核数目少。并可见少量反应性增生的骨样组织和网状新生骨小梁。部分病例可发生囊性变。

鉴别诊断

要注意与骨化性纤维瘤、甲旁亢的棕色瘤、巨细胞瘤等进行鉴别。骨化性纤维瘤也多见于颌骨，但骨小梁较成熟，有板层结构，在骨小梁周围有明显呈单排分布的骨母细胞，一般不见陈旧性出血病变。棕色瘤是甲状旁腺功能亢进所致，临床有三高一低即 PTH 高、血钙高、血碱性磷酸酶高、血磷低及多骨病变。显微镜下观察似骨巨细胞瘤，但多核巨细胞分布不匀，间质细胞是纤维细胞或成纤维细胞。与骨巨细胞瘤的鉴别，见前面骨巨细瘤鉴别诊断。

五　动脉瘤样骨囊肿(ABC)

好发于 10~30 岁，女性略多于男性。约 50% 的病例发生于四肢长骨的干骺端偏向一侧骨皮质。另有 50% 发生于脊椎骨的附件、骨盆、肋骨。它可与非骨化性纤维瘤、软骨母细胞瘤、骨巨细胞瘤、骨母细胞瘤、纤维结构不良等多种病变并存。临床常表现为局部肿胀伴有疼痛或压痛，无血管搏动，无血管杂音。

术中见病变呈多房性，蜂窝状，房间为纤维性或骨性间隔，腔内为不凝的血液及肉芽组织。骨皮质变薄，可向一侧凸起。

影像学

病变为膨胀性、溶骨性病变，界限清楚，无骨膜反应；发生在长骨可表现为偏心性。CT 和 MRI 显示有多个液平面，有诊断价值。

光学显微镜观察

动脉瘤样骨囊肿是一种膨胀性骨内出血性囊肿，病灶内有不规则形裂隙状结构及囊状扩张的血管。裂隙腔内常有红细胞(图 10-23 和图 10-24)，其壁为密集排列的纤维组织，壁厚，厚薄不匀，形状不规则，像摆动的红绸带，简称"彩带样"，其中见散在多核巨细胞及含铁血黄素沉积，无内皮细胞。增厚处有增生的成纤维细胞、肌纤维母细胞及组织细胞，有时细胞排列密集，可见核分裂，但细胞无异型性；还有多核巨细胞及片状新生骨样组织。扩张血管，有内皮细胞及薄层纤维组织构成，腔内有大量红细胞。有少数病例可与纤维结构不良、软骨母细胞瘤、骨巨细胞瘤等并存。所以应对大体标本全面检查，多处取材；对切片进行全面、仔细观察，寻找其他病变，防止漏看误诊。

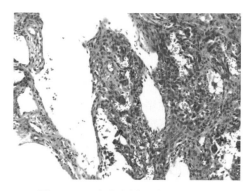 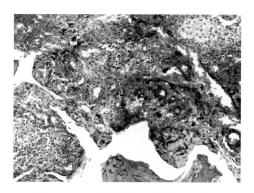

图 10-23　动脉瘤样骨囊肿(低倍)　　　图 10-24　动脉瘤样骨囊肿(中倍)

鉴别诊断

(1)与血管扩张性骨肉瘤鉴别，后者在血管之间有纤细，短小，排列紊乱无钙盐沉着的肿瘤性骨样组织及有明显异型性的骨母细胞，有时见有核分裂或组织坏死。动脉瘤样骨囊肿见不到有异型性的骨母细胞，无病理性核分裂，无坏死，骨样组织少，为反应性新生骨样组织，多呈片状分布，与上述肿瘤性骨样组织不同。

(2)与巨细胞瘤鉴别，后者其中的多核巨细胞分布比较均匀，巨细胞的细胞核与基质细胞核一致，呈圆形，卵圆形或短梭形。动脉瘤样骨囊肿内多核巨细胞分布不均匀，常围绕血管或裂隙周围。血管之间的细胞为纤维细胞、成纤维细胞、肌纤维母细胞、组织细胞及较多胶原纤维组织。

六 单纯性骨囊肿

又称孤立性骨囊肿，好发于 5~20 岁男性，发病部位依次为肱骨、股骨上端、胫骨上端、桡骨远端、髂骨、跟骨等。儿童时期，囊肿多位于干骺端，随年龄增大逐渐向骨干移位。囊肿与骺线距离小于 0.5cm 称活动型，易复发；若大于 0.5cm 称潜伏型，预后好。

临床多无症状，常因突发病理性骨折而被发现。术中可见病变为单房性，骨质呈鸡蛋壳样改变，内壁有向腔面突起的骨嵴，高低不平；刮除时，有硬软不一的感觉；囊内有淡黄色液体，若出血则呈咖啡色。

影像学

在长骨干骺端骨骺板附近可见长椭圆形，溶骨性病变，骨皮质变薄，溶骨区内有不完全的骨间隔，周围无骨质硬化。有时囊内骨嵴断裂，脱落后沉在囊底，形成囊底骨片陷落征，有诊断价值。

光学显微镜观察

可见标本为厚薄不一的纤维性囊壁样组织（图 10-25 和图 10-26），厚处为富血管的纤维组织，常有含铁血黄素沉着。纤维组织内混有少量骨样组织、骨小梁、泡沫细胞、多核巨细胞和针状的胆固醇结晶。纤维组织内常见凝血块附着，有时可见血块机化、钙化、骨化。在病理性骨折处有陈旧性出血、新生骨小梁及胶原纤维呈玻璃样变或钙化。

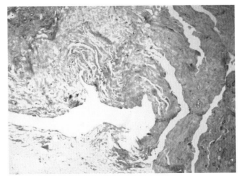

图 10-25 单纯性骨囊肿（低倍）

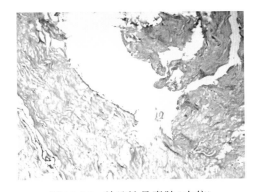

图 10-26 单纯性骨囊肿（中倍）

鉴别诊断

（1）与动脉瘤样骨囊肿鉴别，后者镜下可见较多囊状扩张血管及"彩带样"裂隙状结构。而单纯性骨囊肿，纤维性囊壁内血管较少，无囊状扩张血管及"彩带样"裂隙结构。单纯性骨囊肿一般不发生于椎体附件。

（2）与关节旁骨囊肿鉴别，后者多位于踝、膝、髋关节附近。病变呈多灶性，囊内为胶冻样黏液，为骨内腱鞘囊肿。而单纯性骨囊肿为单灶性，单房性，囊内为淡黄色或咖啡色液体。

七　非骨化性纤维瘤与干骺端纤维性骨皮质缺损

多见于 20 岁以下的儿童或青少年。发病部位常见于胫骨、腓骨上端、股骨下端等长骨干骺区的骨皮质；少数发生于肱骨、尺骨、桡骨、耻骨、骶骨等部位。若发生于青年，有症状，病变较大，侵犯骨皮质和骨髓腔者，称非骨化性纤维瘤。若发生于儿童，无症状，病灶小，仅限于骨皮质者，则称为干骺端纤维性骨皮质缺损。影像学常表现为长骨干骺端偏心性卵圆形低密度透光区，其周围有清楚的硬化带。病灶常单发，少数多发或双侧发病。

光学显微镜观察

病变由组织细胞及梭形细胞构成（图 10-27）。组织细胞包括单核吞噬细胞、泡沫细胞、多核巨细胞。梭形细胞包括纤维细胞、成纤维细胞及部分胶原纤维。细胞无异型性，核分裂少见，常呈束状、车辐状或漩涡状排列。二者常混合存在，其中还有散在淋巴细胞、浆细胞浸润，还有含铁血黄素沉着及胆固醇结晶。

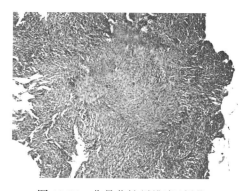

图 10-27　非骨化性纤维瘤（低倍）

病灶中心，细胞较密集，细胞生长较活跃，纤维成分少；病灶周围纤维细胞和胶原纤维较多。

鉴别诊断

（1）非骨化性纤维瘤与良性纤维组织细胞瘤的区别。

非骨化性纤维瘤与良性纤维组织细胞瘤鉴别见下表。

指标	非骨化性纤维瘤	良性纤维组织细胞瘤
发病率	常见	少见
发病年龄	20 岁以下	60% 在 20 岁以上
发病部位	长骨干骺端	长骨骨干，任何骨均可发生
临床症状	多无症状，少数有局部疼痛	多数人有明显疼痛
影像学	偏位透光区，有硬化带包绕	多数病例无硬化带
预后	切除后不复发	切除后可复发

有部分学者认为二者无本质区别。

（2）与甲旁亢的棕色瘤又称囊性纤维性骨炎的鉴别：甲旁亢的棕色瘤是甲状旁腺肿瘤或增生，分泌过量甲状旁腺激素（PTH），使骨钙进入血液，引起骨质吸收、疏松、纤维组织反应性增生伴出血囊性变，有较多含铁血黄素沉着，肉眼呈棕褐色。好发于 20~50 岁女性，长骨骨干或干骺区，或髂骨、颌骨、手足骨等。临床表现为多发性骨肿块伴疼痛，有时可发生病理性骨折。血液检查有三高一低即 PTH 高，AKP 高，血钙高，血磷低，可帮助诊断。光学显微镜观察可见多核巨细胞呈灶性分布，非均匀分布，巨细胞间为长梭形纤维细胞伴含铁血黄素沉着。病灶周围有骨质吸收现象（破骨细胞进入骨细胞陷窝）。此病的组织形态与非骨化性纤维瘤相似，但临床及血液检查情况可与非骨化性纤维瘤鉴别。

八 脊索瘤（chordoma）

阿克曼外科病理学，2014 年，中文版 374~375 页记载：脊索瘤是胚胎残留的脊索组织发生的有局部侵袭性低度恶性肿瘤；生长缓慢，在确诊前常有 5 年的病史。可发生于任何年龄，多发于 40~60 岁，男性多于女性。发生部位只见于脊柱骨的上下两端，其中有 50% 发生于骶尾部 35% 发生蝶枕部，很少发生于颈椎、胸椎、腰椎。骶尾骨的脊索瘤表现为局部肿块伴疼痛，可穿破骨皮质进入附近软组织向后可侵入皮下或皮肤，向前可压迫直肠或侵犯肛门括约肌。蝶骨、枕骨的脊索瘤表现为鼻咽或鼻部肿块可侵犯或压迫附近神经引起疼痛或引起桥脑、小脑受压或出血。

术中见肿瘤界限清楚，多呈结节状，半透明胶冻状，常有出血坏死。

影像学

病变骨表现为中心性膨胀性溶骨性破坏，骨皮质变薄或穿破形成软组织肿块。溶骨区内可见钙化或残存骨。

光学显微镜观察

低倍镜可见肿瘤被带状纤维组织分隔成结节状，结节内呈广泛黏液变性，形成黏液湖。高倍镜可见黏液背景中漂浮着肿瘤细胞条索、团块、腺样或网状结构。瘤细胞分两种：空泡细胞（physaliferous cell），胞体较大，其直径多数为 20~40μm，有时可达 50μm，胞浆内有多个大空泡，靠近或挤压胞核，形似脂母细胞或"蜘蛛样"细胞。胞浆含单个大空泡，可将细胞核挤向一侧，形成印戒状细胞。空泡内含糖原或黏液，PAS 染色和黏液染色阳性但脂肪染色阴性（图 10-28~图 10-31）。另一种为小圆形细胞或多边形细胞，胞浆丰富呈淡红色或淡染。二者之间有过渡，常混合存在。一般结节中心，细胞稀疏，大细胞较多；边缘部分，细胞较密，小细胞较多。瘤细胞核可有轻度异型性，但无核仁，核分裂极少或无。少数病例，瘤细胞核异型较明显，核分裂较多。脊索瘤尤其是蝶枕部脊索瘤，有时可见分化好的灶性软骨成分，可称软骨样脊索瘤，其预后相对较好。"去分化"脊索瘤是同一肿瘤内，部分为脊索瘤，部分为高级别骨肉瘤或未分化多形性肉瘤或纤维肉瘤等。二者分界清楚，无过渡。

免疫组化

瘤细胞表达 S-100、CK8、CK19、EMA、Vimentin；不表达 CK7；GFAP 单克隆抗体为

阴性，多克隆抗体阳性。

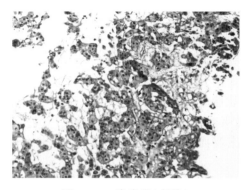
图 10-28　脊索瘤（低倍）

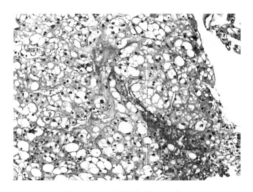
图 10-29　脊索瘤（中倍）

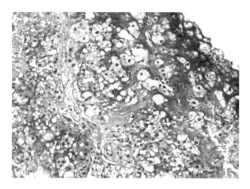
图 10-30　脊索瘤中两种细胞

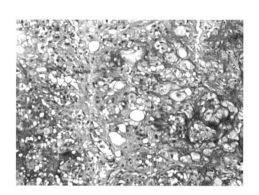
图 10-31　脊索瘤中显示右中上大空泡细胞

鉴别诊断

（1）与软骨肉瘤鉴别，二者均有结节状结构和黏液样间质，但软骨肉瘤的瘤细胞周围有软骨陷窝，瘤细胞不表达 CK8、CK19、EMA；而且很少发生于骶尾骨。

（2）骶骨的脊索瘤浸润软组织要与直肠黏液腺癌转移鉴别，后者应有直肠黏液腺癌病史，组织形态上无结节状结构，瘤细胞可表达 CK 但不会表达 S-100。

（3）脊索瘤要与黏液乳头状室管膜瘤鉴别，后者常发生于脊髓圆锥和终丝，可侵蚀椎管到达皮下软组织，二者都有黏液样间质。但后者有明显乳头结构，乳头表面为单层柱状或立方状上皮，乳头轴心为纤维组织伴明显黏液变性。瘤细胞表达 S-100、GFAP，不表达 CK。

（4）与黏液样脂肪肉瘤鉴别，后者是软组织常见的肉瘤，有黏液样间质，其中有许多分枝状薄壁毛细血管，有星芒状或短梭形原始间叶细胞、脂肪母细胞、少量成熟脂肪细胞。瘤细胞可表达 S-100，不表达 CK。这些与脊索瘤不同。

（5）与副脊索瘤鉴别，后者主要发生于四肢、躯干皮下或深部软组织，肿瘤内有较多的短梭形类似肌上皮细胞，而大空泡细胞少或不明显。脊索瘤多位于脊柱上下两端；短梭形细胞少，大空泡细胞明显。

九 腱鞘巨细胞肿瘤

起源于关节滑囊、腱鞘滑膜的肿瘤，依据生长方式可分为局限型和弥漫型两种。以前认为是炎症性瘤样病变，2013 年 WHO 将其归为肿瘤。

(一)局限型腱鞘巨细胞瘤

局限型腱鞘巨细胞瘤以前称为"腱鞘巨细胞瘤""结节性腱鞘滑膜炎"，多见于 30~50 岁，女性比男性多见。手部小关节比较多见，少数发生于膝、踝关节及足部。大小为 0.5~3cm，界限清楚的结节状肿块。若切除不干净，可复发。

光学显微镜观察

肿瘤为弥漫性病变，由纤维组织增生伴有灶性玻璃样变，有时见灶性小血管增生。细胞成分有四种：组织细胞样细胞、多核巨细胞、黄色瘤样泡沫细胞及淋巴细胞等（图 10-32 和图 10-33）。多核巨细胞散在分布于整个肿瘤组织；组织细胞样细胞常占主要成分，细胞内常见有含铁血黄素颗粒；泡沫细胞、淋巴细胞可散在或呈灶性分布。细胞密度不均匀，细胞密集区可见少量核分裂。一般不见有含铁血黄素沉积的绒毛及结节；此瘤为良性，局部切除可治愈，约有 1/5 的病例可局部复发。X 线显示：关节旁软组织结节或肿块，可见不同程度的关节损害，约有 10% 的病例可见骨皮质呈膨胀性破坏。

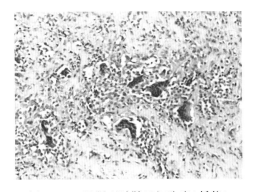 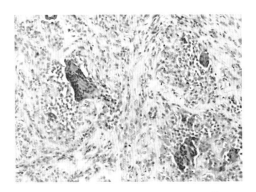

图 10-32　局限型腱鞘巨细胞瘤(低倍)　　图 10-33　局限型腱鞘巨细胞瘤(中倍)

(二)弥漫型腱鞘巨细胞瘤

弥漫型腱鞘巨细胞瘤又称色素性绒毛结节状滑膜炎，发病年龄多在 40 岁以下，无性别差异。好发于膝、踝关节，少数发生于肘、髋关节。肿瘤常沿关节腔生长并常累及关节邻近软组织，呈局部侵袭性生长。严重病例肿瘤可见邻近的骨皮质压迫性受损或浸润邻近骨组织。浸润骨组织以踝关节和髋关节发生的肿瘤比较易见。局部切除后约有 50% 的病例可局部复发。以前认为是良性瘤样病变；2013 年，WHO 将它列为中间型(交界性)肿瘤。

光学显微镜观察

肿瘤早期见滑膜间质充血、水肿，滑膜细胞及间质细胞增生形成绒毛，其中有大量含铁血黄素沉着。而后绒毛相互粘连融合形成结节，结节中有成纤维细胞、组织细胞、多核巨细胞、泡沫细胞及炎细胞及大量含铁血黄素沉积(图10-34～图10-36)。结节中心有裂隙或小腔；周围为增生的滑膜上皮细胞。晚期出现纤维化和玻璃样变性。

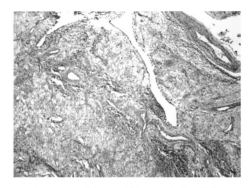
图10-34 弥漫型腱鞘巨细胞瘤(低倍)

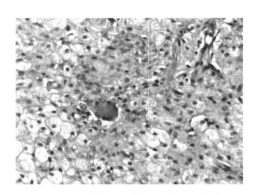
图10-35 弥漫型腱鞘巨细胞瘤(高倍)

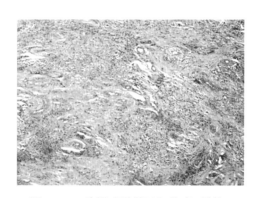
图10-36 弥漫型腱鞘巨细胞瘤(低倍)

免疫组化

与局限型相似，单核及多核细胞表达 CD68、CD163。

鉴别诊断

主要与纤维组织细胞瘤和软组织巨细胞瘤鉴别。弥漫型腱鞘巨细胞瘤是位于关节腔内或外的肿瘤，其特点是有明显的绒毛或结节状结构，其中有大量含铁血黄素沉积，可与二者鉴别。

骨和软组织都来源于中胚层，许多软组织肿瘤均可发生于骨，如成纤维细胞肿瘤、纤维组织细胞瘤、血管肿瘤、平滑肌肿瘤、脂肪肿瘤、神经组织肿瘤等均可发生于骨内，详见软组织肿瘤，此处从略。

第五节　骨与关节非肿瘤性疾病

一　化脓性骨髓炎

最常发生于长骨，特别是胫骨上下端、股骨上端或肱骨上端；脊柱及全身任何骨骼都可发生。分急性和慢性两种，一般急性炎症不做手术，不会有标本送检。所以重点讨论慢性骨髓炎。慢性骨髓炎多由急性骨髓炎治疗不彻底转化而来。呈局部蔓延方式，一般先由邻近的化脓性病灶如化脓性关节炎，先累及骨膜引起化脓性骨膜炎或骨膜下脓肿再经骨皮质哈伏氏管进入骨髓，逐渐发展为骨髓炎。反之，化脓性骨髓炎，也可经哈伏氏管扩散到骨皮质及骨膜，引起骨膜下脓肿。儿童因骺板可阻止炎症蔓延，所以化脓性骨髓炎直接蔓延引起化脓性关节炎很少；而成人，缺乏此防线，易并发化脓性关节炎。当干骺端位于关节囊内时更易发生关节炎。

慢性化脓性骨髓炎其病理变化总结如下。

(1)有渗出性病变。多数早期病例有大量中性粒细胞渗出，其数量超过骨髓血液细胞总数50%(图10-37和图10-38)；有的可形成脓肿，脓肿若向皮肤穿破则形成窦道或瘘管。病程较长的病例，有大量成熟浆细胞及淋巴细胞浸润。病灶不同，病变早晚也不一样。炎症也可向关节腔蔓延引起化脓性关节炎。

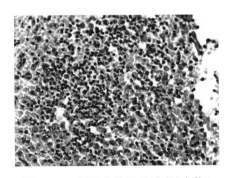

图 10-37　慢性化脓性骨髓炎(中倍)

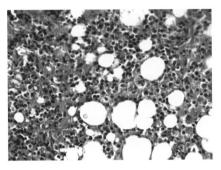

图 10-38　慢性化脓性骨髓炎(高倍)

(2)有死骨形成。坏死骨组织，骨细胞大片消失；死骨片颜色污浊，嗜碱性增强；形状不规则，边缘不整齐。它是细菌窝藏地，也是异物。

(3)有增生性病变。病灶内纤维组织增生，可形成瘢痕。病灶刺激周围骨膜引起新骨形成，刺激骨小梁引起骨小梁增生使骨密度增加。窦道出口处表皮增生，可出现假上皮瘤样病变，少数可转化为鳞癌。

硬化性骨髓炎：亚急性或慢性骨髓炎可出现局灶性骨膜反应性新骨增生；骨髓内骨小梁增多，排列密集；纤维组织增生。影像学显示局部骨质密度增高。

慢性骨髓炎与正常骨髓组织的鉴别：正常成年人骨髓组织切片，中性分叶粒细胞和中性杆状粒细胞之和≤30%，成熟浆细胞极少(<2%)，成熟淋巴细胞15%~25%，单核细胞

5%，嗜酸性粒细胞(含幼稚及成熟)<5%。如果中性粒细胞>1/3并有较多成熟浆细胞提示慢性骨髓炎可能性大。应结合临床及影像学综合分析再诊断。如果中性粒细胞和成熟浆细胞数量之和大于骨髓细胞总数的1/2或2/3伴有炎症性死骨形成则可诊断慢性骨髓炎。看组织切片中的骨髓细胞必须用高倍显微镜或油镜仔细而全面观察！

二　结核性骨髓炎

又称骨结核，是血源性结核病中常见的疾病，有50%的病例发生在15岁以下的儿童，原发灶多为隐蔽的肺门或支气管等部位的淋巴结结核，临床不易发现。另有50%发生于成人。经血流而来的结核杆菌可长期潜伏在骨中，在机体抵抗力下降时才发病。发生部位有两个特点：①好发于长骨、短骨骺；②好发于承重部位的骨，依次为椎骨、下肢骨、上肢骨，腰椎及胸椎下段多于上段和颈椎。肋骨和四肢短骨也有少数发病。

光学显微镜观察

儿童骨结核，常以干酪样坏死为主，坏死组织周围有结核性肉芽组织，骨质破坏较严重。骨膜及骨皮质反应性骨质增生轻微。而成人多以增生性病变为主，结核性肉芽组织侵蚀骨膜、骨皮质、骨髓腔的骨小梁，在病灶内常可见到坏死的骨组织。由于炎症刺激，骨膜内层常产生较多新生骨组织。结核性肉芽组织由上皮样细胞及朗汉斯巨细胞构成增殖型结核结节，其数目有时多有时少，干酪样坏死有时较少，结核结节有时也不典型。因此，在光学显微镜观察若发现有死骨组织，有上皮样细胞及朗汉斯巨细胞增生，结核结节不典型，在排除慢性化脓性骨髓炎以后，仍要考虑骨结核。此时可做抗酸染色，找结核杆菌；或结合临床及影像学，综合分析。骨结核也可向邻近关节腔蔓延，引起关节滑膜结核，继之可侵犯关节软骨及软骨下的骨组织，这时就变成全关节结病变。此时即使结核病变治愈，关节活动功能仍难恢复。单纯骨结核分密质骨结核和松质骨结核两种。密质骨结核多为增殖型，病变骨周围有大量新骨形成；而死骨、脓肿、窦道较少见，也较少扩展到关节。松质骨结核多为坏死型，以死骨形成为主，新骨增生不明显。若死骨小，肉芽组织能将死骨溶解吸收；若死骨体积大不能吸收，则成为病灶经久不愈的主要原因。该病灶可穿破皮肤形成窦道，造成继发混合感染，从而加重病情。

鉴别诊断

(1)与结节病鉴别，结节病多发生于指、趾、掌、跖等四肢远端，上皮样细胞结节中无干酪样坏死，多核巨细胞内常有星形包涵体(胞浆内单个比细胞核大几倍的透明体，自中心小粒放射出数个棘状突起)。

(2)与骨梅毒的区别，骨梅毒好发于骨干，骨质增生和硬变比骨结核更明显，此外，还常有颅骨穿孔及鼻骨塌陷；还有相应的临床表现及血清学检测资料可帮助鉴别。

三　骨无菌性坏死

或称缺血性坏死，是指原因不明的骨软骨炎，可能与骨骺血管闭塞有关。早期关节软骨可能保留也可有坏死。骨细胞广泛变性坏死，骨皮质、髓质骨陷窝广泛空虚，但骨小梁结构尚好。病变处无炎性细胞浸润。继之，新生血管及纤维组织长入坏死区，形成肉芽组织，死骨逐渐吸收。在死骨一侧出现破骨细胞，另一侧出现骨母细胞及骨样组织，有新骨形成。因新骨形成替代过程极缓慢，病变处支持力差，受压后可使骨骺变扁变宽变形，引起退行性关节炎。

四　痛风性关节炎

痛风是嘌呤代谢异常，产生尿酸盐过多而引起的疾病，有家族发病倾向，可能与性染色体遗传有关。可发生于任何年龄，但中年患者较多，95%的患者为男性。正常成人血浆中尿酸含量，男性平均为 4.5mg/dl，女性平均为 3.5mg/dl，如患者血浆中尿酸含量超过8mg/dl，则尿酸盐结晶可沉积于关节滑膜、皮肤、软组织、软骨及肾脏等处。从而导致痛风性关节炎或尿路结石等疾病。痛风性关节炎好发于足部跖趾关节，其次为踝、手、腕、肘、膝等关节；而肩关节及髋关节发病较少。一般为单关节炎，少数青年患者可出现游走性多关节炎。急性痛风性关节炎常表现为突发性关节疼痛伴关节红、肿、发热，持续数天或数周后缓解，但可反复发作。

光学显微镜观察

特征性病变为痛风结节形成，结节中心为无定形灰白色均质性或粉末状蛋白物质加针形尿酸盐结晶，呈平行或放射状排列。周围有成纤维细胞、异物巨细胞围绕伴少量淋巴细胞、浆细胞、组织细胞及中性粒细胞浸润（图 10-39～图 10-41）。病变主要位于滑膜组织，也可侵犯软骨膜和软骨组织。

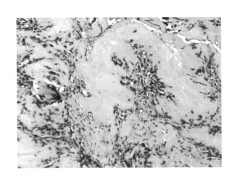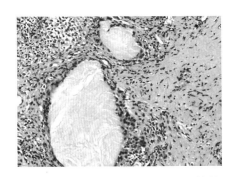

图 10-39　痛风性关节炎（低倍）　　　图 10-40　痛风性关节炎的尿酸盐结晶

非特异性病变急性发作时，表现为滑膜充血，水肿伴中性粒细胞、淋巴细胞、组织细胞、少量浆细胞浸润，有纤维素黏附，滑膜细胞仅有灶性增生。慢性期，关节软骨旁滑膜和软骨膜过度增生，伴纤维化、骨化，可形成鸟嘴样骨赘；因尿酸盐结晶沉积和痛风结节形成可破坏关节软骨，使关节软骨发生糜烂、破溃，软骨表面呈现地图样白色斑片。继之可破坏软骨下的骨质，形成 X 线可见的穿孔样骨质缺损。晚期由于关节软骨和骨质破坏，纤维组织过度增生可发生关节纤维性粘连，造成关节肥大、畸形和功能障碍或关节强直。

临床疑为痛风的病例可做关节滑膜活检，寻找痛风结节。因尿酸盐微溶于水，用福尔马林固定标本，HE 切片中尿酸盐结晶可被溶解而看不清楚，所以标本应用无水酒精固定。临床也可抽取关节腔的渗出液，检查尿酸盐结晶，协助诊断。

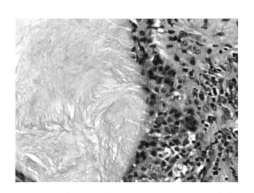

图 10-41 痛风性关节炎的尿酸盐结晶(高倍)

鉴别诊断

痛风性关节炎要与假痛风综合征即关节软骨钙化病鉴别,后者为对称性多关节病,好发于中年以上成人的膝关节,偶见于踝、髋、肩、肘及手足关节。病变主要是关节软骨内发生钙盐沉着,即焦磷酸钙结晶沉着,所以又称焦磷酸钙沉着病。无痛风结节形成。

五 类风湿性关节炎

多发生于手足小关节,为慢性、进行性、多发性、对称性关节炎。病因不明,可能是一种自身免疫性疾病。80%发生于 20~40 岁,女性发病比男性多 3~4 倍。偶见于老人或幼儿。也可发生于脊椎、骶髂关节和髋关节,后者称类风湿性脊椎炎。大多数患者血清类风湿因子阳性,血沉加快。

光学显微镜观察

早期,滑膜充血,水肿,有淋巴细胞、浆细胞伴纤维素样坏死,有时见淋巴滤泡形成。滑膜皱襞顶端的滑膜细胞变性,坏死,皱襞底部的滑膜细胞增生呈复层化。有时可见滑膜巨细胞。慢性期,滑膜皱襞变为绒毛状突起,绒毛表面有纤维素样坏死物附着(图10-42~图10-44),绒毛间质血管增生,内皮细胞肿胀,管壁纤维化增厚伴炎细胞浸润,管腔狭窄,偶见血栓形成。绒毛顶端间质内常见淋巴滤泡结构。晚期,有肉芽组织伸向关节软骨,形成血管翳并逐渐破坏吸收软骨组织。软骨下的骨组织也

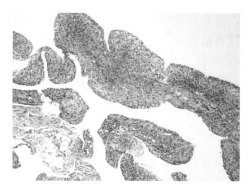

图 10-42 类风湿性关节炎(低倍)

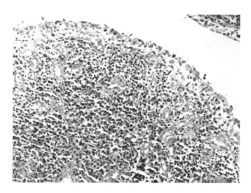

图 10-43 类风湿性关节炎(中倍)

可发生坏死，坏死的骨片可落入关节腔，形成游离体，也可埋入滑膜组织或肉芽组织中，可引起异物巨细胞反应。骨髓组织内可见少量淋巴细胞、浆细胞浸润。有时可见骨质坏死液化形成小囊腔。因类风湿性关节炎常反复发作，纤维素性渗出物及坏死组织多次机化形成瘢痕，使滑膜和关节囊明显增厚，关节腔发生纤维性粘连，并可骨化；最后可形成纤维性或骨性关节强直。

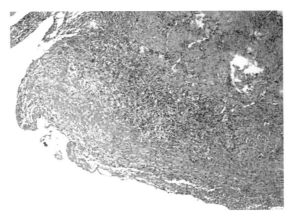

图 10-44　　　类风湿性关节炎的纤维素样坏死(低倍)

鉴别诊断

(1)与色素性绒毛结节状滑膜炎鉴别，后者常发生于大关节，如踝关节、膝关节等，而且常是单发性。显微镜下观察，可见组织细胞增生为主伴大量含铁血黄素沉着的绒毛、结节。类风湿性关节炎主要发生于小关节，是对称性多发性病变。显微镜下观察，可见病变以淋巴细胞、浆细胞浸润为主，伴纤维素性渗出。坏死组织及纤维素样物可机化、纤维化、骨化。有软骨及骨质破坏。无大量广泛的含铁血黄素沉着的绒毛、结节。

(2)与风湿性关节炎鉴别，后者常有风湿性心脏病病史，病变主要发生于心瓣膜及大关节如膝关节、踝关节等。病变主要为浆液性炎，有少量淋巴细胞和纤维素渗出，有时在关节周围软组织内可见少量风湿小结。风湿小结中心为纤维素样坏死；周围有 Aschoff 巨细胞，有 1~2 个泡状核，核仁明显，呈"鸟眼状"，胞浆丰富呈嗜碱性。此外，还有组织细胞、成熟淋巴细胞、浆细胞。风湿小结多位于小血管附近。

六　慢性滑囊炎、腘窝囊肿、腱鞘囊肿

三者均为囊肿，可为单房或多房。囊内容物均为胶冻样或黏液样物，囊壁均为致密纤维结缔组织，有时见有少量淋巴细胞、浆细胞、组织细胞、泡沫细胞、多核巨细胞及含铁血黄素或内衬单层滑膜细胞。但发生部位和大小有区别：慢性滑囊炎多见于坐骨结节滑囊、鹰嘴突滑囊、桡肱滑囊等处，体积较大；腘窝囊肿又称"Baker"氏囊肿或膝关节后疝等，发生部位在腘窝，体积较大；腱鞘囊肿，多见于腕关节附近，体积较小，多为 1~3cm(图 10-45~图 10-48)。

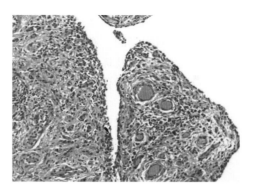

图 10-45　慢性滑囊炎(中倍)

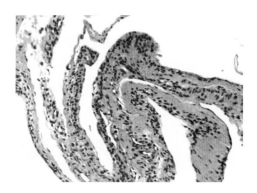

图 10-46　腘窝囊肿(中倍)

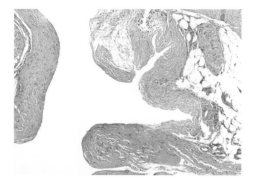

图 10-47　腱鞘囊肿(低倍)

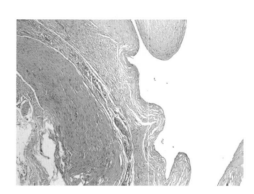

图 10-48　坐骨结节囊肿(低倍)

参 考 文 献

1. Christopher D. M. Fletcher, et al. WHO Classification of Tumours of Soft Tissue and Bone[M]. 4th Edition. IARC, Lyon, 2013.

2. [意]Rosai. Rosai & Ackeman' Surgical Pathology[M]. tenth Edition. 郑杰主译. 北京：北京大学医学出版社，2014.

3. 刘彤华 主编. 诊断病理学[M]. 北京：人民卫生出版社，2015.

4. 朱雄增. 介绍 WHO(2002)骨肿瘤分类[J]. 诊断病理学杂志，2003，10(4)：201.

5. 刘洪洪，韩巽. 骨表面骨肉瘤临床病理分析[J]. 实验与临床病理学杂志，1990，6(2)：84-87.

6. Wold L E, Unni K K, Beabout J W, et al. Hight—grade Surface Osteosarcoma[J]. Am J Surg Path0l, 1984, 8：181.

第十一章　软组织的常见疾病

第一节　概述

　　广义而言，除表皮及其附属器、内脏、骨组织、淋巴造血组织和神经胶质组织外的所有非上皮组织，包括纤维、骨骼肌、平滑肌、脂肪、血管、淋巴管、滑膜、间皮、组织细胞及外周神经组织都属于软组织。狭义而言，软组织则不包括外周神经组织。我们以广义为准。

　　从胚胎学而言，软组织、骨、骨髓、软骨组织、淋巴组织均来源于中胚层。

一　软组织肿瘤及瘤样病变的特点

　　软组织肿瘤及瘤样病变的细胞形态和组织结构多种多样，归纳起来有以下 10 种。

　　(1)瘤细胞为梭形的有：纤维瘤病、神经鞘瘤、神经纤维瘤、纤维肉瘤、纤维组织细胞肿瘤、平滑肌瘤、平滑肌肉瘤、横纹肌肉瘤、梭形细胞脂肪肉瘤、恶性神经鞘瘤、滑膜肉瘤、肉瘤型间皮瘤、结节性筋膜炎等。

　　(2)瘤细胞为小圆形、椭圆形的有：结外恶性淋巴瘤、圆形细胞脂肪肉瘤、葡萄状横纹肌肉瘤、腺泡状横纹肌肉瘤、未分化滑膜肉瘤、神经母细胞瘤、节细胞神经母细胞瘤、Ewing/PNET、促纤维组织增生性小圆形细胞肿瘤等。

　　(3)瘤细胞为上皮样的包括免疫组化染色 CK 阳性的有：上皮样肉瘤、上皮样平滑肌瘤、上皮样血管内皮瘤、上皮样血管肉瘤、上皮样滑膜肉瘤、上皮样恶性间皮瘤、圆形细胞脂肪肉瘤、上皮样神经鞘瘤等。

　　(4)瘤细胞大小不等，形态多样，可为小细胞、单核、双核、多核、巨核的肿瘤细胞有：多形性脂肪肉瘤、多形性横纹肌肉瘤、多形性平滑肌肉瘤、恶性纤维组织细胞瘤及良性肿瘤。良性肿瘤有：皮肤多形性纤维瘤、血管肌纤维母细胞瘤、巨细胞血管纤维瘤、多形性脂肪瘤、幼年性黄色肉芽肿等。

　　(5)含泡沫细胞的肿瘤有：幼年性黄色肉芽肿、黄色瘤、纤维黄色瘤、非典型纤维黄色瘤、未分化多形性肉瘤、腱鞘巨细胞瘤、神经鞘瘤等。

　　(6)含有原始黏液样间叶组织或黏液细胞的肿瘤有：黏液瘤、浅表性血管黏液瘤、侵袭性血管黏液瘤、神经鞘黏液瘤、黏液型脂肪肉瘤、黏液型纤维肉瘤、黏液样软骨肉瘤、胚胎性横纹肌肉瘤等。间质黏液变的有：结节性筋膜炎、神经纤维瘤、神经鞘瘤、恶性神经鞘瘤、滑膜肉瘤等。

　　(7)有腺泡结构的肿瘤有：腺泡状软组织肉瘤、副神经节瘤、腺泡状横纹肌肉瘤等。其特征是纤维组织或薄壁血管将瘤细胞分隔成巢状或结节状。

（8）含丰富血管的肿瘤有：各种血管瘤、上皮样血管瘤、上皮样血管内皮瘤、梭形细胞血管内皮瘤、血管肉瘤、卡波西肉瘤等。

（9）含有淋巴细胞等炎性细胞的疾病有：结节性筋膜炎、纤维组织细胞瘤、幼年性黄色肉芽肿、黄色瘤、上皮样血管瘤、炎性肌纤维母细胞瘤等。

（10）可见骨或软骨组织的疾病有：骨化性肌炎、腱鞘巨细胞瘤、骨外软骨瘤、间叶性软骨肉瘤、骨外骨肉瘤、恶性间叶瘤等。

二　软组织肿瘤及瘤样病变诊断的难点

软组织肿瘤及瘤样病变良恶性鉴别困难，有的良性病变形态像恶性，有的恶性病变形态像良性；有的形态像癌实为软组织肿瘤。

（1）假恶性真良性病变有：皮肤多形性纤维瘤、多形性平滑肌瘤、多形性脂肪瘤、退变性神经鞘瘤、富细胞性神经鞘瘤、巨细胞性纤维母细胞瘤、婴儿型横纹肌瘤、结节性筋膜炎、增生性肌炎和增生性筋膜炎、颅骨筋膜炎、缺血性筋膜炎、血管内筋膜炎、指/趾纤维骨性假瘤、器官相关性假肉瘤性肌纤维母细胞增生、骨化性肌炎、乳头状血管内皮增生等。

假恶性病变的共同特点：①增生的细胞可大小不等，可单核或多核，但核畸形不明显；②增生的细胞散在分布，不密集成片；③增生的细胞可有核分裂，但无病理性核分裂；④间质常比较疏松或有黏液样变，可有多少不等的胶原纤维；⑤间质内可有多少不等的小淋巴细胞、组织细胞，一般无浆细胞和中性粒细胞。

（2）假良性真恶性病变有：脂肪瘤样脂肪肉瘤、上皮样血管内皮瘤、韧带样瘤等。

（3）有巢状或结节状结构形态像癌的软组织肿瘤有：腺泡状软组织肉瘤、腺泡状横纹肌肉瘤、血管肉瘤、上皮样血管内皮瘤、血管球瘤、上皮样肉瘤、软组织透明细胞肉瘤、骨外 Ewing 肉瘤、巨细胞型恶性纤维组织细胞瘤、颗粒细胞瘤、节细胞神经瘤、副脊索瘤、骨外黏液样软骨肉瘤、促纤维组织增生性小圆形细胞肿瘤等，此外还有转移癌。

（4）免疫组化：某些肿瘤可出现异常免疫反应，如上皮样肉瘤、滑膜肉瘤、恶性间皮瘤、上皮样血管肉瘤、Ewing 肉瘤等可表达 CK 也可表达 Vimentin。

未分化/未分类肉瘤（恶性纤维组织细胞瘤）、硬化性脂肪肉瘤、平滑肌肉瘤、横纹肌肉瘤、软骨肉瘤、脊索瘤等有时也可表达 CK。

上皮样肉瘤除表达 CK 和 Vimentin 外，还可表达 CEA，NSE，S-100，AAT。

Ewing 肉瘤除表达 CK、Vimentin，还表达 NSE、S-100、NF、CD57。

未分化/未分类肉瘤除表达 CK 外还表达 AACT，AAT，Vimentin，Desmin，NF。

（5）肿瘤部位深浅不同其恶性诊断标准不同，预后不同。如皮肤、皮下平滑肌肉瘤诊断标准：核分裂 5/10HPF～9/10HPF，肿瘤直径>5cm，瘤细胞有异型性，有坏死。而深部软组织平滑肌肉瘤诊断标准：核分裂 1-5/10HPF，其余同上。浅表部位的恶性纤维组织细胞瘤，其转移率极低；但位于深部组织的恶性神经鞘瘤伴有 Von Recklinghausen 病，组织形态可表现为 1 级，却有明显侵袭性。

（6）软组织恶性肿瘤分级：WHO（2013 年版）软组织和骨肿瘤分类第四版依据软组织恶性肿瘤即肉瘤细胞的分化程度、瘤细胞核分裂多少及瘤细胞有无坏死及坏死多少进行分级。依据上述三条标准将软组织恶性肿瘤分：Ⅰ级，高分化，低度恶性；Ⅱ级，中分化，中度恶性；Ⅲ级，低分化，高度恶性。

肉瘤细胞分化程度：1分为瘤细胞近似正常细胞，与良性肿瘤难以区别；2分为瘤细胞含有脂肪肉瘤或黏液样纤维肉瘤的黏液样成分；3分为瘤细胞似胚胎性或未分化肉瘤。瘤细胞核分裂：1分为0/10HPF～9/10HPF；2分为10/10HPF～19/10HPF；3分为>19/10HPF。瘤细胞坏死：0分为无坏死；1分坏死<50%；2分为瘤细胞坏死≥50%。依据上述三项指标对每例切片进行评估打分，评级。Ⅰ级总分为2或3；Ⅱ级总分为4或5；Ⅲ级总分为6或7或8。

第二节　纤维母细胞/肌纤维母细胞肿瘤及瘤样病变

一　良性肿瘤

含结节性筋膜炎、颅骨筋膜炎、增生性筋膜炎、增生性肌炎、缺血性筋膜炎、骨化性肌炎等。WHO 2013年软组织和骨肿瘤分类第四版中，将上述病变都列为肿瘤，以前认为是反应性增生。

(一)筋膜炎类肿瘤

(1)结节性筋膜炎。可见于儿童或成年人，20～40岁最常见，无性别差异。发生部位依次为上肢、头颈、胸部、背部；手、足很少见。临床表现为迅速增大的结节，有痛感，直径一般为1～2cm，多位于皮下或筋膜内，少数可伸入骨骼肌。结节无包膜，但界限清楚。

光学显微镜观察

可见病变区域有大量增生的纤维母细胞，分散或呈席纹状排列，基质常见黏液变(图11-1和图11-2)。增生的纤维母细胞大小不等，核深染，核仁明显，可见核分裂。一般无组织坏死。毛细血管增生伴淋巴细胞浸润及灶性出血，偶见多核巨细胞或灶性骨化。早期黏液变明显；中期以纤维母细胞及增生的毛细血管为主；晚期纤维母细胞变为纤维细胞，形成纤维化。病灶周围细胞密集，纤维成分较多。应与纤维肉瘤或纤维组织细胞瘤鉴别。结节性筋膜炎，肿块小，多为1～2cm，病程短，病灶范围小，部位浅，无坏死，可供鉴别。

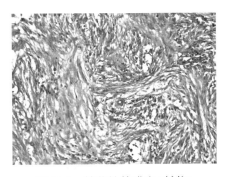

图11-1　结节性筋膜炎(低倍)

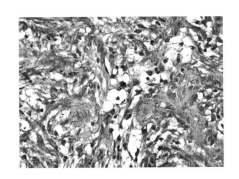

图11-2　结节性筋膜炎(高倍)

（2）颅骨筋膜炎。多见于 2 岁以内男性婴幼儿颅骨筋膜，可穿过颅骨浸润脑膜。病变同结节性筋膜炎。15% 的病例有外伤史，手术切除很少复发。

（3）缺血性筋膜炎。好发于长期卧床的老人受压部位。显微镜下观察，可见脂肪组织中有片状或结节状纤维素样坏死，坏死组织附近的纤维细胞呈退行性变，常出现核固缩。其周围有梭形成纤维细胞增生及小血管增生。增生的纤维母细胞核增大，核仁明显，可出现核奇形。

（4）增生性肌炎。是发生于骨骼肌外膜、肌束膜、肌内膜纤维母细胞增生性病变，并非肌肉本身病变。多见于 45 岁以上的中老年人肩胛部、胸壁、大腿深部。肿块生长快，几天内可增大一倍，病程一般不超过 2 个月。病灶直径一般小于 6cm，质硬，可伴有疼痛。

光学显微镜观察

低倍镜下可见广泛增生的纤维组织与萎缩的骨骼肌束交错分布形成"棋盘"状结构，有特征性。高倍镜下可见骨骼肌纤维间有广泛纤维母细胞增生，在黏液样基质内或胶原纤维间有特征性的神经节样巨细胞是另一特征。该细胞圆形或多边形，胞浆丰富，嗜碱性；核偏位，核呈空泡状，核仁大而明显，似神经节细胞，是纤维母细胞的变异，常成簇分布，核分裂易见，但无病理性核分裂。上述病变易误为肉瘤，实为良性病变（图 11-3）。一般 SMA、Vim 阳性；NSE、S-100 阴性。

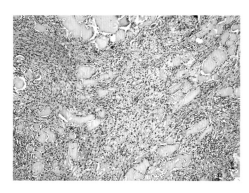

图 11-3　增生性肌炎（低倍）

（5）增生性筋膜炎。好发于老年人上肢、下肢、躯干皮下或深部软组织；偶见于儿童。临床表现及病变类似增生性肌炎。病变部位在软组织非肌肉内的间质。病灶内细胞更丰富，基质黏液变不明显，核分裂更多，可见坏死及急性炎细胞浸润，易误诊为肉瘤！免疫组化同上。

（二）纤维瘤类肿瘤

（1）腱鞘纤维瘤。好发于成年男性，手、足肌腱或腱鞘，其直径一般 ≤2cm，界限清楚。显微镜下观察，可见肿瘤呈结节状，由致密纤维组织组成，其中含有稀疏的梭形及星芒状间叶细胞，常见滑膜腔隙样的裂隙。少数病例瘤细胞排列密集，呈束状或席纹状，与结节性筋膜炎相似。偶见瘤细胞核多形性或多核。

（2）钙化性腱膜纤维瘤。好发于儿童及年轻人的手、腕部、前臂、大腿、腘窝等处。为皮下结节与肌腱相连，界限不清。显微镜下可见纤维母细胞弥漫增生伴散在钙化灶及多核巨细胞。在钙化灶附近有时可见软骨化生。纤维母细胞常伸入周围的脂肪或骨骼肌组织呈浸润性生长。核分裂少见。

（3）鼻咽血管纤维瘤又称青年性血管纤维瘤。好发于10~25岁男性，鼻咽部及后鼻孔。肿瘤为椭圆形，表面光滑，有蒂或无蒂，血管丰富呈淡红色。临床上常有鼻出血病史。

光学显微镜观察

肿瘤位于黏膜下，由纤维组织及较多大小不等的血管组成（图11-4和图11-5）。纤维组织稀疏，常见轻度水肿、黏液变、灶性坏死或纤维化玻璃样变。其中有时可见黏液腺、脂肪、神经。各例血管多少不一，大小不等；多为薄壁血管散在分布，有时管腔较大，呈裂隙状。瘤组织内炎性细胞极少或无，水肿及黏液变比鼻息肉轻，有鼻出血及年龄、性别特征，以此可与鼻息肉鉴别。

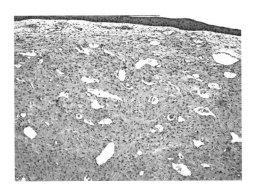

图11-4　鼻咽血管纤维瘤（低倍）

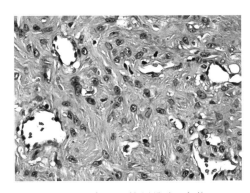

图11-5　鼻咽血管纤维瘤（高倍）

（4）纤维瘤。界限清楚，有不明显的包膜，质硬。主要由成纤维细胞、纤维细胞及胶原纤维组成。位于体表或黏膜表面有蒂的肿物，由纤维细胞及胶原纤维组。成纤维细胞成分少，胶原纤维多者称硬纤维瘤。由疏松纤维组织和脂肪组织构成者称软纤维瘤即皮赘。真性纤维瘤少见，诊断前要排除纤维组织瘤样增生性疾病。

（5）血管肌纤维母细胞瘤。多见于青年及中年女性外阴、阴道、宫颈等浅表部位，偶见于男性阴囊或睾丸旁组织。肿瘤直径一般<5cm。

光学显微镜观察

可见肿瘤由细胞密集区和细胞疏松区相间排列。间质疏松，水肿，偶见脂肪细胞，内有大量薄壁血管散在分布。瘤细胞为圆形、短梭形或上皮样。偶见双核或多核瘤细胞。瘤细胞不均匀地分布在血管周围。瘤细胞Vimentin（+）、Desmin（+）、ER（+）、PR（+）、SMA灶（+）。S-100（-）、CK（-）、Mac387（-）。

与富细胞性血管纤维瘤的区别，后者细胞丰富，分布均匀，血管壁厚，呈玻璃样变，多数病例瘤细胞Desmin（-）。与浅表性血管黏液瘤的区别，是后者呈结节状生长，间质呈广泛而明显的黏液变，细胞稀少，瘤细胞Desmin（-）。

（6）巨细胞血管纤维瘤。目前认为是孤立性纤维性肿瘤的一种变异。多见于中年男性眼眶、眼睑，女性好发于眼眶外。临床表现为缓慢生长的肿块，可有疼痛。肿块界限清楚，直径平均为3cm，常有囊性变及出血。

光学显微镜观察

瘤细胞核为单核、多核或巨核间质细胞。单核细胞其核为圆形、椭圆形或短梭形。巨核细胞可位于扩张的血管样腔隙内表面或间质中。多核细胞数量少，散在分布。肿瘤细胞胞浆中等量，嗜酸性，界限不清。肿瘤间质为胶原纤维，可见灶性玻璃样变硬化或为黏液样变。

免疫组化

单核、多核瘤细胞表达CD34、CD99，部分表达Bcl-2。

鉴别诊断

主要与巨细胞纤维母细胞瘤鉴别，后者是所谓纤维组织细胞瘤的中间型，多见于12岁以下的儿童，偶见于成人，男性多于女性。主要表现为躯干、四肢皮下脂肪组织内生长缓慢无痛性肿块。而不是眼眶、眼睑。瘤细胞不表达CD99和Bcl-2。

（7）Gardner纤维瘤。是一种良性软组织病变。它与韧带样纤维瘤病、家族性结肠腺瘤性息肉病共同组成Gardner综合征。Gardner纤维瘤主要发生于婴儿、儿童、青少年，无性别差异。幼儿的Gardner纤维瘤可能是Gardner综合征的早期表现。Gardner纤维瘤好发于背部、脊柱旁、胸壁、胁部、头颈、四肢的表浅或深部软组织。肿瘤呈斑块状，无包膜，界限不清。一般无症状，长大后可出现疼痛。X线显示致密的斑块状肿物。体积1~10cm不等，质硬而韧如橡皮样。切面灰白杂有棕红色（包裹的肌肉组织）或黄色区域（包裹的脂肪组织）。

光学显微镜观察

病变区域主要为大量的粗大红色胶原纤维束，杂乱分布。胶原纤维束之间有少量散在梭形纤维细胞和小血管。致密胶原纤维束之间可见少量裂隙。肿瘤成分常浸润周围脂肪组织或骨骼肌组织，并可包裹脂肪、肌肉和神经。

梭形细胞表达Vim、CD34、SMA、MSA、Desmin；不表达ER、PR

二　中间性肿瘤

（一）局部侵袭性纤维性肿瘤

其共同特点有五点：①肿瘤由分化好的成纤维细胞/肌成纤维细胞构成；②无包膜，常侵入周围骨骼肌或脂肪组织，呈浸润性生长；③在肿瘤细胞之间有多少不等的胶原纤维；④肿瘤细胞恶性特征不明显，核分裂很少见；⑤临床表现常有局部多次复发，但无转移。

（1）腹壁纤维瘤病，又称韧带样瘤或韧带样型纤维瘤病或侵袭性纤维瘤病。好发于女性腹直肌鞘，成年男性及儿童也可发病。2013年，WHO将它归入中间型肿瘤。

光学显微镜观察

可见肿瘤由成纤维细胞和胶原纤维构成，相互交错排列，并侵入周围骨骼肌之间，将骨骼肌分散（图11-6和图11-7）。受累的骨骼肌可发生萎缩，肌核聚集形成多核巨细胞。肿瘤细胞核分裂偶见或无。常见淋巴细胞浸润及灶性出血，有时可见钙化、骨化或软骨化生。

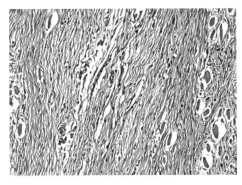
图 11-6　腹壁纤维瘤病(低倍)

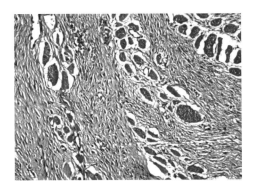
图 11-7　腹壁纤维瘤病(高倍)

免疫组化

肿瘤细胞 Vim 阳性、β-catenin、SMA、MSA 阳性程度不定。少数瘤细胞可同时表达 Desmin 和 S-100。不表达 H-caldesmon 可与平滑肌瘤鉴别。

(2)腹腔内的纤维瘤病,包括盆腔纤维瘤病、肠系膜或网膜纤维瘤病,若伴有结肠息肉病,偶尔伴有多发性骨瘤,则称 Gardner 综合征。好发于小肠和腹膜后。

鉴别诊断

与胃肠间质瘤(GIST)鉴别,GIST 瘤细胞可为良性梭形细胞也可为恶性上皮样细胞,表达 CD117、DOG1、CD34 而 β-catenin(-)。腹内纤维瘤病多为良性纤维母细胞和胶原纤维呈浸润性生长,瘤细胞 β-catenin(+)。

与腹膜后纤维化鉴别,后者常为纤维细胞伴明显玻璃样变,有较多的炎细胞浸润。许多纤维细胞表达 CD68。

(3)腹壁外纤维瘤病,如肩胛部、头颈部、手掌、足底、阴茎等处的纤维瘤病。肿瘤内纤维母细胞密集排列,胶原纤维较少,偶见核分裂;呈浸润性生长,有明显玻璃样变。

局部侵袭性肿瘤还有:掌/跖纤维瘤病、脂肪纤维瘤病等。

(二)少见转移的纤维性肿瘤

1. 孤立性纤维性肿瘤(SFT)

含以前的所谓血管外皮细胞瘤(HPC)及局限性纤维性间皮瘤,2013 年,WHO 将其归为纤维性中间型肿瘤。SFT 起源于 CD34 抗原的树突状间质细胞,该细胞广泛分布于人体结缔组织中,所以 SFT 可发生于全身任何部位,但以颈部、四肢、肺、纵隔、胸膜、鼻腔、心包、腹膜等部位较常见。从 9~85 岁均可发病,无性别差异。多为良性,少数可复发,偶见转移。

光学显微镜观察

肿瘤界限清楚,可有包膜。瘤细胞为分化较好的短梭形,核呈短棒状,着色淡,无异形。弥漫分布但不均匀,疏密不等(图 11-8~图 11-10)。密集区,可见灶性细胞核轻度异型,有少数核分裂。少数病例可见局灶性梭形细胞肉瘤区,瘤细胞密集,细胞核大而深染,有异型性和核分裂。间质内有较多胶原纤维呈红色绳索状或带状,将瘤细胞分隔。并常见灶性黏液样变性。间质血管丰富，可为分枝状血窦样薄壁血管也可见玻璃样变的厚壁血管。部分病例间质内可见脂肪组织。

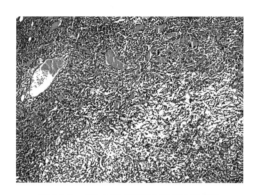
图 11-8 孤立性纤维性肿瘤(低倍)

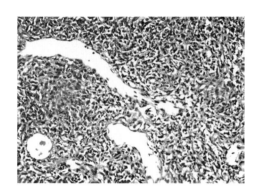
图 11-9 孤立性纤维性肿瘤(中倍)

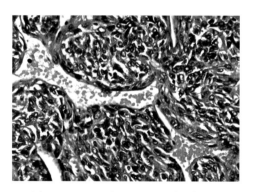
图 11-10 孤立性纤维性肿瘤(高倍)

免疫组化

瘤细胞表达 STAT6、Vimentin、Bcl-2、CD34、CD99、不表达 Desmin、SMA、CK。纤维瘤病 SMA(+)、CD34(-)。单向性滑膜肉瘤，CK(+)、EMA(+)、CD34(-)。

WHO 2013 年分类中还有恶性孤立性纤维性肿瘤；非常少见。

2. 隆突性皮肤纤维肉瘤(DFSP)

以前归入所谓纤维组织细胞肿瘤中间型。WHO(2013 年版)的软组织肿瘤分类中归入中间型纤维母细胞/肌纤维母细胞肿瘤，因为瘤细胞恒定显示纤维母细胞分化(CD34+)。好发于 20~50 岁成年人的头颈、躯干、四肢真皮或深部软组织。常为单个或多个硬结节，直径多为 3~5cm，常高出皮肤面，生长缓慢。此瘤易复发，一般不转移，属低度恶性。

光学显微镜观察

肿瘤无包膜，界限较清楚。位于真皮和皮下脂肪组织之间，也可位于深部软组织。肿瘤直径一般为 5cm 左右。瘤细胞为大小一致的梭形纤维母细胞，密集排列，核深染，可见核分裂。常见肿瘤细胞侵入皮下脂肪细胞之间，将脂肪分隔。瘤细胞排列席纹状、车辐状、漩涡状或束状(图 11-11~图 11-13)。肿瘤组织中胶原纤维少而不明显，无巨细胞、泡沫细胞、吞噬含铁血黄素细胞；也无坏死。有时，肿瘤内有类似纤维肉瘤的病灶，瘤细胞异型性明显，核分裂达 10~28/10HPF。如果这种病灶数量>50%则称为纤维肉瘤型隆突性皮肤纤维肉瘤。间质内除少量小血管外无其他成分则称经典型。有时在 DFSP 组织中出现较大范围的黏液变性则称黏液样型。偶见肿瘤细胞间有成片的颗粒细胞聚集，细胞核圆形，居中，核仁明显，胞浆含嗜酸性颗粒。

免疫组化

瘤细胞表达 Vim、CD34，不表达 FXIIIa；而良性纤维组织细胞瘤与此相反，表达FXIIIa，不表达 CD34。

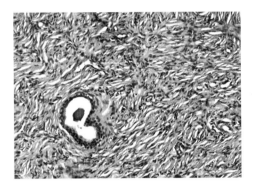

图 11-11　隆突性皮肤纤维肉瘤(低倍)

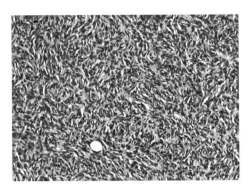

图 11-12　隆突性皮肤纤维肉瘤(中倍)

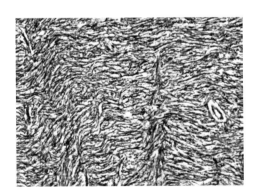

图 11-13　隆突性皮肤纤维肉瘤 CD34(+)

3. 巨细胞纤维母细胞瘤(GCF)

目前认为是幼年型隆突性皮肤纤维肉瘤。

光学显微镜观察

它与隆突性皮肤纤维肉瘤的区别有两点。

① 好发于 12 岁以下的儿童，成人极少见。②肿瘤内可见单核巨细胞或多核巨细胞，这些巨细胞可位于裂隙样的腔隙内表面也可位于黏液样的基质中。个别病例，瘤细胞中可

379

含有黑色素。

免疫组化

瘤细胞表达 Vim、CD34、ApoD；瘤细胞不表达 FXⅢa（良性纤维组织细胞瘤 CD34 阴性，FXⅢa 阳性可供鉴别）；瘤细胞不表达 S-100（弥漫性神经纤维瘤 S-100 阳性可供鉴别）。

鉴别诊断

主要与皮肤纤维瘤鉴别，后者部位浅，限于真皮。体积小，一般不超过 2cm。肿瘤成分中除成纤维细胞外还有部分胶原纤维或少量泡沫细胞，若泡沫细胞很多，应称纤维黄色瘤。

4. 炎性肌纤维母细胞肿瘤（IMT）

好发于儿童及年轻人的肺、肠系膜、网膜、腹膜后、盆腔、四肢、躯干等部位软组织。发生于肺脏者，以前称炎性假瘤或浆细胞肉芽肿，WHO（2013 年）将它列为中间型纤维母细胞/肌纤维母细胞肿瘤。肿瘤可为息肉状、分叶状或结节状，界限清楚但无包膜。

光学显微镜观察

肿瘤主要由纤维母细胞及肌纤维母细胞构成。瘤细胞为梭形，核呈梭形，部分细胞有小核仁。胞浆中等量，嗜酸性淡红色。瘤细胞呈束或弥散排列，分布密度不均匀，部分区域细胞密集，部分区域细胞稀疏。瘤细胞之间可见较多淋巴细胞、浆细胞、组织细胞、嗜酸性粒细胞和中性粒细胞（图 11-14 和图 11-15）。间质部分区域有明显黏液样变。部分区域有纤维化或玻璃样变。部分病例在上述炎性肌纤维母细胞肿瘤背景中出现部分肿瘤细胞核有异型性，有正常或病理性核分裂，核增大，核仁明显，称炎症性纤维肉瘤。另有部分病例在上述炎性肌纤维母细胞肿瘤背景中出现部分瘤细胞呈圆形或多边形上皮样，细胞核空泡状，核仁大而明显。上皮样型预后较差。若间质广泛黏液变伴较多中性粒细胞浸润，此为炎症性肌纤维母细胞肿瘤。

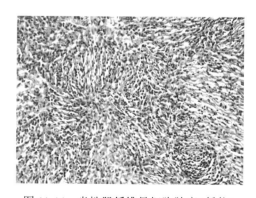
图 11-14　炎性肌纤维母细胞肿瘤（低倍）

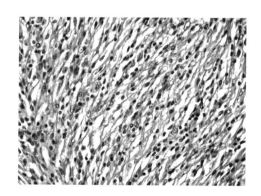
图 11-15　炎性肌纤维母细胞肿瘤（高倍）

免疫组化

瘤细胞表达 Vimentin（100%＋）、SMA（92%＋）、MSA（89%＋）、Desmin（9%～69%＋）CD68（25%＋）、ALK（50%核＋）、PCK（36%～77%局灶＋）；瘤细胞不表达 CD34、CD117、H-caldesmon、myogenin、S-100。

5. 低度恶性(低级别)肌纤维母细胞肉瘤

多见于成人,好发于四肢、头颈部尤其是舌和口腔。临床表现为无痛性肿胀或肿块。瘤细胞为梭形肌纤维母细胞,有中度异型性,排列呈束状、席纹状或弥漫浸润性生长,可侵入骨骼肌之间,将肌肉分散。间质有较多薄壁血管或有较多胶原纤维,炎性细胞稀少。它与韧带样瘤的区别有:①部位不同;②低度恶性肌纤维母细胞肉瘤的瘤细胞有异型性。瘤细胞 SMA(±),Desmin(∓),NF(+),CD34 灶阳,CD99 灶阳,CK 和 S-100 阴性。

6. 黏液炎性纤维母细胞肉瘤(MIFS)

又称肢端黏液炎性纤维母细胞肉瘤,好发于 30~60 岁,无性别差异。发病部位依次为四肢远端、肘部、膝部、上臂、大腿等部位。肿瘤界限不清,生长缓慢。切除后易复发,偶见转移。2013 年,WHO 将黏液炎性纤维母细胞肉瘤归为中间型肿瘤。

光学显微镜观察

瘤细胞有:①梭形细胞、②含有大核仁的节细胞样细胞、③脂肪母细胞样细胞。瘤细胞排列呈结节状或散在分布。背景部分为玻璃样变的纤维组织,部分为黏液样变;二者相间排列,伴有较多炎性细胞浸润并有成群的泡沫细胞、组织细胞、含铁血黄素沉积,细胞成分类似弥漫型腱鞘巨细胞瘤。

免疫组化

瘤细胞表达 Vimentin、CD34、CD68(±)。不表达 Desmin,SMA,S-100。

7. 婴儿型纤维肉瘤(原属中间性肿瘤,2020 年 WHO 将它归为恶性)

发生于婴儿至 4 岁幼儿,发病部位依次为下肢远端,如足、踝及小腿;上肢远端,如手部、腕部及前臂;头、颈及躯干少见。肿瘤多为 1~2cm。

光学显微镜观察

肿瘤组织结构与成人纤维肉瘤相似,是梭形细胞为主的中间性肿瘤,依据细胞形态、组织结构及免疫组化排除其他梭形细胞肿瘤之后才能诊断。病灶内有较多淋巴细胞浸润为其特征。预后较好。

瘤细胞表达 Vimentin、SMA(33%+)、MSA(29%+)。不表达 PCK、CK8、EMA。

与婴幼儿指(趾)纤维瘤病鉴别:后者瘤细胞胞浆内有形似红细胞的包涵体(Masson 染色呈深红色)可供鉴别。

三 恶性纤维母细胞/肌纤维母细胞肿瘤

1. 成人型纤维肉瘤

可发生于任何年龄,以 30~60 岁男性较多,发病部位依次为大腿、上肢、躯干。发生于皮肤或皮下脂肪者常生长慢,分化高,预后较好。发生于筋膜内、骨骼肌内或骨膜内等深部位者常常分化差,生长快,易复发,易转移,预后差。

光学显微镜观察

纤维肉瘤的诊断基本是排除性的,应仔细观察切片并做免疫组化,排除其他梭形细胞肿瘤如滑膜肉瘤、恶性间皮瘤、平滑肌肉瘤、恶性神经鞘瘤、恶性黑色素瘤、梭形细胞脂肪肉瘤、梭形细胞横纹肌肉瘤、梭形细胞鳞癌等之后才能诊断。高分化纤维肉瘤:瘤细胞为梭形，形态较一致，排列呈束状，核分裂较少；瘤细胞间胶原纤维较多。低分化纤维肉瘤：瘤细胞多为圆形、椭圆形或短梭形，排列密集，核分裂较多；瘤细胞之间胶原纤维少，血管多。

作者体会，如果出现低倍显微镜可发现显眼的瘤巨细胞或多核巨细胞，则很可能是未分化多形性肉瘤、多形性脂肪肉瘤或多形性横纹肌肉瘤，不是纤维肉瘤。应仔细观察并做免疫组化进行鉴别。

免疫组化

瘤细胞表达 vimentin，SMA 灶阳，MSA 灶阳；瘤细胞不表达 Desmin，S-100，PCK。部分浅表性纤维肉瘤 CD34 阳性，提示该肿瘤可能由隆突性皮肤纤维肉瘤转化而来。

2. 黏液纤维肉瘤

以前称为黏液性恶性纤维组织细胞瘤，多见于老年男性，发病部位依次为下肢、上肢、躯干；头颈及腹膜后少见。可位于皮下浅表部位或筋膜、肌肉等深部软组织。常为单发。

光学显微镜观察

依据瘤细胞异型性大小、核分裂多少、黏液样基质数量多少及有无坏死四项指标将肿瘤分为高分化、中分化、低分化。高分化黏液纤维肉瘤，瘤细胞异型小，细胞为梭形、圆形、星形。细胞数量少，稀疏分布于大量黏液样基质内，核分裂极少，无坏死(图 11-16)。低分化黏液纤维肉瘤，瘤细胞排列密集，细胞异型性明显，核分裂多，有坏死，黏液样基质少。中分化黏液纤维肉瘤介于高分化与低分化二者之间。

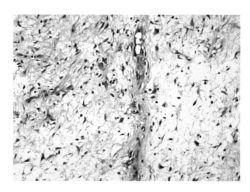

图 11-16　黏液纤维肉瘤(高分化)

瘤细胞 Vimentin(+)，SMA 灶阳，MSA 灶阳，瘤细胞 Desmin(-)、CD68(-)、CK(-)。

3. 低度恶性纤维黏液样肉瘤

该肿瘤少见，好发于年轻人的四肢近端或躯干，肿瘤位于筋膜下，表现为深部软组织无痛性肿块。显微镜下可见肿瘤由细胞密集区和黏液变的细胞疏松区相间分布。细胞密集区瘤细胞为梭形，核深染，无异型，无核分裂；排列呈束或漩涡状。肿瘤间质常有黏液变，其中有细长而弯曲的薄壁小血管及小动脉血管伴血管周围硬化。约 40% 的病例见有巨大玻璃样变菊形团，其周围围绕有上皮样成纤维细胞。瘤细胞表达 Vim，SMA 灶+；不表达 Desmin、S-100、EMA、CD34。

第三节 所谓纤维组织细胞肿瘤

所谓纤维组织细胞肿瘤，WHO 2013 年分类如下。

1. 良性肿瘤

(1)腱鞘巨细胞瘤：局限型/0、弥漫型/1、恶性/3。

(2)深部良性纤维组织细胞瘤/0。

2. 中间型肿瘤(偶见转移)

(1)丛状纤维组织细胞瘤/1。

(2)软组织巨细胞瘤/1。

3. 未分化/未分类肉瘤

(1)未分化梭形细胞肉瘤/3。

(2)未分化多形性肉瘤 /3(以前称恶性纤维组织细胞瘤)。

(3)未分化圆形细胞肉瘤/3。

(4)未分化上皮样肉瘤/3。

(5)未分化肉瘤，非特殊类型/3。

2020 年，WHO 将未分化/未分类肉瘤归为组织起源未确定的肿瘤，其余同上。

一 良性肿瘤

(一)腱鞘巨细胞瘤

1. 局限型腱鞘巨细胞瘤(良性)

以前称腱鞘巨细胞瘤，好发于 30~50 岁女性，比男性多，手部小关节较多；少见于膝、踝关节及非关节区的臂及臀部。X 线显示小关节旁软组织结节状块影，约有 10% 的病例影像学可见骨皮质侵犯。肿瘤肉眼观察呈结节状，界限清楚，直径一般≤3cm。

光学显微镜观察：瘤组织内有较多组织细胞样细胞、多核巨细胞、泡沫细胞。核分裂少见。瘤细胞弥漫分布。间质常有淋巴细胞、浆细胞浸润。胶原纤维数量各例多少不一，常呈玻璃样变。常见有小血管增生及部分吞噬含铁血黄素的巨噬细胞。肿瘤细胞有时可见少量散在核分裂。约有 1/5 的病例局部切除后可以复发。

2. 弥漫型腱鞘巨细胞瘤(交界性肿瘤)

又称色素性绒毛结节状滑膜炎。多发生于 40 岁以下，大关节内外如膝关节、踝关节、髋关节、肘关节等处。无性别差异。部分严重病例 X 线显示可侵犯关节面，有时可见压迫性骨皮质受损或浸润骨质。浸润骨质多见于踝关节或髋关节。肿瘤直径常大于 5cm，沿关节腔漫延，可累及关节邻近软组织呈浸润性生长。

光学显微镜观察

可见肿瘤组织有较多大小不等的绒毛或裂隙，其表面被覆滑膜上皮样细胞。绒毛间质内瘤细胞为圆形、椭圆形组织细胞吞噬大量含铁血黄素，可见少量核分裂。还有梭形细胞、泡沫细胞、淋巴细胞、浆细胞、少量散在多核巨细胞及增生的小血管。胶原纤维增生常见玻璃样变性。局部切除有 50% 的病例复发。

免疫组化

与局限型相似，单核及多核细胞表达 CD68、CD163、Desmin、CD45。

3. 恶性腱鞘巨细胞瘤

它与弥漫型腱鞘巨细胞瘤的区别是：前者单核样瘤细胞核增大，核仁明显；胞浆丰富呈明显嗜酸性红色；核分裂像大于 20 个/10HPF。多核巨细胞核异型性明显。有时可见瘤组织坏死。瘤细胞弥漫分布，绒毛结构少或无，肿瘤内多核巨细胞较多并可以找到多少不等的良性腱鞘巨细胞瘤的成分。它与软组织巨细胞瘤的区别是：后者好发于 50 岁左右成人的四肢真皮或皮下脂肪，与关节无关。显微镜下可见纤维组织将瘤细胞分隔成结节状，肿瘤结节内有圆形卵圆形单核细胞、多核巨细胞、吞噬含铁血黄素的巨噬细胞。瘤细胞无异型性，无单核瘤巨细胞，无坏死，核分裂 1/10HPF~30/10HPF。多数病例胶原纤维及淋巴细胞较少，形态类似骨巨细胞瘤。少数病例可见骨质化生、动脉瘤样骨囊肿病变。瘤细胞表达 Vimentin，CD68，SMA，TRAP（多核巨细胞+）。

（二）深部良性纤维组织细胞瘤

肿瘤好发于 20~40 岁的中青年男性下肢、头颈皮下或深部软组织，少见于肌肉内、腹膜后、纵隔及盆腔。肿瘤较小，多为 1cm 左右，最大者其直径≤5cm。临床表现为缓慢生长，无痛性结节状，界限清楚，可有假包膜。显微镜下观察，可见部分肿瘤为梭形成纤维细胞，呈束状或席纹状排列，其中有较多薄壁血管，似血管周细胞瘤。部分病例肿瘤主要由单核样细胞和多核巨细胞构成，有少量淋巴细胞和泡沫细胞，类似腱鞘巨细胞瘤。肿瘤细胞核分裂<5 个/10HPF。间质可发生黏液变性或纤维化、钙化、骨化。瘤细胞表达 CD34，Vimentin，SMA 灶阳，MSA 灶阳。

该肿瘤罕见，应在完整切除后结合临床诊断，不能凭少量活检组织诊断！

按传统习惯良性的还有纤维组织细胞瘤、幼年性黄色肉芽肿。中间型的还有非典型性纤维黄色瘤等。

（三）纤维组织细胞瘤（FH）

是发生于真皮的小结节，无包膜，直径一般≤2cm。肿瘤主要由纤维母细胞、组织细胞构成，还有泡沫细胞及含铁血黄素沉着，并有数量不等的以淋巴细胞为主的炎细胞浸润。部分病例有 Touton 巨细胞（胞核贴近胞膜，排列呈花环样）。间质由胶原纤维和血管构成。肿瘤内纤维母细胞、组织细胞、胶原纤维、血管的数量比例在不同病例各不相同。

瘤细胞表达 FXⅢa、KP-1、SMA（灶阳）；不表达 CD34、ApoD。

（四）幼年性黄色肉芽肿

多见于婴儿及儿童。临床表现为皮肤出现成群的黄褐色丘疹或小结节，直径 0.5~2cm 不等，数年内可自愈，属良性病变。

光学显微镜观察

可见丘疹或结节内有组织细胞，部分胞核可见核沟，还有泡沫细胞、Touton 巨细胞、异物巨细胞。间质内见纤维组织增生伴淋巴细胞、浆细胞、嗜酸性粒细胞、中性粒细胞浸润。早期泡沫细胞较少，晚期纤维化明显。

免疫组化

瘤细胞表达 CD68，HAM-56，FXⅢa，CD4，CD14，AAT，AACT，Lysozyme；瘤细胞不表达 S-100，CD1a(依此可与朗格汉斯组织细胞增生症鉴别)。

(五)黄色瘤

黄色瘤是血胆固醇过多及血脂过高引起的皮肤小结节。显微镜下可见成簇或散在的泡沫细胞，其中有少量 Touton 巨细胞及慢性炎细胞。发生于眼睑称黄斑瘤。

免疫组化

瘤细胞表达 CD68(KP-1)、Mac387、Lysozyme；不表达 S-100。

(六)网状组织细胞瘤

此病少见，有局限皮肤型和多中心型两种。局限皮肤型好发于青年男性，表现为孤立的皮肤小结节，为 0.5~2cm，常见于头颈部或胸背部皮肤。多中心型好发于老年女性四肢，常表现为多发性皮肤小结节，直径与局限型相似。

光学显微镜观察

可见结节位于真皮，界限清楚，肿瘤主要为弥漫分布的单核或多核组织细胞，胞浆丰富，嗜酸性或呈毛玻璃样是其特征。核呈空泡状核仁可见，核分裂罕见或无。另有少量梭形组织细胞。间质血管丰富伴炎细胞浸润或纤维化。

瘤细胞表达 Vim、CD68、HAM56；不表达 CD1a、S-100、CD15。

二　中间性肿瘤

1. 丛状纤维组织细胞瘤(PFT)

好发于 2~16 岁的儿童和青少年，30 岁以后少见，女性多于男性。肿瘤累及部位依次为上肢远端、腋窝、下肢、躯干、头颈。症状不明显，生长缓慢。肿瘤位于真皮内，分叶状，界限不清，呈浸润性生长，直径一般<3cm。

光学显微镜观察

低倍镜可见成群分布的小结节。高倍镜可见结节中心为上皮样组织细胞，周围是成纤维细胞，多核巨细胞散在分布。纤维间质内有淋巴细胞为主的慢性炎细胞浸润及含铁血黄素沉积。

组织细胞和多核巨细胞 CD68(+)，成纤维细胞 SMA(+)

2. 软组织巨细胞瘤

好发于 50 岁左右成人四肢真皮或皮下脂肪，与关节无关。

光学显微镜观察

可见纤维组织将瘤细胞分隔成结节状，肿瘤结节内有圆形卵圆形单核样细胞、多核巨细胞、吞噬含铁血黄素的巨噬细胞。瘤细胞无异型性，无坏死，核分裂 1/10HPF~30/10HPF。多数病例胶原纤维及淋巴细胞较少，形态类似骨巨细胞瘤。少数病例可见灶性泡沫细胞、骨质化生或出现动脉瘤样骨囊肿病变。

瘤细胞表达 Vimentin、CD68、SMA、TRAP(多核巨细胞+)。

3. 非典型性纤维黄色瘤(AFX)

此瘤好发于老年人头颈部的真皮及皮下，肿瘤直径一般<2cm。少数可见于青年人的躯干、四肢，肿瘤直径可达 3cm。

光学显微镜观察

可见肿瘤由成纤维细胞及组织细胞构成，组织细胞有异型性，核空泡状，核仁明显，有奇异形单核或多核巨细胞，核分裂易见。其中常有淋巴细胞、浆细胞浸润。肿瘤类似未分化多形性肉瘤。

免疫组化

瘤细胞表达 Vimentin，CD68，AACT，AAT，CD74，CD10，CD163，CD99；不表达 S-100，HMB45，CK，h-caldesmon，PCK。

鉴别诊断

因该肿瘤位于真皮或皮下，体积小，所以不能诊断未分化多形性肉瘤。此外还应与梭形细胞鳞癌、恶性黑色素瘤等鉴别，见免疫组化。

三 未分化/未分类肉瘤

2013 年，WHO 按形态将瘤细胞分为五种：未分化多形性肉瘤、未分化圆形细胞肉瘤、未分化梭形细胞肉瘤、未分化上皮样肉瘤、未分化肉瘤非特殊类型。未分化肉瘤是软组织肉瘤中最常见的，约占软组织肉瘤的 20%。其中除未分化圆形细胞肉瘤好发于儿童和年轻人以外，其余均好发于 50~70 岁老年男性，发生部位依次为下肢、上肢深部软组织、后腹膜。少数可发生于躯干及肺等部位。有近 50% 的病例累及深筋膜或骨骼肌。肿瘤发生于四肢时，临床表现为无痛性包块，生长较慢，持续时间较长。肿瘤较大，多为 10cm，界限不清。

光学显微镜观察

可见：①未分化多形性肉瘤以前称恶性纤维组织细胞瘤，最突出的形态特征是瘤细胞呈明显多形性及车辐状排列(图 11-17~图 11-19)。瘤细胞可为肥胖的梭形、单核巨细胞、多核巨细胞，核深染，形状不规则，核仁不明显，核分裂易见，可散在或成簇分布。间质内常见淋巴细胞、浆细胞、嗜酸性粒细胞浸润。②未分化梭形细胞肉瘤瘤细胞呈梭形，束状排列，胞浆丰富淡红色。③未分化上皮样肉瘤瘤细胞胞浆丰富，略嗜酸性；组织形态类似恶性黑色素瘤或转移癌，④未分化圆形细胞肉瘤的瘤细胞为圆形，核浆比例高，形态类似 Ewing/PNET。⑤ 未分化肉瘤非特殊型，肿瘤无明确分化方向，表达 Vimentin 外无其他阳性。

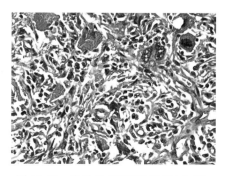

图 11-17 未分化/多形性肉瘤(中倍)

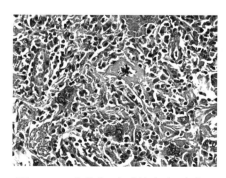

图 11-18 未分化/多形性肉瘤(中倍)

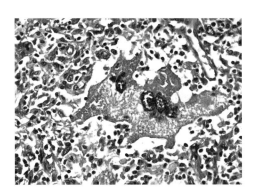

图 11-19　未分化/多形性肉瘤显示巨细胞

免疫组化

瘤细胞表达 CD68，AAT，AACT，Lysozyme，但特异性不强；偶见 CK、S-100、Desmin、SMA 灶阳。

鉴别诊断

（1）多形性脂肪肉瘤，有异型脂母细胞，S-100（+），EMA（+）。

（2）多形性横纹肌肉瘤，瘤细胞表达 Myogenin，MyoD1。

（3）平滑肌肉瘤，瘤细胞表达 SMA，MSA，Desmin，calponin。

（4）肉瘤样癌，癌细胞表达 CK，CEA，Vimentin，Desmin，巨细胞还表达 TTF-1。

（5）未分化圆形细胞肉瘤与 Ewing/PNET 的区别：后者表达 CD99（细胞膜+）、Vimentin、FLI-1、NSE、CgA、Syn。

第四节　软组织平滑肌肿瘤

一　良性平滑肌瘤

1. 体表软组织平滑肌肿瘤

可发生于体表皮肤、皮下、女性外阴、乳头、乳晕，男性的阴囊、阴茎、睾丸等处。体表软组织平滑肌瘤直径多数是≤2cm，核分裂 0～1/10HPF，瘤细胞无异型性，无坏死，无浸润（图 11-20）。个别病例瘤细胞有异型性但无核分裂。女性外阴平滑肌瘤的核分裂可以是≤5/10HPF，尤其是妊娠期。男性外阴及阴囊皮肤的平滑肌瘤见到核分裂即为平滑肌肉瘤。

2. 深部软组织平滑肌瘤

好发于成人四肢、躯干深部组织（筋膜及肌肉内）、腹内、腹膜后、盆腔等部位。肿瘤细胞分化成熟，无异型。核分裂<1/50HPF，细胞密度不高。可见纤维化、钙化或黏液变。女性盆腔腹膜后平滑肌瘤核分裂可达 5/50HPF，但无病理性核分裂，无异型性无坏死。

子宫平滑肌肿瘤详见女性生殖系统疾病。

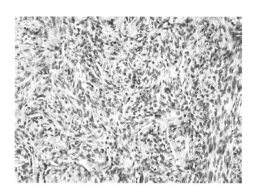

图 11-20　软组织平滑肌瘤(中倍)

二　软组织平滑肌肉瘤

多见于中老年患者，诊断标准主要依据五项指标：瘤细胞核分裂多少、异型性大小、有无浸润、有无坏死及肿瘤大小。软组织平滑肌肉瘤的诊断标准因部位不同而有区别。一般而言，肿瘤直径≥5cm，核分裂≥5/10HPF，瘤细胞有异型性(图 11-21 和图 11-22)，有浸润，有瘤细胞坏死。其中核分裂一项为必备，其余四项中具备其中二项即可诊断。但有三种特殊情况例外：①深部软组织(指盆腔、腹膜后、腹腔、躯干及四肢的深部肌肉、肌膜等处的软组织)平滑肌肉瘤，男性，瘤细胞核分裂可为 1~5/10HPF；女性，瘤细胞核分裂可以≥5/10HPF。②胃肠道的平滑肌肉瘤，尤其是小肠或直肠平滑肌肉瘤核分裂可以是 1~4/10HPF。③男性阴囊、阴茎、睾丸等处的平滑肌肉瘤，核分裂可为 1~3/10HPF，肿瘤直径可为 3~5cm。子宫平滑肌肉瘤诊断标准，一般为核分裂 5~9/10HPF，瘤细胞异型性明显，有瘤细胞坏死三者同时具备。其余见女性生殖系统疾病。《阿克曼外科病理学》，2014 年中文版，2165 页写道：平滑肌肉瘤预后与肿瘤的大小和部位有关。大宗病例分析显示：皮肤平滑肌肉瘤可以复发，无转移。皮下脂肪的平滑肌肉瘤有 50% 可以复发，约有 1/3 可以转移。肌肉内的平滑肌肉瘤预后更差。

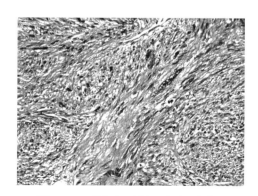

图 11-21　软组织平滑肌肉瘤(中倍)

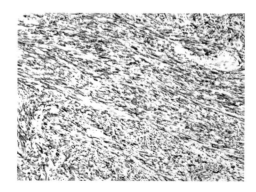

图 11-22　平滑肌肉瘤 Desmin(+)

此外，有少数平滑肌瘤或平滑肌肉瘤可位于静脉血管内，称静脉内平滑肌瘤病或静脉内平滑肌肉瘤。偶见平滑肌瘤中有较多淋巴细胞、中性粒细胞、组织细胞浸润。软组织平滑肌肿瘤病变有时介于平滑肌瘤和平滑肌肉瘤之间可称为具有恶性潜能的平滑肌瘤。

平滑肌肿瘤的免疫组化：瘤细胞表达 SMA、MSA、Desmin、H-caldesmon。

第五节　骨骼肌肿瘤

WHO 2020 年骨骼肌肿瘤分类如下：
良性：横纹肌瘤（成人型、胎儿型、生殖道型）
恶性：胚胎性横纹肌肉瘤（含葡萄状和间变型）
　　　腺泡状横纹肌肉瘤
　　　多形性横纹肌肉瘤
　　　梭形细胞/硬化性横纹肌肉瘤（2013 年新列入的肿瘤类型）

一　良性横纹肌瘤

该类型肿瘤很少见。

1. 成人型横纹肌瘤

多见于 40 岁以上的成人，好发于舌和咽喉部等处，常为界限清楚的孤立结节，无包膜。肿瘤主要由成熟骨骼肌细胞构成，核位于细胞浆外周部，有时可见部分瘤细胞胞浆含糖原而透亮。

2. 胎儿型横纹肌瘤

多见于 3 岁以下的儿童，男性比女性多；好发于头颈部软组织或黏膜下，尤其是耳后；常为界限清楚的结节，部分病例可见包膜。

经典型（黏液型），瘤细胞为圆形或椭圆形体积较大的不完全成熟的骨骼肌细胞，大小形状较一致。大细胞之间为小短梭形原始间叶细胞及广泛黏液变的基质。

中间型，含大量排列密集的分化较好的骨骼肌细胞；大细胞之间有部分小梭形细胞，间质无黏液变。

3. 生殖道型

多见于中青年，女性比男性多。好发于女性阴道偶见于男性前列腺、睾丸鞘膜等处。常为息肉或结节状肿块。肿瘤主要为分散排列较成熟的骨骼肌细胞，细胞多为带状或长梭形，横纹易见。间质为胶原纤维伴黏液变性。肿瘤表面有黏膜上皮覆盖，若发生于阴道表面为鳞状上皮。

二　横纹肌肉瘤

（一）胚胎性横纹肌肉瘤

胚胎性横纹肌肉瘤占横纹肌肉瘤 50%～60%，多见于 15 岁以下的儿童或婴儿，偶见于成人。好发于头颈部、泌尿生殖道和腹膜后等部位。肉眼观察呈息肉状或结节状，直径常小于 3cm，无包膜。

光学显微镜观察

　　瘤细胞主要为分化不成熟的横纹肌母细胞，体积较小，呈圆形、卵圆形或短梭形，胞浆较少，深红色，核偏位，着色深。分化较好者细胞呈带状，胞浆丰富，深红色有时可见横纹。其特征是瘤细胞密集区与瘤细胞疏松的黏液样区相间排列（图 11-23 和图 11-24）：①葡萄状，肉眼观察呈葡萄状。显微镜下可见组织疏松，基质广泛黏液变，上皮下有一层致密的未分化瘤细胞带，瘤细胞小，胞浆红染，核深染偏位；部分为原始间叶细胞，细胞为短梭形排列密集，核分裂易见，称"生发层"这是该肿瘤的特征，有诊断价值。②梭形细胞型，瘤细胞主要为梭形或带状，胞浆红染，偶见横纹；核居中核仁明显。③间变型，肿瘤中有少量灶性或散在核大而深染的异型性明显的瘤细胞。

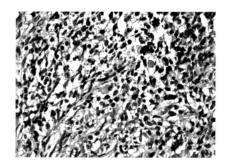

图 11-23　胚胎性横纹肌肉瘤（中倍）

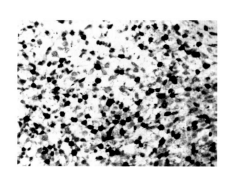

图 11-24　胚胎性横纹肌肉瘤 myogenin(+)

（二）腺泡状横纹肌肉瘤

　　它占横纹肌肉瘤的 21%，多见于青少年或年轻人，好发于四肢，也可发生于头颈、躯干、会阴及直肠周围等处。常发生于肌肉内，恶性程度高，预后差。

光学显微镜观察

　　瘤细胞为幼稚的横纹肌母细胞，多数瘤细胞呈圆形、卵圆形，胞浆少，嗜酸性，界限不清；有的瘤细胞胞浆含糖原而透亮；有的瘤细胞较大，胞浆丰富，嗜酸性，核偏位。瘤细胞被宽窄不一的纤维组织分隔成实性结节状（图 11-25~图 11-27）、裂隙状或腺泡状。有的瘤细胞也可呈梭形、带状或多核巨细胞。分化较成熟的瘤细胞有时可见横纹。

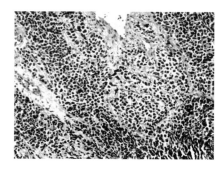

图 11-25　腺泡状横纹肌肉瘤（低倍）

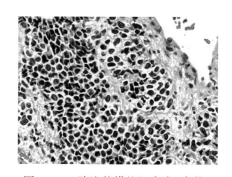

图 11-26　腺泡状横纹肌肉瘤（高倍）

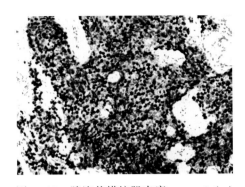

图 11-27　腺泡状横纹肌肉瘤 myogenin(+)

(三)多形性横纹肌肉瘤

多见于 40 岁以上的成人,男性多于女性。好发于下肢深部软组织,少数发生于上肢、胸腹部、头颈等部位。常为 5~15cm 界限清楚或有假包膜的肿块。

光学显微镜观察

肿瘤主要为圆形、梭形、蝌蚪形、球拍形、蜘蛛样和多边形细胞,胞体较大,胞浆丰富嗜酸性深红色。其中可见散在分布胞浆红染,核大而偏位的奇异形的瘤巨细胞(图 11-28 和图 11-29),高倍显微镜下有时可见胞浆内横纹。若未见横纹则要注意与多形性脂肪肉瘤、未分化肉瘤等鉴别。

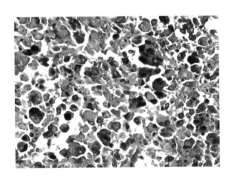

图 11-28　多形性横纹肌肉瘤(高倍)

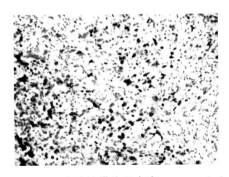

图 11-29　多形性横纹肌肉瘤 myogenin(+)

免疫组化

横纹肌肉瘤瘤细胞表达 MyoD1、Myogenin、Myoglobin;可不同程度表达 SMA、Desmin、MSA;不表达 CD34、S-100、H-caldesmon。

(四)梭形细胞/硬化性横纹肌肉瘤

梭形细胞/硬化性横纹肌肉瘤是非常少见的,年龄从 3 个月到 79 岁均可发病。梭形细胞性亚型发病部位儿科组主要发生于睾丸旁;成人组主要发生于头颈深部软组织;硬化性亚型儿童和成人均常发生于四肢,界限清楚无包膜。

光学显微镜观察

梭形细胞型瘤细胞呈梭形，核卵圆形或梭形，淡染或空泡状，核仁不明显，胞浆较少，淡红色；细胞排列呈束状（图 11-30）或编织状，其中有散在胞浆嗜酸性横纹肌母细胞，该细胞胞浆有时见有横纹；核深染，核可有异型性，核分裂易见。

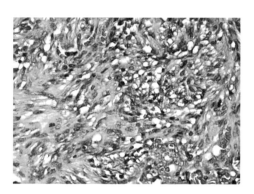

图 11-30　梭形细胞横纹肌肉瘤（中倍）

梭形细胞型的瘤细胞强表达 myogenin、Desmin。

硬化性，在上述梭形细胞背景中出现较多玻璃样变的纤维间质。纤维间质将部分瘤细胞分隔成巢状、梁状或小腺泡状。瘤细胞强表达 MyoD1。

第六节　血管淋巴管常见疾病

一　良性血管及淋巴管肿瘤和瘤样病变

（一）毛细血管瘤

主要由成熟的毛细血管构成，内皮细胞扁平，管腔小横断面一般只有 1~2 个红细胞，有的是中空无红细胞，血管斜切面则呈实性条索状。其特征是毛细血管呈簇状、结节状分布，簇内或结节内毛细血管密集排列（图 11-31 和图 11-32）。结节之间为纤维结缔组织。器官或组织内正常血管是基本均匀地散在分布。

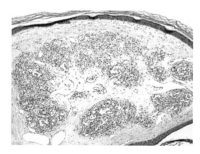

图 11-31　毛细血管瘤（低倍）

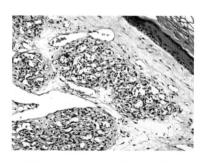

图 11-32　毛细血管瘤（高倍）

(二)海绵状血管瘤

由扩张的薄壁血管构成，内皮细胞成熟扁平，血管成簇或结节状分布，其特征是簇内或结节内血管密集排列有背靠背现象(图11-33 和图11-34)。扩张的薄壁血管内充满大量血液，有时可见血栓形成或内皮细胞呈局灶性乳头状增生。簇间或结节间为纤维结缔组织。部分海绵状血管瘤可混合有毛细血管瘤成分。部分海绵状血管瘤混合有片状实性排列的梭形细胞，部分为上皮样内皮细胞，有人称它为梭形细胞血管瘤。

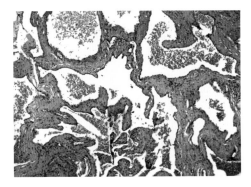

图 11-33 海绵状血管瘤(低倍)

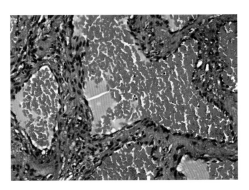

图 11-34 海绵状血管瘤(高倍)

(三)肌内血管瘤

多为大腿深部骨骼肌内的毛细血管瘤或海绵状血管瘤或二者混合性血管瘤(图11-35)；少数为动-静脉血管瘤。血管瘤周围常伴有成熟的脂肪组织。若是毛细血管瘤则常表现为内皮细胞丰富、肥胖可见核分裂或血管内皮局灶性乳头状增生。偶见肿瘤性血管伸入神经外膜间隙，非恶性表现。

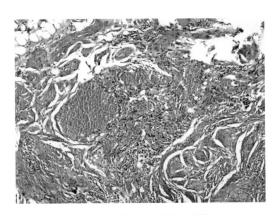

图 11-35 肌内血管瘤(低倍)

（四）动静脉血管瘤及静脉血管瘤

动静脉血管瘤也称蔓状血管瘤或动静脉血管畸形，是局部动脉血管和静脉血管数量增多，常伴有动-静脉吻合枝形成。若完全由静脉组成无动脉血管则称静脉血管瘤（图11-36），管壁较厚，可见少量平滑肌，管腔形状不规则，管腔内有时可伴有血栓形成及钙化。动脉血管管腔小，形状规则，管壁较厚有较多平滑肌组织。

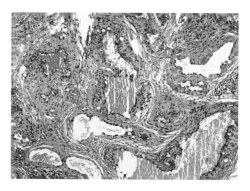

图11-36 静脉血管瘤（低倍）

（五）婴幼儿富细胞性血管瘤

肿瘤全部发生于1岁以内，多在出生后数周内发病。可发生于全身任何部位，但以头颈部较多见。病变类似毛细血管瘤，但肿瘤中心部位细胞丰富，内皮细胞多形成实性片块，细胞核肥胖，可见核分裂；其中仅见少量血管腔隙。肿瘤周边部分，毛细血管较成熟，可见较多血管腔隙。

（六）肉芽肿性血管瘤

多见于20岁以上的成人，好发部位依次为牙龈、手指、唇、面部和舌。显微镜下观察可见增生的毛细血管以较大的血管为中心排列呈簇状、结节状。内皮细胞增生活跃可见核分裂或形成局灶性乳头状增生，但内皮细胞无异型性，无病理性核分裂。间质广泛黏液变伴较多慢性炎细胞浸润。其表面覆盖的鳞状上皮可出现萎缩、溃疡形成或上皮增生等现象。

（七）上皮样血管瘤

又称血管淋巴样增生伴嗜酸性粒细胞增多，是软组织病变，不累及淋巴结。任何年龄均可发病但以20~50岁较多，女性多于男性。好发部位是头部，尤其是前额、耳前、头皮及四肢末端。临床表现为0.5~2cm暗红色小斑块，常多发。低倍显微镜下观察，可见病变位于皮下或深部软组织呈结节状排列，结节中心常有中等大的血管其周围有许多小血管围绕，小血管主要为毛细血管，内皮细胞肥胖或呈鞋钉样类似上皮细胞，管腔不明显。血管外的纤维间质有较多淋巴细胞及少量嗜酸性粒细胞浸润。淋巴细胞多时偶见少量淋巴滤泡，但不累及淋巴结。它与木村病或金氏病（淋巴结、软组织嗜酸性淋巴肉芽肿）的区别是：嗜酸性淋巴肉芽肿主要发生于淋巴结或淋巴结、软组织同时受累，病变中血管分布较均匀，内皮细胞成熟扁平，管腔明显；嗜酸性粒细胞数量多，可形成嗜酸脓肿，常有淋巴滤泡形成；临床上多见于男性，面部结节较大，常为 3~10cm，可使面部变形。

（八）血管瘤病

是一种弥漫性增生的血管累及身体大片区域，形状不规则，最大直径多在 10cm 以上。多在婴幼儿时期发病，好发于躯干或四肢。有的可同时累及皮下、肌肉和骨组织或累及多个内脏如肝、脾、肾、肺等。

光学显微镜观察

可见病变为增生的静脉血管、海绵状血管、毛细血管，有时有动脉血管，排列较密集，管壁较薄，管腔形状不规则；其周围可有淋巴细胞浸润。增生血管可累及皮肤、皮下、肌肉甚至可达骨组织。

（九）血管角皮瘤

是一种真皮乳头层毛细血管扩张。可发生于任何年龄、任何部位的皮肤，但以下肢、四肢末端、阴囊等部位较多。常多发，少数单发，临床表现为针头大或绿豆大皮肤暗红色丘疹。

光学显微镜观察

可见真皮乳头层毛细血管数量增多，排列密集，管腔扩张，含有红细胞；有时可见管腔内有血栓形成，有时可与扩张的淋巴管混杂；覆盖的表皮可见角化过度或不规则棘层增厚、乳头瘤样增生，有时可见上皮脚延长并包绕扩张的毛细血管。

（十）淋巴管瘤

是常见的肿瘤，好发于头颈、躯干、四肢、肠系膜等处。为先天性病变，常在婴幼儿或儿童时发病。其组织学与血管瘤相似，分为毛细淋巴管瘤、海绵状淋巴管瘤、囊性淋巴管瘤（囊性水瘤）。前二者组织结构分别类似于毛细血管瘤、海绵状血管瘤，但管壁更薄，管腔不规则，管腔内无红细胞而是淋巴细胞和淡红色均质的淋巴液。囊性淋巴管瘤肉眼观察，质软，有波动感，囊内含水样液体。

光学显微镜观察

可见淋巴管高度扩张，形状不规则，管壁厚薄不均匀，有时易与组织裂隙混淆，但仔细看，管壁有少量不连续的平滑肌；管腔内有淋巴液和多少不等的淋巴细胞。如果伴有出血则淋巴管瘤的管腔内及间质组织内均有红细胞。良性脉管病变含血管瘤、淋巴管瘤、血管畸形。

二 中间型（交界性）血管肿瘤

WHO 将血管内皮瘤列为中间型血管肿瘤，但上皮样血管内皮瘤因有较高的转移率而归为恶性血管肿瘤。中间型血管肿瘤呈侵袭性生长，易复发。主要有以下六种。

（一）Kaposi 肉瘤

是由新型人疱疹病毒 8 型所致，近 1/3 的 AIDS 病患者可发生此病。多见于成人，男性较多，好发于四肢皮肤，也可累及面部、躯干、生殖器或内脏。为多发性皮损，早期皮损表现为多发性红色小斑点或小结节，缓慢长大，数量增多，逐渐融合成大结节。病变有新旧交替出现的特点，早期病变消退，新的病变又出现。

光学显微镜观察

低倍镜下可见真皮内的肿瘤病变呈结节状。高倍镜下可见结节由密集的梭形细胞、血管腔和裂隙构成，常伴有出血。梭形细胞交织排列或呈束排列形似高分化纤维肉瘤，但细胞异型性不明显，核分裂少。病灶周围血管扩张有淋巴细胞、浆细胞浸润伴含铁血黄素沉积。2020 年，WHO 将它归为血管恶性肿瘤。

免疫组化

瘤细胞表达 CD31、CD34、D2-40、VEGFR-3、FLI-1、LNA-1，不表达 F8。

（二）Kaposi 型血管内皮瘤

主要发生于儿童和青少年腹膜后或深部软组织，少数发生于皮肤。部分患者临床表现有血小板减少。

光学显微镜观察

可见肿瘤呈多结节状，结节内主要为梭形细胞，部分为上皮样细胞；其中杂有少量毛细血管。结节旁常见新月形或长形血管腔隙，类似肾小球的球囊，使整个结节形成肾小球样结构，此特征有特异性，有诊断价值。Kaposi 肉瘤无此特征。结节内还有出血及含铁血黄素沉积。细胞异型性不明显，核分裂少见。

免疫组化

瘤细胞不表达 LNA-1，其余与上述的 Kaposi 肉瘤相同。

（三）网状型血管内皮瘤

多见于年轻人四肢末端尤其是下肢，常累及皮肤和皮下组织。

光学显微镜观察

可见肿瘤性血管呈裂隙状或细长分枝状将纤维间质分隔成梁状或不规则的结节状，构成类似正常睾丸网结构，因此而得名。血管内皮细胞扁平，有时细胞肿胀形成鞋钉样细胞。纤维间质内常有较多淋巴细胞浸润。

免疫组化

瘤细胞表达 CD31、CD34、VWF、淋巴细胞 CD3（+）。

（四）淋巴管内乳头状血管内皮瘤

它又称乳头状淋巴管内血管内皮瘤或 Dabska 瘤，好发于儿童头颈部皮肤或软组织。肿瘤特征是在扩张的大小不等的薄壁血管腔内有乳头状突起，乳头表面被覆内皮细胞肥胖或呈立方状、柱状或为鞋钉样。乳头的轴心为纤维间质，常呈玻璃样变。血管周围间质内有较多淋巴细胞浸润。多数预后较好，少数病例可发生淋巴结或肺转移。

免疫组化

瘤细胞表达 CD31、CD34、D2-40、VEGFR-3。

(五)混合性血管内皮瘤

此瘤少见，多发生于成人四肢末端皮肤。肉眼观察呈单个或多个灰红色小结节状。

光学显微镜观察

可见肿瘤位于真皮或皮下，由良性、中间性及恶性血管成分构成。良性包括动静脉血管瘤、海绵状血管瘤、局限性淋巴管瘤；中间性包括网状型血管内皮瘤；恶性包括上皮样血管内皮瘤、血管肉瘤。50%的病例可复发，少数可转移。2020年，WHO 认为混合性血管内皮瘤中可以出现神经内分泌肿瘤成分。

(六)假肌源性血管内皮瘤

它又称上皮样肉瘤样血管内皮瘤，此瘤罕见，多见于年轻男性肢端尤其是下肢(占60%)。病程短常在一年半以内，肿瘤伴有或不伴有疼痛。

肉眼观察，肿瘤为多个不连续的结节，结节直径多为 1~2.5cm，少数>3cm。肿瘤可累及肢体多个组织平面包括皮肤、皮下、肌肉，甚至可达骨组织发生溶骨性改变。

光学显微镜观察

肿瘤细胞排列呈界限不清的结节状，结节中心以上皮样细胞为主。上皮样细胞胞浆丰富，强嗜酸性，类似骨骼肌细胞；核圆形空泡状有小核仁，大小形状较一致，有轻度异型性，核分裂<5 个/50HPF。结节周边为梭形瘤细胞，排列呈束状或漩涡状。肿瘤内无明显血管腔隙。偶见有原始血管腔形成(上皮样内皮细胞胞浆内出现小空泡，其内有时可见 1 个到 2 个红细胞)。间质有局灶性黏液变，约 50%的病例可见中性粒细胞浸润。

免疫组化

肿瘤细胞表达 PCK、Vimentin、ERG 核(＋)、CD31(膜＋)、FLI-1(核＋)；不表达 CD34、EMA。

三 恶性血管肿瘤

(一)上皮样血管内皮瘤，非特殊型

此肿瘤发生于除小儿以外的所有年龄，无性别差异；病变部位有皮肤、软组织、骨组织、心、肺、肝、胸膜、腹膜及淋巴结。

光学显微镜观察

瘤细胞排列呈散在小巢状或短条索状浸润性生长，血管管腔不明显，可与转移癌混淆。高倍显微镜下可见肿瘤细胞圆形、多边形或胖梭形，胞浆丰富嗜酸性，核圆形，空泡状，有小核仁。常见瘤细胞浆内有原始血管腔，即胞浆有单一小空泡，部分空泡内可见

1~2个红细胞(图11-37和图11-38)是其特征。瘤细胞排列呈散在短条索状、小巢状或单个散在分布。2/3的病例瘤细胞异型性不明显,无核分裂,无坏死。约有1/3的病例瘤细胞呈梭形,胞核有异型性,核分裂大于1/10HPF,可见瘤细胞坏死,该病变更具有侵袭性。间质常有明显黏液样变或玻璃样变,血管结构不明显。有少数病例肿瘤发生于静脉内,肿瘤可完全位于血管内,类似血管内机化血栓。

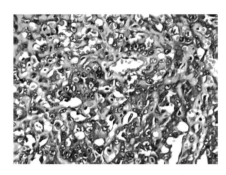 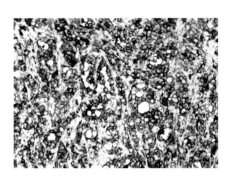

图11-37　上皮样血管内皮瘤(高倍)　　　　图11-38　上皮样血管内皮瘤 CD31(+)

免疫组化

瘤细胞表达 CD31、CD34、FLI-1(核+)、Vimentin、PCK(20%~25%)。

鉴别诊断

上皮样血管内皮瘤要与转移癌鉴别,转移癌细胞胞浆内不会出现原始血管腔;癌细胞除表达 PCK 外,不表达 CD31、CD34、FLI-1、Vimentin。

(二)软组织血管肉瘤

此瘤多见于中老年人,可发生于头皮、面部、躯干、四肢、内脏等部位。临床表现为迅速增大的无痛性包块。

光学显微镜观察

可见:①肿瘤由分化程度不同的内皮细胞构成。细胞形态变化很大,可从小细胞到巨细胞,偶见多核巨细胞,但多数为胞浆丰富的上皮样细胞。瘤细胞可为肥胖的梭形或呈多边不规则形,异型性明显,核染色质粗大着色深,核分裂像易见。②瘤细胞围成大小不等,形状不规则,互相吻合的裂隙、管腔或血窦样结构(图11-39和图11-40)。部分瘤细胞沿着管壁或腔隙形成巢状或乳头状结构。③分化差的区域,瘤细胞呈实性团块或弥漫分布。④上皮样大细胞的胞浆内常有空泡,部分空泡内可见1个到2个红细胞。⑤肿瘤中若以上皮样细胞为主要成分则称上皮样血管肉瘤。2013年,WHO 将上皮样血管肉瘤并入血管肉瘤,不单独列出。⑥梭形细胞丰富的区域可类似纤维肉瘤。⑦肿瘤细胞常见出血、坏死及含铁血黄素沉积。⑧嗜银纤维(网织纤维)染色,显示瘤细胞一般都包绕在嗜银(网织)纤维膜以内,瘤细胞之间无嗜银(网织)纤维,另外,Laminin 和 IV 型胶原蛋白可显示不明显的血管结构。此项检查对诊断血管肉瘤很有价值。

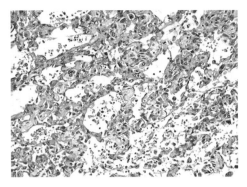

图 11-39　软组织血管肉瘤(高倍)

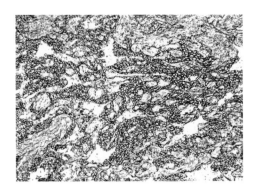

图 11-40　软组织血管肉瘤 CD31(+)

免疫组化

血管肉瘤细胞表达 CD31、CD34、F8、UEA-1，有 20% ~ 50% 的病例表达 CK7、CK8、CK18。

四　周(血管周)细胞肿瘤

它又称血管周细胞肿瘤。血管周细胞含血管球细胞和血管周皮细胞。血管球细胞主要位于四肢末端小动静脉吻合枝周围，血管周皮细胞位于毛细血管和小静脉外。血管周细胞和内皮细胞一起构成微血管和组织间隙的屏障；血管周细胞是围绕内皮细胞层的一种特殊的收缩细胞，是维持血管内环境稳定的重要因素。血管周细胞肿瘤有三种。

WHO 2013 年周细胞(血管周细胞)肿瘤分类表如下。

肿瘤类型	ICD-O 编码
血管球瘤	8711/0
球血管瘤病	8711/1
恶性血管球瘤	8711/3
肌周细胞瘤	8824/0
肌纤维瘤	8824/0
肌纤维瘤病	8824/1
血管平滑肌瘤	8894/0

(一)血管球瘤

血管球瘤(GT)可发生于任何年龄，但年轻人较多见。好发于四肢末端的皮肤或表浅的软组织，可单发或多发。临床上表现为红蓝色小结节，直径为 1cm 左右，有长期疼痛史和触觉过敏史（尤其是寒冷刺激过敏）。

光学显微镜观察

增生的血管球细胞围绕规则或不规则的毛细血管周围呈结节状排列。瘤细胞较小，大小一致，圆形或卵圆形；胞浆中等量，淡红色或稍透明。细胞核圆形或卵圆形，居中，核仁不明显，无明显异型性，核分裂无或罕见。有的肿瘤细胞呈短梭形，近似平滑肌细胞。此瘤为良性，预后好。

免疫组化

瘤细胞表达 SMA、MSA、Vimentin、calponin、Ⅳ胶原，一般不表达 Desmin、CD34、CK、S-100。

血管球瘤若出现血管瘤病样广泛浸润性生长，称球血管瘤病。若瘤细胞出现重度异型性、核分裂>5 个/50HPF、有瘤细胞坏死、肿瘤直径>2cm 而且肿瘤位于深部软组织，五项都具备则可诊断为恶性血管球瘤（血管球肉瘤）。若只具备其中 1~4 条可诊断为恶性潜能未定的血管球瘤。

（二）肌周细胞瘤

肌周细胞瘤（MPC）是良性肿瘤，可见于任何年龄，但以中年人较多见；男性稍多。好发于四肢远端，四肢近端和头颈部也可发生。病变表现为真皮或皮下组织中直径小于 2cm 的无痛性结节，生长缓慢，病程常为几年或十几年。

光学显微镜观察

瘤细胞为梭形或卵圆形肌样细胞，胞浆丰富，界限不清，轻度嗜酸性，淡红色；核呈短梭形或卵圆形，大小一致。瘤细胞围绕中等大的血管呈多层同心圆样或靶环样排列，为本瘤的组织特征，有诊断价值。血管较多，大小不等，有的管腔狭窄，有的呈薄壁分枝状，厚壁血管较少。有时可见部分瘤细胞呈漩涡状或束状生长。伴有血管球细胞成分的肌周细胞瘤称血管球周细胞瘤。

免疫组化

瘤细胞表达 H-caldesmon、SMA，而 Desmin（-）或灶（+），CD34 灶（+）；不表达 S-100、CK、CD31。

（三）肌纤维瘤（MF）

肌纤维瘤，是良性肿瘤，常见于年轻的成人，男性较多。好发于四肢末端、头颈、躯干等部位。临床表现为皮肤、皮下或黏膜无痛性缓慢生长的丘疹或小结节，直径为 0.5~4cm 不等，无包膜。部分结节可在 2 年内自行消退。

光学显微镜观察

肿瘤位于真皮和皮下。低倍显微镜下可见肿瘤细胞呈结节状分布，结节中心细胞密集，细胞较幼稚似肌纤维母细胞，分布在分支状薄壁血管周围。结节周边细胞稀疏较成熟，常与胶原纤维混杂。高倍显微镜下可见结节中心的细胞为卵圆形或短梭形较肥胖，可见核分裂，有时可见坏死。结节周边的细胞分化成熟，多为长梭形，似纤维细胞，排列稀疏，常与胶原纤维混杂。

免疫组化

瘤细胞强表达 SMA，H-caldesmon 灶（＋）；不表达 CD31、CD34、PCK、S-100、CD117、Desmin。

鉴别诊断

肌纤维瘤应与孤立性纤维性肿瘤鉴别。前者 SMA、H-caldesmon 阳性，CD34 阴性；后者 CD34 阳性，SMA、H-caldesmon 多数为阴性。

肌纤维瘤病即多发性肌纤维瘤，是中间型肿瘤，多见于 1~2 岁的小儿，是常染色体显性或隐性遗传病，病变常累及内脏或骨组织。

（四）血管平滑肌瘤

血管平滑肌瘤（ALM）又称血管肌瘤，是比较常见的良性肿瘤，占软组织良性肿瘤的 4%~5%，任何年龄均可发生，以 30 岁至 60 岁较多见。身体任何部位均可发病，以四肢、头部和躯干较多。临床表现为缓慢生长的小结节，直径小于 2cm，约半数病例有发作性疼痛，另有半数病例无症状。

光学显微镜观察

肿瘤多位于皮下脂肪组织，为界限清楚的结节状。瘤细胞为梭形，胞浆丰富，嗜酸性；核卵圆形，向平滑肌细胞分化，少数散在细胞核有轻度异型性，但核分裂罕见。肿瘤的另一部分为血管，可为裂隙状薄壁血管、静脉血管、海绵状血管。肿瘤细胞排列方式有下列三种：①肿瘤细胞围绕裂隙状血管呈同心圆状排列或在裂隙状血管之间相互交织呈束状排列，细胞密集，血管腔不太明显，此为实体型，最常见。②肿瘤性平滑肌细胞紧密围绕管腔开放的静脉血管形成环套状结构，环套之间的间质内平滑肌细胞排列疏松，此为静脉型，发病率比实体型低一些。③海绵状型，管腔扩张，相互连通的血管，管壁厚薄不均匀，平滑肌细胞构成管壁和血管之间的间隔。间隔内偶见脂肪细胞化生。低倍显微镜下观察，像海绵状血管瘤。

免疫组化

瘤细胞强表达 SMA、MSA、calponin；H-caldesmon 不同程度（＋），Desmin 多数细胞（＋）；HMB45（－）。

鉴别诊断

血管平滑肌瘤要与血管周细胞瘤鉴别，前者瘤细胞为梭形平滑肌细胞伴有一些厚壁血管，免疫组化二者 SMA、MSA、H-caldesmon 均阳性，但 ALM 的瘤细胞表达 Desmin；血管周细胞瘤主要为较肥胖的卵圆形肌样细胞伴薄壁血管，Desmin 为阴性或灶阳。有时二者有重叠，难以鉴别。

五 血管其他疾病

（一）静脉曲张

静脉曲张常见于下肢静脉、食管静脉、痔静脉及精索静脉等。病变早期血管中膜平滑肌代偿肥大，然后平滑肌逐渐萎缩。中晚期表现为内膜及中膜纤维组织增生，使血管壁增厚变硬，弹性降低。静脉瓣纤维化使瓣膜增厚变硬变短，弹性降低，从而加重静脉淤血。静脉曲张可继发静脉血栓，血栓可机化、钙化可形成静脉结石和静脉炎。静脉淤血可导致其周围组织缺氧及营养不良。

（二）血栓性静脉炎

静脉炎常伴有静脉血栓形成，所以称血栓性静脉炎，而静脉血栓形成又可促进静脉炎。浅表及深部静脉均可发生静脉炎。浅表静脉炎多由于静脉注射刺激性药物或静脉留置针头等原因所致；临床表现为病变静脉呈可触及的无弹性呈绳索状。一般除去病因 1 周到 2 周后血栓溶化，炎症吸收。深部静脉炎常见于下肢，常是心脏病、肿瘤、高血压、高血脂等原因所致；常表现为下肢水肿。深部静脉血栓脱落可引起肺栓塞，若肺栓塞面积大可致猝死。

病理变化：急性静脉炎表现为静脉壁水肿，炎细胞浸润，内膜粗糙，常有小血栓附着。慢性静脉炎多始于静脉瓣根部，表现为静脉壁中膜、外膜纤维组织增生，使静脉壁增厚，管腔变窄；常见血栓形成或血栓机化再通。如果血栓延伸到髂-股静脉，可使病情加重，出现患肢水肿和静脉曲张和皮肤颜色加深。

第七节　脂肪组织肿瘤

WHO 2020 年软组织肿瘤分类中脂肪组织肿瘤的命名、分类及亚型与 2013 年相比几乎没有改动，仍分良性、中间性、恶性三大类。

一　良性肿瘤

（一）脂肪瘤

脂肪瘤，可发生于任何年龄，多个部位包括皮下或深部软组织。可单发或多发，多发者称脂肪瘤病。肿瘤大小不一，有包膜，可呈圆形或分叶状。

光学显微镜观察

肿瘤由成熟脂肪细胞构成，与正常脂肪细胞无法区别，需结合临床或肉眼观察进行诊断。肿瘤内若含较多纤维组织称纤维脂肪瘤。肿瘤内若含较多成簇分布的血管称血管脂肪瘤（图 11-41）。肿瘤内若含有平滑肌称平滑肌脂肪瘤。肿瘤组织若伴黏液变则称黏液脂肪瘤，此时应与黏液瘤和黏液性脂肪肉瘤鉴别：若脂肪细胞与黏液细胞之间有过渡带则可排除黏液瘤，因黏液瘤无过渡带；若既无脂母细胞又无分枝状薄壁毛细血管则可排除黏液性脂肪肉瘤。

（二）特殊类型脂肪瘤

1. 梭形细胞脂肪瘤/多形性脂肪瘤

WHO 2013 年的软组织肿瘤分类中将二者归为一类，因为它们在临床、免疫组化、组织学、细胞遗传学方面有共性。好发于 45 岁至 60 岁，男性较多，好发于颈项及肩背部。

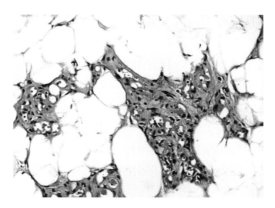

图 11-41　血管脂肪瘤(中倍)

光学显微镜观察

可见：①梭形细胞脂肪瘤以成熟脂肪细胞为主要成分，其中由较多呈束状平行排列、形态一致的梭形细胞混合而成，梭形细胞无异型性，无核分裂。在梭形细胞之间杂有红色绳索样成熟胶原纤维，无脂母细胞，有时可见部分淋巴细胞、浆细胞。梭形细胞脂肪瘤间质常有黏液变或血管样裂隙。②多形性脂肪瘤由成熟脂肪细胞、形态一致的梭形细胞、单核、双核或多核瘤巨细胞构成。多核瘤巨细胞特点是：核多，位于细胞周边排列呈花环状，核的大小形态较一致，无异型性。此为特征性病变，有诊断价值。脂肪细胞表达 S-100，梭形细胞和瘤巨细胞均表达 CD34。

应注意与黏液性脂肪肉瘤鉴别

后者应有脂母细胞和分枝状薄壁毛细血管，无绳索样成熟胶原纤维。

2. 脂肪母细胞瘤/脂肪母细胞瘤病

又称胎儿性脂肪瘤或胚胎性脂肪瘤，肿瘤有包膜者称脂肪母细胞瘤，弥漫生长无包膜者称脂肪母细胞瘤病。主要见于 3 岁以下的婴幼儿，偶见于年龄较大的儿童。好发于四肢近心端皮下组织，也可见于头颈、阴囊、腋窝、纵隔、腹膜后等处。临床表现为缓慢生长的无痛性肿块，直径 2～10cm 不等，呈结节状或分叶状，包膜完整。脂肪母细胞瘤病切除后有约 10% 的病例可复发。

光学显微镜观察

低倍镜下可见肿瘤细胞被粗细不一的纤维结缔组织分隔成结节状，结节内有成熟脂肪细胞、单泡或多泡的脂肪母细胞及部分梭形细胞、星形细胞。脂肪母细胞胞浆含脂质空泡，核深染，有时可见压迹。间质内血管丰富，有毛细血管或小静脉。有时间质疏松呈明显黏液变。此时要与黏液性脂肪肉瘤鉴别。黏液性脂肪肉瘤常见于中老年人，无纤维组织分隔瘤细胞形成的结节状结构，瘤细胞异型性更明显，肿瘤性血管为单纯分枝状薄壁毛细血管，无小静脉。

3. 肌内脂肪瘤

又称浸润性脂肪瘤，好发于 30 岁至 60 岁男性，多见于四肢深部肌肉组织内。

光学显微镜观察

可见成熟脂肪细胞弥漫浸润于骨骼肌组织内，无包膜。脂肪细胞分化良好，无异型性；无脂母细胞；所以不是高分化脂肪肉瘤。

4. 血管平滑肌脂肪瘤

多见于成年女性，主要发生于肾内和肾旁组织中。

光学显微镜观察

肿瘤由成熟脂肪细胞、中等大的血管、平滑肌束构成，三者数量之比各个病例不同。血管壁无弹力纤维、厚薄不均匀，常扭曲、扩张，形态怪异故为肿瘤性血管，非正常营养血管。平滑肌围绕血管并向脂肪细胞之间延伸；平滑肌细胞有一定异型性，肿瘤可多中心生长并可累及局部淋巴结，因此易误诊为平滑肌肉瘤。但平滑肌细胞无核分裂，免疫组化平滑肌细胞除表达 Desmin、SMA 以外还表达 HMB45 是其特征；部分病例表达 CD117、Melan-A。

5. 冬眠瘤

冬眠瘤(棕色脂肪瘤)是由棕色脂肪组织发生的良性肿瘤，好发于年轻人，男性稍多。可发生于大腿、躯干、上肢、头颈、腋窝等处。可位于皮下或深部肌肉内。临床表现一般为生长较缓慢无痛性肿块，分叶状，有包膜。

光学显微镜观察

肿瘤由特征性棕色脂肪细胞构成，棕色脂肪细胞体积较大，圆形或多边形，细胞界限清楚，胞浆嗜酸性颗粒状或充满许多脂质小空泡或大空泡状(图 11-42)常见棕色脂肪细胞向成熟脂肪细胞过渡现象。肿瘤细胞被少量纤维组织分隔成不全的巢状。少数病例棕色脂肪细胞较少而以成熟脂肪细胞为主称脂肪瘤样亚型。肿瘤内若出现较多梭形细胞及胶原纤维则称梭形细胞亚型。若间质出现明显黏液变则称黏液样亚型。肿瘤细胞表达 S-100，梭形细胞表达 CD34。

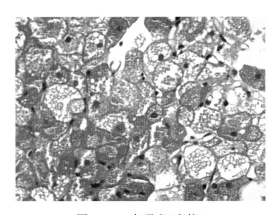

图 11-42　冬眠瘤(高倍)

6. 神经脂肪瘤病

神经脂肪瘤病又称神经纤维脂肪瘤性错构瘤，主要累及青年人的正中神经、尺神经，受累神经增粗可呈香肠样。部分病例无症状，部分病例有运动或感觉障碍。

光学显微镜观察

增生的纤维脂肪组织围绕或伸入神经鞘膜内并可分隔神经束。神经周围的纤维组织呈同心圆样排列是其主要特征，有诊断价值。本病虽然为良性，但手术后常有神经功能损害。

二 中间性脂肪肿瘤

2013 年，WHO 将非典型脂肪瘤/高分化脂肪肉瘤归为中间性脂肪细胞肿瘤（局部侵袭性）只复发不转移。有人认为发生于身体浅表部位，能完整切除的称非典型脂肪瘤，发生于纵隔或腹膜后等深部软组织并难以广泛切除的称高分化脂肪肉瘤。非典型脂肪瘤/高分化脂肪肉瘤，多见于中老年人，常见于大腿深部软组织，也可发生于腹膜后、睾丸旁、纵隔等处。常为深部无痛性肿块。

非典型脂肪瘤/高分化脂肪肉瘤（MDM2＋、CDK4＋）依据肿瘤细胞成分可分为以下4 型。

（一）脂肪瘤样脂肪肉瘤

大部分瘤细胞为分化成熟的脂肪细胞像脂肪瘤，但脂肪细胞大小不等，其中有部分散在核增大着色深，形状不规则，胞浆内含有许多小空泡的脂肪母细胞（图 11-43 和图 11-44）。一个中倍视野有 5 个到 10 个核大而深染的脂肪母细胞。

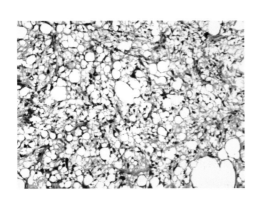

图 11-43 脂肪瘤样脂肪肉瘤（低倍）

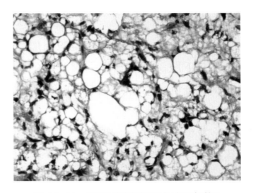

图 11-44 脂肪瘤样脂肪肉瘤（高倍）

（二）硬化性脂肪肉瘤

在上述脂肪瘤样脂肪肉瘤的背景中出现较多纤维组织增生常伴有玻璃样变性。有时可见少量异型脂肪母细胞和/或异型梭形细胞（图 11-45）。

（三）炎症性脂肪肉瘤

在近似硬化性脂肪肉瘤的背景中出现较多淋巴细胞、浆细胞等炎症细胞呈结节状或带状浸润。肿瘤内奇异型脂肪母细胞相对较少。易误为是脂肪组织伴纤维组织增生及慢性炎细胞浸润。

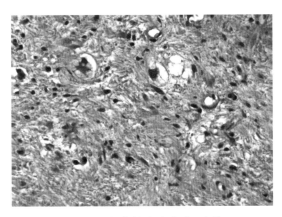

图 11-45　硬化性脂肪肉瘤(中倍)

（四）梭形细胞脂肪肉瘤

在脂肪瘤样脂肪肉瘤中出现较多短梭形细胞密集排列呈束状或漩涡状，易误认为是梭形细胞脂肪瘤。但肿瘤以呈束状排列的轻度异型的梭形细胞为主，其中有少量散在脂肪母细胞和成熟脂肪细胞。梭形细胞脂肪瘤中无脂肪母细胞，其中梭形细胞无明显异型性，无核分裂常有黏液变。脂肪细胞 S-100 阳性，梭形细胞 Vimentin(+)、Desmin 灶(+)。

三　脂肪肉瘤

脂肪肉瘤是比较常见的软组织肉瘤，好发于中老年人，20 岁以下的年轻人也可发病。常见部位是下肢深部软组织、腹膜后、肾周及肠系膜等部位。肿瘤界限清楚，无包膜，常呈结节状或分叶状。肿瘤质软，切面呈黄色或黄白色，可见黏液变或有出血、坏死、囊性变。

光学显微镜观察

其共同特点是含有脂肪母细胞，其大小不一；胞浆内含有脂质而呈多个小空泡或单个大空泡；细胞核为单个或多个，居中或偏位，核着色深。胞浆含大空泡的脂母细胞似印戒状细胞，胞浆含许多小空泡的脂母细胞类似泡沫细胞或皮脂腺细胞。

（一）黏液样脂肪肉瘤

黏液样脂肪肉瘤占脂肪肉瘤的 40% ~ 50%，是最常见的。好发于下肢深部软组织。

光学显微镜观察

肿瘤有三种细胞两种间质成分。三种细胞是：①主要为泡沫状或印戒状的脂母细胞；②原始间叶细胞为短梭形或星形；③有少数分化较成熟的脂肪细胞。间质特点：①广泛黏液变，有时可见多个黏液湖、黏液微囊类似淋巴管瘤或"肺水肿"的组织图像；②在黏液背景中，肿瘤细胞之间有较多分枝状薄壁毛细血管(图 11- 46 和图 11-47)。典型的黏液样脂肪肉瘤，瘤细胞核无多形性、无瘤巨细胞、无明显核分裂、无明显梭形细胞区域。绝大

多数病例瘤细胞 S-100 强(+)、Vimentin(+)、MDM2(核+)、CDK4 胞核/胞浆(+)

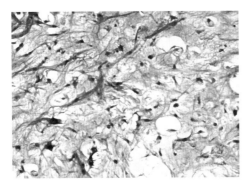
图 11-46 黏液型脂肪肉瘤(中倍)

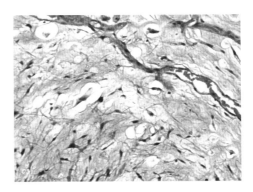
图 11-47 黏液型脂肪肉瘤(高倍)

(二)圆形细胞脂肪肉瘤

光学显微镜观察

它是黏液样脂肪肉瘤失去分化能力的表现。其组织结构类似黏液样脂肪肉瘤,主要区别如下:①瘤细胞以大小形态较一致的小圆形、卵圆形细胞为主,核淡染或空泡状,有时可见核仁,胞浆嗜酸性颗粒状或淡染或小空泡状,核分裂较多。常见瘤细胞排列为假腺样结构。在圆形细胞之间可见散在典型脂肪母细胞。②黏液基质和分枝状毛细血管比黏液样脂肪肉瘤少。诊断主要依据是发现有黏液样脂肪肉瘤区,或肿瘤组织中发现有散在脂肪母细胞,脂肪染色阳性并排除其他圆形细胞肿瘤。此型侵袭性和转移性比黏液样脂肪肉瘤强。

免疫组化

瘤细胞表达 S-100、Vimentin、MDM2、CDK4。

(三)多形性脂肪肉瘤

光学显微镜观察

多形性脂肪肉瘤的组织学特点是:由多形性脂肪母细胞和多形性肉瘤细胞构成。多形性脂肪母细胞体积巨大,核形奇异,着色深染,核边有压迹;胞浆嗜酸性,有脂肪空泡(图 11-48)。多形性肉瘤成分为高度异型的梭形细胞、圆形细胞、上皮样多边形细胞及多核巨细胞,类似多形性未分化肉瘤。

瘤细胞 Vimentin(+),S-100 约 50%的病例(+)。上皮样瘤细胞 EMA 灶(+)。

鉴别诊断

(1)与多形性横纹肌肉瘤鉴别:后者有分化程度不一的横纹肌母细胞。免疫组化横纹肌源性标记物阳性表达。特染:PTAH 染色可找到横纹。

(2)与多形性未分化肉瘤(以前称恶性纤维组织细胞瘤)鉴别:后者瘤细胞常见车辐状排列,可见杜顿型巨细胞而无脂肪母细胞。

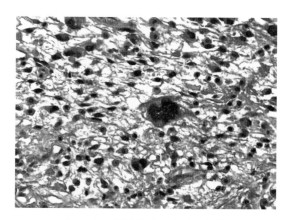

图 11-48　多形性脂肪肉瘤（高倍）

（四）去分化型脂肪肉瘤

光学显微镜观察

可见高分化脂肪肉瘤成分（MDM2、CDK4+）和低分化非脂肪组织的梭形细胞肉瘤或多形性肉瘤成分同时存在。低分化非脂肪组织的肉瘤常是多形性未分化肉瘤，少数为纤维肉瘤或平滑肌肉瘤或横纹肌肉瘤等。肿瘤表浅部分为高分化脂肪肉瘤，肿瘤深部为低分化非脂肪组织的梭形细胞肉瘤或多形性肉瘤。

（五）混合性脂肪肉瘤

上述各型脂肪肉瘤成分混合存在于同一肿瘤内，称混合性脂肪肉瘤。报告混合性脂肪肉瘤时应写明各种成分所占比例，以供临床治疗和判断预后参考。

第八节　外周神经肿瘤

WHO2013 年外周神经肿瘤分类如下。

良性：

神经鞘瘤（普通型、陈旧型、细胞型、丛状型、微囊/网状型）；

色素性神经鞘瘤，具有低度恶性潜能；

神经纤维瘤；

神经束膜瘤含恶性神经束膜瘤；

颗粒细胞瘤；

皮肤神经鞘黏液瘤；

孤立性局限性神经瘤；

异位脑膜瘤；

鼻神经胶质异位；

良性蝾螈瘤；

混合性神经鞘瘤。

恶性：

恶性外周神经鞘膜瘤；

上皮样恶性外周神经鞘膜瘤；

恶性蝾螈瘤；

恶性颗粒细胞瘤；

恶性外胚层间叶瘤。

一　外周神经良性肿瘤

1. 神经鞘瘤

可发生于任何年龄，以 40 岁至 60 岁较多，无性别差异。好发于头颈、躯干、四肢曲侧神经附近。临床表现为缓慢生长，界限清楚，有包膜的结节。

光学显微镜观察

（1）普通型，可见 AntoniA 区：雪旺细胞（鞘细胞）排列密集形成栅栏状（图 11-49 和图 11-50）或漩涡状或形成岛状。可见 AntoniB 区：鞘细胞排列疏松常有黏液样变及厚壁血管，管壁常见玻璃样变，管腔有时可见血栓形成。有时可见微囊形成及少量散在淋巴细胞、泡沫细胞、胞浆含嗜酸性颗粒的多角形细胞。有时可见由双排密集细胞核围成花环样结构称 Verocay 小体。瘤细胞 S-100 阳性、肿瘤细胞核 SOX-10 阳性。

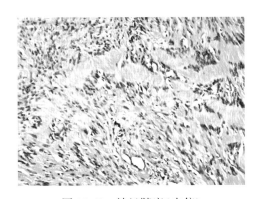

图 11-49　神经鞘瘤（中倍）

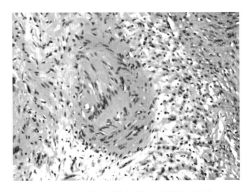

图 11-50　神经鞘瘤另一视野（中倍）

（2）陈旧型，病程长的病例，多位于腹膜后，体积大，肿瘤常有出血、坏死囊性变。血管壁厚常见玻璃样变或钙化，有时可见血栓形成。间质可见含铁血黄素沉积、泡沫细胞及散在瘤细胞，核有多形性，核大，核染色深或呈分叶状，但无核仁无核分裂，此为瘤细胞变性改变，非恶性。

（3）细胞性，肿瘤主要成分为 AntoniA 区，AntoniB 区<10%。瘤细胞排列密集，核有轻度异型性，可见小于 4 个/10HPF 的核分裂。小于 10% 的病例可见灶性坏死。血管周围

可见明显淋巴细胞聚集浸润。肿瘤内有较多透明变的厚壁血管及较多泡沫细胞。它与 MPNST 的区别是：前者瘤细胞恒定弥漫强表达 S-100；MPNST，S-100 灶阳或阴性。

（4）丛状神经鞘瘤，主要见于肢体的皮肤和皮下组织，其特点是瘤细胞排列呈多结节状，结节内细胞呈 AntoniA 图像，结节周围有纤维组织包绕。细胞性和丛状神经鞘瘤偶见累及多个神经并有骨质侵蚀；瘤细胞丰富，核深染，有多形性和核分裂，易误诊为恶性！

（5）微囊/网状神经鞘瘤，肿瘤主要位于胃肠道黏膜下或皮下组织，界限清楚，位于皮下者有包膜。肿瘤内可见较多网状结构或微囊结构，部分瘤细胞排列呈 AntoniA 表现。

（6）黑色素性神经鞘瘤，肿瘤有低度恶性潜能，有转移倾向，多位于脊髓和脊髓旁神经节或神经根，尤其是颈胸段，其次是胃肠道自主神经。部分肿瘤细胞胞浆内含有黑色素颗粒，核圆形空泡状可有小核仁、核沟、核内包涵体。若出现多核、空泡状核或嗜酸性大核仁，核分裂易见及广泛坏死，则提示恶性变。瘤细胞弥漫表达 S-100、HMB45、Melan-A，部分瘤细胞有时表达 IV 胶原和 Laminin。

2. 神经纤维瘤

常见于年轻的成人，男性稍多。多见于躯干、头颈、四肢皮肤、皮下，也可发生于纵隔、腹膜后等处。可表现为孤立结节或皮肤弥漫增厚或神经干增粗。

光学显微镜观察

它与神经鞘瘤的区别是：神经纤维瘤无包膜，无 AntoniA 区、AntoniB 区的区分，肿瘤主要由纤细长短不一的梭形细胞组成。其细胞成分有：神经鞘细胞、神经轴索、神经束膜细胞、成纤维细胞。低倍显微镜下，细胞形态较单一，瘤细胞常伸入邻近的真皮和皮下组织并包绕皮肤附属器。深部的肿瘤常有黏液变或广泛胶原化。高倍显微镜下可见肿瘤细胞为梭形，胞浆较少，呈轻度嗜酸性；核为长梭形或短梭形两头尖或卵圆形、波浪形、蛇形或逗点状。细胞排列可呈束状、编织状、波浪状（图 11-51 和图 11-52）、漩涡状、车辐状或杂乱无序。《阿克曼外科病理学》2134 页记载：有时可见散在核大（比一般瘤细胞核大 3 倍以上）大小不等，着色深的奇异形细胞。但核分裂极少或无，核增殖指数很低。所以不是恶性。间质内可见大量肥大细胞。偶见瘤细胞向黑色素细胞、横纹肌细胞、颗粒细胞分化。

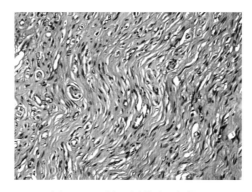

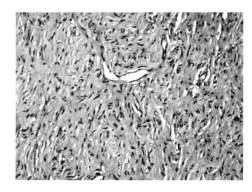

图 11-51　神经纤维瘤（中倍）　　　　图 11-52　神经纤维瘤另一视野（中倍）

多发性神经纤维瘤称神经纤维瘤病，是一种常染色体显性遗传病。依据临床表现和遗传学特征可分为以下两种类型。

Ⅰ型又称 Von Recklinghausen 病或周围型神经纤维瘤病。《阿克曼外科病理学》2135 页记载：Ⅰ型神经纤维瘤病常伴随有 5 个以上的皮肤咖啡斑(镜下可见表皮基底层黑色素增加)及其他先天性畸形，如先天性巨结肠或血管畸形等。

发生于浅表部位的Ⅰ型神经纤维瘤病未见恶性变；发生于颈部或肢体大神经干的神经纤维瘤病，有 5%～13% 可恶变为恶性外周神经鞘膜瘤(MPNST)。

Ⅱ型神经纤维瘤病又称中枢型神经纤维瘤病或双侧听神经纤维瘤病，比Ⅰ型少见。诊断依据是：有双侧听神经的神经鞘瘤或患有一侧前庭神经的神经鞘瘤又有Ⅱ型神经纤维瘤病的家族史，年龄在 30 岁以下；或者有下列疾病中的两种，脑膜瘤、神经胶质瘤、神经鞘瘤、包膜下晶状体混浊、大脑钙化。

免疫组化

神经鞘细胞表达 S-100、CD57，神经束膜细胞表达 GLUT1 和 EMA，神经轴突表达 NF、NSE，丛状神经纤维瘤强表达 NF、NSE，成纤维细胞表达 CD34。

3. 皮肤神经鞘黏液瘤

是较罕见的皮肤良性肿瘤，生长缓慢，一般无症状。可见于 3 岁至 84 岁，平均 37 岁。发病部位依次为四肢、膝、小腿、踝、足部的真皮和皮下。多数肿瘤小于等于 2.5cm，肉眼观察似黏液瘤。

光学显微镜观察

肿瘤被纤维组织分隔成结节状，结节内黏液背景中有少量星状细胞、胖梭形细胞、印戒状细胞，偶见散在巨细胞。还有部分上皮样细胞排列成束状、丛状，偶见栅栏状。细胞异型性不明显，核分裂少见。

免疫组化

瘤细胞表达 Vim、FⅧa，S-100 阳性；EMA、CD57、NF 均阴性。

4. 神经束膜瘤

神经束膜瘤的组织学基础。周围神经系统的神经纤维集合在一起，构成神经。大多数神经同时含有感觉、运动和植物性神经纤维。包绕在神经外面的致密结缔组织称神经外膜。神经内的神经纤维又被纤维结缔组织分隔成大小不等的神经纤维束，包裹每束神经纤维的纤维结缔组织称神经束膜。神经束膜分内、外两层；外层为纤维结缔组织，内层由多层扁平上皮细胞组成，称神经束膜上皮。上皮细胞之间有紧密连接，每层上皮都有基膜。神经束膜上皮对进出神经的物质具有屏障作用。神经束膜瘤就是由神经束膜上皮发生的，所以 EMA+。神经纤维束内的每一条神经纤维还有一薄层疏松纤维结缔组织包裹，称神经内膜。雪旺氏细胞是包绕在每条神经轴突外形成鞘状结构。神经束膜瘤为良性肿瘤，依据肿瘤发生部位和临床表现主要有以下 2 种类型。

(1)神经内神经束膜瘤。

好发于年轻人，无性别差异。多见于上肢深部的神经内，病变的神经呈梭形肿大，可致相应肢体无力或肌肉萎缩。肿瘤累及神经长度多为 3～7cm 不等。

光学显微镜观察

横切面可见增生的神经束膜细胞包绕退变的神经轴突和雪旺氏细胞，形成靶环样或指纹样结构。瘤细胞为增生的神经束膜细胞呈细长梭形，分化成熟，无核仁，无坏死。病程长的病例，瘤细胞核可见轻度多形性，染色深，背景可见黏液变性。瘤细胞之间有较多成熟红色胶原纤维及少量神经鞘细胞。瘤细胞排列呈束状、波浪状、指纹状、大小不等的漩涡状或车辐状。有的类似触觉小体、环层小体。少数病例由相互吻合的梭形瘤细胞条索构成花边样或网格样，形成大小不等的假囊腔，称为网状型神经束膜瘤。

免疫组化

神经束膜细胞表达 EMA，Claudin-1，不表达 S-100；

神经鞘细胞及神经轴突表达 S-100，不表达 EMA。

（2）软组织神经束膜瘤。

此型较多见，好发于成人，女性较多。常见于四肢和躯干浅表软组织，少数见于深部肌肉；内脏受累很少见。肿瘤界限清楚无包膜，直径 1.5~7cm 不等。

光学显微镜观察

瘤细胞为细长梭形或波浪形。细胞核长，常有弯曲，核的一端呈锥形，核仁不明显，核分裂罕见。瘤细胞类似纤维细胞或成纤维细胞。瘤细胞平行排列或呈束状、漩涡状或指纹状排列，无坏死。漩涡中心免疫组化染色证明有残留的神经轴突和少量散在雪旺氏细胞（S-100+）。其组织结构类似神经纤维瘤或黏液性纤维肉瘤。间质常有明显成熟的胶原纤维穿插其中或有明显黏液样变性。它与神经纤维瘤、神经鞘瘤的区别要靠免疫组化。如果胶原纤维特别丰富，梭形瘤细胞呈带状、梁状、条索状分布于胶原纤维之间，而且肿瘤发生于年轻男性手指或手掌则称硬化性神经束膜瘤。该肿瘤诊断前要做免疫组化排除神经纤维瘤（神经纤维瘤 S-100+，EMA-；而神经束膜瘤 EMA+，S-100-）、隆突性皮肤纤维肉瘤（CD34+，EMA-）、低度恶性纤维黏液样肉瘤（Vim+，EMA-）。

恶性神经束膜瘤是恶性外周神经鞘膜瘤（MPNST）中的一个亚型，见 MPNST。

免疫组化

瘤细胞表达 EMA、Vimentin、Laminin、Ⅳ胶原；但不表达 S-100；大部分病例瘤细胞表达 GLUT-1 和 Claudin-1。

5. 颗粒细胞瘤

软组织的颗粒细胞瘤（GCT）是来自神经外胚层的良性肿瘤，它与卵巢颗粒细胞瘤的性质完全不同。软组织颗粒细胞瘤可发生于任何年龄，但以 40 岁至 60 岁较多，男女比例 2：1 到 3：1。好发于头颈部、喉部及舌部，也可发生于乳腺、四肢的皮肤或皮下，少数发生于呼吸道、胃肠道的黏膜下层。常为孤立的小结节，生长缓慢，直径多为 0.5~3cm，一般无症状。

光学显微镜观察

瘤细胞体积较大，圆形、卵圆形或多边形。胞浆丰富，内有粗大嗜酸性颗粒。细胞核小呈圆形或卵圆形，居中，核深染或空泡状，无核仁或有小核仁，无核分裂。瘤细胞被少量纤维组织分隔成巢状、梁状（图 11-53~图 11-55）、带状或条索状。发生于皮肤、皮下的颗粒细胞瘤其表面的鳞状上皮常出现假上皮瘤样增生，易误诊为鳞癌。

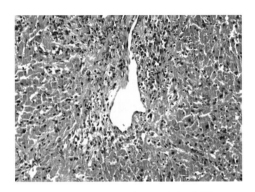

图 11-53 软组织颗粒细胞瘤(低倍)

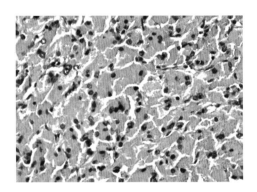

图 11-54 软组织颗粒细胞瘤(高倍)

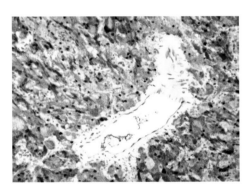

图 11-55 软组织颗粒细胞瘤 S-100(＋)

如果：①瘤细胞呈梭形肉瘤样，②核仁明显，核呈空泡状，③核分裂大于等于2/10HPF，④肿瘤细胞出现地图样坏死，⑤瘤细胞核出现明显多形性及核/浆比例增大。五条中具备其中三条则诊断为恶性颗粒细胞瘤，如果只具备 1 条到 2 条则诊断为"非典型颗粒细胞瘤"。偶见个别形态学良性颗粒细胞瘤发生远处转移。

免疫组化

瘤细胞表达 S-100、CD68、CD63、NSE；多数病例 MITF、TFE3 弥漫核阳性；HMB45恒定阴性；SMA、NF、GFAP、CK、Desmin 均阴性。

6. 异位脑膜瘤

异位脑膜瘤可发生于任何年龄，但 20 岁左右或 40 岁至 70 岁较多见，好发于头颈部尤其是眼眶、鼻腔等部位。临床表现为生长缓慢，无痛性肿块。肉眼及显微镜下观察与颅内脑膜瘤类似，以合体细胞型脑膜瘤最常见。瘤细胞表达 EMA、Vimentin、PR、S-100。

脑膜瘤性错构瘤，多见于婴幼儿的颅骨后枕部。为孤立性头皮肿块，与颅内不相连。

光学显微镜观察

常见类似淋巴管-血管肉瘤样裂隙，裂隙内衬脑膜上皮细胞，不是内皮细胞。脑膜上皮细胞团和砂粒体较少见。免疫组化同异位脑膜瘤。

7. 鼻神经胶质异位

鼻神经胶质异位多见于 2 岁以下的婴幼儿的鼻背外部或鼻腔内，常伴有鼻骨缺损。临床表现为鼻背皮下软性肿块或鼻内肿块，质软，息肉状伴有鼻塞。

光学显微镜观察

病变界限清楚无包膜，有纤维血管组织分隔的大小不等的胶质细胞岛，岛内有星形胶质细胞，部分为肥胖形或多核星形细胞。无神经原或偶见。无核分裂像。偶见脉络丛、室管膜和色素性视网膜上皮细胞。胶质细胞常和胶原纤维交织在一起，给诊断造成困难。若病变组织切除不干净有 15%~30% 可复发。

免疫组化

胶质细胞表达 GFAP，NSE，S-100。

特殊染色：Mallory 染色显示，神经胶质星形细胞呈蓝色，胶原纤维呈粉红色。

8. 良性蝾螈瘤

良性蝾螈瘤是神经肌肉分化的良性肿瘤又称神经肌肉错构瘤。主要见于婴儿和儿童的大神经或神经丛，如坐骨神经、臂丛神经等部位。病变神经呈多个纺锤形肿大，切面呈肉红色，术中刺激它可引起神经及其支配的肌肉收缩。

光学显微镜观察

可见神经纤维簇之间有杂乱排列的骨骼肌纤维束，肌纤维分化成熟，纵切面可见横纹。

9. 混合性神经鞘肿瘤

混合性神经鞘肿瘤是由两种或两种以上的外周神经肿瘤成分组成的良性肿瘤。最多见的是神经鞘瘤与神经束膜瘤混合（占 50%），其次是神经鞘瘤、神经纤维瘤和神经束膜瘤混合，神经鞘瘤、神经纤维瘤、神经束膜瘤和颗粒细胞瘤混合极少。雪旺氏细胞 S-100 阳性，神经纤维瘤中神经轴突 NF 阳性，神经束膜瘤的瘤细胞 EMA、GLUT1、Claudin-1 阳性，颗粒细胞瘤表达 S-100、CD68、CD63、NSE、MITF、TFE3。

二　外周神经恶性肿瘤

1. 恶性外周神经鞘膜肿瘤

恶性外周神经鞘肿瘤（MPNST）可显示雪旺氏细胞及成纤维细胞分化的肉瘤，统称恶性周围神经鞘膜瘤（MPNST），以前使用的"恶性神经鞘瘤""神经纤维肉瘤"等名称已不再使用。MPNST 多见于 20 岁至 50 岁，男性较多。可发生于身体任何部位，如四肢、躯干、头颈等部位，其中以坐骨神经最常受累及。临床及肉眼观察与其他肉瘤难以区别。

光学显微镜观察

组织形态比较复杂，一般有下列之一提示是 MPNST：①起源于外周神经的肉瘤；②见到肉瘤与良性神经鞘瘤或神经纤维瘤或节细胞神经瘤或节细胞神经母细胞瘤或嗜铬细胞瘤有移行过渡现象或并存；③肉瘤的部分区域有 Schwann 细胞分化的组织学特征，如细胞密集区与细胞疏松区相间（图 11-56 和图 11-57），或者通过免疫组化、电子显微镜证明在纤维肉瘤背景中有 Schwann 细胞分化。高分化 MPNST，细胞异型性不明显，但有核分裂，若核分裂大于 1/20HPF 提示有恶性潜能，核分裂大于等于 2/10HPF 加上 S-100 灶性阳性提示 MPNST。高分化 MPNST 瘤细胞排列呈鱼骨样、栅栏状、漩涡状或席纹状，类似纤维肉瘤。低分化 MPNST，瘤细胞异型性明显，常见单核或多核瘤巨细胞，核分裂多见。组织形态与多形性脂肪肉瘤或未分化/未分类多形性肉瘤相似，要做免疫组化鉴别。有部分 MPNST 可见局灶性异源成分如横纹肌肉瘤、骨、骨肉瘤、软骨、软骨肉瘤、血管肉瘤。部分病例可见少量良性腺样结构，腺上皮为立方状或柱状，胞浆透明，可见细胞内及细胞外黏液。个别病例在 MPNST 背景中有灶性内分泌细胞分化，或者可见部分瘤细胞含有黑色素等。

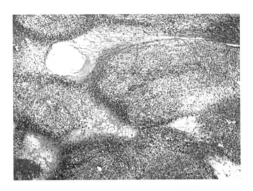 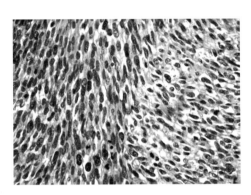

图 11-56 恶性神经鞘瘤(低倍) 　　　图 11-57 恶性神经鞘瘤示核分裂(高倍)

上皮样 MPNST，肿瘤主要成分由上皮样细胞组成，细胞大小较一致，圆形、卵圆形或多边形，胞浆丰富淡染或淡红色，核呈圆形空泡状，核仁清楚。上皮样细胞排列呈结节状或巢状。常见肿瘤细胞坏死。有时可见间质黏液变。

上皮样 MPNST 要与滑膜肉瘤、上皮样肉瘤、神经上皮瘤鉴别。

免疫组化

MPNST 的瘤细胞 S-100 多呈灶性阳性，分化越低表达率越低，甚至不表达。如果是弥漫强阳性则可能是细胞性神经鞘瘤、恶性黑色素瘤、软组织透明细胞肉瘤。上皮样 MPNST 可弥漫强表达 S-100，还可表达 CK。约 50% 的 MPNST 病例 P53 阳性；有 20% ~ 30% 的病例表达 GFAP。部分病例表达 CD57。

2. 恶性蝾螈瘤

恶性蝾螈瘤是在普通 MPNST 背景中出现数量不等分化相对成熟的横纹肌母细胞，其胞浆丰富强嗜酸性，深红色；核偏位染色较深。Schwann 细胞胞浆淡染与横纹肌母细胞形成鲜明对比。横纹肌母细胞表达 MyoD1、myogenin、desmin。肿瘤内的梭形细胞表达 S-100。恶性蝾螈瘤恶性程度较高，易复发和转移。

3. 恶性颗粒细胞瘤

见前面颗粒细胞瘤。

4. 恶性外胚层间叶瘤

恶性外胚层间叶瘤又称神经节横纹肌肉瘤，多发生于 5 岁以下的婴幼儿，主要发生于睾丸旁、外生殖道、盆腔、腹部及头颈部。为结节状肿块，直径 3~18cm 不等。切面灰褐色，可见出血坏死。

　　光学显微镜观察

　　肿瘤组织为胚胎性/梭形细胞横纹肌肉瘤伴有神经元或神经节细胞或节细胞神经瘤或神经母细胞瘤或恶性外周神经鞘膜瘤。少数为腺泡状横纹肌肉瘤伴有原始神经外胚叶瘤的成分。

　　免疫组化

　　横纹肌肉瘤成分表达 MyoD1、Myogenin、Desmin、MSA；神经组织成分表达 Syn、chromogranin、NSE，雪旺氏细胞成分 S-100 灶阳。

第九节　软组织的其他肿瘤

一　肌内黏液瘤

　　肌内黏液瘤为原始间叶组织来源的良性肿瘤，表现为生长缓慢的无痛性包块。好发于 40~70 岁，发病部位依次为大腿肌肉内、肩部、盆腔。肿瘤界限清楚，但无包膜，常呈单发性结节状，偶见多发，胶冻样，直径 5~10cm 不等。

　　光学显微镜观察

　　在骨骼肌之间广泛黏液变的背景中有少量散在短梭形细胞、星芒状细胞，界限不清。细胞无异型性，无核分裂。间质内有大量黏液，血管稀少。

　　瘤细胞 Vimentin 阳性，S-100 阴性，不同程度表达 CD34、Des、SMA。

二　关节旁黏液瘤

　　关节旁黏液瘤是良性肿瘤；多见于成人，男性比女性多。发生部位依次为膝、肩、肘、髋、踝等。肿瘤无包膜，可轻度浸润邻近组织，质软，胶冻样。

　　光学显微镜观察

　　在广泛黏液背景中有散在分布的小梭形细胞、星芒状细胞，胞浆少，界限不清；核呈圆形、卵圆形或梭形，染色深，无异型性，无核仁，无核分裂。肿瘤间质内血管和胶原纤维稀少；有时可见灶性出血及含铁血黄素沉积或有少量被包绕的脂肪组织。免疫组化同肌内黏液瘤。

三　浅表性血管黏液瘤

　　浅表性血管黏液瘤又称皮肤黏液瘤，是良性肿瘤，任何年龄均可发生，但以 30 岁至 50 岁较多，无性别差异。发生部位依次为躯干、四肢、头颈等处的真皮内。常为单发，偶见多发；为生长缓慢无痛性结节，直径 1~5cm 不等。

　　光学显微镜观察

　　肿瘤位于真皮内，被少量纤维组织分隔成不完整的结节状，结节内主要为黏液及少量薄壁小血管，黏液背景中有少量散在分布的小梭形细胞、星芒状细胞的原始间叶细胞，界限不清。有时在结节边缘可见少量淋巴细胞，有时在肿瘤内可见残留的汗腺导管、毛囊等结构。瘤细胞表达 Vimentin、CD34，部分瘤细胞表达 SMA、MSA、Desmin。皮肤黏液瘤要与黏液性神经鞘瘤、黏液性神经纤维瘤、黏液性纤维肉瘤、黏液性脂肪肉瘤等鉴别。本瘤约有 50% 复发率，但不转移。

四 深部"侵袭性"血管黏液瘤

深部"侵袭性"血管黏液瘤，WHO 2013 年的软组织肿瘤分类中归为良性肿瘤。多见于成年女性的骨盆、外阴、会阴等部位的软组织。少见于男性阴囊、精索、会阴、腹股沟、腹膜后等部位。肿瘤生长缓慢但呈进行性，界限不清，常浸润邻近组织，多呈分叶状，胶冻样，直径 5~20cm。切除后可复发，未见转移。

光学显微镜观察

可见：①瘤细胞为小圆形、短梭形或星芒状，胞浆少，界限不清，核无异型性，无核仁，无核分裂。②瘤细胞比较均匀地分布在广泛黏液背景中，偶见局灶性细胞密集。③黏液间质内有较多散在分布的小血管；血管不分枝，较大的血管管腔扩张，管壁薄；较小的血管管壁较厚，常有玻璃样变；此项病变有特征性。④可见肿瘤组织向邻近的脂肪组织和/或骨骼肌组织呈浸润性生长。

免疫组化

瘤细胞表达 Vimentin、Desmin、ER、PR、CD34，部分病例瘤细胞表达 SMA、MSA，不表达 S-100。Ki-67(+)<1%。

五 多形性玻璃样变血管扩张性肿瘤

该肿瘤为中间性低度恶性肿瘤，多见于中老年四肢、躯干皮下软组织，少数位于肌肉内；生长缓慢。

光学显微镜观察

可见肿瘤的特点如下：①含有较多成簇分布大小不等的血管，较大的血管管壁常有玻璃样变，其周围有厚层环状排列透明变性的胶原纤维，从血管壁延伸到间质内；小血管形似小动脉。②瘤细胞由胖梭形细胞、圆形细胞及多形性细胞组成，呈片状或束状分布于血管之间。部分瘤细胞胞浆丰富，核深染并有明显异型性，但核分裂罕见，常见核内假包涵体。③间质内可见淋巴细胞、浆细胞浸润及含铁血黄素沉积。

免疫组化

瘤细胞表达 Vimentin，部分表达 CD34；不表达 S-100、Desmin、CK、CD31。

六 血管瘤样纤维组织细胞瘤

该肿瘤为低度恶性肿瘤，多见于儿童和年轻人的四肢、躯干、头颈部皮下软组织或正常淋巴组织内。肿瘤生长缓慢，外观似血管瘤样。

光学显微镜观察

病变特点如下：①低倍镜下可见肿瘤呈界限清楚的结节状，结节周围有淋巴细胞浸润套，似淋巴结内病变。②高倍镜下可见肿瘤由组织细胞样圆形细胞、胖梭形肌样细胞组成，排列呈多结节状，结节周围有淋巴细胞、浆细胞浸润。有的病例以圆形细胞为主，有的以胖梭形细胞为主。③超过半数的病例有充满红细胞的假血管瘤样腔隙。

免疫组化

多数病例瘤细胞表达 Vimentin、Desmin、CD99；部分病例瘤细胞表达 SMA、EMA、CD68、NSE、Syn；肿瘤细胞不表达 S-100、CD34、CK8/18、MyoD1、Myogenin。

七　副脊索瘤

副脊索瘤为中间性肿瘤，少数可复发或转移。发病年龄较广，平均 31 岁，男性稍多于女性。肿瘤发生部位依次为四肢、头颈、躯干；病变多位于深部软组织，少数位于皮下，部分位于腱鞘。常为缓慢生长的无痛性结节，直径 3~7cm 不等。肿瘤界限清，但无包膜。WHO 2002 年软组织肿瘤分类中认为软组织混合瘤、肌上皮瘤、副脊索瘤三者是同一类肿瘤；2013 年分类中未见改变。

光学显微镜观察

可见：①肿瘤组织被纤维组织分隔成不全的结节状。②肿瘤细胞为中等大小的圆形或多边形，胞浆嗜酸性红色，部分瘤细胞胞浆内含有小空泡；核深染或呈空泡状。部分瘤细胞为小短梭形，异型性不明显，无核仁，无核分裂。③瘤细胞排列呈小巢状、短条索状、假腺样或三五成群或单个散在分布于广泛黏液背景中。④间质除广泛黏液变以外，有时可见不同程度玻璃样变性。

免疫组化

95%以上病例瘤细胞表达 PCK、CK8、Vimentin、S-100，部分病例瘤细胞表达 GFAP、SMA、EMA、Desmin、Calponin。

鉴别诊断

（1）与脊索瘤鉴别，脊索瘤几乎只发生于中轴线的骨组织，尤其是蝶枕部及骶尾部。X 线显示有溶骨性的骨质破坏。瘤细胞体积大，胞浆内空泡大而明显 瘤细胞可为印戒状或蜘蛛样，可见双核或多核瘤巨细胞，常有出血坏死。免疫组化二者区别不明显。

（2）与骨外黏液样软骨肉瘤鉴别，后者好发于中老年；瘤细胞不表达 PCK、CK8、EMA；而 Vimentin 弥漫强阳性，Syn 部分病例阳性。

八　滑膜肉瘤

滑膜肉瘤（synovial sarcoma，SS）是软组织较常见的恶性肿瘤，好发于青壮年，男性比女性多见。发病部位可在关节或腱鞘附近，也可发生于与滑膜无关的任何部位如皮肤、喉、肺、肝、肾等部位。可发生于软组织侵犯骨组织，也可原发于骨内。X 线显示约 30% 的病例发现肿瘤内有钙化灶。

光学显微镜观察

可见：①单向上皮样细胞型。肿瘤细胞主要由上皮样细胞组成，一般情况下有两种结构：一种是瘤细胞为圆形、卵圆形、多边形，核大核仁明显，核分裂易见；瘤细胞排列紧密形成实性团块，其中有不规则的裂隙，部分瘤细胞排列呈岛状、巢状或条索样。另一种瘤细胞为柱状、立方状或扁平状，胞浆内有黏液空泡；细胞排列呈腺管状、乳头状；腺管大小形状明显不一，腺腔内可有黏液或浆液；上皮样肿瘤细胞与纤维间质界限清楚，组织结构像癌，诊断要结合年龄、部位、临床情况综合分析；仔细观察常可见上皮样细胞向梭形细胞逐渐移行过渡；免疫组化与癌不同。②单向梭形细胞型。此型常见，主要由梭形细胞组成，瘤细胞为短梭形者，核卵圆形或杆状，部分核呈空泡状，胞浆较少，细胞较肥胖，核分裂常大于或等于 1/HPF。瘤细胞为长梭形者，核呈杆状，胞浆丰富；瘤细胞排列呈束状、栅栏状、车辐状、漩涡状或弥漫分布。仔细寻找可见少量上皮样细胞分化。间质可见灶性黏液样变性。③双向型。是上皮样细胞与梭形细胞混合型，为滑膜肉瘤最典型的组织结构，二者数量差不多，组织学上具有上皮样细胞型和梭形细胞型二者的特点；有时可见瘤细胞有灶性鳞化或间质出现黏液变性或灶性钙化、骨化。④小细胞低分化型。肿瘤组织由幼稚间叶细胞组成；瘤细胞为小圆形、卵圆形或短梭形，胞浆少，核大，核分裂多，可达 25/10HPF。部分肿瘤以小圆形细胞为主，似恶性淋巴瘤。有的肿瘤有较多薄壁血窦样的血管，瘤细胞弥漫分布于薄壁血管外似血管外皮细胞瘤。部分肿瘤的瘤细胞排列呈菊形团，似原始神经外胚叶瘤。该肿瘤常见大片坏死，预后较差。⑤硬化型滑膜肉瘤。瘤细胞多为长梭形与成纤维细胞相似，有时见有上皮样瘤细胞成分。瘤细胞排列呈梁索状或团块状。在瘤细胞梁索或团块之间有较多伴有玻璃样变的胶原纤维，其结构类似骨样组织。此外还有极少见的钙化型、黏液型及间质有广泛骨样组织和骨组织形成的滑膜肉瘤。

免疫组化

瘤细胞表达 PCK、CK8、CK7、CK19、EMA、Bcl-2、TLE1（核+）、Vimentin、calponin、CD99。单向梭形细胞滑膜肉瘤 EMA 阳性率高于 PCK，有 30% 滑膜肉瘤表达 S-100。梭形细胞 Vimentin 阳性，上皮样细胞只有部分阳性。CK19 阳性对滑膜肉瘤有相对特异性。瘤细胞不表达 CD34、Desmin。而 Bcl-2 阳性对 SS 有相对特异性和敏感性；因平滑肌肉瘤、纤维肉瘤、MPNST 均不表达 Bcl-2。

鉴别诊断

滑膜肉瘤 Bcl-2、TLE1 均阳性，而纤维肉瘤、血管肉瘤、腺泡状横纹肌肉瘤、恶性周围神经鞘膜瘤及上皮样肉瘤均不表达 Bcl-2、TLE1。

九 腺泡状软组织肉瘤

腺泡状软组织肉瘤（alveolar soft part sarcoma，ASPS）好发于青少年，女性多于男性。肿瘤好发于下肢深部软组织，尤其是大腿及臀部。婴幼儿及儿童则多见于头颈部尤其是眼眶和舌部。一般表现为缓慢生长无痛性肿块，切除后可复发及转移。肿瘤界限清楚可见包膜，表面血管丰富。

光学显微镜观察

可见：①瘤细胞体积较大，圆形、卵圆形、多边形。胞浆丰富嗜酸性或淡染或空泡状，细胞界限清楚，单个散开分布。细胞核圆形或椭圆形，深染，常见单个明显的核仁，核分裂少见；②肿瘤细胞被薄壁窦状血管及少量纤维组织分隔为腺泡状、实性巢状或结节状，形成典型的器官样结构(图 11-58～图 11-60)。

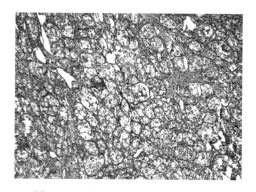
图 11-58　腺泡状软组织肉瘤(低倍)

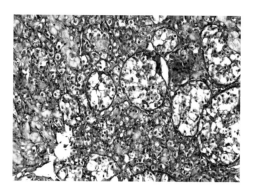
图 11-59　腺泡状软组织肉瘤(高倍)

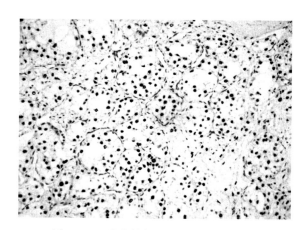
图 11-60　腺泡状软组织肉瘤 TFE-3(＋)

免疫组化

瘤细胞表达 TFE3(核＋)、MyoD1(胞浆＋、非胞核＋)、MSA、Desmin、Vimentin、Actin；不表达 Syn、CgA、NF、CK、EMA、Myogenin。

鉴别诊断

(1)与副节瘤鉴别，后者瘤细胞表达 Syn、CgA 可供鉴别。

(2)与腺泡状横纹肌肉瘤鉴别，后者瘤细胞表达 Myogenin、MyoD1，且为细胞核(＋)。

(3)与转移癌鉴别，后者癌细胞表达 CK。临床有原发癌病史。

十　上皮样肉瘤

上皮样肉瘤(ES)分远端型(经典型)和近端型。远端型多见于青少年，手、手指、手腕和前臂的伸侧，踝、足、足趾等部位皮肤皮下。表现为缓慢生长的结节或难以治愈的结节性溃疡。近端型多见于中壮年，比远端型患者年龄大些。肿瘤好发于盆腔、会阴、腹股沟及臀部等处的深部软组织。肿瘤常为多结节状，界限不清，无包膜，结节直径多为0.5~5cm，结节中心常见坏死。

光学显微镜观察

可见：①经典型（远端型）的组织学特征是形成多个假肉芽肿性结节，结节一般分三层：中心为坏死组织常伴有出血和囊性变。结节可相互融合，坏死组织可相互连接形成地图样。坏死组织周围是体积较大的上皮样细胞层即中间层，上皮样细胞呈圆形、卵圆形或多边形；核圆形、卵圆形、空泡状，核膜清楚，核仁明显；胞浆丰富嗜酸性红色或透明。少数瘤细胞核轻度异型性，核分裂可见，多数病例核分裂约为2个/10HPF。上皮样细胞外即结节外层为纤维组织伴淋巴细胞浆细胞浸润。②近端型病变与远端型相似，只是上皮样细胞异型性更明显，慢性炎细胞极少见。③有些ES显示上皮样细胞呈梭形，异型性不明显，分散于胶原纤维基质中，似纤维瘤样；有些ES显示上皮样细胞与梭形细胞混合似双向性滑膜肉瘤；有些ES显示上皮样细胞分散并伴有出血，似血管肉瘤；有时见肿瘤细胞沿着筋膜或腱膜生长，形成花边样结构。④常见肿瘤细胞在神经或血管周围呈浸润性生长。偶见肿瘤细胞因营养不良而退变，出现钙化或骨化。

免疫组化

瘤细胞表达PCK、CK8、EMA、CD34（有50%~70%+）、Vimentin、Actin；瘤细胞不表达CD31，可与血管肿瘤鉴别，有的表达NSE、S-100。

鉴别诊断

（1）与炎性肉芽肿鉴别，后者的上皮样细胞是组织细胞性质的，无异型性，可形成多核巨细胞；免疫组化表达组织细胞标记如CD68等，不表达PCK、CK8、EMA。

（2）与滑膜肉瘤鉴别，后者瘤细胞内或细胞外常可见黏液成分；免疫组化表达Bcl-2、TLE1。上皮样肉瘤不表达TLE1、Bcl-2。

（3）与肾外恶性横纹肌样瘤鉴别，后者多见于婴幼儿，部分为先天性或有家族史。免疫组化，大部分病例瘤细胞表达CD99。

十一 肾外恶性横纹肌样瘤

该瘤绝大部分发生于婴幼儿和儿童，成人少见。发生部位主要在人体中线深部软组织、四肢、皮肤等处，也可见于肝、胃肠道、心脏等内脏。肿瘤无包膜，呈浸润性生长。部分病例为先天性或有家族史。肿瘤为高度恶性，预后较差。

光学显微镜观察

瘤细胞有特征性的是横纹肌样细胞，体积较大，多边形或圆形。细胞浆丰富，嗜酸性红色或淡染，部分瘤细胞胞浆内有球形红色均质的"包涵体"。瘤细胞核大，圆形或肾形，多数偏位，核深染或空泡状核仁明显，核分裂可见，平均为1/10HPF。部分瘤细胞为小圆形、卵圆形或梭形未分化细胞。二者数量比各个病例不同，混合排列形成实性团块、巢状、腺泡状或假腺样。团块之间有少量纤维组织分隔。肿瘤细胞常见坏死。

免疫组化

瘤细胞表达Vimentin、PCK、EMA、CK8；而Desmin、myoglobin、myogenin、myoD1

均阴性可与腺泡状横纹肌肉瘤鉴别；大部分病例瘤细胞表达 CD99、Syn、NSE；不表达 INI1；可与 PNET 鉴别。

十二　软组织透明细胞肉瘤

又称软组织恶性黑色素瘤。透明细胞肉瘤（clear cell sarcoma，CCS）多见于 20 岁至 40 岁年轻人，10 岁以下 50 岁以上罕见。90%~95% 发生于四肢深部软组织，常与肌腱、腱鞘、筋膜相连，可侵入真皮。踝关节附近较多，头颈、躯干、内脏、腹膜后、阴茎等处罕见。肿瘤呈结节状，直径 2~6cm 不等；切面常为分叶状。

光学显微镜观察

可见：①瘤细胞为圆形、椭圆形、梭形或多边形。胞浆丰富而透明，部分瘤细胞胞浆嗜酸性红色。细胞核圆形、卵圆形，空泡状，核仁明显。②部分瘤细胞胞浆内可见黑色素染色阳性；HE 染色，黑色素少见。③少数病例瘤细胞有轻度异型性，核分裂可见，约为 3/10HPF。偶见双核或多核瘤巨细胞。④瘤细胞被少量致密胶原纤维分隔为巢状、团块状、结节状或束状。

免疫组化

绝大多数病例瘤细胞表达 HMB45、Melan-A、S-100、Vimentin、NSE；S-100、HMB45 不一定在同一肿瘤中表达；部分病例瘤细胞表达 CD57、CK、EMA。

鉴别诊断

（1）与转移性恶性黑色素瘤鉴别，后者有原发恶性黑色素瘤病史，发病部位多在皮肤或黏膜组织，一般不会发生于深部软组织，可供鉴别。

（2）与转移性透明细胞癌鉴别，后者有肾脏原发透明细胞癌病史，瘤细胞不表达 HMB45、Melan-A、S-100。

（3）与 PEComma 鉴别，见下面血管周上皮样细胞肿瘤。

十三　血管周上皮样细胞肿瘤

血管周上皮样细胞肿瘤（PEComa）不同于血管周细胞瘤，前者来源不明，免疫组化瘤细胞表达 HMB45、Melan-A；后者是来源于血管周细胞，瘤细胞不表达这 2 项指标。

血管周上皮样细胞肿瘤发病年龄较广，以 11 岁至 54 岁较多，女性发病率比男性高。发病部位多见于腹腔、盆腔的内脏如小肠、结肠、直肠、胰腺、肝韧带、腹腔浆膜、子宫、阴道、心、肺、肝、肾、大腿及外阴等处。

光学显微镜观察

肿瘤细胞围绕薄壁血管呈放射状排列。实际是肿瘤细胞团块或条索中间有较多薄壁毛细血管。邻近血管的瘤细胞为上皮样，胞浆丰富而透亮；远离血管的瘤细胞呈梭形似平滑肌细胞，胞浆为淡红色。细胞核小，圆形、椭圆形，居中，着色中等，部分胞核有小核仁。上皮样细胞和梭形细胞数量比例在不同病例各不相同。有的上皮样细胞多，梭形细胞少；有的则相反。Folpe 等将 PEComa 分良性、中间性、恶性三种，其具体标准如下：①肿瘤直径大于 5cm；②瘤细胞核有多形性和/或出现多核巨细胞；③瘤细胞核分裂>1/

50HPF；④肿瘤细胞浸润邻近组织；⑤肿瘤细胞浸润血管壁；⑥肿瘤细胞出现片状坏死。以上 6 条全无者为良性；若只有①或②中的一条则为中间性；若同时具备两条或两条以上则为恶性或称具有高风险侵袭性；其中以中间性发病率较多。

免疫组化

96%表达 HMB45、82%表达 melan-A，S-100（2/3 为阴性、1/3 为阳性），少数病例表达 SMA、CD117、Vimentin；不表达 CD34、CK。

PEComa 同类肿瘤有：血管平滑肌脂肪瘤、肺透明细胞"糖"瘤、淋巴管平滑肌瘤、淋巴管平滑肌瘤病、肝镰状韧带/圆韧带透明细胞肌黑色素细胞肿瘤及发生于胰腺、直肠、腹腔浆膜、子宫、外阴、大腿和心脏等部位的透明细胞肿瘤等。

十四　促纤维组织增生性小圆形细胞肿瘤（DSRCT）

该肿瘤主要发生于青少年或年轻人，男性明显多于女性，是一种具有高侵袭性的恶性肿瘤。发生部位较广，较多见的部位是：腹膜表面、大网膜、肠系膜、腹膜后及盆腔软组织等。肿瘤可为单个或多个结节，直径 1～10cm 不等。切面灰白，常见黏液变或坏死囊性变。

光学显微镜观察

可见：①肿瘤细胞为形态较一致的小圆形、卵圆形；胞核小，圆形，着色深；胞浆少，多数瘤细胞胞浆呈空泡状，少数细胞胞浆嗜酸性，有的像横纹肌样细胞。②肿瘤细胞排列呈巢状、梁状或条索状，偶见瘤细胞排列呈腺管状、乳头状或菊形团样。③瘤细胞梁索之间有大量纤维组织常伴有明显胶原化。纤维组织与瘤细胞数量之比，各个病例不同。多数是纤维组织明显多于瘤细胞或二者相近；少数病例纤维组织少于瘤细胞。

免疫组化

瘤细胞表达 Vimentin、CK、NSE、Syn、CgA、Desmin、CD57，新近发现 DSRCT 特异性表达 NSE、CA125，表达 WT1；不表达 myogenin。

鉴别诊断

（1）与 PNET/Ewing 肉瘤和神经母细胞瘤鉴别，后二者 WT1 和 CA125 均为阴性，而 DSRCT 瘤细胞核对 WT1 是 100%阳性，瘤细胞表达 CA125，以此还可与其他小圆形细胞肿瘤鉴别。

（2）DSRCT 不表达 Myogenin 可与横纹肌肉瘤鉴别。

十五　良、恶性间叶瘤

间叶瘤是除纤维组织以外，还有两种或两种以上的间叶成分所构成的肿瘤。它分良性、恶性两种。

良性间叶瘤是除纤维组织以外还有两种或两种以上完全成熟的间叶成分所构成的肿瘤。肿瘤除纤维组织以外还有血管、淋巴管、脂肪、平滑肌、横纹肌、骨、软骨等分化良好的间叶成分。比较常见的是平滑肌、脂肪、血管构成的血管平滑肌脂肪瘤，其中有时可见软骨组织。良性间叶瘤与间叶性错构瘤有人认为是一样的，只是名称不同。有人认为错构瘤多见于幼儿或年轻人，有自限性；良性间叶瘤多见于中年人。

恶性间叶瘤是肿瘤除纤维肉瘤成分以外还有两种或两种以上的肉瘤成分。较常见的肉瘤是脂肪肉瘤、横纹肌肉瘤、平滑肌肉瘤、血管肉瘤、滑膜肉瘤、软骨肉瘤、骨肉瘤等。除纤维肉瘤以外，其他的两种或两种以上的肉瘤成分必须每一种肉瘤成分的数量占整个肿瘤20%以上才能诊断为恶性间叶瘤。达不到此标准的则诊断：以主要成分为主伴有何种肉瘤分化；例如，平滑肌肉瘤伴有灶性脂肪肉瘤、横纹肌肉瘤分化。

鉴别诊断

（1）恶性间叶瘤与去分化脂肪肉瘤鉴别：后者是高分化脂肪肉瘤同时存在低分化非脂肪肉瘤成分，如未分化/未分类肉瘤、低分化平滑肌肉瘤、低分化横纹肌肉瘤等。一般除高分化脂肪肉瘤外，非脂肪肉瘤成分多数只见一种低分化肉瘤成分；一般总共只有两种肉瘤成分。在排列上，高分化脂肪肉瘤位于浅表部分或外周部分，其他低分化肉瘤位于肿瘤深部。

（2）恶性间叶瘤与去分化软骨肉瘤鉴别：后者是高分化软骨肉瘤位于肿瘤中心，周边为未分化的纤维肉瘤、未分化/未分类肉瘤、骨肉瘤等；多数情况只见一种未分化肉瘤。一般总共也只有两种肉瘤成分。

此外，胃肠间质瘤也属软组织肿瘤，详见本书第四章消化系统疾病中相关内容。

附：软组织肿瘤治疗原则

（1）手术：它是治疗软组织肿瘤的主要方式。良性肿瘤手术切除干净后观察。交界性肿瘤手术切除干净后，部分病例观察；部分病例术后可用小剂量放疗。恶性肿瘤Ⅰ期（T≤5cm，N0，MO），切缘距肿瘤>1cm，术后不做其他治疗；如果切缘距肿瘤≤1cm应扩大切除范围或术后加放疗。Ⅱ期Ⅲ期肿瘤>10cm术前可放疗使肿瘤缩小便于手术；手术后还要用放疗或化疗。肿瘤5~10cm做广泛切除，术后加放疗。

（2）放疗：术前放疗适应证：肿瘤恶性程度高、肿瘤直径大于10cm、术后会影响功能的肿瘤、无法切除的肿瘤。术后放疗适应证：切缘阳性、切缘距肿瘤太近、肿瘤无法切除干净。

（3）化疗：多数软组织肿瘤对化疗不敏感，但小圆形细胞肿瘤、多形性横纹肌肉瘤对化疗较敏感，可作为治疗方式之一。

参 考 文 献

1. Christopher D. M. Fletcher, et al. WHO Classification of Tumours of Soft Tissue and Bone[M]. 4th Edition. IARC, Lyon, 2013.

2. ［意］Rosai, Rosai & Ackeman' Surgical Pathology[M]. tenth Edition. 郑杰主译. 北京：北京大学医学出版社，2014.

3. 刘彤华. 诊断病理学[M]. 第3版. 北京：人民卫生出版社，2015.

4. 李维华. 软组织肿瘤的鉴别诊断[J]. 临床与实验病理学杂志，1993，9：69-72.

5. Billings S D, Folpe A, Weiss S W. Epithelioid sarcomalike heman-gioendothelioma[J]. Am J Surg Pathol, 2003, 27：48-57.

6. Slater D N, Cotton D W, Azzopardi J G. Oncocytic glomus tumous：a new variant［J］. Histopathology，1987，11：523-531.

7. 张忠德，等. 脂肪母细胞瘤 44 例临床病理分析［J］. 临床与实验病理学杂志，2003，19：125-127.

8. 张仁元，等.135 例腺泡状软组织肉瘤的临床病理观察及其组织起源的探讨［J］. 中华病理学杂志，1990，19：165-168.

第十二章 中枢神经系统常见疾病

第一节 中枢神经系统肿瘤

2016 年，WHO 神经系统肿瘤组织包括神经上皮组织肿瘤、脑膜肿瘤、外周神经肿瘤、淋巴和造血系统肿瘤、生殖细胞肿瘤、鞍区肿瘤及转移性肿瘤。本章重点讲中枢神经系统肿瘤，其中神经上皮组织肿瘤中以星形细胞瘤最为常见。

神经系统的病理诊断工作要求依据对其生物学潜能的认知进行再分级。我们推崇WHO 2016 年版，具体见下表。

2016 年 WHO 分级系统

Grade I	增殖活性低	手术切除有治愈可能
Grade II	增殖活性低，复发可能，有些可向高级别转化	预计存活 5 年以上
Grade III	恶性组织学特征，核异型，核分裂	需放化疗，预计存活 2 年到 3 年
Grade IV	恶性组织学特征，坏死，微血管增生	预后凶险，1 年内死亡

2016 年新的中枢神经系统 WHO 分类系统，首次针对大多数肿瘤在组织学分型基础上增加了分子分型来分类，从而建立了分子时代 CNS 肿瘤诊断的新概念。

一 弥漫性星形细胞瘤和少突胶质细胞瘤

弥漫性星形细胞瘤和少突胶质细胞瘤归于同一条目，不仅因为他们具有类似的弥漫性生长方式和生物学行为，而且都存在 IDH1 和 IDH2 基因的驱动型突变。各类胶质细胞肿瘤及相关分子基础如图 12-1。

(一) 星形细胞肿瘤

1. 弥漫性星形细胞瘤：IDH 突变型，WHO Ⅱ级

定义：以 IDH1 或 IDH2 基因突变为特征，可伴有 TP53 及 ATRX 基因突变。细胞分化程度较高，生长缓慢。可发生于中枢神经系统任何部位，额叶多见；肿瘤具有恶变潜能，可进展成 IDH 突变型间变性星形细胞瘤，甚或 IDH 突变型胶质母细胞瘤。

大体：肿瘤边界不清，位于灰质或白质内，可见大小不等的囊腔、颗粒样区域及软硬度不同的区域。

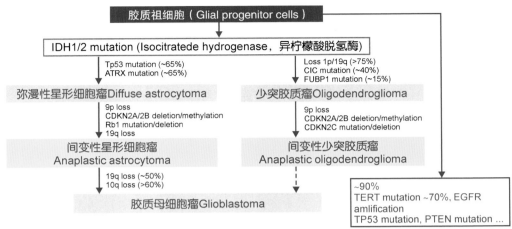

图 12-1　各种胶质细胞肿瘤及相关分子基础

光学显微镜观察

肿瘤由分化好的纤维型星形细胞组成，细胞密度中等，核不典型，核分裂像少或缺如。间质疏松，常伴微囊形成，不伴有血管内皮细胞增生（图 12-2～图 12-4）。Ki-67 增殖指数常小于 4%。

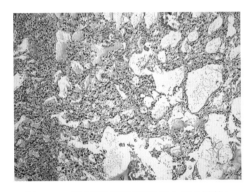

图 12-2　弥漫性星形细胞瘤 2 级（低倍）

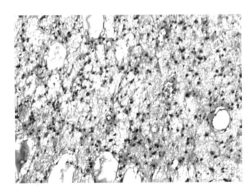

图 12-3　弥漫性星形细胞瘤 2 级（中倍）

免疫组化

胶质纤维酸性蛋白（GFAP）、波形蛋白（Vimentin）、Ki-67/MIB-1、P53 蛋白、IDH1 R132H 和 ATRX。

分子病理学 IDH1 codon 132、IDH2 codon 172 基因突变。

2. 肥胖细胞型星形细胞瘤：IDH 突变型，WHO Ⅱ级

定义：是弥漫性星形细胞瘤，IDH 突变型的一个亚型，以含有大量肥胖型星形细胞为特点，且肥胖型星形细胞含量大于 20%.

大体：与其他低级别弥漫性脑胶质瘤无区别。

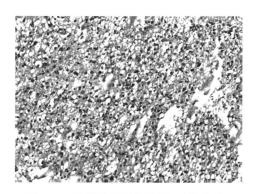

图 12-4　弥漫性星形细胞瘤 2 级（中倍）

光学显微镜观察

肿瘤细胞呈多角形，胞质丰富、嗜酸性、毛玻璃样，核常偏位，染色质簇状，偶见核仁。血管周围淋巴细胞套常见（图 12-5 和图 12-6）。

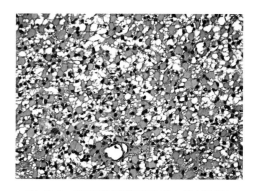

图 12-5　肥胖型星形细胞瘤 2 级（低倍）

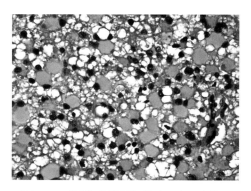

图 12-6　肥胖型星形细胞瘤 2 级（高倍）

3. 弥漫性星形细胞瘤：IDH 野生型，WHO Ⅱ级

定义：具备弥漫性星形细胞瘤的形态学特征，但无 IDH 基因突变的一类肿瘤。这类肿瘤较少见，被认为是一种暂定的亚型。

4. 弥漫性星形细胞瘤：NOS，WHO Ⅱ级

定义：具备弥漫性星形细胞瘤的形态学特征，但缺乏 IDH 基因突变信息的一类肿瘤。

5. 间变性星形细胞瘤：IDH 突变型，WHO Ⅲ级

定义：具备间变性特征的星形细胞瘤，增生活跃，伴 IDH1 或 IDH2 基因突变。这类肿瘤可进展为 IDH 突变型 GBM。

大体：肿瘤边界常较清晰，部分呈颗粒状，不透明，较软，囊变少见。

光学显微镜观察

可见区域性或弥漫性细胞密度增高，肿瘤细胞核有一定异型性，可见病理性核分裂像，可有不同程度的血管内皮细胞增生，但无坏死（图 12-7~图12-9）。肥胖细胞也可少量存在。

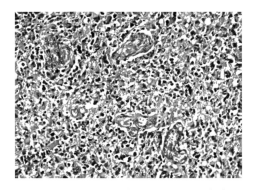

图 12-7 星形细胞瘤 3 级(间变型)低倍

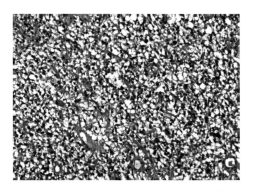

图 12-8 星形细胞瘤 3 级(间变型)中倍

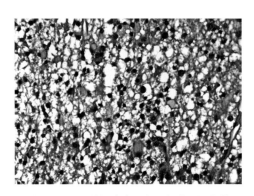

图 12-9 星形细胞瘤 3 级(间变型)高倍

免疫组化

GFAP、P53 蛋白、Ki-67/MIB-1、IDH1 R132H、ATRX。

分子病理学 IDH1 codon 132、IDH2 codon 172 基因突变。

6. 间变性星形细胞瘤，IDH 野生型，WHO Ⅲ级

定义：具备间变性星形细胞瘤的形态学特征，但无 IDH 基因突变的一类肿瘤。较少见，约占所有间变性星形细胞瘤的 20%。该肿瘤恶性程度高于 IDH 突变型的间变性星形细胞瘤，与 IDH 野生型 GBM 相似。

7. 间变性星形细胞瘤：NOS，WHO Ⅲ级

定义：具备间变性星形细胞瘤的形态学特征，但缺乏 IDH 基因突变信息的一类肿瘤。

（二）胶质母细胞瘤(Glioblastoma GBM)WHO Ⅳ 级

1 胶质母细胞瘤：IDH 野生型

定义：是恶性程度最高的星形细胞肿瘤，由分化差的肿瘤性星形细胞组成，无 IDH 基因突变，占所有 GBM 的 90%。主要见于成人，男性多发。这类肿瘤一旦发生即为原发性 GBM，多位于小脑幕上，可累及周围及远处脑组织。

大体：肿瘤界限不清，切面颜色不一，呈灰色或灰白色，坏死区呈黄色，伴出血时呈

现红色或棕色。坏死物液化后可形成含混浊液体的大囊腔。

显微镜下观察：由分化差的肿瘤性星形细胞组成，细胞密度高，核异型性明显，核分裂像多见，并见大量病理性核分裂像。明显的微血管增生，经常可出现"肾小球样"血管内皮细胞增生和（或）坏死，肿瘤细胞围绕坏死灶呈"假栅栏状"排列是诊断的基本要点（图12-10和图12-11）。

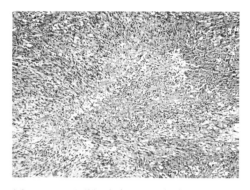 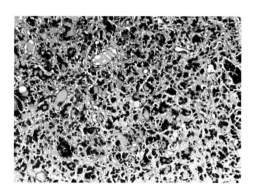

图 12-10　星形细胞瘤 4 级（胶质母细胞型）　　图 12-11　星形细胞瘤 4 级（胶质母细胞型）

免疫组化

GFAP、S-100、OLIG2、EMA、Nestin、WT-1、P53 蛋白、Ki-67/MIB-1、IDH R132H、VEGF、MMP-9、EGFR、EGFR VIII。

分子病理学 IDH1 codon 132、IDH2 codon 172 基因突变、MGMT 启动子区甲基化、EGFR vIII 重排、TERT 启动子区突变（C228T 和 C250T）。检测 7 号/10 号染色体相关基因（MET、PTEN 等）及融合基因（FGFR1-TACC1，FGFR3-TACC3）有助于患者预后的评估及靶向药物的选择。此外，miR-181d 对于 GBM 是一个预后相关的可靠指标，其表达状态可以预测对 TMZ 化疗的敏感度。

2. 巨细胞型胶质母细胞瘤

定义：是 IDH 野生型 GBM 的一个亚型，罕见。肿瘤主要由含怪异形核的细胞及多核巨细胞组成，胞浆丰富。偶可见丰富的网状纤维。AURKB 表达及 TP53 突变常见，EGFR 基因扩增少见。此亚型患者预后优于其他类型 GBM。部分病例瘤细胞核呈空泡状，核仁明显，类似神经节细胞，易见核内假包涵体；易见核分裂及病理性核分裂。

免疫组化

GFAP、P53 蛋白、S-100、Vimentin、β-tubulin III、EGFR、IDH R132H、AURKB。另有资料表明：星形细胞瘤 Vimentin 阳性显示瘤细胞分化低，恶性程度（级别）高。

3. 胶质肉瘤

定义：是 IDH 野生型 GBM 的一个亚型，具有胶质成分和间叶组织双向分化的特点（多半是胶质母细胞瘤与纤维肉瘤混合）。此亚型常与 GBM 有关，也可由室管膜瘤和少突胶质细胞瘤转化而来。主要见于成人，可原发或继发，预后较差。

大体：因含大量结缔组织，肿瘤质地较硬、界限清楚。

光学显微镜观察

肿瘤含两种成分：胶质成分和肉瘤成分。

免疫组化

GFAP、IDH R132H、P53 蛋白及其他胶质肿瘤和间叶肿瘤标志物。补充：GBM 表达 GFAP，无网织纤维；纤维肉瘤则相反。

特殊染色：网织纤维染色。

4. 上皮样胶质母细胞瘤

定义：是 IDH 野生型 GBM 的一个亚型，好发于小儿及青年人，常见于大脑和间脑，预后差。

光学显微镜观察

含有密集排列的上皮样细胞，部分横纹肌样细胞，核分裂活跃，微血管增生以及坏死。

免疫组化

GFAP、S-100、EMA、OLIG2、KI-67/MIB-1、Syn、NFP、VE1、SMARCB1、SMARCA4、IDH R132H。

分子病理学 BRAF V600E、IDH1 codon 132、IDH2 codon 172 基因突变。与其他 GBM 相比，BRAF V600E 突变率较高（高达 50%）。

5. 胶质母细胞瘤，IDH 突变型

定义：伴有 IDH1 或 IDH2 基因突变的一类 GBM，由弥散性星形细胞瘤或间变性星形细胞瘤发展而来称继发性 GBM，占所有 GBM 的 10%。

光学显微镜观察

组织学特征与 IDH 野生型 GBM 相似，但坏死范围更小。

免疫组化

GFAP、IDH R132H、ATRX、P53 蛋白、EGFR。

分子病理学 IDH1 codon 132、IDH2 codon 172 基因突变。检测 7 号染色体/10 号染色体相关基因（EGFR、MET 和 PTEN 等）及融合基因（PTPRZ1-MET）有助于患者预后的评估及靶向药物的选择。

6. 胶质母细胞瘤 NOS

定义：缺乏 IDH 突变信息的一类胶质母细胞瘤。

(三)弥漫性中线胶质瘤 H3 K27M 突变型

定义：发生于中线的高级别星形细胞肿瘤，伴有 H3F3A 或 HIST1H3B/C 基因 K27M 突变。主要发生于儿童，也可见于成人。最常见的发病部位包括脑干、丘脑和脊髓。预后差，2 年生存率小于 10%。

光学显微镜观察

肿瘤由大小一致的小细胞或大的多形性细胞组成，多数细胞呈星形细胞形态，少数呈少突胶质细胞形态。约 10% 病例缺乏核分裂象、微血管增生和坏死，组织学相当于 WHO Ⅱ 级。其余均为高级别（WHO Ⅳ 级），其中 25% 病例可见核分裂像，75% 病例既可见核分裂像，也可见坏死和微血管增生。

免疫组化

GFAP、NCAM1、S-100、OLIG2、MAP2、P53 蛋白、ATRX、H3K27M。

分子病理学 H3F3A、HIST1H3B、HIST1H3C 基因突变。

（四）少突胶质细胞瘤

1. 少突胶质细胞瘤

IDH 突变和 1p/19q 联合缺失型，WHO Ⅱ级。

定义：一种弥漫浸润、生长缓慢的脑胶质瘤，伴 IDH 基因突变和 1p/19q 联合缺失。主要发生于成年人，多数位于大脑半球，尤其是额叶。

大体：肿瘤界限清楚，呈灰粉色，质软。钙化、囊变、瘤内出血常见。

光学显微镜观察

肿瘤细胞呈中等密度，大小较一致，核圆，核周空晕。其他特征包括微钙化（图 12-12）、黏液/囊性变和致密分枝状毛细血管网（图 12-13）。Ki-67 增殖指数<5%。

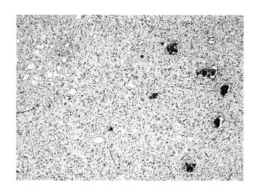 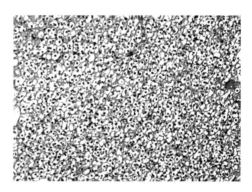

图 12-12　少突胶质细胞瘤伴钙化（低倍）　　　图 12-13　少突胶质细胞瘤 2 级（中倍）

免疫组化

IDH R132H、P53 蛋 白、ATRX、OLIG2、CIC、FUBP1、MAP2、S-100、LEU7、NeuN、NOGO-A、Ki-67/MIB-1。

分子病理学 IDH1 codon 132、IDH2 codon 172 基因突变、1p/19q 原位杂交、TERT 启动子区突变（C228T 和 C250T），MGMT 甲基化状态。

2. 少突胶质细胞瘤　NOS

定义：具有少突胶质细胞瘤的组织学特点，但缺乏 IDH 基因突变和染色体 1p/19q 缺失状态信息的一类肿瘤。

3. 间变性少突胶质细胞瘤　WHO Ⅲ级

间变性少突胶质细胞瘤，IDH 突变和 1p/19q 联合缺失型

定义：具有间变性少突胶质细胞瘤的组织学特征，伴 IDH 基因突变和 1p/19q 联合缺失。

大体：与少突胶质细胞瘤相似，并见坏死区。

光学显微镜观察

肿瘤细胞具备少突胶质细胞的特征，并见间变性特征，包括细胞密度高、细胞异型性明显、核分裂像增多、微血管增生及坏死(图 12-14)。

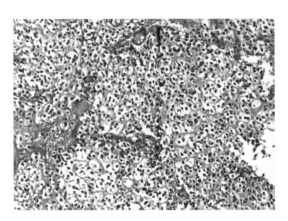

图 12-14　间变型少突胶质细胞瘤 3 级

免疫组化

IDH R132H、P53 蛋白、ATRX、OLIG2、CIC、FUBP1、MAP2、S-100、LEU7、NeuN、NOGO-A、Ki-67/MIB-1。

分子病理学 IDH1 codon 132、IDH2 codon 172 基因突变、1p/19q 原位杂交，MGMT 甲基化状态、TERT 启动子区突变(C228T 和 C250T)。

4. 间变性少突胶质细胞瘤　NOS

定义：具有间变性少突胶质细胞瘤的组织学特征，但缺乏 IDH 基因突变和染色体 1p/19q 缺失状态信息的一类肿瘤。

5. 少突星形细胞瘤

由少突胶质细胞瘤和星形细胞瘤两种成分组成，且分子表型不明确的一类肿瘤。WHO 分类不推荐此类诊断，依据 IDH 基因突变和 1p/19q 联合缺失状态，大多数少突星形细胞瘤可以归入星形细胞瘤或少突胶质细胞瘤的范畴。依据组织学特点和增殖活性，又可分为少突星形细胞瘤，NOS 和间变性少突星形细胞瘤，NOS。

二　其他类型星形细胞瘤

1. 毛细胞型星形细胞瘤(WHO I 级)

定义：一种界限清楚，生长缓慢的星形细胞瘤，多见于儿童和年轻人，常呈囊性，具有双相组织学特点，即含 Rosenthal 纤维的密集双极细胞区，以及含微囊和嗜酸性颗粒小体/透明滴的疏松多极细胞区(图 12-15)。蛛网膜下腔浸润是常见的特点。

免疫组化

GFAP、S-100、OLIG2、Syn、IDH R132H、NFP、pMAPK、VE1。

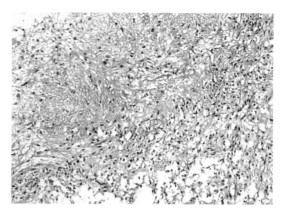

图 12-15　毛细胞型星形细胞瘤 1 级(中倍)

分子病理学 BRAF V600E 基因突变、KIAA1549-BRAF 融合基因。

2. 毛黏液样型星形细胞瘤(WHO Ⅱ级)

定义：是一种毛细胞样肿瘤，与毛细胞型星形细胞瘤密切相关，具有明显的黏液样基质和以血管为中心的形态单一的双极性肿瘤细胞(图 12-16)，通常没有 Rosenthal 纤维和嗜伊红颗粒小体。常见于婴儿或少儿的下丘脑或视交叉。

免疫组化

GFAP、S-100、Vimentin、Syn、NFP、CD34、VE1、Ki-67/MIB-1。

分子病理学 KIAA1549-BRAF 融合基因。

3. 室管膜下巨细胞型星形细胞瘤(WHO 1 级)

定义：一种良性、生长缓慢的肿瘤，典型部位是侧脑室壁，由大的节细胞样星形细胞构成，与结节硬化征密切相关。

光学显微镜观察

肿瘤界限清楚，成簇状生长和血管周围假栅栏状排列是常见的特点。肿瘤细胞表现出广泛的星形细胞表型，可以是胞质丰富呈玻璃样的多角细胞(图 12-17)，也可以是位于纤维基质中稍小的长形细胞。

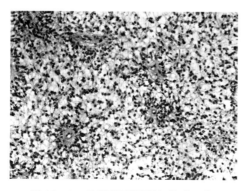

图 12-16　毛黏液型星形细胞瘤 2 级

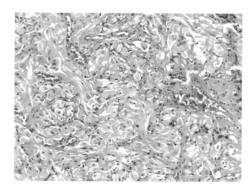

图 12-17　室管膜下巨细胞星形细胞瘤 1 级

免疫组化

GFAP、S-100、β-tubulin、NeuN、SOX2、CD34、Ki-67/MIB-1。

分子病理学 TSC1、TSC2 基因突变。

4. 多形性黄色星形细胞瘤和间变性多形性黄色星形细胞瘤

定义：一种预后相对较好的星形细胞肿瘤，常发生于儿童和年轻人，好发于大脑半球的浅表部位，常侵及脑膜。典型的组织学特征包括表达 GFAP 的多形性细胞和脂质化细胞，这些细胞常被网状纤维和嗜酸性颗粒小体包绕（图 12-18～图 12-21）。根据核分裂像，可将肿瘤分为多形性黄色星形细胞瘤（WHO Ⅱ级，<5/10 HPF）和间变性多形性黄色星形细胞瘤（WHO Ⅲ级，≥5/10 HPF）。其中，间变性肿瘤可伴坏死。

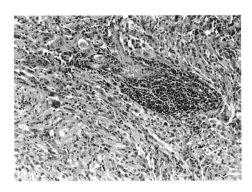

图 12-18 多形性黄色瘤型星形细胞瘤 2 级

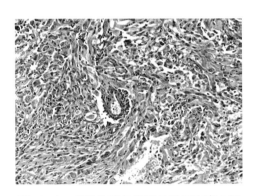

图 12-19 多形性黄色瘤型星形细胞瘤 2 级

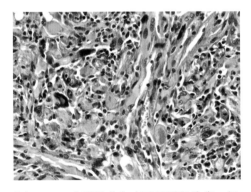

图 12-20 多形性黄色瘤型星形细胞瘤 2 级

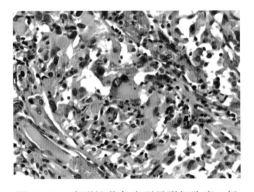

图 12-21 多形性黄色瘤型星形细胞瘤 2 级

免疫组化

GFAP、S-100、β-tubulin、MAP2、CD34、VE1、CDKN2A、Ki-67/MIB-1。

特殊染色：网织纤维染色。

分子病理学 BRAF V600E 基因突变。

三 室管膜肿瘤

1. 室管膜下瘤

定义：一种生长缓慢的良性肿瘤，位于脑室壁，簇状分布的脑胶质瘤细胞包埋在丰富的纤维基质中，常伴微囊形成（图 12-22 和图 12-23）。

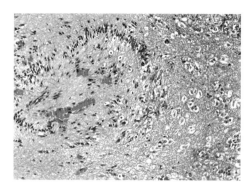
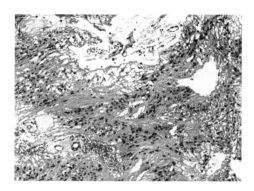

图 12-22 室管膜下瘤 1 级（中倍）　　　　图 12-23 室管膜下瘤 1 级（中倍）

免疫组化

GFAP、NCAM1、NSE、EMA、MDM2、Ki-67/MIB-1。

2. 黏液乳头型室管膜瘤

定义：一种生长缓慢的脑胶质瘤，几乎毫无例外的发生于脊髓圆锥、马尾和终丝。组织形态以肿瘤细胞围绕血管黏液样间质轴心排列，呈乳头状结构为特点（图 12-24）。

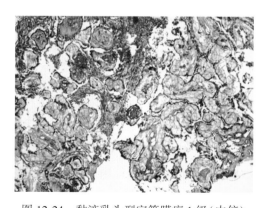

图 12-24 黏液乳头型室管膜瘤 1 级（中倍）

免疫组化

GFAP、S-100、Vimentin、NCAM1、AE1/AE3、CD99、Ki-67/MIB-1。

3. 室管膜瘤

定义：一种生长缓慢的肿瘤，发生于儿童和年轻人，起源于脑室壁或脊髓导水管，由肿瘤性室管膜细胞构成。肿瘤界限清楚，细胞密度适中，核形态单一，呈圆形或卵圆形，染色质呈胡椒盐状，核分裂像罕见。血管周围假菊形团和室管膜周围菊形团是室管膜瘤的关键特征（图 12-25）。根据形态特征可分为三个亚型：乳头型室管膜瘤、透明细胞型室管膜瘤（图 12-26）和伸长细胞型室管膜瘤。

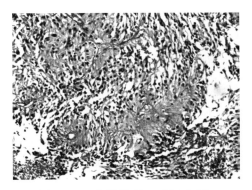

图 12-25　室管膜瘤　2 级（中倍）

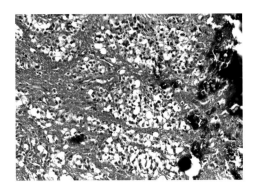

图 12-26　透明细胞型室管膜瘤钙化 2 级

免疫组化

GFAP、S-100、EMA、L1CAM、OLIG2、Ki-67/MIB-1。

1）室管膜瘤　RELA 融合基因阳性

定义：一类 RELA 融合基因阳性的室管膜瘤，预后较其他类型室管膜瘤差。

免疫组化

GFAP、EMA、L1CAM、Ki-67/MIB-1。

分子病理学 C11orf95-RELA 融合基因。

2）间变性室管膜瘤

定义：一种具有室管膜分化的恶性脑胶质瘤，尤其在儿童患者，生长速度快，预后很差。组织学特点为核分裂像增多，伴微血管增生及坏死（图 12-27~图 12-29）。

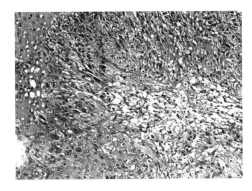

图 12-27　间变型室管膜瘤 3 级

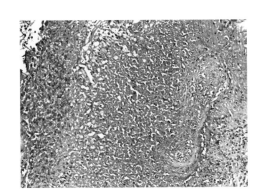

图 12-28　间变型室管膜瘤 3 级伴坏死

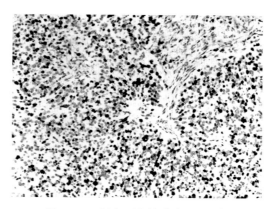

图 12-29 间变型室管膜瘤 Ki-67 高

四 其他神经胶质瘤

1. 第三脑室脊索样型脑胶质瘤

定义：一种罕见的、生长缓慢、非侵袭性、位于成人第三脑室的脑胶质瘤。

光学显微镜观察

在黏液性基质中可见簇状和条索状排列的上皮样 GFAP 阳性的肿瘤细胞，特征性的伴淋巴浆细胞浸润。

免疫组化

GFAP、TTF-1、EMA、Vimentin、CD34、Ki-67/MIB-1。

2. 血管中心型脑胶质瘤

定义：常见症状是癫痫发作，血管中心型脑胶质瘤是一种生长缓慢的脑胶质瘤，儿童和青年人多见。组织形态特点为血管中心性生长，单形性双极瘤细胞和室管膜分化。

免疫组化

GFAP、S-100、Vimentin、EMA、Ki-67/MIB-1。

分子病理学：MYB-QKI 融合基因。

3. 星形母细胞瘤

定义：一种罕见的肿瘤，好发于儿童、青少年和青年人，由 GFAP 阳性细胞伴宽的、有时尖端渐细的突起，放射状围绕在呈现硬化的血管周围，而形成的胶质细胞肿瘤。

免疫组化

GFAP、S-100、Vimentin、EMA、CAM5.2、AE1/AE3、Ki-67/MIB-1。

五 脉络丛肿瘤

这些肿瘤起源于脑室内的脉络丛上皮细胞，好发于儿童，是 1 岁时最常见的脑肿瘤。脉络丛肿瘤发生在有脉络丛的地方，即侧脑室（50%）、第三脑室（5%）和第四脑室（40%），2 个或 3 个脑室受累占 5%。发生于桥脑小脑角靠近第四脑室开口处的肿瘤少见。例外的异位肿瘤可发生在软组织内或蝶鞍上。

1. 脉络丛乳头状瘤

定义：脑室内起源于脉络丛上皮的乳头状瘤。组织学相当于 WHO Ⅰ级。

大体：脉络丛乳头状瘤菜花状，可与脑室粘连，与脑组织边界清楚。可见囊腔和出血。

光学显微镜观察

脉络丛乳头状瘤由一层柱状上皮细胞围绕在纤细的毛细血管纤维组织周围的乳头状结构构成，细胞核圆形或卵圆形，位于上皮基底部。核分裂象不多，不侵及脑组织，无坏死（图 12-30 和图 12-31）。脉络丛乳头状瘤很像非肿瘤性脉络丛，但细胞比较拥挤、细长。偶尔脉络丛乳头状瘤可表现少见的组织形态特点，包括嗜酸性变、黏液变性、色素化和肿瘤细胞的腺管状结构以及结缔组织变如黄色瘤样变、血管瘤样变、骨和软骨形成。

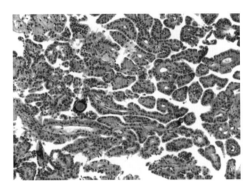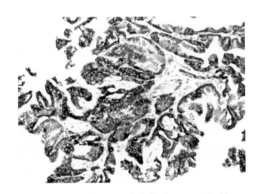

图 12-30　脉络丛乳头状瘤 1 级（中倍）　　　图 12-31　脉络丛乳头状瘤 GFAP 阳性

免疫组化

CK，VIM，S-100，TTR。25%~55%表达 GFAP。EMA 阴性。

分子病理学：MGMT 启动子甲基化。

2. 非典型脉络丛乳头状瘤

肿瘤仅表现出一种和少许恶性组织形态特点如核分裂像增多。明确的诊断标准尚未建立。

3. 脉络丛乳头状癌

定义：脉络丛乳头状肿瘤的恶性亚型。显示间变特征，常侵及周围脑组织。常见脑脊髓液转移。脉络丛乳头状肿瘤的恶性亚型。显示间变特征，常侵及周围脑组织。常见脑脊液转移。相当于 WHO Ⅱ级。约 80%的脉络丛乳头状癌发生于儿童，占脉络丛肿瘤的 20%~40%。

大体：脉络丛乳头状癌则边界不清，呈实性、有出血和坏死。

光学显微镜观察

脉络丛乳头状癌肿瘤显示恶性特征，包括核多形性、核分裂像多见、核浆比例明显增大、核密度增高、乳头状结构不明显伴片状瘤细胞灶性坏死并常弥漫浸润脑组织。

免疫组化

CK，S-100 和 TTR 表达低于脉络丛乳头状瘤。20%表达 GFAP。

分子病理学：TP53 突变。

六　神经元和混合性神经元-胶质瘤

1. 胚胎发育不良性神经上皮肿瘤

多见于儿童和青少年，多在 20 岁之前发病。临床以癫痫发作为主要表现，并且抗癫痫药物难以控制发作，一般无颅内压增高的症状和体征，癫痫几乎是其唯一的症状。组织学相当于 WHO Ⅰ级。

大体：皮质增厚，灰白质分界不清，皮质内或者皮质下可见多发的胶冻样小结节病灶。

光学显微镜观察

组织特征：①特异的胶质神经元结构；②黏液样基质中"漂浮"着神经元成分。病变由多少不等的神经元和胶质成分混合组成，背景可见不同程度的黏液变性，可见特征性的"特异的胶质神经元结构"，表现为与皮质表面垂直排列的柱状结构，束状分布的纤维和/或小血管表面排列着小圆形少突胶质样细胞，柱状结构之间充满黏液样基质，部分可见成熟的神经元如"浮蛙"一样漂浮于其中。少突胶质样细胞的形态较为一致，胞体小，核圆形或者椭圆形，核周有空晕，胞质较少，呈"鱼眼"样。

免疫组化

S-100 及 Olig-2(+)，GFAP 散在(+)。

分子病理学：BRAF V600E 突变。

2. 神经节细胞瘤和神经节细胞胶质瘤

定义：分化好、缓慢生长的神经上皮肿瘤，由肿瘤性成熟节细胞、单独(节细胞瘤)或与肿瘤性胶质细胞混合(节细胞胶质瘤)构成。组织学上：节细胞瘤相当于 WHO Ⅰ级，节细胞胶质瘤可以是 WHO Ⅰ级或 WHO Ⅱ级。间变性节细胞胶质瘤相当于 WHO Ⅲ级。

大体：肿瘤实性或囊性，不总伴有明显的包块反应，可以钙化，出血和坏死罕见。

光学显微镜观察

神经节细胞瘤由成熟的神经节细胞和突起构成，神经节细胞分布不规则，单核、双核或多核，可见核仁，胞浆内尼氏小体；瘤组织内混杂着有髓鞘和无髓鞘的神经纤维。神经节细胞胶质瘤的瘤组织内有一定数量的胶质细胞。神经元常发育不良，大而多极，瘤性胶质成分和网织纤维围绕星形细胞排列(图 12-32～12-35)。少数核分裂像不影响神经节细胞胶质瘤的诊断，无坏死。血管周围淋巴细胞浸润常见。间变性神经节细胞胶质瘤的胶质细胞有异型性即 WHOⅢ级。

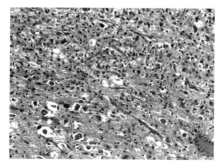

图 12-32　节细胞胶质瘤 1 级(低倍)

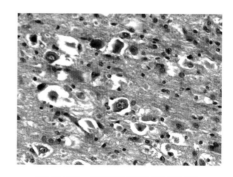

图 12-33　节细胞胶质瘤(高倍)

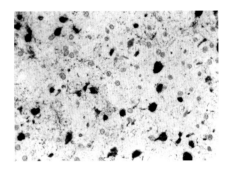

图 12-34 节细胞胶质瘤，节细胞 NeuN 阳性

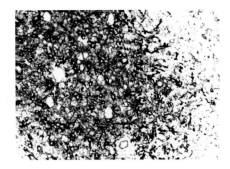

图 12-35 节细胞胶质瘤 GFAP 胶质瘤阳性

免疫组化

胶质细胞 GFAP（+）。神经节细胞 NF、NSE、Syn 及 CgA（+）。

3. 发育不良的小脑节细胞胶质瘤（Lhermitte-Duclos Disease，LDD）

LDD 是源于小脑皮质的罕见肿瘤，从新生儿到 60 岁老人均可患病，但高发于 30 岁至 40 岁。以单侧小脑皮质缓慢进展的占位病变为特征，相当于 WHO Ⅰ 级。发病机制不清。病理学特征包括弥漫或局限性小脑皮质增生，累及一侧或两侧小脑半球甚至小脑蚓部；病变小脑半球中央白质一定程度的减少；分子层苍白、增厚、间有有髓纤维；浦肯野细胞层缺如，颗粒细胞层增宽并含有大量异常颗粒，其轴突伸入分子层；常见钙质沉积于分子层的毛细血管、微血管壁。

免疫组化

发育不良节细胞 Syn（+）。浦肯野细胞表达 LEU4，PCP2，PCP4。

分子病理学：PTEN 胚系突变，SDHB（1p35-36）或 SDHD（11q23）胚系变异。

4. 婴儿促纤维增生型星形细胞瘤/节细胞胶质瘤

发生在婴幼儿的一种罕见的脑内肿瘤，一般发生在婴幼儿出生后的两年内，主要好发于大脑半球，通常表现为颅内生长缓慢的较大肿块，位置一般较表浅。组织分级相当于 WHO Ⅰ 级。

光学显微镜观察

肿瘤由质地较硬的区域和一个或多个囊腔组成；在丰富的呈束状或车辐状排列的纤维性间质中，包含有向星形细胞分化的神经上皮成分（婴儿促纤维增生型星形细胞瘤）或与星形细胞一起含不等量的神经元成分（婴儿促纤维增生型节细胞胶质瘤）。

免疫组化

大部分向星形细胞分化的瘤细胞 GFAP 和 S-100 蛋白阳性。肿瘤性神经元细胞表达 MAP2。促纤维成分表达 reticulin。

5. 乳头状胶质神经元肿瘤

WHO 2016 年中枢神经系统肿瘤分类中将其归为神经元及混合性神经元-神经胶质肿瘤的一种独立实体，WHO Ⅰ 级。一般认为乳头状胶质神经元肿瘤具有良性肿瘤生长方式。

光学显微镜观察

可见肿瘤由星形胶质细胞、少突样胶质细胞和神经节细胞及神经节样细胞构成，呈假乳头状排列，乳头中心为玻璃样变性的血管（图 12-36 和图 12-37）。

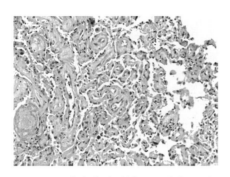 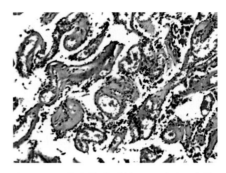

图 12-36 乳头状胶质神经元肿瘤 1-2 级　　　　图 12-37 乳头状胶质神经元肿瘤（中倍）

免疫组化

星形胶质细胞 GFAP 阳性，少突样胶质细胞 Olig-2 阳性，神经节细胞 Syn、NeuN 阳性。

分子病理学：SLC44A1 和 PRKCA 基因融合。

6. 第四脑室伴有菊形团形成的胶质神经元肿瘤

RGNT 是一种神经胶质成分混合存在的罕见肿瘤，WHO Ⅰ 级，有良好的组织学特点及生物学行为。多见于年轻人，好发于中枢神经系统的中线。

光学显微镜观察

表现为特征性的双相结构。神经细胞和胶质成分共存，含神经细胞性菊形团和/或围血管假菊形团结构，胶质成分大部分区域表现为毛细胞型星形细胞瘤成分。

免疫组化

MAP2，NeuN，GFAP，S-100。

分子病理学：PIK3CA 和 FGFR1 突变。无 IDH 突变及 1p/19q 的联合缺失。

7. 弥漫性软脑膜胶质瘤

常见于儿童和青少年，表现为弥漫性软脑膜病变，伴或不伴可辨认的实质部分（主要位于延髓）。组织学证实为单一形态的透明细胞神经胶质形态，尽管常常有突触素和 Olig-2 以及 S-100 的表达，却类似少突神经胶质瘤。一部分病例中可以检测到神经元成分，这些病变往往含有 BRAF 融合和染色体臂 1p 缺失，偶尔伴有 19q 缺失，但没有 IDH 突变。目前这些肿瘤的疾病分类学位置仍不清楚，现有的病理学和基因学特征表明其与毛细胞星形细胞瘤或者胶质神经元肿瘤相关。肿瘤预后是多样的，其生长相对缓慢，但容易继发脑积水。

8. 中枢神经细胞瘤

定义：肿瘤由形态一致伴神经元分化的圆形细胞构成。典型部位在幕上侧脑室和/或三脑室。大部分发生于年轻人，预后好。组织分级相当于 WHO Ⅱ 级

大体：肿瘤位于脑室内，灰色，质脆，有不同程度的钙化。

光学显微镜观察

由大小一致圆形细胞构成。细胞形态单一，核圆形或卵圆形，染色质细斑点状。肿瘤细胞可形成蜂窝状结构，流水状排列，血管周围有假菊形团形成；毛细血管排列呈分枝状

（图 12-38 和图 12-39）。一半病例可见钙化。

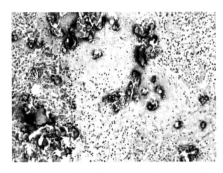

图 12-38 中枢神经细胞瘤 2 级（中倍）

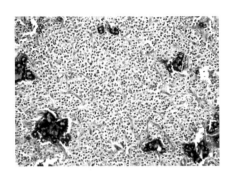

图 12-39 中枢神经细胞瘤另一视野

免疫组化

Syn，CgA，NeuN，MAP2 表达阳性。无 GFAP 表达。

9. 脑室外神经细胞瘤

发生在脑室系统外的神经细胞瘤，属于 WHO Ⅱ级，好发于儿童和青壮年，中位发病年龄为 34 岁，预后较好。

光学显微镜观察

组织学形态特征与中枢神经细胞瘤相似，表现为形态一致的圆形细胞，胞质少至中等，胞核形态规则，呈圆形或卵圆形，染色质呈"椒盐"样，核分裂像罕见或未见，背景中可见纤细的神经毡样物质，薄壁毛细血管呈"树枝"状。非典型脑室外神经细胞瘤的组织学形态特征为 Ki-67 抗原标记指数>2% 或>3%，伴有或不伴有非典型组织学形态特征，如灶性坏死、血管增生和分裂活性增加，具有较强的侵袭性，预后较差，复发率较高。但非典型脑室外神经细胞瘤未被 2016 版 WHO 中枢神经系统肿瘤分类收录。

免疫组化

Syn、CgA、NSE、CD56、NeuN 和 NF 阳性。GFAP、Olig-2、S-100、EMA 阴性。

分子病理学：无 1p/19q 共缺失，MGMT 启动子甲基化和 EGFR 基因扩增频率低。

10. 小脑脂肪神经瘤

定义：发生于成人的小脑肿瘤，伴有神经元/神经细胞和灶性脂肪瘤分化，生长缓慢，预后好。组织学特点相当于 WHO Ⅰ级或 WHO Ⅱ级。此瘤罕见。

光学显微镜观察

肿瘤性神经细胞密度大，肿瘤细胞一致圆形，核分裂少见。可见灶性脂肪瘤细胞。

免疫组化

NSE、CgA 和 MAP2 阳性。

11. 副神经节瘤

神经内分泌肿瘤，常有包膜，良性，起源于全身，与节段性或集中分布的自主神经节相关，是特殊化神经脊细胞。在中枢神经系统，副神经节瘤几乎毫无例外的位于马尾。

光学显微镜观察

肿瘤由大小一致的伴神经分化的细胞构成，形成致密的巢状（器官样，Zellballen）结构，围以支持细胞和纤细的血管网。

免疫组化

CgA，Syn，NSE 阳性。

七　松果体肿瘤

1. 松果体细胞瘤

一种缓慢生长，好发于青年人的松果体实质肿瘤。组织学分级为 WHO Ⅱ 级。

大体：肿瘤界线清楚，灰-褐色，均质，切面均匀或颗粒状。

光学显微镜观察

瘤细胞小，为大小一致的成熟细胞，像松果体细胞，可见大的松果体菊形团。松果体细胞瘤菊形团是诊断标志。旧称松果体瘤或称松果体精原细胞瘤（图 12-40～图 12-43）。

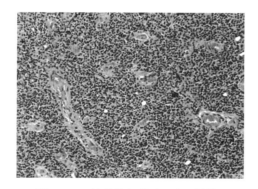

图 12-40　松果体细胞瘤 2 级（低倍）

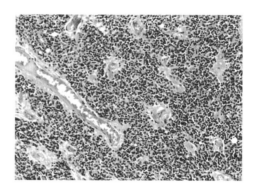

图 12-41　松果体细胞瘤另一视野（低倍）

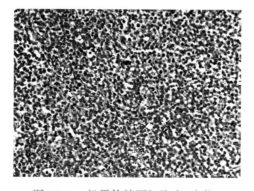

图 12-42　松果体精原细胞瘤（中倍）

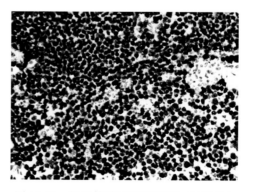

图 12-43　松果体精原细胞瘤 Ki-67 高表达

免疫组化

Syn 和 NSE 强阳性。

2. 中分化松果体实质瘤

形态单一，细胞密度中等，核轻度不典型，核分裂偶见，无大的松果体细胞瘤菊形团。这种肿瘤占大约 10% 的中分化松果体实质瘤。可发生在任何年龄，高峰期在成人。

3. 松果体母细胞瘤

定义：高度恶性，好发于儿童松果体腺的原始胚胎性肿瘤，组织学分级相当于 WHO IV 级。类似髓母细胞瘤。

大体：质软，质脆，边界不清。可见出血和/或坏死，但钙化罕见。通常向周围组织浸润，也可见脑脊液播散。

光学显微镜观察

细胞密集。瘤细胞小，核圆或不规则，胞浆少，致密。可见 Homer-Wright 菊形团和 Flexner-Wintersner 菊形团。

免疫组化

Syn，NSE，CgA 和 S-100 阳性。

八　胚胎性肿瘤

1. 髓母细胞瘤

发生于小脑的恶性侵袭性胚胎性肿瘤，好发于儿童，伴明显的神经元分化，易通过脑脊髓液途径播散。组织学分级相当于 WHOIV 级。

新版分类以模块化方式分列出基因特征缺陷的亚型和组织确定的亚型，见下表。分子分型：WNT 活化型、SHH 活化型(TP53 突变型/TP53 野生型)、组 3 型和组 4 型。组织学分型：经典型、促纤维增生/结节型、广泛结节型、大细胞型/间变性。

基因	组织学分型	预后
WNT 活化型	经典型	低度危险性肿瘤；几乎所有的此型肿瘤可见经典的形态学表型
	大细胞型/间变型(非常罕见)	临床病理意义不明确的肿瘤
SHH 活化型 TP53 突变型	经典型 大细胞型/间变型 促纤维增生型/结节型(非常罕见)	少见的高度危险性肿瘤 高度危险性肿瘤：多见于 7~17 岁儿童 临床病理意义不明确的肿瘤
SHH 活化型 TP53 野生型	经典型 大细胞型/间变型 促纤维增生型/结节型 伴有广泛结节型	典型危险性肿瘤 临床病理意义不明确的肿瘤 低度危险性婴儿肿瘤：多见于婴儿和成人 低度危险性婴儿肿瘤
非 WNT/ 非 SHH 组 3 型	经典型 大细胞型/间变型	典型危险性肿瘤 高度危险性肿瘤
非 WNT/ 非 SHH 组 4 型	经典型	典型危险性肿瘤：几乎所有的组 4 型肿瘤中可见经典的形态学表现
	大细胞型/间变型(罕见)	临床病理意义不明确肿瘤

大体：质地和肿瘤界限在不同肿瘤有不同表现，有的质硬而界限清楚，有的质软而界限不清

光学显微镜观察

可见：①典型髓母细胞瘤：肿瘤细胞密度高，瘤细胞核圆形到卵圆形或雪茄烟样，染色质多，胞浆不明显，40%病例可见神经母菊形团。②促纤维增生型髓母细胞瘤：明显呈结节状，无网织纤维区（白岛），围以致密的高度增生，产生大量细胞间网织纤维的细胞（图12-44和图12-45）。③广泛结节型：结节内细胞核大小一致，在纤维背景上瘤细胞排列呈流线状。④大细胞型/间变型：瘤细胞核大，圆/或多形性，核仁明显，胞浆比典型髓母瘤多。常见大片坏死、核分裂和凋亡细胞。

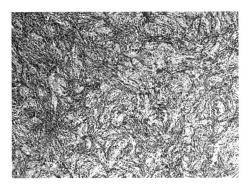

图12-44 促纤维增生型髓母细胞瘤

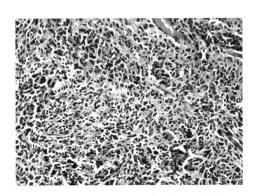

图12-45 髓母细胞瘤伴神经元分化

免疫组化

Syn 阳性，IF 阳性，GFAP 阳性。

2. 伴有多层菊形团的胚胎性肿瘤

2016 WHO CNS 将伴有染色体 19q13.42（CMl9C）区域扩增的胚胎性肿瘤统一命名为伴有多层细胞菊形团的胚胎性肿瘤，CMl9C 扩增型（包括以前富有神经毡和真菊形团的胚胎性肿瘤、室管膜母细胞瘤以及部分髓上皮瘤）；符合富含神经毡和真菊形团的胚胎性肿瘤或伴有多层细胞菊形团的胚胎性肿瘤组织学特征，且不伴 C19MC 扩增，则诊断伴有多层细胞菊形团的胚胎性肿瘤，NOS 型。组织学分级相当于 WHO IV 级。

光学显微镜观察

病理学特征是菊形团，表现为多层、核分裂活跃的假复层神经上皮围成中央圆形或裂隙状的腔结构，菊形团围成的腔往往是空的或含有嗜酸性碎屑，有些菊形团的腔面细胞有清晰的内界膜，围成菊形团的细胞核从腔面推挤朝向外层细胞边界，大多数肿瘤缺乏菊形团外层界膜。

免疫组化

肿瘤细胞表达巢蛋白和波形蛋白，小细胞可局灶表达上皮细胞角蛋白、EMA 以及CD99，通常不表达神经元和胶质细胞标志物，但有些胚胎性肿瘤细胞也可表达胶质纤维酸性蛋白（GFAP）；神经毡和肿瘤性神经元突触素表达阳性，NeuN 在肿瘤性神经元也可

以阳性表达；肿瘤细胞 INI1 表达阳性，Ki-67 阳性指数为 20% ~ 80%，LIN28A 是 ETMR 诊断性标志物。

分子病理学：19q13.42 位点 C19MC 基因变化(扩增或融合)。

3. 髓上皮瘤

罕见的恶性胚胎性大脑肿瘤，累及儿童。显微镜下观察以乳头状、管状或梁状排列肿瘤性神经上皮细胞为特点。髓上皮瘤具有典型的组织学特征为不伴有 C19MC 扩增，组织学分级相当于 WHO IV 级。

4. 非典型畸胎样/横纹肌样瘤

好发于儿童的胚胎性恶性肿瘤，肿瘤由横纹肌样细胞，伴有或不伴有类似原始神经外胚肿瘤(PNET)、上皮样组织和肿瘤性间叶组织病变。诊断非典型性畸胎样/横纹肌样瘤(AT/RT)的必要条件是发现 INI1 或 BRG1 基因改变。如果肿瘤具有 AT/RT 的组织学形态特点，但无 INI1 或 BRG1 基因改变，只诊断为"CNS 胚胎性肿瘤伴横纹肌样特征"。

九 脑膜瘤

2016 WHO 中枢神经系统肿瘤除了增加将脑侵犯作为非典型性脑膜瘤(WHO II 级)的诊断标准外。脑膜瘤的分类和分级没有修改。脑侵犯在以前的 WHO 分类中认为是脑膜瘤分期而不是分级特点。

1. 良性脑膜瘤(WHO 1 级)

定义：肿瘤良性，生长缓慢，发生于硬脑膜，由肿瘤性脑膜内皮细胞(蛛网膜)细胞构成。肿瘤常发生于成年人，女性好发。

大体：肿瘤质韧或硬，边界清楚，可呈分叶状，切面可含有沙粒感。

光学显微镜观察

组织学形态多样，可分为以下几个亚型：①脑膜内皮细胞型(有人称脑膜上皮细胞型脑膜瘤)，瘤细胞分叶状排列，间隔少许胶原纤维。瘤细胞大小一致，核卵圆形，可见核内胞浆"包涵体"。瘤细胞合体状所以又称合体细胞型脑膜瘤(图 12-46)。②纤维型：成纤维细胞样的梭形细胞平行或束状交叉排列在富含胶原和网状纤维的基质内(图 12-47)。③过渡型又称混合型：具有脑膜内皮细胞型和纤维型脑膜瘤间的过渡特点。瘤细胞排列成

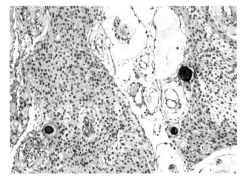

图 12-46 脑膜内皮型脑膜瘤 1 级(中倍)

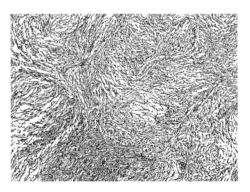

图 12-47 纤维细胞型脑膜瘤 1 级(中倍)

分叶状和束状结构,漩涡状结构丰富(图12-48)。④沙砾体型:肿瘤形成不规则钙化和少数情况下骨化小体(图12-49)。⑤血管瘤型:富含血管的脑膜瘤。血管腔小到中等,管壁薄,或因透明变性而增厚,大部分血管小,管壁透明变性(图12-50和图12-51)。⑥微囊型:胞突细长,背景疏松,黏液状,似有许多小囊,多形细胞多见(图12-52)。⑦分泌型:灶性上皮细胞分化,上皮内微腺腔里含PAS染色阳性,嗜伊红物质。⑧富于淋巴浆细胞型:脑膜瘤内含丰富的淋巴细胞、浆细胞为主的慢性炎性细胞浸润。⑨化生型:具有间叶组织分化的脑膜瘤,其中可见骨、软骨或脂肪等。上述脑膜瘤相当于WHO Ⅰ级。

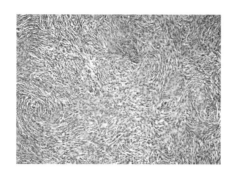

图12-48 过渡型脑膜瘤1级(中倍)

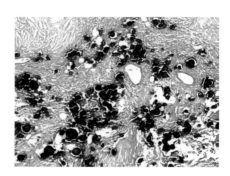

图12-49 砂粒体型脑膜瘤1级(中倍)

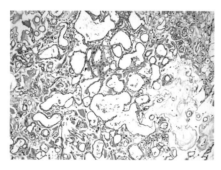

图12-50 血管瘤型脑膜瘤1级(中倍)

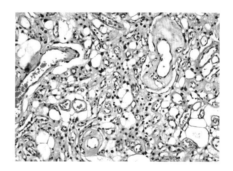

图12-51 血管瘤型脑膜瘤1级(高倍)

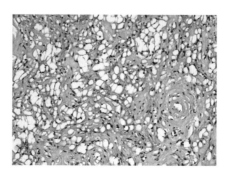

图12-52 微囊型脑膜瘤 1级(中倍)

2. 中间型(交界性)脑膜瘤(WHO Ⅱ级)

(1)脊索样脑膜瘤：组织形态类似脊索瘤，黏液背景，瘤细胞嗜伊红，空泡状，排列成小梁索状。典型的脑膜瘤区域与脊索样区相混，间质大量慢性炎性细胞浸润。相当于WHO Ⅱ级(图12-53)。

(2)透明细胞型：含有多角形、胞浆透明、富含糖原细胞，WHO Ⅱ级(图12-54)。

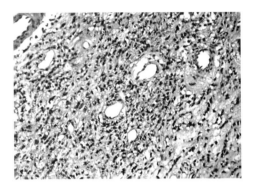

图12-53 脊索瘤样脑膜瘤 2级(中倍)

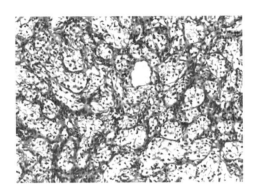

图12-54 透明细胞型脑膜瘤2级

(3)非典型脑膜瘤：该亚型核分裂活性增高或具有以下5条中的3条或3条以上可以诊断。包括：①细胞密度高；②小细胞大核，核浆比例增高；③核仁明显；④无定型或片状弥漫生长方式；⑤局部"海绵状"或"地图样坏死"(图12-55)，WHO Ⅱ级。《阿克曼外科病理学》2014年中文版(2571页)记载：如果瘤细胞核分裂≥5/10HPF 但小于 20/10HPF，有这一条就可诊断非典型脑膜瘤。

3. 恶性脑膜瘤(WHO Ⅲ级)

(1)乳头状脑膜瘤：罕见，多见于儿童。可见血管周围假菊形团结构(图12-56)。此亚型定为 WHO Ⅲ级。

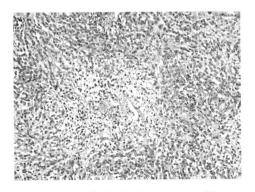

图12-55 非典型脑膜瘤2级(中倍)

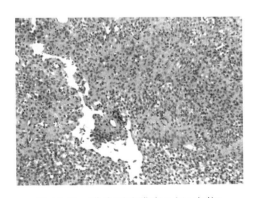

图12-56 乳头型脑膜瘤3级(中倍)

（2）横纹肌样脑膜瘤：巢状或片状分布的横纹肌样细胞，细胞圆形，核偏位、核仁明显；有漩涡状结构。临床经过相当于 WHO Ⅲ级。

（3）间变型（恶性）脑膜瘤：明显的恶性细胞学特点：①肿瘤全部或大部分呈肉瘤样或癌样；②瘤细胞呈恶性黑色素瘤样；③瘤细胞的核分裂指数增高达到≥20/10HPF（图 12-57 和图 12-58）。具备上述 3 条中的一条就可诊断。

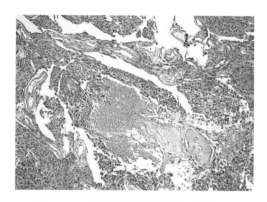 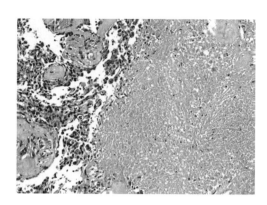

图 12-57　间变型（恶性）脑膜瘤有坏死　　　　图 12-58　恶性脑膜瘤 3 级伴坏死（高倍）

我国有的学者提出恶性脑膜瘤诊断标准，有下列之一者可以诊断：①瘤细胞核分裂≥20/10HPF。②发现颅骨外的远处器官有转移。下列三条同时具备者可以诊断：①瘤细胞确切的核分裂≥4/10HPF；②脑膜瘤邻近的脑组织有条索样或树枝样或三、五个瘤细胞散在浸润，或有血管浸润，非球状挤压；③有坏死灶，其面积大于一个高倍视野，坏死灶周围的瘤细胞呈栅栏状排列。组织学介于良性与恶性之间者可诊断为不典型脑膜瘤。脑膜瘤的瘤细胞核明显大小不等、着色深，有巨核、双核，核仁明显，核内假包涵体等不是诊断恶性脑膜瘤的依据。脑膜瘤的瘤组织浸润硬脑膜、静脉窦、颅骨甚至进入颅骨外浸润颞肌、眼眶、鼻腔、副鼻窦、中耳、内耳及头皮下，也不是诊断恶性脑膜瘤的依据。脑膜瘤浸润颅骨可引起骨质增生，肉眼观察像骨瘤。良性脑膜瘤复发率为 7%～20%，非典型脑膜瘤复发率为 29%～38%，恶性脑膜瘤复发率为 50%～78%。颅底部脑膜瘤手术难度较大，预后较差。作者发现一例多发性脑膜瘤，有三个瘤体，均为混合型；解剖一例颅内软脑膜原发性恶性黑色素瘤。

4. 脑膜瘤的免疫组化

瘤细胞表达：EMA，Vim、PCK、CK7、CK8、CK19、ER、PR、Claudin-1；不表达 GFAP、CD34；Ki-67，1 级（良性）<4%，Ⅱ级（非典型脑膜瘤）4%～10%，Ⅲ级（恶性脑膜瘤）>10%。

作者补充普通型脑膜瘤免疫组化表如下。

脑膜瘤的免疫组化

指标	结果	意义
Vimentin	约 80%病例阳性	有诊断价值
EMA	约 80%病例阳性	有诊断价值
CK	约 30%~80%病例瘤细胞呈局灶阳性	若阳性细胞>50%，应注意排除转移癌的可能性
S-100	40%~50%病例瘤细胞胞质阳性	意义不明
GFAP	全部阴性	可与胶质瘤鉴别
ER、PR	阳性	意义不明

十　非脑膜上皮细胞性间叶性肿瘤

起源于中枢神经系统非脑膜上皮细胞性间叶性肿瘤，显示纤维细胞、纤维组织细胞、脂肪细胞、肌样细胞、内皮细胞、软骨或骨分化，无脑膜上皮细胞分化的良性或恶性间叶性肿瘤。

1. 脂肪组织肿瘤

（1）脂肪瘤：与正常脂肪组织区别不大，肿瘤有包膜。

（2）血管脂肪瘤：由血管和脂肪组织构成。

（3）冬眠瘤：起源于棕色脂肪的脂肪瘤，瘤细胞大小一致，胞浆颗粒状或多空泡状，核位于细胞中心。

（4）畸形亚型：取决于它的成分。肿瘤可含有其他间叶组织成分，表现为脂肪瘤到畸胎瘤之间的过渡。

（5）颅内脂肪肉瘤，罕见。

2. 纤维肿瘤

（1）纤维瘤病：肿瘤灶性浸润，细胞形态良性，在丰富的原纤维束背景中有长梭形的纤维母细胞瘤。

（2）孤立性纤维性肿瘤/血管周细胞瘤：包括发生在神经轴内的病变，都具有 12q13 染色体倒位，NAB2 和 STAT6 基因融合。组织学分为三级：Ⅰ级，对应高度胶原化，细胞密度相对低的梭形细胞病变，以前诊断为孤立性纤维性肿瘤；见图 12-59。Ⅱ级，对应细胞增多、胶原化低的肿瘤，细胞丰满有鹿角样血管，以前诊断为血管周细胞瘤。Ⅲ级，对应于以前所诊断的间变性血管周细胞瘤，以及组织学形态类似于传统的孤立性纤维性肿瘤，但核分裂>5/1HPF 的肿瘤。免疫组化检测到细胞核内 STAT6 阳性表达；见图12-59和图12-60。

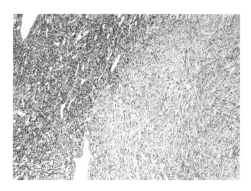

图 12-59　颅内孤立性纤维性肿瘤（低倍）

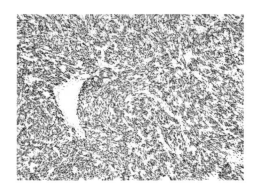

图 12-60　颅内孤立性纤维性肿瘤 STAT6+

（3）纤维肉瘤：罕见，瘤细胞排列成"青鱼刺"样，肿瘤密度高，核分裂活跃，并可见坏死。

3. 纤维组织细胞肿瘤

（1）良性纤维组织细胞瘤：由梭形成纤维细胞样核细胞和圆形组织细胞样细胞构成，瘤细胞排列成车辐状。

（2）恶性纤维组织细胞瘤：肿瘤细胞由梭形、圆形和多形巨细胞构成。明显恶性，核分裂活跃伴有坏死。

4. 肌肉肿瘤

包括平滑肌瘤、平滑肌肉瘤、横纹肌瘤和横纹肌肉瘤。

5. 骨、软骨肿瘤

包括软骨瘤、骨瘤、骨软骨肉瘤、间叶软骨肉瘤和骨肉瘤。

6. 血管肿瘤

包括血管瘤、上皮样血管内皮瘤、血管肉瘤、Kaposi 肉瘤和血管母细胞瘤。血管母细胞瘤原来归为累及神经系统的家族性肿瘤综合征中的 Von-Hippel-Lindau 病；现归入脑膜间叶组织起源肿瘤。好发于年轻人，平均发病年龄 29 岁，散发者主要发生于小脑；VHL 相关性者好发于小脑、脑干、脊髓及神经根。

光学显微镜观察

肿瘤富于血管，间质细胞胞浆丰富，泡沫状（图 12-61），部分细胞呈梭形，偶见核大、怪异的蜕变细胞。血管母细胞瘤属良性肿瘤，有网状型、细胞型两种。

IHC：CD31，CD34，Fli-1 阳性。

十一　淋巴瘤和组织细胞性肿瘤

鉴于系统性淋巴瘤和组织细胞性肿瘤在过去 10 年间发生的变化，脑肿瘤新版分类与相应的淋巴造血系统 WHO 分类一致。

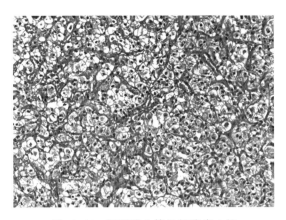

图 12-61 细胞型血管母细胞瘤 1 级

十二 黑色素细胞瘤

瘤细胞梭形、胖梭形、上皮样或多形，核空泡状，核仁明显，胞浆内富含黑色素。

十三 生殖细胞肿瘤

中枢神经系统的生殖细胞肿瘤包括了一组罕见的主要发生于儿童和青少年的肿瘤，其组织形态和生物学行为与起源于性腺和其他性腺外的生殖细胞肿瘤相同。

十四 鞍区肿瘤

鞍区肿瘤(2016 年 WHO 神经系统肿瘤中的内容)。

1. 颅咽管瘤

定义：鞍区部分囊性的上皮良性肿瘤。相当于 WHO Ⅰ级。

显微镜观察，两种临床病理亚型：①造釉型，含条索状、巢状多层鳞状上皮结构有周边栅栏状排列细胞核(图 12-62 和 12-63)。诊断要点包括致密"湿角化物"和营养不良钙化。②乳头型，由片状鳞状上皮构成，形成栅栏状结构，无湿角化物、钙化和胆固醇结晶。

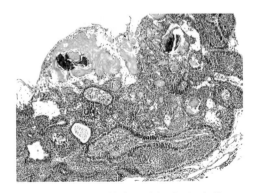

图 12-62 颅咽管瘤造釉细胞型(中倍)

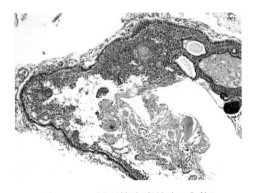

图 12-63 颅咽管瘤囊性变(中倍)

2. 神经垂体颗粒细胞瘤

由巢状大细胞构成的鞍内和/或鞍上包块，起源于神经垂体或漏斗。瘤细胞富含溶酶体，胞浆颗粒状、嗜伊红。相当于 WHO Ⅰ级（图 12-64 和图 12-65）。

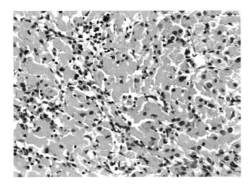

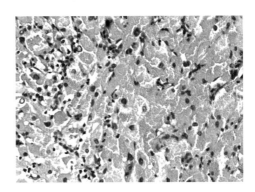

图 12-64　颗粒细胞瘤（低倍）　　　　图 12-65　颗粒细胞瘤（高倍）

十五　中枢神经系统转移性肿瘤

大部分转移性肿瘤是癌，肺癌和乳腺癌是主要的原发病。转移到中枢神经系统的少见肿瘤还包括恶性黑色素瘤，绒毛膜癌和肾透明细胞癌等。

十六　中枢神经系统胶质瘤、脑膜瘤及生殖细胞肿瘤治疗原则

1. 胶质瘤治疗原则

（1）手术是首先的治疗方法，其原则是要尽力将肿瘤切除干净，又要尽量保护脑的功能区；对不能完全切除的肿瘤可做部分切除，术后用放疗。

（2）放疗适用于术后患者不论有无肿瘤残留、肿瘤手术后复发、无法手术或拒绝手术的患者。X 线三维适形放疗可更好保护正常脑组织。

（3）化疗不适用于低度恶性脑肿瘤，只适用于（Ⅲ级或Ⅳ级）高度恶性脑肿瘤，少数特殊类型脑肿瘤通过化疗为主的治疗有望治愈。

（4）新靶点药物（尼妥珠单抗、贝伐珠单抗等）治疗，能抑制肿瘤血管生长从而抑制肿瘤生长。

2. 脑膜瘤治疗原则

脑膜瘤 92% 为良性，6% 为非典型性，2% 为恶性。良性脑膜瘤通过手术完整切除可治愈。放疗适用于良性未切除干净或恶性脑膜瘤的治疗或部分切除的脑膜瘤或复发性脑膜瘤。化疗不敏感，对脑膜瘤治疗效果不佳。

3. 颅内生殖细胞肿瘤治疗原则

首先手术治疗，尽可能地将肿瘤切除干净；术后放疗。生殖细胞肿瘤对化疗敏感，可先化疗后放疗。

第二节　中枢神经系统其他常见疾病

一　中枢神经系统囊肿性疾病

中枢神经系统囊肿性疾病比较繁杂，为了读者查阅方便，作者将它们归纳为表格如下。

中枢神经系统囊肿

名称	部位	囊壁内衬上皮	囊内容物	好发年龄	其他
表皮样囊肿	小脑桥脑角、视交叉、垂体旁、各脑室等	鳞状上皮细胞、角化上皮细胞、常见颗粒层细胞	层状角化物	任何年龄，30岁以前多见	又名珍珠瘤、胆脂瘤，内含白蜡样油脂物或灰褐色黏稠物
皮样囊肿	垂体旁、桥脑、小脑中线、脊髓腰骶部等	表皮加表皮附属器，如毛囊、皮脂腺、汗腺、软骨等	油脂，有时见少量毛发	同上	内含黄色牛油样物或豆渣样物，有时见少量毛发
胶样囊肿	第三脑室顶部，常靠近室间孔	单层低柱状上皮，有时见纤毛及杯状细胞加薄层纤维组织	黏液，PAS阳性，AB阳性	青年、中年较多见	又名第三脑室胶质囊肿，有时囊内见放射状菌丝样物
室管膜囊肿	额叶、顶叶、脑室周围白质、小脑、脊髓	内衬单层立方状或柱状细胞，有的有纤毛或分泌黏液的杯状细胞	如脑脊髓液样清亮液体或牛奶样物	中青年、老年	若无内衬上皮，可称为单纯性囊肿
支气管源性囊肿	好发于脊髓颈段、胸段腹侧硬膜内	假复层纤毛柱状上皮有杯状细胞，囊壁有时见到软骨、平滑肌	水样或黏液样物	儿童及青少年	
肠源性囊肿	脊髓颈段、胸段腹侧硬膜内	单层、复层或假复层立方状或柱状上皮，有时有纤毛或细胞内黏液PAS+	无色透明黏液样，若出血则为黄褐色	好发于20岁以前，男性较多	囊壁内偶见黏液腺、浆液腺、平滑肌组织
蛛网膜囊肿即软脑膜囊肿	好发于颅后窝脑底椎管内、大脑外侧	囊壁为蛛网膜，无上皮，有时像神经鞘瘤囊性变	清亮无色脑脊液水样液体	年轻人较多	可出现颅高压或抽搐症状

455

续表

名称	部位	囊壁内衬上皮	囊内容物	好发年龄	其他
Rathke 囊肿与垂体管囊肿合称蝶鞍旁囊肿	蝶鞍内或蝶鞍旁	单层立方状或柱状上皮细胞，有纤毛插有杯状细胞或有灶性复柱或鳞化	清亮透明黏液或黄褐色黏液	多见于成人	是原始 Rathke 囊残留物。壁内偶见腺体。要排除囊性颅咽管瘤
垂体管囊肿	同上	鳞状上皮或单层纤毛立方状或柱状上皮，壁光滑不附上皮巢，故可排除颅咽管瘤	为液体不含角化细胞崩解物		来源于垂体柄残留的鳞状上皮，须排除囊性颅咽管瘤
滑膜囊肿	脊髓中轴腰段	囊壁为薄层纤维组织，无上皮	黏液物质		常并发椎体骨关节或脊神经病变
脑膜囊肿	脊髓硬膜外，后或侧方	无上皮，无蛛网膜，只有类似硬膜的纤维			
松果体囊肿	松果体、脑干、脊髓	无上皮的神经胶质纤维又名胶质囊肿			若位于脊髓内称脊髓空洞症

二　脑血管常见疾病

1. 脑血管畸形

中枢神经系统的血管畸形是先天性发育异常，在畸形血管之间的间质中混合有脑组织，而血管瘤中无脑组织。

（1）动静脉畸形，是最常见的脑血管畸形。肉眼观察像一团蚯蚓。光学显微镜下观察，可见畸形血管大小不等，管壁平滑肌及弹力纤维少或缺如，管壁厚薄不一；可见玻璃样变、钙化、骨化及含铁血黄素沉积。其中有动脉及静脉两种血管。静脉血管内有时可见血栓形成。动脉静脉血管间可见脑组织。

（2）静脉血管瘤，病变中只有静脉血管，无动脉血管。畸形静脉血管之间可见脑组织。管壁平滑肌及弹力纤维常缺如，被纤维组织代替。

（3）海绵状血管瘤：中枢神经系统各处均可发生，但以大脑较多。单发较多，多发较少。病变中有许多管腔大，管壁薄的血管，密集成团分布。管壁可见纤维化、玻璃样变、钙化及含铁血黄素沉积；无平滑肌及弹力纤维。管腔内有时可见血栓形成。病灶内无脑组织。

（4）毛细血管扩张症：好发于桥脑。病变中为密集排列管腔扩张的毛细血管，管壁无平滑肌及弹力纤维。血管之间有脑组织并可见胶质细胞增生及钙化。

2. 脑血管栓塞、血栓形成、动脉瘤、脑梗死及脑出血

（1）脑血管栓塞，是脑卒中主要原因之一。其栓子可来自心脏瓣膜或血管的动脉粥样硬化斑；少数由于外伤骨折引起脂肪栓塞或空气栓塞。脑动脉栓塞多是突然发病，表现为急性脑缺血引起晕厥、黑蒙等症状。动脉栓塞引起脑梗死的范围与被阻塞的动脉大小及侧支循环状况有关。若是静脉阻塞，则发生出血性梗死或称红色软化；若是动脉阻塞则出现缺血性梗死又称白色软化。半天至3天以内为坏死期：表现为神经细胞变性、细胞核及细胞浆内尼氏小体都溶解形成"红色神经元"；髓鞘发生退变，胶质细胞变性、坏死；小血管扩张充血、出血、水肿；少量中性粒细胞渗出。4天以后进入软化期：坏死区，出现组织细胞增生并吞噬坏死的神经细胞、胶质细胞、中性粒细胞，变为泡沫状的格子细胞，形成格子聚集的软化灶；病灶周围星形细胞增生肥大。最后是恢复期：较小梗死灶可形成含格子细胞的腔隙，称腔隙性梗死，简称"腔梗"，病灶直径为 0.5～15mm，常是大脑深部微小动脉阻塞所致。其周围星形胶质细胞增生产生较多胶质纤维形成胶质瘢痕。较大梗死灶形成囊肿样，囊内有纤维条索分隔，形成多房结构。恢复期多发生于梗死七天以后。

（2）脑血栓形成，其原因多为脑邻近部位的感染、肿瘤压迫或外伤等原因引起血管损伤、血流缓慢或凝血因子改变。血栓形成是一个比较缓慢的过程。脑血栓形成可发生于静脉、静脉窦或动脉，其结果也是引起脑缺血、缺氧、坏死。静脉血栓形成引起静脉回流受阻，静脉扩张，其周围脑组织有淤血、出血、高度水肿。

（3）脑动脉瘤，其主要原因是动脉粥样硬化、动脉壁平滑肌发育不全或血管壁炎症破坏动脉局部管壁中层平滑肌和弹力纤维，纤维组织增生取代平滑肌组织，但纤维组织弹性差，在动脉压力下使其局部向外膨出，形成动脉瘤。动脉瘤局部抗压力差，若血压增高，可致动脉瘤突然破裂出血。

（4）脑出血，出血原因有：血管畸形、血管壁的损伤、动脉瘤形成、血压升高或血液成分异常等。发病常是几种原因综合的结果而且与精神因素有关。血液由血管内进入血管外的组织间隙形成血肿，破坏并压迫脑组织，依据其大小、部位不同，引起的相应临床症状也有区别。其临床表现和预后与血肿发生的部位、大小及持续时间也有关系。

三　垂体及其周围常见疾病

垂体及其周围常见疾病（非 2016 年 WHO 神经系统肿瘤资料，主要依据作者笔记整理）。

1. 颅咽管瘤

颅咽管瘤是胚胎原始口腔拉克氏囊残留组织发生的良性上皮性肿瘤，有局部浸润性，手术后复发率较高，相当于 WHO Ⅰ级。多见于青少年，中年以后也可发生。临床主要表现为头痛、视力障碍及内分泌功能失调等。肿瘤多位于蝶鞍区，也可位于鞍蝶上（第三脑室）或鞍蝶下。常为单囊性或囊实性肿瘤，少数为实性。肿瘤多呈结节状，包膜完整；切面见囊内容物常为黄褐色机油样液体并含胆固醇结晶及鳞屑。囊壁可见钙化、偶有骨化。

光学显微镜观察

肿瘤有两种上皮、两种结构。两种上皮分别是鳞状上皮及造釉上皮；后者又有柱状上皮和星芒状上皮两种。瘤细胞形成条索状、梁状、或团块结构。颅咽管瘤组织学上主要有

造釉细胞型和乳头型两种。

（1）造釉细胞型，瘤细胞巢或梁中央细胞稀少呈星芒状或短梭形，有胞浆突互相连接成网状。瘤细胞团外周有一层柱状细胞呈栅栏状排列，核远离基底膜，在靠基底膜一侧有时可见空泡，类似早期分泌的子宫内膜腺上皮细胞。团块中常有片状角化物有时可见钙化。

（2）乳头型，多为鳞状上皮覆盖的乳头结构，可能是由于乳头粗短的原因，常见乳头横断面或斜断面，少见纵断面。乳头表面的鳞状上皮细胞常排列呈片块状、巢状、漩涡状，上皮厚薄不均匀，常有上皮突形成。部分病例鳞状细胞无角化；部分病例鳞状细胞有角化，有时角化非常广泛，钙化少见。若角化物质进入纤维间质可引起纤维增生，其周围可见异物巨细胞反应。

多数病例是两种上皮、两种结构混合。两种上皮的数量在不同病例各不相同；有的以造釉细胞为主，鳞状细胞较少或无；有的病例以乳头结构覆盖鳞状细胞为主，造釉细胞较少或无。两种上皮细胞均分化良好，无异型性，无核分裂。偶见囊壁内衬纤毛柱状上皮或立方状上皮、杯状细胞。肿瘤间质血管丰富的纤维组织偶见胶质成分；可见数量不等的淋巴细胞浸润及多少不一的泡沫细胞及胆固醇结晶、有时可见多少不一的钙化，偶见骨化。囊性变是本瘤特征之一，肉眼观察，造釉细胞瘤多为单囊性或囊实性即实性肿瘤内有许多大小不等的囊腔；以单囊为主可呈囊肿样结构；囊壁有颅咽管瘤成分；实性肿瘤比较少见。

光学显微镜观察

可见造釉细胞团液化囊性变，囊壁为造釉细胞或单层柱状上皮，上皮层外为纤维间质。鳞状上皮团中液化囊性变，囊壁内衬复层鳞状上皮瘤细胞。囊内含有脱落的鳞状上皮细胞、角化物、胆固醇结晶或油脂样物。间质液化囊性变，囊壁无上皮或有单层柱状上皮，纤维间质紧贴囊壁。肿瘤若侵入脑实质可引起胶质细胞明显增生并可出现 Rosenthal 纤维。肿瘤放疗后若多次复发可以恶性变。肿瘤内造釉细胞和鳞状细胞的 CK、EMA 均阳性。

2. 脊索瘤

脊索瘤来源于胚胎发育过程中残留于脊椎骨内的脊索组织，多数发生于鞍背的斜坡及脊柱的骶尾部。发生于斜坡的脊索瘤临床表现为多组颅神经受损。常浸润破坏骨组织，多数是潜在恶性骨肿瘤 WHO Ⅱ 级。肿瘤肉眼观察呈分叶状，灰白色，部分为半透明胶冻状。

光学显微镜观察

瘤细胞有两种：①空泡细胞，胞浆丰富淡红色常含有大空泡或小空泡，有时空泡可充满整个胞浆，使细胞呈印戒状；②上皮样细胞，细胞较小，圆形或立方形，胞浆红色，胞核圆。瘤细胞排列呈条索状、片状、小结节状。肿瘤背景为广泛的黏液湖。多数病例，瘤细胞异型不明显，但呈浸润性生长；有时可见软骨成分。少数病例，瘤细胞异型性明显，核分裂易见，有瘤细胞坏死，甚至可出现远处转移，此时为 WHO Ⅲ-Ⅳ 级。瘤细胞表达 CK、EMA、Vimentin、S-100。肿瘤细胞不表达 D2-40；而软骨瘤 D2-40 阳性，对二者有鉴别意义。

3. 鞍区黄色肉芽肿

鞍区黄色肉芽肿又称黄色肉芽肿性垂体炎，多是鞍区占位性病变引起垂体慢性出血所致。病变界限清楚，肉眼观察与垂体腺瘤不易区别。

光学显微镜观察

可见病变组织内有泡沫细胞、胆固醇结晶、巨噬细胞、淋巴细胞、坏死细胞碎片及含铁血黄素等成分，有时可见多核巨细胞；还有纤维间质及增生的小血管构成肉芽肿结构。晚期病变出现纤维化。

4. 神经垂体肿瘤

神经垂体可以发生神经节细胞瘤、胶质瘤（毛细胞型星形细胞瘤、星形细胞瘤、少突胶质细胞瘤）；还有颗粒细胞瘤。其具体内容同前面。

腺垂体的神经内分泌肿瘤见内分泌系统疾病的垂体肿瘤。

5. 垂体梭形嗜酸性细胞腺瘤和垂体细胞瘤

二者均是鞍区较少见的良性肿瘤，相当于 WHO 1 级。

（1）垂体梭形嗜酸性细胞瘤，瘤细胞呈上皮样嗜酸性，核有轻至中度异型性，常伴有淋巴细胞浸润。电子显微镜观察，可见细胞浆内有大量线粒体。长期随访病例有复发报道。瘤细胞 galectin-3 阳性，此为非无特异性。

（2）垂体细胞瘤由单形性短梭形细胞构成，瘤细胞胞浆丰富，呈束状排列，核分裂罕见，无坏死。常与其他内分泌肿瘤并存。瘤细胞 S-100 强阳性，GFAP 弱阳性或灶阳性。

6. 淋巴细胞性垂体炎

淋巴细胞性垂体炎原发性是自身免疫性疾病，继发性是由其他疾病引起的。临床表现为垂体功能低下、头痛、视力障碍等。

光学显微镜观察

可见病变垂体内有大量淋巴细胞、浆细胞浸润，还有部分中性粒细胞、嗜酸性粒细胞、组织细胞。有时可见淋巴滤泡形成；无肉芽肿及多核巨细胞。残留的腺垂体细胞呈嗜酸性变。晚期病变出现纤维化。

7. 垂体周围其他病变

垂体周围除上述病变外还有囊肿，如皮样囊肿、表皮样囊肿、蛛网膜囊肿、拉克（Rathke）囊肿，病变特点见前面中枢神经囊肿。还可见生殖细胞肿瘤如畸胎瘤、胚胎性癌、内胚窦瘤、绒癌等。Langerhans 细胞组织细胞增生症包括骨嗜酸性肉芽肿、HSC、L-S 病。还有脑膜瘤、神经鞘瘤、骨和软组织肿瘤及转移瘤均可发生于鞍区。

四 中枢神经系统炎症性疾病

1. 细菌感染性炎症

（1）化脓性脑膜炎。中性粒细胞在蛛网膜下腔聚集，常穿过软膜进入脑组织，所以实际上多是脑膜脑炎。其细菌来源，一是邻近感染灶扩散而来，如慢性化脓性中耳炎或乳突炎；二是血源性，由菌血症引起。

（2）脑脓肿。脑脓肿可见于各年龄，可单发或多发。

光学显微镜观察

可见病灶内为大量中性粒细胞、巨噬细胞和细胞碎片，原有的脑组织坏死液化。脓肿周围血管和纤维组织增生。陈旧性脓肿周围纤维组织增厚形成囊壁，并可发生玻璃样变性。

（3）结核性脑膜炎。是由结核杆菌引起的炎性疾病。炎性渗出物常分布于脑底和大脑外侧裂。病变早期见蛛网膜下腔有淋巴细胞、单核细胞及少量中性粒细胞浸润。中期有结核结节形成。脑底结核性渗出物聚集常引起颅神经根炎及血管炎，使血管壁增厚，管腔变窄，可引起脑供血不足。蛛网膜下腔炎性渗出物机化可引起脑脊液循环障碍，引起脑积水。结核病灶若比较局限，形成圆形结节则称脑结核球。

2. 真菌感染性炎症

（1）新型隐球菌脑膜炎，是比较常见的真菌感染。病变多位于脑底和脑沟，肉眼观察呈胶冻样，比较局限。病灶切面呈肥皂泡样多个小囊腔，腔内为胶冻样物。

光学显微镜观察

可见蛛网膜下腔有淋巴细胞、单核细胞浸润，其中可见隐球菌。隐球菌为圆形或卵圆形的酵母菌，荚膜厚并有折光性，其直径一般为 $4\sim7\mu m$，最大为 $20\mu m$。HE 切片中呈淡红色，不易发现，用 PAS 染色或用爱先蓝染色则清晰可见。有时可见巨噬细胞吞噬隐球菌，这时巨噬细胞特别是多核异物巨细胞胞浆内有多个隐球菌。

因为隐球菌夹膜内的物质能抑制白细胞的趋向性和吞噬作用，所以病灶内中性粒细胞很少。病灶周围炎症反应轻。临床上抽脑脊髓液可查见隐球菌病原体，协助诊断。

（2）毛霉菌病，颅内毛霉菌病多是血流中的霉菌栓子引起。霉菌在栓塞部位生长，局部可见出血坏死。伴有普通细菌感染时则出现大量中性粒细胞。在坏死灶中有毛霉菌菌丝；菌丝粗而且粗细不均匀，无分隔，分枝成直角。此形态特征可与曲菌菌丝鉴别。曲菌菌丝粗细均匀，有分隔，呈锐角分支。

3. 病毒性疾病

（1）流行性乙型脑炎。流行性乙型脑炎比较特征性的病变是小软化灶形成。早期软化灶为圆形或椭圆形，病灶中心的神经细胞、胶质细胞变性坏死，并有巨噬细胞进入，吞噬坏死的细胞碎片。中期病灶周围组织水肿，髓鞘脱失。有时可见神经细胞坏死，胶质细胞反应，出现卫星现象、噬节细胞现象和胶质结节形成。蛛网膜下淋巴细胞、单核细胞浸润。脑实质小血管周围有淋巴细胞、单核细胞形成血管套。晚期病灶内组织液化只见残留的小血管；或形成小空洞有时可见钙盐沉积。其周围星形胶质细胞和胶质纤维组织增生形成胶质瘢痕。

（2）狂犬病。狂犬病毒从犬咬伤口进入人体，经过潜伏期后发病。除有病毒性脑炎的病变以外，比较有特征性的是部分神经细胞胞浆内可见有 Negri 小体，为圆形或卵圆形，HE 切片中呈粉红色，直径 $1\sim20\mu m$，一个神经细胞内可见一个或多个这样的包涵体。病变多见于海马回锥体细胞、小脑浦肯野氏细胞、大脑额叶锥体细胞。免疫组化可显示神经细胞胞浆内有狂犬病毒抗原聚集。

（3）AIDS（acquired immuno deficiency syndrome）。AIDS 是一种致死性病毒性的性传染病，有 30%～40% AIDS 病人有神经系统合并症，但是 AIDS 在中枢神经并无特异性病变，而是由于免疫缺陷，抵抗力低下，引起其他感染，如病毒感染，多为巨细胞性病毒感染；原虫感染，多为弓形虫感染；真菌感染，多为新型隐球菌感染等。

AIDS 病常合并 Kaposi 肉瘤及脑原发性或继发性淋巴瘤等。

4. 寄生虫感染疾病

（1）脑猪囊虫病。人若吞食被猪肉绦虫虫卵污染的食物，人便成为中间宿主。在人体各组织内，如皮下、肌肉、眼球内、脑内形成猪囊尾蚴（囊虫）病变。脑内的猪囊虫尾蚴病又称脑囊虫病，可位于脑实质、脑室内、蛛网膜下腔。肉眼观察：囊虫病呈米粒或黄豆大半透明的小水泡状，直径为 0.5~1.5cm，常为多个，囊内有一白色小头节及水样液体。

光学显微镜观察

可见活囊尾蚴囊壁分两层。内层为菲薄玻璃样变的纤维组织，外层为肉芽组织有淋巴细胞、浆细胞、嗜酸性粒细胞、组织细胞浸润。囊腔中心还有囊尾蚴虫体，具有吸盘和顶突；顶突有许多小钩为其特点。临床表现：有癫痫型、脑膜脑炎型、脑瘤型。

死亡的囊尾蚴病灶分 4 层：最内为巨噬细胞、多核巨细胞、坏死组织，其外为增生的胶原纤维、成纤维细胞，第 3 层为淋巴细胞、嗜酸性粒细胞浸润的炎细胞，第 4 层即最外层为反应性胶质细胞增生区。陈旧病变整个病灶全为胶原纤维增生形成瘢痕结节。

（2）脑血吸虫病。我国主要是日本血吸虫病。血吸虫成虫寄生于门静脉系统，雌成虫产生大量虫卵，经门静脉顺流进入肝脏，引起肝脏病变。部分虫卵经血流进入脑内引起以虫卵为中心的肉芽肿病变。新鲜成熟虫卵结节：结节中心是虫卵表面红色火焰样物质和坏死组织；再外层为大量嗜酸性粒细胞；最外层为增生的上皮样细胞、成纤维细胞、淋巴细胞、浆细胞。虫卵死亡后，中心火焰样物质、坏死组织及嗜酸性粒细胞逐渐吸收，成纤维细胞及纤维组织增生。最后死虫卵钙化，纤维组织增生伴玻璃样变并出现异物巨细胞反应。邻近脑组织内毛细血管增生和胶质细胞增生。

参 考 文 献

1. David N. Louis, Hiroko Ohgaki, Otmar D. Wiestier, Webster K. Cavenee, David W. Ellison, Dominique Figarella-Branger, Arie Perry, Guido Reifenberger, Andreas von deimling. WHO Classification of Tumours of the Central Nervous System. Revised 4th edition. Lyon: International Agency for Research on Cancer(IARC). 2016.

2. 苏昌亮，李丽，陈小伟，张巨，申楠茜，王振熊，杨时骐，李娟，朱文珍，王承缘. 神经综述：2016 年 WHO 中枢神经系统肿瘤分类总结[J]. 放射学实践，2016，31(7).

3. 杨文圣，许相范，化洪中，季天海. WHO（2016）中枢神经系统肿瘤分类解读（一）[J]. 诊断病理学杂志，2016，23(9)：641-646.

4. 杨文圣，许相范，化洪中，季天海. WHO（2016）中枢神经系统肿瘤分类解读（二）[J]. 诊断病理学杂志，2016，23(10)：725-729.

5. Louis DN, Perry A, Reifenberger G, et al. The 2016 World Health Organizationclassification of tumors of the central nervous system: a summary[J]. Acta Neuropathol, 2016, 131(6): 803-820.

6. ［意］. Rosai. Rosai & Ackeman' Surgical Pathology[M]. tenth Edition. 郑杰主译. 北京：北京大学医学出版社，2014.

461

第十三章　病理诊断中医疗纠纷的预防

第一节　病理诊断中的医疗纠纷

一　病理诊断中产生医疗纠纷的原因

病理诊断中产生医疗纠纷的原因很多,作者认为最主要是常规切片阅片时漏看、错看,以及术中快速病理诊断错误三个问题。另外还有标本丢失、标本错号、切片污染和制片失败。

(一)漏看的原因

(1)多半是工作量太大,人手太少,工作太忙,为了抢时间,阅片不够仔细。

(2)阅片时有人打扰,思想不够集中。

(3)阅片时间太长,产生疲劳。

(4)有诊断价值的病变太小,被其他病变掩盖;加上阅片方法是无序的,造成漏看。

(5)阅片方法不对,切片在显微镜下上下、左右无序移动;或是切片一放下,就用中倍或高倍显微镜无序观察,不用低倍显微镜,也容易造成漏看。

(6)取材时观察不仔细,不全面,小病灶漏取,如甲状腺微小乳头状癌肉眼观察只有一个小白点,容易漏取。

(7)也不排除个别人责任心不强,工作粗心大意,阅片不仔细,造成诊断错误。

(二)错看的原因

(1)结合临床不够。每例病理检查,在阅片之前,应首先了解病人的年龄、性别、发病部位、临床表现、手术所见、影像及其他检查结果。当前广泛采用电子病历,复制、粘贴常被广泛应用;临床提供的文字资料大部分是真实的,但送检申请单不符合病理要求的现象常存在,有个别文字资料是不真实或错误的;误导病理医师,易造成诊断错误。作者曾遇到几个病例就是如此,幸亏本人警惕性较高,深入病房,亲自向病人询问病史,难题迎刃而解。

(2)基本功不过硬。对正常的人体解剖学、组织学、胚胎学、基本病理学知识掌握不全面。例如,眼球结膜上皮无黏液柱状细胞,睑结膜上皮组织为复层柱状上皮,其中有散在含黏液的杯状细胞,越靠近穹隆部杯状细胞越多,此为正常组织结构特点,非病理性改变。若不知道腮弓、腮沟、腮膜、腮裂与咽囊的关系,则很难理解颈侧的腮囊肿、腮窦、腮瘘三者之关系及各种临床表现。又如在甲状腺滤泡癌中，如何鉴别癌细胞位于组织裂隙中还是癌细胞浸润血管？在软组织病变中，如何鉴别玻璃样变还是淀粉样变？有的将切片污染认为是切缘阳性，等等。

（3）诊断标准掌握松紧不一，如会诊中有时遇到同一张切片，有人诊断为宫颈 CINⅡ，有人诊断 CINⅢ，其原因作者认为是各人掌握的标准松紧不一。有时同一切片，有人诊断CINⅢ，有人诊断慢性宫颈炎伴黏膜上皮不成熟鳞状上皮化生。宫颈 CIN 的异型上皮细胞应是鳞状上皮层垂直切面有细胞核大小不等，同时还有极向性紊乱；这种异型上皮细胞占据上皮层下 1/3 为 CINⅠ，占据上皮层中下 2/3 为 CINⅡ，占据上皮层的全层或超过 2/3 接近全层为 CINⅢ。如果上皮细胞仅有核/浆比例增大，核染色深，但核大小一致，无核大小不等，无极向性紊乱应归为不成熟鳞状上皮化生。又如平滑肌肉瘤的诊断标准与部位有关：子宫平滑肌肉瘤，瘤细胞核分裂要达到 5~9/10HPF，同时瘤细胞有明显异型性，有坏死。小肠平滑肌肉瘤，瘤细胞核分裂 1~3/10HPF，瘤细胞有轻度异型性，肿瘤直径>5cm。软组织浅表部位如皮肤皮下的平滑肌肉瘤，瘤细胞核分裂为>5/10HPF，细胞有多形性，有坏死。深部软组织平滑肌肉瘤诊断标准比表浅部位要低，瘤细胞核分裂一般为1~4/10HPF，瘤细胞有异型性，肿瘤直径>5cm。有很多肿瘤书本上只有较抽象的文字描述，无量化标准，也造成诊断标准难以精准掌握。此外，数瘤细胞核分裂，同一张切片，不同人数出的核分裂数不一样。有的人随机选一个或几个部位，数十个高倍视野，计其核分裂数。有的人是取细胞密集和疏松部位各数几个高倍视野，取其平均值。作者推荐先用低倍显微镜看完该例全部切片，找出切片质量最好，瘤细胞密集，生长最活跃的部位，数30 个到 50 个高倍视野取其平均值。细胞生长最活跃部位其数量不一定很多，但决定肿瘤性质，并常常是影响肿瘤治疗、预后的关键部位。

（4）见识不广，思路不宽。有时遇到一些典型病变就在眼前，因为从未见过，不认识它，有可能误认为是其他类似病变，而发生诊断错误。

（5）未正确认识处理 HE 切片与免疫组织化学、组织化学、特殊染色、分子病理学的关系。病理诊断离开 HE 切片，过度依靠免疫组化等检查是非常危险的。作者推荐以 HE 切片为主，适当结合免疫组化、组化、特染、分子病理学。当 HE 切片与免疫组化等检查结果不一致时，应以 HE 切片为主，或重新复查免疫组化、或分子病理学等检查。

（6）未与时俱进。我们应不断学习更新自己的知识。科学不断发展，人们对疾病的认识也不断加深。疾病的诊断标准也在不断地改变，病理医师必须不断地学习新知识，掌握新变化，否则也会造成诊断错误。

（7）有的医院大环境不好。科室设备及房屋条件差，制片没有好设备，阅片没有合格的显微镜，工作要搞好难度大。但诸多因素中人是第一位的，客观环境靠人的主观努力去改变。

（8）术中快速病理诊断错误主要是病理医师经验不足、诊断标准不严。

二　对于病理诊断错误要分清几个问题

（1）什么叫病理诊断错误？判断病理诊断错误的标准是什么？作者认为判断标准有以下三点。

① 疾病发展过程即临床实践。病理医师不能满足于发病理报告，报告发出后要多与临床医师联系，应随访观察，通过临床实践验证报告是否正确。因此作者希望所有三甲医院病理科都开展随访工作。随访资料不仅对临床病理有利，对科研、教学都有好处，所以随访资料应当及时归档入电脑并定期备份。随访工作不需要高精尖的昂贵设备；在通信便捷，手机广泛应用的今天，只要领导重视，开展此项工作应该不是很困难。随访应注重人文关怀，要从关心患者身体健康的观点出发，了解有关情况。不要一开口就简单地问：病人是活着？还是死亡？这样一定不会得到满意的回访结果。

② 病人去世后的尸体解剖，含全身解剖、局部解剖、微生物学及其他的化验检查。

③ 多位(三位或三位以上三甲医院)知名专家会诊一致的诊断意见。

上面三者中其中任何一条都可作为判断标准。任何病理医师在他一生的工作中不可能不犯错误！老专家，老医师，在工作实践中见的病例较多，总结的经验和教训较多，发生诊断错误相对少一些，但也不能保证百分之百正确；也会有诊断错误。

(2) 对于病理诊断错误要分清性质和给患者造成人身损害的程度；是原则性还是非原则性？是责任性还是技术性？所谓原则性错误就是良性诊断为恶性，或恶性诊断为良性。良性诊断为恶性，则造成患者不应开刀而开刀了，或只需做小手术的做了大手术，或不应做放疗、化疗的做了放疗、化疗。恶性诊断为良性，则延误病人的治疗。二者都不好。但有些疾病是介于良性与恶性之间或是低度恶性，它与良性鉴别非常困难。此时要多取材反复仔细观察，或请多位医师互相商量讨论集思广益；而后再阅片，带着问题查多种书籍和资料，或请教上级医师。

从领导管理的角度讲，责任性事故要从制度上找原因，若制度有规定，而当事人不负责任，不执行制度，则要依据情节轻重按制度处理。若制度未规定，要修改制度，增加有关条款，同时领导要承担管理责任。

技术性事故，是当事人技术水平不够，业务能力不强，或病变确实复杂多变，或病变不典型，造成诊断错误。当事人应自己找出原因，从中吸取教训，要依据情节轻重依规处理。

1987年6月29日，国务院发布的《医疗事故处理办法》第27条对责任事故和技术事故有明确的界定。

医疗纠纷一旦发生，患者或其亲属可在人身损害发生后一年内向医疗机构行政主管部门或人民法院提出诉讼。而后可走调解程序或司法程序。如果法院受理了患方的诉讼，医方就要做好上法庭辩护的准备：①要学习了解相关的法律、法规。②将相关的切片、蜡块、大体标本及文字资料单独保存好，不能给患方或患方律师。文字资料自进入档案室以后绝对不能涂改、伪造、隐匿、销毁，否则肯定败诉。③相关医师要认真仔细地复查切片，并要了解事情的全过程，做好上法庭辩论的充分准备。④依据相关法律、法规及有关的事实情况，在法庭上沉着冷静，实事求是，讲道理，讲依据，据理进行辩论。讲话要简单明确，依据要充分有力，观点始终如一，前后一致。

从法律上讲，医疗纠纷的处理，首先要看医疗行为是否违反医疗卫生管理法律、行政法规、部门规章、诊疗护理或检查规范、常规；第二要看是否存在医疗损害，及损害的程度如何，即患者的身体状况如何；第三要看是否存在医疗过错；第四要看医疗过错与医疗损害之间是否存在因果关系，对病理科而言，即误诊与患者人身损害之间是否存在因果关系；第五要看医疗过错在医疗损害中的参与度，对病理科而言，即是误诊给患者造成人身损害中的参与度有多大。

漏诊是否为医疗事故，是否承担法律责任，法律规定，如果患者的损害后果不是漏诊造成的，而是患者疾病本身的必然结果，或是其他非医疗过错的因素造成的，医院没有违反正常的医疗护理规范、常规，则不构成医疗事故。换句话说：只有医疗过错成为患者损害后果的原因，并经医学会组织鉴定确认的，才属医疗事故。不属于医疗事故的，医疗机构不承担赔偿责任。但是，人为主观因素造成的漏诊耽误了患者疾病治疗，还是属医疗过错，有医疗过错，患者可以根据民法通则及我国最高人民法院的人身损害赔偿案件司法解释的规定进行索赔。医院对于上述医疗过错也要承担一定的赔偿责任。

赔偿金额，依据造成患者人身损害的程度分为四级：一级医疗事故是造成患者死亡或重度残疾，按文件规定是赔偿全部金额；四级医疗事故是最轻的，赔偿的金额也是最少的。赔偿金额包括：对人身损害的治疗费、误工费、住院伙食补助费、陪护费、残疾生活补助费、残疾用具费、交通费、住宿费、精神损害抚慰费、丧葬费、被扶养人生活费，共计有11项。依据应负的责任大小，确定赔偿数额比例。文件规定，赔偿金要一次付清而后结案。

从医学上讲，有时几个不同的病理名称，但治疗方法相同，预后也差不多，对此作者认为不必过多追究。因为无临床意义纯形态学的繁琐分类无实用价值。如果病理名称不同，治疗方法也大不一样，预后也不相同，例如，乳腺腺病和乳腺癌，对此，病理医师必须将良性、恶性严格区分开来，这就是原则问题，如果弄错将给病人造成不应有的损害。若病人向法院起诉，病理医师要承担法律责任。

上述医学情况，作者总结为：原则问题不放过，枝节问题不纠缠。

注意：病理诊断不是也不能凭空而来，病理诊断是病理医师依据病理切片、病理标本的肉眼观察、临床资料、影像及其他检查资料综合分析而来。所以要有一个明确而准确的病理诊断除了病理医师要认真仔细阅片以外，还必须具备以下几个条件。

（1）送检标本要有一定的大小。作者认为常规切片标本最小不能小于2mm，相当于一粒芝麻大小，若只有针尖大，则收标本时要向病人家属讲明白，可能制片失败而无结果。并要家属签署知情同意书。如果病人家属不同意签字，则不能收费，也不收标本。术中快速病理诊断，送检标本不能小于5mm，绝对不能用细针穿刺标本作快速病理诊断！对此我们有深刻教训。

（2）切片质量起码要合格；不能残缺不全，也不能太厚，染色要合适。

（3）临床要按病理要求提供真实而较全面的资料，如姓名、性别、年龄、临床症状、必要的病史、手术所见、术后诊断、影像及其他相关资料等。

如果送检标本太小，或切片质量太差，或临床资料缺失，或切片组织结构太复杂，千万不能勉强作出肯定性诊断，可以作描述性诊断。

三　如何预防病理诊断中的医疗纠纷

依据上述原因，要从标本进入病理科的源头开始预防医疗纠纷。

（1）病房、门诊手术室或外单位送来的标本，病理科要有具体而严格的验收制度。要核对标本与病检委托单上的姓名、性别、年龄、科室、住院号，要检查标本固定情况、个数，小的活检标本要看看大小，是否会出现制片失败，若标本太小应请病人家属到病理科，当面讲明道理并请他在知情同意书上签字；若标本未固定好，自溶腐败了，应当面退回。收小标本，查对组织块数时，要注意容器盖内面是否有标本。核对、检查清楚以后，送、收双方应在各自的病理标本登记本上互相签字。此事应有专人负责。代收标本的人也应按上述要求办理并签字负责。太小的标本，取材时，应用伊红染色后用滤纸包好再放入包埋筛。包埋、切片、染色时都要小心，不能用粗切，染色时动作要轻，防止掉片。

（2）标本固定、保管、取材、脱水、浸蜡、包埋、切片等都要有具体而严格的规章、制度。每个环节的责任要落实到人；要保证切片质量。切片质量好坏除了与制片人的责任心和技术有关以外，与标本固定状况，取材的组织块厚薄、大小也有关系；组织块的厚度一般 2mm 左右；太厚则脱水不好，太薄易变形。大小应稍小于包埋筛容积。切片质量要好，而且不能有污染，不能错号。

（3）如果一个病理号中有多张切片，应按顺序在每张切片上编分号，并在申请单的固定位置（右下角或左上角）注明玻片总张数。

（4）病理科应成立质量监督管理小组。小组成员应由科主任及科内最有经验的医师和技术人员组成，定期（每天或每周）或不定期随机抽查切片、涂片、免疫组化的质量及病理报告的准确性和书写是否规范。快速病理诊断要与常规病理诊断对照，细胞学诊断要与组织学诊断对照，不断总结提高。质量检查结果要留书面记录并与奖罚结合。为了增强责任心和荣誉感，作者建议在病理报告单上除病理医师签字外，还要有制片人及免疫组化责任人的姓名。

（5）阅片环境要安静。诊断室要尽量安排在安静处。有条件的单位，最好是 1 个到 2 个医师一个办公室。上班时，不能在诊断室内会客、不能在诊断室内聊天或打电话。阅片时要思想集中，要认真、仔细、全面。

（6）阅片前首先要查对玻片号与委托单的编号是否一致，该号有多少玻片，玻片数差不差，并要仔细阅读申请单上的临床资料。

（7）阅片要认真、仔细、全面。工作越忙，越要思想集中，分清主次及缓急，沉着应战，做到忙而有序，忙而不乱。任何时候，任何情况下都要把医疗质量放在第一位！在保证质量的前提下求数量和速度。

（8）连续有序阅片可以减少或预防漏看。病理医师要严格按照连续有序的方法阅片，不能忙乱无序。为此作者推荐**八个字加"平行线"的连续有序观察法**，其内容是：**先低后高，先外后内，视野沿"平行线"一一相连**。即先用低倍显微镜将切片上的组织从左到右，从上到下扫一遍，再环绕周围看一遍。用低倍显微镜看清玻片上组织块数、形状、病变部位。在环看四周的时候要找找肿瘤是否有包膜，肿瘤界限是否清楚，肿瘤组织是否向周围组织浸润，浸润哪些组织，肿瘤周围有哪些组织，等情况。四周看清楚以后再看内部，看的方法也是先用低倍显微镜，从左到右，从上到下，视野一个接一个，沿"平行线"按顺序进行，中间不能留空隙（漏看），直到看完全片。低倍显微镜看完，对全片有了整体和大概了解之后再从左上开始，每个视野由低倍到中倍看清组织结构，再换高倍看清细胞形态。按上述方法一个视野看清楚后再看邻近下一个视野，一个接一个依次看完全片。

如果一张玻片上有多个小块组织，先用最低倍镜(×4)从左到右从上到下沿"平行线"线路将全片扫一遍，数清有多少块，然后再按上述的8个字加"平行线"的连续有序观察方法看完一片，接着看邻近的下一片，直到将全片全部组织看完。如果一开始就用高倍无序观察，易造成漏看！

(9)常规切片全部看完后想想下面10个问题。要回顾切片上有哪些病变特点？主要病变是什么？伴随病变有哪些？临床方面情况如何？影像及化验检查有哪些变化？综合分析后考虑什么病？要排除哪些病？如果需要可据此开出免疫组化或其他检查项目。若不需要则可直接写出诊断。报告写完后要想想诊断依据是否充足？是否确切？词句和书写是否规范？最后要审查修改后再签名发出。切片看完后，把上述10个问号想清楚了再发报告为好。病理诊断报告打印后，要仔细审查，看是否有打印错误，若无错误才能签名。

遇到疑难病例要反复多次阅片，查阅多种书籍、资料，或与同事商量，或请上级医师复查，或重切或亲自查看大体标本重取材，或重做、加做免疫组化，或亲自到病房向病人、患者家属、向主管或主刀医师了解术中所见、术后诊断、病史及其他临床情况。不要勉强发报告。

(10)手术中快速病理诊断风险较大，要严防事故发生。手术前一个工作日，患者或其家属应来病理科阅读快速病理诊断风险知情同意书并签字，同时带来临床医师填写好的委托单。病理医师要注意以下5点：①要严把入门关，送检标本不能太小，最小直径不能小于5mm。不能用细针穿刺标本作冰冻快切。标本不能太硬，如骨和钙化标本不能做冰冻切片。标本尽量不带或少带脂肪。快速切片无法作出淋巴瘤的诊断。关系到截肢的骨肉瘤快速病理诊断要特别小心，术前一定要了解临床及影像学情况，要与临床医师沟通，术中取材要准。②要防止错号，特别是在术中快切多的医院，有时几个标本同时来，更要小心。我们的做法是标本一来就查对住院号、姓名、性别、年龄、科室与委托单是否一致，然后按顺序编号，委托单编号与标本号要一致。号码条随标本一起进入冰冻切片机，切片制好后用金刚石笔将编号刻写在玻片上。③冰冻切片要尽量做好，尽量切全、切薄、折叠越少越好，染色要清晰。④阅片前要先查对玻片号与委托单号是否一致？玻片张数差不差？并要了解申请单上写的有关内容及临床情况。阅片方法与常规切片相同即8个字加"平行线"的阅片法。⑤负责快切病理诊断的医师要熟悉并习惯冰冻切片与石蜡切片的区别，快速切片诊断恶性肿瘤的标准应比石蜡切片更高、更严；没有100%的把握不要报恶性肿瘤，若肯定是癌后尽量按临床要求分出大的类型，原位癌还是浸润癌，以便临床决定手术范围。有80%~99%的把握都不要报，只能描述。报告内容一般只能是纲领性的：如送检××部位标本有无恶性肿瘤？有无癌细胞？癌的其他具体分型最好等常规切片确定。

炎性病变类型能分就尽量分，不能分时就描述，注明待常规切片再分类。如果是炎症，是急性的、慢性的、结核、真菌还是寄生虫？其类型能分尽量分，不能分时就描述。待常规切片报告再定。报告发出前要审查清楚再签名发送。

（11）发现诊断错误是越早越好。每个病理医师都应力争使自己的病理报告正确，但不能保证百分百正确。从某种意义上讲，错误是难免的。

错误发现越早，及时纠正可以避免或者减轻患者不应有的人身损害。早发现的方法，第一，要重视疾病的演变过程，多与临床医师联系。第二，是要重视借片工作，重视会诊意见，特别要重视与自己诊断意见不同的报告，不要轻易否定别人的不同诊断；但也不要过于相信会诊意见。切片在借出前、后都要经报告原签发人或其上级医师认真、仔细复查切片，并要详细了解疾病的临床经过。发现错误应及时纠正，越早越好。为了保持档案完整性，借片应收押金；会诊报告要留复印件存于档案。以便对照总结。

（12）从根本上讲，要重视病理工作者的医德培养和业务水平提高。要树立全心全意为人民服务的思想，增强责任心。具体到病理科就是要对每一个病理标本负责，把切片做好，把切片看全看准。

（13）既要加强青年医师的三基（基本理论、基本知识、基本技能）培训，又要重视他们对新知识的学习。使青年医师成为医德医风好，爱岗敬业，责任心强；有坚实的理论基础又有良好的改革创新工作能力，成为病人信赖的好医师。从整体上不断改进工作方法和提高病理医师的诊断水平，才能从根本上预防或减少病理诊断错误。

第二节　尸体解剖的基本方法

尸体解剖是解决医疗纠纷的重要方法，是医学科学研究的主要方法之一，也是国内、国际传统病理学重要的内容之一。

一　基本条件

1. 解剖室

解剖室应位于太平间附近或与它连接。应具有相应的辅助用房如讨论室（临床与病理讨论室）、男女更衣室、卫生间、标本存放室。

解剖间面积应大于 15 平方米，工作人员的进出口与尸体的进出口应分开。其中有解剖台（台高 75 厘米或高低可调，长 210 厘米，宽 70 厘米，边高 5 厘米，头高，脚低有点倾斜度，台质可为水泥加瓷砖或不锈钢或铝合金，台上高位部分应有环形水管带脚踏开关，台的低位处应有出水槽与水池或下水管相连），台外上下两端各有一水管。若是传染病尸体解剖，依据传染病的性质、特点，工作人员要进行相应的严密防护，污水应无害化处理后再放入下水管，有空气负压设备。台上空中距台面约 100 厘米处应有照明灯及紫外线灯。台的一侧应有观看台或有高低不一的观看凳，供学生观看学习。室内应有良好通风及采光设备。窗户应置于高处，避免外人观看。法医在特殊条件下，可在任一空闲室内或野外，将尸体置于门板或木板或竹板或大石块上或置于不漏水的尸袋内进行解剖。用较多吸水毛巾或吸水纱布或用有一定韧性吸水纸吸取手术中出现的血水或污物，然后将毛巾或纱布或吸水纸放入尸体内一并火化。

2. 基本设备

置于解剖台上的取材台（长度以略小于解剖台宽度能置于解剖台为准，宽约 30 厘米，高约 20 厘米)，解剖器械(以前有尸体解剖专用器械，若无专用解剖器械可用骨科、胃肠外科手术器械替代，其中一定要有手术刀柄、刀片、锯子、镊子、剪子、持针器、缝针和缝线)，器械台(放置解剖器械)，器械消毒容器及手提式器械箱，消毒液及包装器具。不锈钢尺(测量脏器大小而且便于消毒)、婴儿秤(称脏器重量)、大磅秤(称尸体的体重)。工作帽、口罩、手术衣、防水围裙和袖套、胶质和白纱质手套、防水鞋等。

3. 人员安排

一般由主治医师或副高以上病理专业医师和技师参加，推荐由正高级病理专业医师作为主检人员。应有记录人员和摄像人员。如果涉及医疗纠纷，应由公安部门的法医作为主检人员。术中助手主要任务是开颅取出大脑、小脑及脑干、分离各脏器并测量其重量、大小。主检医师主要任务是切开皮肤、皮下、肌肉，显露脏器、切开检查各脏器，口述每个脏器的病变特征，选择典型或可疑病变部位取材。取材时除了取病变部位外，应将病灶附近正常组织也带一部分，以便显微镜下观察比较；这一原则在各脏器病灶取材时都应遵循。显微镜下不能区分左右的成对脏器如肺、肾、卵巢等用组织块形状不同来区别，习惯是左"方"右"三角"。术后器械清洗、消毒、保管及解剖台、解剖室的清洁消毒及污物无害化处理等要有兼职或专职技术人员负责。

二　术前准备

1. 知情同意书请家属签字

临床医师要与死者家属谈话，说明解剖的原因、目的、意义及解剖部位(全部或部分脏器)，并请家属中能当家的人在知情同意书上签字，然后由临床医师交给主检的病理医师。解剖过程家属不能观看，事后才可以看遗体。

2. 临床申请单

临床主管医师应将死者姓名、性别、年龄、科室、住院号、职业、家庭住址、身份证号，生前的症状、体征、影像学及其他重要检查结果、临床诊断、治疗及临床需要了解的问题写一个比较详细的书面材料并有主管医师签字的尸检申请单，交给主检的病理医师。

3. 遗体保存情况

主检病理医师收到上述两种书面材料后应仔细阅读并了解尸体保存情况。一般室温 8℃~25℃死后 12 小时以内可进行解剖；尸体在 4℃~8℃保存 24 小时至 48 小时以内可以进行解剖；尸体保存在 0℃以下 7 天以内可以进行解剖。

三　解剖程序及方法

1. 查对死者身份

人员、器件、场地准备好以后，尸体在上述允许时间内可进行解剖。首先要核对死者姓名、性别、年龄、科室、住院号、身份证号与"知情同意书"和"申请单"是否一致。

2. 向死者默哀

先将死者置于大磅秤上称体重，然后抬到解剖台上，全体工作人员向死者默哀 1 分钟，表示哀悼并感谢他对医学事业作出的贡献。

3. 测体重、身高

脱下全身衣服，称出衣服重量；将未脱衣服的体重减去衣服重量即是死者体重；然后用尺从头顶量到足跟即是身高。

4. 检查是否有病理学上的死亡征象

病理学的死亡征象：角膜混浊、尸僵、尸冷、尸斑。有这些死亡征象表示该遗体确实死亡。

瞳孔散大，角膜混浊。瞳孔散大表示生命中枢脑干有损伤；角膜混浊是死后因代谢停止，角膜发生水肿和自溶的结果，表现为角膜变白无法看到瞳孔；一般死后 12 小时开始发生，死后第 4 天眼球开始腐败。

尸僵：表现为肌肉僵硬，关节固定。一般死后 1 小时到 3 小时开始出现于下颌关节；4 小时到 6 小时扩展到全身；24 小时到 48 小时开始缓解。咬肌和颈肌出现较早，四肢肌肉出现较晚。三磷酸腺苷（ATP）是维持肌肉弹性的必要条件，死后代谢停止，ATP 不能产生，原有的 ATP 分解完后则肌肉僵硬。

尸冷：表现为皮肤温度低于 37℃，摸着有冰凉感觉。尸冷产生的快慢与环境温度、穿衣多少、年龄大小、身体胖瘦及死因均有关系。一般年龄为 18 岁到 55 岁，环境温度为 10℃～30℃时，死后 1 小时到 8 小时出现尸冷。产生原因是死后代谢停止，不能继续产生热能，待原有热量散发以后，体温就下降。

尸斑：一般表现为尸体的低下部位如背部、腰部、臀部及四肢后侧皮肤呈紫红色斑块。其颜色深浅与还原血红蛋白含量多少有关，含量越多，颜色越深，反之则颜色较浅。多数发生于死后 1 小时到 4 小时。发生原因是死后血液循环停止，血液因重力作用而沉积于体位低处；死后呼吸功能停止，不能进行氧气交换，血液中氧合血红蛋白逐渐变为还原血红蛋白。冻死的或冷藏尸体，因低温条件下，氧消耗少而慢，而且氧合血红蛋白不易分离，所以尸斑颜色可为鲜红色。

在检查背部尸斑的同时顺便看一下背侧是否有其他病变。

5. 体表检查

头面部。就像给病人体检一样，从头面部开始，眼、耳、鼻、口、皮肤、毛发有无病变及外伤。

颈部。有无肿块。摸一下甲状腺是否增大，有无硬结。颈部淋巴结是否增大。是否有伤痕。

胸部。两侧胸部皮肤颜色是否正常是否对称。用手摸一下双侧乳腺内是否有肿块。双侧腋窝的淋巴结是否增大。检查双侧上肢有无病变。

腹部。看腹部皮肤颜色是否正常，腹壁是否隆起。用手按压一下检查腹壁及腹腔是否有肿块。双侧腹股沟淋巴结是否增大，有无肿块和疝。

下肢。皮肤是否正常。有无肿块及静脉曲张。有无其他病理改变。

外生殖器。有无睾丸增大及肿块。双侧睾丸是否等大。女性外阴有无病理性改变。

检查上述部位发现病理改变都要详细记录，未见病理改变也要记录。

6. 取出内脏

胸、腹联合切口。从颈部正中喉结下面开始，沿胸骨前胸部正中线到上腹正中线、脐左侧、下腹正中线直到耻骨联合进行连续直线切开。分离颈部、胸部、腹部的皮肤皮下组织及肌肉。切线上端不超过衣领上缘。

颈胸脏器取出。用软骨刀或手术刀沿胸骨两侧肋软骨外侧切断，然后切断第一肋软骨与胸骨柄的软骨联合并切断胸锁关节，分离胸骨与前纵隔的软组织，将胸骨及两侧的软骨一起拿开暴露胸腔。因肋软骨在第一肋骨、第二肋骨较短，越往下软骨越长，用手触之能发现肋骨和肋软骨交界处。

在颈部切口上端用刀深入软组织向两侧分离，然后刀尖向上直至下颌骨内侧，沿骨内侧缘做环形切割分离舌根；左手食指扣住喉部往下拉，右手拿刀继续分离喉背侧上下软组织，将舌、咽、喉、食管、气管慢慢拉下；再用左手拿着气管、食管，右手继续用刀分离肺与后纵隔之间的软组织，即可将心、肺等取出置于横膈上。在横膈上面切断胸主动脉和腔静脉。

腹部脏器取出

取出大、小肠管。剪开腹膜，初步观察腹腔有无病变之后，在膈面上方3厘米到4厘米处切断食管，然后将其拖入腹腔。将肠管推向右侧，暴露左上腹十二指肠至空肠曲，在此处做双重结扎，在两处结扎之间切断肠管。左手拿住肠管，右手用刀分离肠管与肠系膜，直到直肠。结扎直肠下端，在结扎下方切断直肠，至此便可取出大小肠。

取出肝、胆囊、脾、胰、胃及十二指肠。切断肝与右侧横膈之间的韧带，再切断肝肾韧带，与肾分离，注意不要损伤右侧肾上腺。将脾脏与左侧横膈和左肾、肾上腺分离。然后左手将肝、胆囊、脾、胃、十二指肠、胰腺及肠系膜一起推向右上方，右手持刀将十二指肠系膜与后腹膜分离。至此，便可将肝、胆囊、胆总管、脾、胃、十二指肠及胰腺一并取出。

取出泌尿生殖器官。用刀分离双侧肾及肾上腺周围脂肪组织，然后左手提起肾和肾上腺，右手用剪刀由上而下分离输尿管至膀胱顶部。再用手指分离耻骨后的腹膜外组织，暴露出膀胱体、膀胱颈、前列腺及后尿道，从后尿道处剪断，再将直肠与直肠后软组织分离，在直肠与肛管交界处以上约2cm剪断，即可将肾和肾上腺、输尿管、膀胱及直肠一并取出。

男性：先剪开腹股沟管内口，然后一手握住睾丸向上挤压，另一手捏住精索向上提，再剪断睾丸与阴囊的组织联系，即可取出睾丸、附睾。

女性：剪断子宫各韧带，依次分离出子宫、输卵管及卵巢，然后在阴道上段切断，即可将上述脏器取出。

剪开腹主动脉，看有无动脉粥样硬化、动脉瘤，检查下腔静脉和髂静脉有无静脉血栓，还可检查胸导管内有无肿瘤栓子。

开颅取脑。用手术刀沿双侧耳廓上端及颅顶三点连线切开头皮，深至颅骨外膜；死者若是短发或光头，切线应稍向后移至双侧耳后中部与枕骨粗隆。然后用手术刀沿颅骨外膜将头皮向前、后两个方向分离，前面分至额部眶骨上缘，后面分至枕骨粗隆下。再用细齿骨锯从头皮切口的一端水平方向前后左右环形锯开颅骨后检查硬脑膜及矢状窦。沿锯缘切开硬脑膜，向中央翻转，然后在大脑纵裂深处由前向后切断大脑镰，将大脑半球暴露。用左手托住额叶向上轻引，右手持小刀割断脑底部的脑神经，用刀尖沿小脑幕周围转一圈，切开小脑幕，在延髓以下尽可能长的距离处，割断脊髓，将全脑取出。检查颅底有无病变，然后取出垂体。用纱布包好放入固定液内以免丢失。若有必要可检查额窦、上颌窦及中耳等部位。

取出脊髓。将尸体俯卧，面部向下，胸部放一木枕垫高。从枕骨隆突开始，向下经脊柱的各棘突直至骶骨，将皮肤作一直线切口，然后向两侧分离至横突。检查各脊椎后，在棘突两侧用单板锯或脊椎锯上下拉动，锯开骨质，再用骨钳钳去骨片，显出硬脊膜，检查硬脊膜有无病变，然后剪开硬脊膜，剪断各脊神经，在第一颈椎下方开始将脊髓和马尾从椎管内慢慢拉出。顺便取腰椎椎体一片，准备做骨髓检查。

7. 检查各脏器

1）检查心脏

剪断上、下腔静脉，左、右肺动脉，左、右肺静脉；在主动脉弓与主动脉降部交界处剪断，将心脏与肺分开。

由上、下腔静脉入口外开始，由后向上再向前慢慢剪开心包，将心包与心脏分离。测量心脏重量和大小，观察其外形是否正常。

右心：从上腔静脉入口开始，刀口向心脏外侧，剪开右心房、右心耳；通过三尖瓣口向下剪开右心室；刀口向上略向右靠近室间隔剪开肺动脉，小心别损伤上面的主动脉弓。

左心：从左肺静脉入口开始，刀口向心脏外侧，剪开左心房、左心耳；通过二尖瓣口向下剪开左心室；刀口向上，略向左靠近室间隔剪开升主动脉，小心别损伤下面的肺动脉，再剪开主动脉弓。

观察以下内容。

① 心包的厚度、硬度及有无心包积液及慢性心包炎等。②右心房，要检测腔的大小、卵圆窝是否完全闭合，心房壁的厚度及右心耳有无病变等。③三尖瓣口大小，量其周长，是否有粘连和赘生物，若有应注明多少、大小、分布及颜色。④右心室应检查腔的大小，室壁的厚度、颜色、硬度并检查腱索和乳头肌的情况及肺动脉流出道的宽窄及瓣膜情况。⑤左心房要查看腔的大小、壁的厚度及左心耳有无病变等。⑥二尖瓣检查内容同三尖瓣。⑦左心室检查内容同右心室。⑧主动脉瓣检查内容同三尖瓣。⑨升主动脉和主动脉弓应检查大小宽窄及有无动脉粥样硬化，若有应注明多少、大小、部位、颜色、有无血栓附着。⑩查主动脉窦内的左、右冠状动脉口有无粥样硬化及管腔狭窄，若有应注明狭窄程度及范围。⑪有无血管发育异常如动脉导管未闭等，最后依据临床诊断及肉眼观察所见，在病变处或可疑处取材，固定。

急死者应看有无冠状动脉狭窄及心肌梗死及动脉瘤破裂。死后6小时以内肉眼不易发现梗死灶；6小时以后可见梗死灶呈苍白色；8小时以后呈土黄色，无光泽；4天后梗死灶周围出现充血、出血带；14天以后病灶周围出现肉芽组织增生；35天后病灶变为瘢痕。

急死中多是冠状动脉狭窄或动脉瘤破裂所致，急死原因不明的应检查心传导系统。窦房结位于上腔静脉入口下方与右心耳交界处；房室结位于三尖瓣根部上缘靠近房间隔（即冠状静脉窦口内上方)的右心房心内膜下。房室结发出房室束穿过室间隔的膜部,在室间隔的肌部上缘分左右两支,分别在室间隔两侧心内膜下形成网状结构称浦肯野氏纤维或称束细胞,与心室肌相连。束细胞比心肌细胞大3倍到5倍呈短梭形或多边形,胞浆含糖原而淡染,肌原纤维较少无横纹;多为单核,偶见双核。该细胞位于心内膜下层呈带状分布,在窦房结、房室结是呈团分布,受交感和副交感神经支配。

人体解剖学记载,正常成人右房壁厚约2mm、右室壁厚约3mm、左房壁厚约3mm、左室壁厚约10mm。二尖瓣口可容二指尖,周长10cm、三尖瓣口可容三指尖,周长为11cm。

2)检查喉部、气管、肺脏等

观察喉、气管、支气管、肺的外形、大小,各叶及肺门是否有病变。然后依次剪开管腔并观察腔内黏膜有无病变。肺切开方法:左手拿吸水纱布轻轻按住肺,右手拿刀,刀口向肺门,由肺外侧向内最大面积地每隔1~2厘米平行做一切面,应不完全切断,以便复原。观察切面有无实性病灶、空洞、脓肿、出血、肿瘤、气肿、萎陷、支气管扩张等病变。肺水肿时,双手挤压肺,切面可见泡沫样血性淡红色液体溢出。若有病变,应注明部位、数目、大小、形状、颜色、硬度;若有多种病变,每种病变分别描述。在典型或可疑病变处取材,放入固定液中,因肺含空气而漂于液体上面,不好固定,应在肺标本上面盖几层吸水纱布。正常成人肺和肺门淋巴结常有炭沫沉积而呈黑色网状或斑点状,不能视为病变。应在切下喉和气管后,测肺大小和重量。此外要检查肺门淋巴结是否增大,切面是否有病变,若有也应详细描述并取材。

3)检查肝、胆、胰、脾、食管、胃、肠及门静脉

(1)检查食管、胃、十二指肠。剪开食管前壁再沿胃大弯、十二指肠游离侧,剪开十二指肠和胃。检查食管、胃及十二指肠黏膜及肌层有无病变,若有应描述部位、数目、大小、形状、硬度,并取材。大小肠应沿着肠系膜附着缘剪开并剪开阑尾,检查大小肠及阑尾有无病变,若有应详细描述并取材。

(2)检查肝胆及门静脉。剥离胆囊,胆囊及胆总管先不剪开,挤压胆囊若见有胆汁从十二指肠乳头顺畅溢出,证明胆总管无阻塞。在肝门处剪开门静脉及左右分支;剪开肠系膜上静脉及下静脉及脾静脉,检查静脉内有无血栓形成。然后将肝、脾、胰分别游离出来。测量肝的重量和大小,观察其表面颜色、光泽、硬度及有无结节。检查肝门有无病变并剪开胆囊、胆总管及左右肝管,看其中有无结石、寄生虫、息肉。肝脏由膈面向肝门每隔2cm左右平行做一最大断面切开,应不完全切断,以便复原。观察检查,在病变典型或可疑病变处取材,若未见病变则随机取材几块置于固定液中。

(3)检查胰腺。测其重量和大小,观察表面有无病变。从胰头到胰体胰尾纵向做最大面积切开,观察胰管、胰腺有无病变,若有病变,观察应详细描述并取材。急性出血性胰腺炎可致急死,肉眼及显微镜下观察胰腺坏死与死后胰腺自溶难鉴别;但急性胰腺炎腹腔内有油滴样渗出液,胰腺附近有脂肪坏死。在典型病变或可疑病变处取材,若未见病变可随机取1块到2块,尽快放入固定液中,防止自溶。

(4)检查脾脏。测其重量和大小,观察表面有无病变。刀口朝向脾门做最大面积切

开，平行上述切面可多做几个切面，观察每个切面有无病变，若有病变应详细描述其部位、数目、大小、颜色、硬度等。在典型或可疑病变处取材，若未见病变可随机取 2 块到 3 块放入固定液中。

4）检查泌尿生殖器官

（1）检查肾脏。先分离双侧肾上腺并切开检查有无病变。再测肾脏大小和重量，观察外形，然后左手拿纱布捏紧肾门部的肾蒂，右手拿刀从肾外侧正中对准肾门做最大面积切开肾脏、肾盂。从肾盂向输尿管插入探针，沿探针剪开输尿管至膀胱输尿管口。然后用有齿镊剥离肾包膜，正常时容易剥离，慢性炎症时不易剥离。

（2）检查膀胱。剪开膀胱顶部、膀胱前壁至膀胱尿道内口。观察膀胱三角区及其他部位有无病变，若有病变应详细描述并取材。膀胱下面为前列腺；前列腺后上方有精囊腺。膀胱后为膀胱直肠窝及直肠，应分别剪开检查有无病变，若有则应详细描述并取材。

（3）检查睾丸、附睾。切开睾丸鞘膜腔，看其中是否有液体，量有多少，什么颜色，测睾丸大小，看两侧睾丸是否等大。按最大面积切开睾丸观察切面有无病变，用有齿镊夹提生精小管可见丝状物，若有病变，则不能提起丝状物。切开附睾检查是否有病变，若有应详细描述并取材。检查精索有无病变，在病灶或可疑病变处取材，放入固定液中。

检查子宫、输卵管、卵巢。自宫颈外口前正中向上切开宫颈管、宫腔至宫底，再切开两侧子宫角。由外向内剪开双侧输卵管或从伞端开始向子宫做多个横切面观察输卵管也行。卵巢由外向内做最大面积切开。检查子宫、输卵管、卵巢有无病变，若有应详细描述。在病变处或可疑病变处取材，放入固定液中。

5）检查脑膜及脑

检查脑膜：硬脑膜暴露后，由前向后剪开上矢状窦，检查有无血肿、血栓、炎症粘连。从颅底水平方向由前向后切断前面的硬脑膜与筛板处的大脑镰，再切断小脑镰，观察小脑幕切迹有无颞叶内侧的脑回（海马旁回及钩）疝。除去硬脑膜的上部，露出脑，观察有无枕骨大孔疝（小脑扁桃体被挤入枕骨大孔，压迫延髓）及大脑镰下缘的扣带回疝，观察两侧是否对称，各部有无出血、水肿、肿瘤等病变后，把脑取出，检查下矢状窦及侧窦有无病变。检查脑一般先切下小脑、脑干单独固定，切开胼胝体后用线系住大脑基底动脉，将线放置于容器两侧，使脑位于固定液中部，固定约 7 天后再切开。固定后大脑一般做冠状切面，由前向后相距 1 厘米左右做一切面，每一切面不要完全切断，以便复原。检查有无病变，有则详细描述并取材，也可现场做冠状切开。

检查小脑一般先沿中线蚓部纵向切开，再将两个半球横向做多个切面。脑干也是做多个横向切面，分别观察有无病变并取材。

6）小结

全身每个脏器均应多处取材制片，进行显微镜检查并分别描述记录；肉眼观察和临床发现有病变部位，应多取材进行切片检查。最后依据尸检肉眼观察、显微镜检查并结合临床情况，分清主次及因果关系，找出主要疾病及死亡原因，然后写出尸检病理诊断报告。尸检病理诊断报告内容：

(1) 主要疾病即致死原因。

(2) 继发疾病即与主要疾病相关的疾病。

(3) 伴发或并发疾病即与主要疾病无关的疾病。

(4) 死亡原因分析及机理讨论。

注：病名要与国际疾病分类一致。

主检病理医师签字，单位盖章（一式两份）

时间

参 考 文 件

1. 2018 年 10 月 1 日起施行的国务院发布的"医疗纠纷预防和处理条例"。

2. 2002 年，国务院发布的"医疗事故处理条例"。

3. 2002 年，卫生部发布的"医疗事故分级标准"（试行）。

4. 1987 年，国务院发布的"医疗事故处理办法"。

5. 徐英含．实用法医病理学．太原：群众出版社，1984。

图书在版编目(CIP)数据

实用临床病理学/彭善友,曾智,刘琳主编 . —武汉:武汉大学出版社,
2023.6
ISBN 978-7-307-23370-6

Ⅰ.实…　Ⅱ.①彭…　②曾…　③刘…　Ⅲ.病理学　Ⅳ.R36

中国版本图书馆 CIP 数据核字(2022)第 190086 号

责任编辑:谢文涛　　　责任校对:李孟潇　　　版式设计:马　佳

出版发行:**武汉大学出版社**　(430072　武昌　珞珈山)
　　　　　(电子邮箱:cbs22@ whu.edu.cn 网址:www.wdp.com.cn)
印刷:武汉市金港彩印有限公司
开本:787×1092　1/16　　印张:30.5　　字数:723 千字　　插页:2
版次:2023 年 6 月第 1 版　　2023 年 6 月第 1 次印刷
ISBN 978-7-307-23370-6　　　定价:179.00 元